内科护理学

主　编　张桂花　苏维芳　吴彦茹
副主编　王丽丽　王　露　肖　丽　张　芳

西安交通大学出版社
XI'AN JIAOTONG UNIVERSITY PRESS

图书在版编目（CIP）数据

内科护理学／张桂花等主编. — 西安：西安交通大学出版社，2017.5

ISBN 978-7-5605-9758-4

Ⅰ.①内… Ⅱ.①张… Ⅲ.①内科学-护理学 Ⅳ.①R473.5

中国版本图书馆 CIP 数据核字（2017）第 136103 号

书　　名　内科护理学
主　　编　张桂花　苏维芳　吴彦茹
责任编辑　李　晶

出版发行　西安交通大学出版社
（西安市兴庆南路 10 号　邮政编码 710049）
网　　址　http：//www.xjtupress.com
电　　话　（029）82668357　82667874（发行中心）
（029）82668315（总编办）
传　　真　（029）82668280
印　　刷　虎彩印艺股份有限公司

开　　本　787mm×1092mm　1/16　**印张** 25.75　**字数** 640 千字
版次印次　2017 年 5 月第 1 版　2017 年 5 月第 1 次印刷
书　　号　ISBN 978-7-5605-9758-4
定　　价　48.00 元

读者购书、书店添货、如发现印装质量问题，请与本社发行中心联系、调换。
订购热线：（029）82665248　（029）82665249
投稿热线：（029）82668284

前　言

内科学是临床医学的重要学科，它不仅是临床医学各科的基础，而且与它们存在着密切的联系。由于分子生物学、细胞生物学、分子遗传学、免疫学、计算机技术和基础医学理论和技术的快速发展，临床上新的有效药物的不断增加，内科学得到了不断发展，疗效也不断提高。

自有人类以来就有护理，护理是人们谋求生存的本能和需要。远古时期人在与自然的搏斗中，经受了猛兽的伤害和恶劣自然环境的摧残，自我保护成为第一需要。北京猿人在火的应用中，逐步认识到烧热的石块、砂土不仅可以给局部供热，还可以消除疼痛。原始人创造了“砭石”和“石针”，以之作为解除病痛的工具。当人类社会发展至母系氏族公社时代，氏族内部分工，男子狩猎，妇女负责管理氏族内部事务，采集野生植物，照顾老、幼、病、残者，家庭的雏形由此产生。护理象征着母爱，初始的家庭或自我护理意识成为抚育生命成长的摇篮，它伴随着人类的存在和人类对自然的认识而发展。

现今护理学作为一门独立的学科，与自然科学、社会科学相互渗透，形成了许多新的综合型、边缘型的交叉学科和分支学科，如护理心理学、护理伦理学等。内科护理学的发展是临床护理工作的重要组成部分，其丰富了护理学的内涵，扩大了护理学研究的范围，大大推动了护理学科体系的构建和完善。

本书共分为三篇二十五章，第一篇为内科护理基础，共分为七章，主要介绍了临床护理操作技术与常规；第二篇为内科疾病护理，共分为十二章，系统阐述了各大内科常见病多发病的护理方法与护理措施；第三篇为内科康复护理，共六章，简单叙述了部分内科疾病的康复护理方法。

本书编者情况如下：

第一篇内科护理基础所有章节由张桂花、苏维芳和吴彦茹同志共同编写；第二篇内科疾病护理第一章内科常见症状的护理至第七章神经内科疾病护理由张桂花、苏维芳和吴彦茹同志共同编写，第八章精神病护理至第十章风湿性疾病病人的护理由王丽丽和张芳同志共同编写，第十一章中医内科疾病护理、第十二章急诊内科护理由王露和肖丽同志共同编写；第三篇内科康复护理所有章节由王露和肖丽同志共同编写。

鉴于编写时间有限，加之编者的水平有待提高，书中肯定存在疏漏、不足甚至谬误之处，恳请广大读者批评和指正，以便再版时加以改进。

目　录

第一篇　内科护理基础

第二篇　内科疾病护理

第三篇 内科康复护理

第一篇　内科护理基础

第一章　给药方法

第一节　口服给药法

口服给药是最常用、最方便、又比较安全的给药方法，药物经口服后被胃肠道吸收入血液循环，从而达到局部治疗和全身治疗的目的。

一、瘀血及血瘀证的概念

1. 严格执行三查七对制度。

2. 取固体药时，一手取药瓶，瓶签朝向自己，另一手用药匙取出所需药量，放入药杯。

3. 取液体药时，摇匀药液，一手持量杯，拇指置于所需刻度，并使其刻度与视线平齐；另一手将药瓶有瓶签的一面朝上，倒药液至所需刻度处；油剂、按滴数计算的药液或药量不足 1 mL 时，在药杯内倒入少许温开水，用滴管吸取药液（1 mL 以 15 滴计算）。

4. 取药时，先配固体药，然后配水剂，同时用几种药液，应分别放置。药物配完后，应根据服药本重新查对 1 次，再请别人查对 1 次方可发药。

5. 发药时再次核对，得到准确应答后才发药。如患者提出疑问，应重新核对后再发药。如患者不在或因故暂不能服药，将药物带回保管，做好交班。每一位患者的所有药物应一次取离药盘，不同患者的药物不可同时取出，以免发生差错。

6. 协助患者服药，确认服下后方可离开。对危重患者及不能自行服药患者应喂药；鼻饲患者须将药物碾碎，用水溶解后，从胃管注入，再用少量温开水冲净胃管。

7. 清洁发药盘，随时观察患者服药后的反应。若有异常，及时与医生联系，酌情处理。

二、给药程序

口服给药要按评估、准备、实施三个步骤进行。为了提高疗效，减少不良反应，应注意以下方面。

1. 对胃肠黏膜有刺激的药物，应在饭后服用。

2. 对呼吸道黏膜起安抚作用的药物，服后不宜立即饮水，一般应在 15 min 后才可饮水。

3. 对牙齿有腐蚀作用或使牙齿染色的药物，可用饮水管吸服，以免药液与牙齿接触。另外，服药后及时漱口。

4. 磺胺类药物，服后应嘱咐病人多饮水。

5. 服用强心甙类药物前，应先测脉率。

6. 有相互作用的药物不宜同时或在短时间内服用。

7. 合理安排服药时间，以便药物充分发挥疗效。

第二节　注射给药法

一、基本原则

注射原则是施行一切注射术必须遵循的原则。

1. 严格执行查对制度

2. 严格遵守无菌操作原则　注射前必须洗手、戴口罩，衣帽整洁；注射器的活塞及针头应保持无菌；注射部位按要求进行消毒。

（1）常规消毒：用棉签蘸2%碘酊，以注射点为中心，由内向外螺旋式旋转涂擦，直径应在5 cm以上，待干后，用70%乙醇棉签以同样方式脱碘，待干后，方可注射。

（2）碘伏消毒：取无菌棉签蘸碘伏原液，以注射点为中心，由内向外螺旋式均匀涂擦一遍，稍干即可注射。

注射的药液应按规定时间临时抽取，随即注射，已抽取药液的注射器针梗，应用无菌物品覆盖，不可暴露在空气中。

3. 选择合适的注射器及针头

根据药液量、黏稠度和刺激性的强弱选择合适的注射器和针头；注射器和针头的衔接必须紧密；一次性注射器的包装应密封在有效期内。

4. 选择合适的注射部位　注意：①避开神经血管处、炎症、硬结、疤痕及患皮肤病处进针。②需要长期注射的患者，应经常更换注射部位。③静脉注射时选择血管应从远心端到近心端。

5. 排尽空气

（1）注射前应排尽注射器内空气，以防空气进入血管形成空气栓子。

（2）排气时防止浪费药液。

6. 检查回血

（1）进针后，注射药液前，应抽动活塞，检查有无回血。

（2）动、静脉注射必须见有回血后方可注入药液。

（3）皮下、皮内注射，如发现有回血，应拔出针头重新进针，不可将药液注入血管内。

7. 掌握无痛技术

（1）取舒适卧位，使肌肉松弛，易于进针。

（2）解除患者思想顾虑，分散注意力。

（3）注射时做到二快一慢，推药速度要均匀。

（4）对刺激性较强的药物，针头宜粗长，且进针要深，以免引起疼痛和硬结。如需注射数种药物，要注意配伍禁忌，一般应先注射无刺激性或刺激性弱的药物，再注射刺激性强的药物，以减轻疼痛。

8. 严格执行消毒隔离制度，预防交叉感染

（1）做到一人一消毒，一人一垫枕，一人一止血带。

（2）使用后的注射器和针头要先浸泡消毒后，再处理。

二、皮内注射法

皮内注射法是将少量药液或生物制品注射于表皮与真皮之间的方法。

1. 目的　进行过敏试验，以观察有无变态反应、预防接种、局部麻醉的起始步骤。

2. 注射部位　药物过敏试验在前臂掌侧下 1/3 处，预防接种常选择在三角肌下缘，局部麻醉选择在实施局部麻醉处。

3. 实施

（1）洗手、戴口罩、在治疗室按医嘱备好药液、物品。

（2）携用物至病人床前，核对床号、姓名、药物。

（3）解释操作目的及方法，询问有无过敏史。

（4）指导病人取舒适、正确体位，选择注射部位。

（5）70% 乙醇消毒皮肤。

（6）左手绷紧前臂掌侧皮肤，右手以平执式持注射器，使针尖斜面向上与皮肤几乎平行地刺入皮内后，放平注射器，用左手拇指固定针栓，右手轻轻推注药液，注入 0.1 mL，使局部隆起呈半球状皮丘，隆起的皮肤变白并显露毛孔，随即拔出针头。

（7）指导病人不要按揉针孔。

4. 注意事项

（1）严格执行查对制度和无菌操作制度。

（2）若做药物过敏试验，应确定无过敏史后再注射，并携带备用的肾上腺素及注射器。

（3）选择无色、刺激性小的消毒液，忌用碘酊、碘伏，以免影响对局部反应的观察。

（4）进针角度以针尖斜面能全部进入皮内为宜，不可过深。

（5）药物过敏试验结果呈阳性反应，应告知患者或家属，不能再使用该种药，并记录在病历上。

三、皮下注射法

皮下注射法是将少量药液或生物制剂注入皮下组织的方法。

1. 目的　注入小剂量药物、预防接种、局部麻醉用药。

2. 部位　常选用组织疏松、血管和神经分布较少、无骨突的部位，如上臂三角肌下缘、大腿的外侧和前侧、腹部、腰部、背部。

3. 实施

（1）洗手、戴口罩、在治疗室按医嘱备好药液、物品。

（2）携用物至病人床前，核对床号、姓名、药物。

（3）解释操作目的及方法，询问有无过敏史。

（4）指导病人取舒适、正确体位，选择注射部位。

（5）70%乙醇消毒皮肤。

（6）左手绷紧前臂掌侧皮肤，右手以平执式持注射器，使针尖斜面向上与皮肤几乎平行地刺入皮内后，放平注射器，用左手拇指固定针栓，右手轻轻推注药液，注入 0.1 mL，使局部隆起呈半球状皮丘，隆起的皮肤变白并显露毛孔，随即拔出针头。

（7）指导病人不要按揉针孔。

4. 注意事项

（1）严格执行查对制度和无菌操作原则。

（2）对皮肤有刺激的药物一般不作皮下注射。

（3）护士在注射前应详细询问患者的用药史。

（4）对过于消瘦者，护士可捏起局部组织，适当减小穿刺角度，进针角度不宜超过450，以免刺入肌层。

四、肌内注射法

肌内注射法是将一定量药液注入肌肉组织的方法。

1. 目的　注入药物，用于不宜或不能口服或静脉注射，且要求比皮下注射更快发生疗效时。

2. 部位　常选择肌肉组织丰厚且距大血管及神经较远处。常用的部位有臀大肌、臀中肌、臀小肌、股外侧肌和上臂三角肌等。

3. 定位方法

（1）臀大肌注射定位法：①十字法，从臀裂顶点向左或向右划一水平线，以髂嵴最高点向水平线做一垂线；②连线法，取髂前上棘与尾骨联线的外上 1/3 处为注射区。

（2）臀中肌、臀小肌注射定位法：以示指和中指指尖分别置于髂前上棘和髂嵴下缘，在髂嵴、示指和中指之间所形成的三角区即为注射部位，护士的左手测定患者的右侧，右手测定患者的左侧；以髂前上棘外三横指处为注射剂部位，以患者的手指宽度为标准。

（3）上臂三角肌注射部位定位法：上臂的外侧，肩峰下 2～3 横指处，一般只适于小剂量的药物注射。

（4）股外侧肌注射定位法：为大腿外侧的中段，位于髋关节下 10 cm，膝关节上 10 cm，宽度大约 7.5 cm 的部位。

4. 体位

（1）侧卧位：上腿伸直，下腿稍弯曲。

（2）俯卧位：足尖相对，足跟分开。

（3）仰卧位：用于危重者。适用于臀中肌和臀小肌注射。

（4）坐位：适用于臀部肌内和三角肌注射。

5. 实施

（1）携用物至病人床前，查对床号、姓名、药物。

（2）协助病人取合适体位，暴露注射部位，常规消毒。

（3）排出注射器内空气。

（4）以左手拇指和食指绷紧局部皮肤，右手以执笔式持注射器，用手臂带动腕部力量，将针头迅速刺入约 2.5 cm 深，消瘦者和小儿应略浅。

（5）右手不动，固定针头，左手抽动活塞，见无回血后以匀速推注药液。

（6）注射毕，用无菌干棉签按于针眼处，迅速拔针并按压片刻以止血。

（7）帮助病人整理好衣被，取舒适卧位。

（8）整理用物，洗手。

6. 注意事项

（1）严格执行查对制度和无菌操作原则。

（2）两种药物同时注射时，注意配伍禁忌。

（3）对2岁以下婴幼儿不宜选用臀大肌注射，因其臀大肌尚未发育好，注射时有损伤坐骨神经的危险，最好选择臀中肌和臀小肌注射。

（4）若针头折断，稳定患者情绪，由保持原位不动，固定局部组织，同时尽快用止血钳夹住断端取出；如断端全部埋入肌肉，应速请外科医生处理。

（5）需长期注射者，应交替更换注射部位，并选用细长针头，以避免或减少硬结的发生。

五、静脉注射与静脉血标本采集法

1. 目的

（1）静脉注射：注入药物，用于药物不宜口服、皮下、肌内注射，或需迅速发挥药效时；注入药物作某些诊断性检查。静脉营养治疗等。

（2）静脉血标本的采集：①全血标本，测定血沉及血液中某些物质如血糖、尿素氮、肌酐、尿酸、肌酸、血氨的含量等；②血清标本，测定肝功、血清酶、脂类、电解质等；③血培养标本：培养检测血液中的病原菌。

2. 部位

（1）四肢静脉：常用肘部正中静脉、贵要静脉和头静脉，手部、腕部、足部和踝部的浅静脉。

（2）小儿多用头皮静脉。

3. 静脉注射失败的常见原因

（1）针头刺入静脉过少，抽吸虽有回血，但松解止血带时静脉回缩，针头滑出血管，药液注入皮下。

（2）针头斜面未完全刺入静脉，部分在血管外，抽吸虽有回血，但推药时药液溢至皮下，局部隆起并有痛感。

（3）针头刺入较深，斜面一半穿破对侧血管壁，抽吸有回血，推注少量药液，局部可无隆起，但因部分药液溢出至深层组织，患者有痛感。

（4）针头刺入过深，穿破对侧血管壁，抽吸无回血。

4. 特殊患者的静脉穿刺要点

（1）肥胖患者：摸清血管走向后由静脉上方进针，进针角度稍加大（30°～40°角）。

（2）水肿患者：用手按揉局部，以暂时驱散皮下水分，使静脉充分显露后再行穿刺。

（3）脱水患者：作局部热敷、按摩，待血管充盈后再穿刺。

（4）老年患者：用手指分别固定穿刺段静脉上下两端，再沿静脉走向穿刺。

六、动脉注射与动脉血标本采集

动脉注射与动脉血标本采集是指自动脉注入药液或抽取动脉血标本的方法。常用动脉有股动脉、桡动脉。

1. 目的

（1）加压输入血液，以迅速增加有效血容量，用于抢救重度休克患者。

（2）注入造影剂，用于施行某些特殊检查，如脑血管造影。

（3）注射抗癌药物作区域性化疗。

（4）采集动脉血标本，作血液气体分析。

2. 穿刺部位

（1）桡动脉穿刺点为前臂掌侧腕关节上 2 cm、动脉搏动明显处。

（2）股动脉穿刺点在腹股沟股动脉搏动明显处。穿刺时，患者取仰卧位，下肢伸直略外展外旋，以充分暴露穿刺部位。

3. 注意事项

（1）严格执行查对制度和无菌操作原则。

（2）新生儿宜选择桡动脉穿刺，因股动脉穿刺垂直进针时易伤及髋关节。

（3）推注药液过程中应注意观察患者局部情况与病情变化。

（4）拔针后局部用无菌纱布或砂袋加压止血，以免出血或形成血肿。

七、雾化吸入法

雾化吸入法是应用雾化将药液分散成细小的雾滴以气雾状喷出，使其悬浮在气体中经鼻或口由呼吸道吸入的方法。常用于预防和治疗呼吸道疾病，药物吸入后，除了对呼吸道局部产生疗效外，还可通过肺的吸收，达到全身疗效。

（一）超声波雾化吸入法

超声波雾化吸入法是应用超声波声能将药液变成细微的气雾，再由呼吸道吸入的方法。

1. 目的

（1）湿化气道：常用于呼吸道湿化不足，痰液黏稠、气道不畅者，也作为气管切开术后常规治疗手段。

（2）控制呼吸道感染：消除炎症，减轻呼吸道黏膜水肿，稀释痰液，帮助祛痰。其常用于咽喉炎、支气管扩张、肺炎、肺脓肿、肺结核等患者。

（3）改善通气功能：解除支气管痉挛，保持呼吸道通畅。常用于支气管哮喘等患者。

（4）预防呼吸道感染：常用于胸部手术前后的患者。

2. 构造　由超声波发生器、水槽、雾化罐（杯）和螺纹管及口含嘴或面罩构成。

3. 常用药物及作用

（1）控制呼吸道感染，消除炎症：常用抗生素，如庆大霉素、卡那霉素等。

（2）解除支气管痉挛：常用氨茶碱、舒喘灵等。

（3）稀释痰液，帮助祛痰：常用 α－糜蛋白酶、易咳净（痰易净）等。

（4）减轻呼吸道黏膜水肿：常用地塞米松等。

4. 注意事项

（1）护士应熟悉雾化器性能，水槽内应保持足够的水量，水温不宜超过 60℃。

（2）因透声膜及晶体换能器质脆易破碎，在操作及清洗过程中，动作要轻，防止损坏。

(3) 观察患者痰液排出是否困难，若因黏稠的分泌物经湿化后膨胀致痰液不易咳出时，应拍背以协助痰排出，必要时吸痰。

(二) 氧气雾化吸入法

氧气雾化吸入法是借助高速氧气气流，使药液形成雾状，随吸气进入呼吸道的方法。

1. 目的

(1) 湿化气道。

(2) 控制呼吸道感染：消除炎症，减轻呼吸道黏膜水肿，稀释痰液，帮助祛痰。

(3) 改善通气功能：解除支气管痉挛，保持呼吸道通畅。

(4) 预防呼吸道感染。

2. 注意事项

(1) 严格执行消毒、查对制度，以防交叉感染。

(2) 氧气的湿化瓶内勿放水，防止水进入雾化器内而使药液被稀释。

(3) 氧流量不可过大，以免损坏雾化器颈部。

(4) 药液喷完，一般需 10 ~ 15 min。治疗时嘱病人深吸气，使药液充分达到支气管和肺内，呼气时松开手指，以防药液丢失。

(5) 如患者感到疲劳，可关闭氧气，休息片刻，再行吸入。

(6) 操作时要注意用氧安全，远离明火。

八、局部给药法

(一) 滴药法

滴药法是将药液滴入眼、耳、鼻等处，以达到局部或全身治疗作用或作某些诊断、检查等的方法。

临床常用的方法有以下几种。

1. 滴眼药法

(1) 目的：用滴管或眼药滴瓶将药液滴入结膜囊，以达到杀菌、消炎、收敛、麻醉、散瞳、缩瞳等治疗或诊断作用。

(2) 注意事项：①动作要轻柔、准确，泪囊部压迫要得当，勿使药液流入鼻腔引起不良反应，若有溃疡、外伤、眼球术后等则不宜压迫及拉高上眼睑；②一般先滴右眼后滴左眼，以免滴错，但如果左眼病轻，则应先滴左眼，以免交叉感染；③若眼药水与眼药膏同用时，应先滴药水后涂药膏，若数种药物同用时，之间须间隔 2 ~ 3 min，并先滴刺激性弱的药，后滴刺激性强的药。

2. 滴耳药法

(1) 目的：将滴耳剂滴入耳道，以达到清洁、消炎、止痛的目的。

(2) 注意事项：①动作要轻柔、准确；②观察用药后患者的情况，有无迷路反应，如眩晕、眼球震颤等。并观察药后效果，分泌物是否减少，炎症是否减轻等等；③软化耵聍者，滴入前可不必清洁外耳道，滴入药量以不溢出耳道为度。滴药后耳部发胀不适，应向病人做好解释，两侧均有耵聍者，不宜同时进行；④若系昆虫类异物进入耳道，可选用油类药物，滴入2~3 min便可取出。

3. 滴鼻药法

（1）目的：通过鼻腔滴入药物，治疗上颌窦、颌窦炎，或滴入血管收缩剂，减少分泌，减轻鼻塞症状。

（2）注意事项：①动作轻柔、准确；②侧头位适用于单侧鼻窦炎或伴有高血压患者。侧卧位时应将药液滴入下方鼻孔。

（二）皮肤用药

将药物直接涂于皮肤，以起到局部治疗的作用。皮肤用药的剂型有多种，如溶液、油膏、糊剂、粉剂等，作为护理人员要正确使用，以取得最佳效果。

（三）舌下给药

舌下给药时，药物通过舌下口腔黏膜丰富的毛细血管吸收，可避免胃肠刺激、吸收不全和首过消除等作用，并且生效快。

（1）方法：多用于心脏病病人心绞痛发作时，病情较急，因此应教会病人自行用药，告其将药片放入舌下，使药片自然溶解；并让病人懂得此类药物不可嚼碎吞下，而需其自然溶解，否则会降低药效。

（2）注意事项

①教会病人如何评价药效，如不见效，需加量并及时去医院治疗；②目前最常用的硝酸甘油片剂，舌下含服一般2~3分钟即可见效，病人心前区压迫感或疼痛感可减轻或消除。应告知病人，服药同时须及时就医。

九、药物过敏试验法

临床上使用某些药物时，常可引起不同程度的过敏反应，有的甚至发生过敏性休克。为了合理使用药物，充分发挥药效，阻止过敏反应的发生，在使用某些药物前，除须详细询问用药史、过敏史、家族史外，还须做药物过敏试验。在做过敏试验的过程中，要准确配制药液，严格掌握操作方法，认真观察反应，正确判断结果，并做好急救准备。

变态反应是指由药物引起的变态反应，称为药物过敏反应。

（1）变态反应——是一种病理性、特异性的免疫反应。

（2）免疫反应——包括非特异性、特异性两种。

（3）特异性免疫反应。

（一）青霉素过敏试验及变态反应的处理

1. 青霉素过敏反应的机理　临床使用的青霉素可分为两大类：一类是从青霉菌培养液中提取的天然青霉素G（钾盐和钠盐）；一类是半合成青霉素。其抗菌作用强、毒性低，但对少数过敏体质的人能引起各类型的变态反应，可达3%~6%。青霉素为半抗原，进入机体后与组织蛋白或多肽分子结合成全抗原，刺激机体产生IgE，黏附于皮肤、支气管黏膜等处的微血管壁周围的肥大细胞上或血液中的嗜碱性粒细胞表面，使机体对抗原处于致敏状态，当机体再次接触同一抗原时，IgE与之结合，导致这些细胞破裂，释放组胺等作用于效应器官，使平滑肌收缩、毛细血管扩张，通透性增强，产生过敏反应的临床表现。

以Ⅰ型为主，任何剂量、任何剂型、任何途径均可发生，亦有初次用药者发生过敏反应的报道（因其接触过空气中的青霉菌）。

2. 青霉素过敏试验法　每毫升含200～500 U青霉素G生理盐水溶液为标准。

（1）皮试液的配制

①用物准备：注射盘内1 mL、5 mL注射器各1支、生理盐水5 mL、青霉素80万U 1支、抢救用品（0.1%盐酸肾上腺素1支）。

②配制步骤：

80万U青霉素1支+4 mL生理盐水→20万U/ mL

取0.1 mL+0.9 mL生理盐水→2万U/mL

取0.1 mL+0.9 mL生理盐水→2000 U/mL

取0.1 mL+0.9 mL生理盐水→200 U/mL

即为皮试溶液。

（2）观察结果：按皮内注射法在病人前臂掌侧下1/3处注入青霉素皮试液0.1 mL（含青霉素20～50 U），注射后20 min观察结果。

①阴性：皮丘大小无改变，周围无红肿，无自觉症状。

②阳性：皮丘隆起增大，出现红晕，直径大于1 cm，周围有伪足伴局部痒感，患者可有头晕、心悸、恶心，甚至发生过敏性休克。

3. 青霉素变态反应

（1）过敏性休克：属Ⅰ型变态反应，特点是反应迅速、强烈，消退亦快。可发生在用药后数秒钟或数分钟内，有的患者在30 min后发生。

（2）血清病型反应：一般在用药后7～12天内发生，临床表现与血清病相似，属Ⅲ型变态反应，可见发热、荨麻疹、关节肿痛、淋巴结肿大、腹痛、皮肤发痒等。

（3）各器官或组织的过敏反应：①呼吸道过敏反应，引起哮喘或促发原有的哮喘发作。②消化道过敏反应，如腹痛、腹泻、便血等，可引起过敏性紫癜。③皮肤过敏反应，如瘙痒、荨麻疹、血管神经性水肿，严重者可引起剥脱性皮炎。

4. 临床表现

（1）呼吸道阻塞症状，由于喉头水肿、支气管痉挛、肺水肿引起胸闷、气促、哮喘与呼吸困难，伴濒死感。

（2）循环衰竭症状，表现为面色苍白、出冷汗、发绀、脉搏细弱、血压下降等。

（3）中枢神经系统症状，表现为面部及四肢麻木、意识丧失、抽搐或大小便失禁等。

（4）其他变态反应表现，可有荨麻疹、恶心、呕吐、腹痛与腹泻等。

上述症状常以呼吸道症状或皮肤瘙痒最早出现。

5. 护理

（1）立即停药，协助患者平卧，报告医生，就地抢救。

（2）立即皮下注射0.1%盐酸肾上腺素1 mL，小儿酌减。症状如不缓解，可每隔半小时皮下或静脉注射该药0.5 mL，直至脱离危险期。

（3）改善缺氧，给予氧气吸入、口对口人工呼吸、气管切开、注射呼吸兴奋剂，喉头水肿导致窒息时，应尽快施行气管切开、气管插管。

（4）根据医嘱使用抗过敏药物，静脉注射地塞米松5～10 mg，或肌内注射盐酸异丙嗪25～50 mg。

（5）静脉滴注10%葡萄糖溶液或平衡溶液扩充血容量，如血压仍不回升，可遵医嘱加入升压药，如盐酸多巴胺、间羟胺。

（6）若发生呼吸心搏骤停，立即进行心肺复苏抢救。

（7）密切观察病情，记录患者生命体征、神志和尿量等病情变化，注意保暖，详细记录护理记录单，患者未脱离危险时，不宜搬动患者。

6. 预防

（1）用药前应详细询问用药史、过敏史和家族史，对有青霉素过敏史者禁止做过敏试验。对已接受青霉素治疗的患者，停药3天后再用此药时，或使用中更换药物批号时，须重新做过敏试验。

（2）正确实施过敏试验，准确判断试验结果。

（3）做过敏试验和用药过程中，严密观察患者反应，并备好急救药品，如盐酸肾上腺素等。首次注射青霉素者需观察30 min。

（4）青霉素应现用现配。

（5）配制试验液或稀释青霉素的生理盐水应专用。

（二）链霉素过敏试验法

皮试液以每毫升含2500 U的链霉素生理盐水溶液为标准，皮内注射0.1 mL，含链霉素250 U。链霉素变态反应的处理，除与青霉素变态反应相同外，还应遵照医嘱注射葡萄糖酸钙，因钙离子与链霉素络合，可降低或解除链霉素的毒性症状。若病人有抽搐，可用10%葡萄糖酸钙10 mL静脉推注，小儿酌减。如肌肉无力、呼吸困难，则用新斯的明0.5～1 mg，皮下注射，必要时0.25 mg，静脉推注。

（三）破伤风抗毒素过敏试验及脱敏注射法

1. 皮内注射法　150 U/mL的TAT生理盐水皮试液。皮内注射0.1 mL，含破伤风抗毒素15 U。20 min后判断皮试结果。

（1）阴性：局部无红肿，全身无异常反应。

（2）阳性：皮丘红肿，硬结直径大于1.5 cm，红晕范围直径超过4 cm，有时出现伪足或有痒感，全身过敏性反应表现与青霉素变态反应相类似，以血清病型反应多见。

2. 阳性脱敏注射法　当患者的破伤风抗毒素过敏试验阳性时可用脱敏注射，即多次小剂量注射药液，每隔20 min注射1次，每次注射后注意观察患者反应，如出现发绀、荨麻疹及过敏性休克时，需及时采取抢救措施。

（四）普鲁卡因过敏试验法

使用普鲁卡因前应做过敏试验。取0.25%普鲁卡因溶液0.1 mL做皮内试验，20 min后观察结果，其反应的观察和处理同青霉素过敏试验法。

（五）碘过敏试验法

临床上常用碘化物做造影剂进行心血管、脑血管、肾脏、胆囊、支气管及X线摄片检查，因碘可引起过敏反应，故用药前1～2日须做过敏试验。

第三节 静脉输液

静脉输液法是利用液体静压的物理原理，将大量无菌溶液和药液直接滴入静脉的方法，也是目前在临床上最重要和最常用的给药方法之一。它可以迅速把药物送达血管内，以最快捷的方式发挥药效。因此每位同学应该考查自己能否理解静脉输液的目的、常用溶液及作用；能否熟练进行静脉输液操作；能否排除输液故障并会预防及处理输液反应。

一、目的

（1）补充水和电解质，维持酸碱平衡。常用于各种原因的失水、酸碱平衡紊乱者，或因某些原因不能进食者，如腹泻、剧烈呕吐、大手术后等。

（2）增加血容量，维持血压，改善微循环。常用于治疗严重烧伤、大出血、休克等。

（3）静脉给药，达到解毒、控制感染、利尿和治疗疾病的目的。常用于中毒、各种感染、脑及各种组织水肿，以及各种需经静脉输入药物的治疗。

（4）补充营养，供给热量，促进组织修复，增加体重，维持正常平衡。常用于慢性消耗性疾病、胃肠道吸收障碍、不能经口进食如昏迷、口腔疾病等病人。

二、常用溶液

（一）晶体溶液

晶体溶液的分子量小，在血管内存留时间短，对维持细胞内外水分的相对平衡，纠正体内的水、电解质失调效果显著。

1. 葡萄糖溶液　用于补充热量和水分，常用5%葡萄糖溶液或10%葡萄糖溶液。

2. 等渗电解质溶液　用于补充水和电解质，维持体液容量和渗透压平衡。常用的含钠溶液包括0.9%氯化钠溶液、复方氯化钠溶液（林格氏等渗溶液）、5%葡萄糖氯化钠溶液。

3. 碱性溶液　用于纠正酸中毒，维持酸碱平衡。常用的溶液有5%碳酸氢钠溶液、11.2%乳酸钠溶液。

4. 高渗溶液　用于利尿脱水，可迅速提高血浆渗透压、回收组织水分进入血管内，消除水肿，可降低颅内压，改善中枢神经系统的功能。常用溶液有20%甘露醇、25%山梨醇、50%葡萄糖溶液等。

（二）胶体溶液

胶体溶液的分子量大，在血液内存留时间长，能有效维持血浆胶体渗透压，增加血容量，改善微循环，提高血压。常用的溶液有以下几种。

1. 右旋糖酐　常用溶液有中分子右旋糖酐和低分子右旋糖酐。中分子右旋糖酐可提高血浆胶体渗透压，扩充血容量；低分子右旋糖酐可降低血液黏稠度，改善微循环和抗血栓形成。

2. 代血浆　可增加胶体渗透压和循环血量，急性大出血时可与全血共用，常用溶液有羟乙基淀粉、氧化聚明胶、聚乙烯吡咯烷酮等。

3. 浓缩白蛋白注射液　维持机体胶体渗透压，补充蛋白质，减轻组织水肿。

4. 水解蛋白注射液　补充蛋白质，纠正低蛋白血症，促进组织修复。

（三）静脉高营养溶液

凡不能经消化道供给营养或营养摄入不足者都可用静脉插管输注静脉高营养溶液的方法来维持营养的供给。高营养溶液能供给病人热量。维持正氮平衡，补充各种维生素和矿物质。其成分主要由氨基酸、脂肪酸、维生素、矿物质、高浓度葡萄糖或右旋糖酐以及水分组成。制剂根据病人的不同需要新鲜配制，配制时必须严格无菌技术操作，同时在溶液内不得添加与营养素无关的物质。常用溶液有复方氨基酸、脂肪乳剂等。

三、静脉输液技术

（一）周围静脉输液术

1. 操作准备

（1）环境准备：环境整洁、安静，必要时调节适宜的室温。

（2）病人准备：病人体位舒适。

（3）用物准备：密闭式输液器1套。注射盘另加开瓶器、小垫枕、止血带、胶布（输液贴）、输液卡、瓶套、输液架、锐器回收器、小夹板和绷带（必要时准备）、药液（按医嘱准备）、笔、有秒针的表。

2. 操作方法

（1）准备：①护士着装整洁、洗手、戴口罩。②根据医嘱或输液单准备用物，携至床旁。③核对病人姓名及床号，向病人解释输液目的及注意事项，取得合作，并嘱其排尿。

（2）加药：①认真查对，包括查对医嘱，核对药物的名称、剂量、浓度和用药时间，查对药液质量及有效期，套上瓶套，备好胶布。②启开液体瓶铝盖中心部分，常规消毒瓶塞后，加入药物。③在液体瓶标签上注明床号、姓名、药名、剂量、浓度、日期。

（3）排气：①检查输液器包装有无破损及是否在有效期内，然后取出，将输液导管和通气管针头一起插入瓶塞至针头根部，再将输液瓶挂于输液架上。②倒置墨菲滴管，上举，使药液平面达墨菲滴管1/2～2/3时，迅速倒转滴管，使液平面缓缓下降，直至排尽导管和针头内空气，关闭调节器。检查有无气泡。

（4）静脉准备：①协助病人取舒适卧位，根据病情及药物性质选择合适静脉。②扎止血带，常规消毒皮肤。

（5）穿刺：①再次核对病人姓名及所用药物。②取下护针帽，再次排气。嘱病人握空拳，绷紧皮肤，行静脉穿刺，见回血后，将针头再平行送入少许。③固定针柄，松开止血带，嘱病人松拳，放开调节器。

（6）固定：待液体滴入通畅后，用胶布固定头皮针。必要时用夹板绷带固定肢体。

（7）调节滴速：根据病情、年龄及药液性质调节滴速，一般成人80～100滴/min（以每1 mL约20滴计算），老年患者、儿童酌减。

（8）整理：①取出止血带，协助病人取舒适卧位。②向病人交代输液中的注意事项，将呼叫器置于病人易取处。③整理床单位，清理用物，做好记录。④输液完毕，轻揭胶布，轻压敷贴穿刺点，快速拔针，按压片刻。

3. 注意事项

（1）严格执行无菌操作和查对制度。

（2）注意药物间配伍禁忌，根据病情、药物的性质、用药原则等合理安排输液顺序。

（3）需长期输液者，注意保护和合理使用静脉，一般从远端小静脉开始。

（4）输液过程中应加强巡视，耐心听取病人的主诉，注意观察病人全身反应及有无输液故障，发现问题及时处理。

（5）连续输液 24h 以上者，应每天更换输液器。

（6）输液前排尽输液管及针头内空气，输液过程中要及时更换溶液瓶，输液完毕及时拔针，严防造成空气栓塞。

（7）长期输液者，可使用静脉留置针，如发现留置管内有回血应立即用肝素稀释液冲注，以免堵塞。

（二）静脉留置针输液术

静脉留置针又称为套管针，作为头皮针的换代产品，已成为临床输液主要工具。静脉留置针可用于静脉输液、输血、动脉及静脉抽血等，适用于长期输液，年老体弱，血管穿刺困难的病人。静脉留置针输液有以下优越性：保护病人静脉，避免反复穿刺的痛苦；随时保持通畅的静脉通道，便于急救和给药。

1. 留置针结构　静脉留置针由针头部和肝素帽两部分组成。

（1）针头部：为软硅胶导管后接硬塑回血室，内有不锈钢针芯，针芯尖端突出于软硅胶导管的针头部。

（2）肝素帽：前端是硬塑活塞，后端有橡胶帽封闭，帽内有腔和中空管道，可容纳肝素。

2. 用物

（1）同周围静脉输液术用药。

（2）另备：静脉留置针、无菌手套、输液固定贴膜、肝素溶液。

3. 操作环境　环境整洁安静，必要时调节适宜的室温。

4. 操作方法

（1）准备：同密闭式周围静脉输液术准备。

（2）加药：同密闭式周围静脉输液术加药方法。

（3）排气：同密闭式周围静脉输液术排气方法。

（4）静脉准备：①选择血管，选择富有弹性、粗直、血流丰富、避开静脉瓣的静脉。对能下地活动的病人避免在下肢留置。②检查并打开留置针和敷贴，将输液器上的针头插入留置针的肝素帽内，并排尽空气。③在穿刺点上方 10 cm 处扎上止血带，常规消毒皮肤，消毒范围直径大于 8 cm，待干，戴好手套。

（5）穿刺：①去除针套，旋转松动外套管，调整针尖斜面。②左手绷紧皮肤，固定静脉，右手持留置针针翼，针尖斜面向上，在血管上方使针头与皮肤成 15°～30°角进针，见回血后，降低穿刺角度，沿静脉方向再进入少许。③左手持 Y 接口或固定针翼部，右手后撤针芯约 0.5 cm，持针座将套管全部送入静脉，撤出针芯。④松开止血带，嘱病人松拳。

（6）固定：①用无菌透明敷料作封闭式固定，固定延长管。调节滴速，即行持续输液。②其余步骤同密闭式周围静脉输液术。③输液完毕，可将输液器卸下，然后用注射器将预先备好的肝素溶液（每毫升生理盐水含肝素 50 U）向肝素帽内注入 3 ~5 mL。

5. 注意事项

（1）如硅胶管内有回血，需及时用肝素稀释液冲注，以免硅胶管被血凝块堵塞；如输液不畅，需注意是否存在硅胶管弯曲或针头滑出血管外。

（2）严格执行无菌操作和查对制度。

（3）每天用苯扎溴铵酊棉球消毒穿刺点周围皮肤，并更换敷贴。

（4）其余同密闭式输液法。

（三）头皮静脉输液术

因小儿头皮静脉血管极为丰富，分支多，互相沟通，交错成网且静脉浅表易见，不易滑动，便于固定。故小儿静脉输液多选用头皮静脉穿刺，常用的有颞浅静脉、额静脉、耳后静脉及枕静脉。

1. 操作准备

（1）环境准备：环境整洁、安静，必要时调节适宜的室温，室温在 22℃ ~24℃。

（2）病人准备：病人体位舒适。

（3）用物准备：①同周围静脉输液术。②另备 4 ~5 个 1/2 号头皮针。

2. 操作方法

（1）准备：同密闭式周围静脉输液术准备。

（2）加药：同密闭式周围静脉输液术加药方法。

（3）排气：同密闭式周围静脉输液术排气方法。

（4）静脉准备：①选择穿刺部位，必要时剃去局部头发，固定病儿肢体及头部，操作者立于病儿头侧。②用 75% 酒精消毒局部皮肤，待干。③用 5 mL 注射器抽取适量生理盐水接上头皮针头。

（5）穿刺：①用左手拇指、示指分别固定静脉两端，右手持静脉头皮针沿静脉向心方向平行刺入。②见回血，缓缓推入少许生理盐水，以确定针头是否在血管内。③未见异常，即予固定，并接上输液导管。④其余步骤同密闭式周围静脉输液术。

3. 注意事项

（1）危重病儿在操作过程中应加强病情的观察。

（2）输液过程中应加强巡视。

（3）长期输液的患儿应经常更换体位，以防坠积性肺炎和压疮。

（4）其余同密闭式输液法。

四、输液故障排除技术

（一）液体不滴

1. 针头滑出血管外　液体注入皮下组织，局部肿胀、疼痛，应另选血管重新穿刺。

2. 针头斜面紧贴血管壁　液体输入不畅，可调整针头位置或适当变换肢体位置，直到滴注通畅为止。

3. 压力过低　滴液缓慢，输液瓶位置过低所致，可适当抬高输液瓶位置。

4. 静脉痉挛　滴液不畅，但有回血抽出，可局部热敷缓解痉挛。

5. 针头阻塞 滴液不畅，又无回血抽出时，应考虑针头阻塞，此时切忌强行挤压导管或冲洗，应更换针头，另行穿刺。

（二）墨菲滴管内液面过高

可将输液瓶从输液架上取下，倾斜液体面，使输液导管插入瓶内的针头露出液面上，但需保持输液导管点滴通畅，必要时用手挤压输液导管上端，瓶内空气即进入输液导管内，墨菲滴管内液面缓缓下降，直至滴管露出液面，再挂于输液架上，继续进行输液。

（三）墨菲滴管内液面过低

可夹住滴管下端的输液导管，挤压墨菲滴管，待滴管液面升至适当水平时，松开下端输液导管即可。

（四）墨菲滴管内液面自行下降

输液过程中若墨菲滴管内液面自行下降，应检查上端输液管和墨菲滴管有无漏气或裂隙，必要时更换输液管。

五、输液反应及防治

（一）发热反应

1. 原因 输入致热物质（致热原、死菌、游离的菌体蛋白、药物成分不纯等）。多由于输液瓶清洁灭菌不彻底，输入的溶液或药物制品不纯、消毒保存不良，输液器消毒不严格或被污染，输液过程中未能严格执行无菌操作等所致。

2. 症状 多发生于输液后数分钟至1 h。病人表现为发冷、寒战和高热。轻者体温在38 ℃左右，停止输液后数小时可自行恢复正常；严重者起初寒战，继之高热，体温可达41 ℃，并伴有头痛、恶心、呕吐、脉速等全身症状。

3. 护理措施

（1）输液前认真检查药液质量，输液器包装及灭菌日期、有效期，严格执行无菌技术操作。

（2）反应轻者，立即减慢点滴速度，通知医生，同时注意观察体温变化。

（3）对高热病人给予物理降温，观察生命体征，必要时遵医嘱给予抗过敏药物或激素治疗。

（4）反应严重者，应立即停止输液，保留剩余溶液和输液器，送检验室作微生物培养，查找反应原因。

（二）循环负荷过重反应

1. 原因

（1）输液速度过快，短时间内输入过多液体，使循环血容量急剧增加，心脏负荷过重。

（2）病人原有心肺功能不良，尤其多见于急性左心功能不全者。

2. 症状 病人突然出现呼吸急促、胸闷、面色苍白、出冷汗，心前区有压迫感或疼痛、咳嗽、咳粉红色泡沫样痰，严重时粉红色泡沫样痰液可由口鼻涌出，听诊肺部布满湿性啰音，心率快，心律不齐。

3. 护理措施

（1）输液过程中，密切观察病人情况，滴注速度不宜过快，液量不可过多。对老年人、儿童、心肺功能不良的病人，应控制滴注速度不宜过快，液量不宜过多。

（2）出现上述症状，立即停止输液并通知医生，进行紧急处理。如病情允许帮助病人取端坐位，双腿下垂，以减少下肢静脉回流，减轻心脏负荷，必要时进行四肢轮流结扎，用止血带或血压计袖带适当加压四肢，以阻断静脉血流，但动脉血仍可通过。每5～10 min轮流放松一个肢体上的止血带，减少静脉回心血量。待症状缓解后，逐渐撤除止血带。

（3）给予高流量氧气吸入（氧流量为6～8 L/min），以提高肺泡内氧分压，增加氧的弥散，改善低氧血症。在湿化瓶内盛20%～30%乙醇溶液，以减低肺泡内泡沫表面的张力，使泡沫破裂消散，从而改善肺部气体交换，减轻缺氧状态。

（4）遵医嘱给予镇静剂，平喘、强心、利尿和扩张血管药物，以舒张周围血管，加速液体排出，减少回心血量，减轻心脏负荷。

（5）安慰病人，解除病人的紧张情绪。

（三）静脉炎

1. 原因　由于长期输入高浓度、刺激性较强的药液或静脉内放置刺激性大的塑料管时间过长，引起局部静脉壁发生化学炎性反应；或在输液过程中无菌操作不严，导致局部静脉感染。

2. 症状　沿静脉走向出现条索状红线。局部组织发红、肿胀、灼热、疼痛，有时伴有畏寒、发热等全身症状。

3. 护理措施

（1）严格执行无菌操作，对血管壁有刺激性的药物应充分稀释后再应用，并减慢滴速，防止药物漏出血管外，有计划地更换输液部位，以保护静脉。

（2）停止此部位输液，抬高患肢并制动，局部用95%乙醇或50%硫酸镁溶液湿敷（早期冷敷，晚期热敷），每日2次，每次20 min，也可用中药金黄散局部外敷。

（3）超短波理疗，每日1次，每次10～20 min。

（4）如合并感染，根据医嘱用抗生素治疗。

（四）空气栓塞

1. 原因

（1）输液导管内空气未排尽，导管连接不紧，有漏缝。

（2）加压输液、输血时无人守护，液体输完未及时更换药液。

进入静脉的空气形成气栓，随血流首先进入右心房，然后进入右心室。如空气量少，则被右心室随血液压入肺动脉并分散到肺小动脉内，最后经毛细血管吸收，对身体损害较小；如空气量大，空气在右心室内阻塞肺动脉入口，使血液不能进入肺内，气体交换发生障碍，引起机体严重缺氧而立即死亡。

2. 症状　病人感到异常不适，胸骨后疼痛，出现呼吸困难和严重发绀，有濒死感。

听诊心前区可闻及响亮的、持续的“水泡声”，心电图呈现心肌缺血和急性肺源性心脏病的改变。

3. 护理措施

（1）输液前输液导管内空气要绝对排尽。

（2）输液中加强巡视，发现故障及时处理拔针，及时更换输液瓶或添加药物；输液完毕及时拔针，加压输液时专人守护。

（3）拔除较粗、近胸腔的深静脉导管时，必须严密封闭穿刺点。

（4）发现上述症状，立即置病人于左侧头低足高卧位，此体位在吸气时可增加胸内压力．减少空气进入静脉，同时使肺动脉的位置处于右心室的下部。气泡则向上漂移到右心室，避开了肺动脉入口，由于心脏舒缩，空气被振荡成泡沫。分次小量进入肺动脉内，逐渐被吸收。

（5）给予高流量氧气吸入，提高病人的血氧浓度，纠正严重缺氧状态。

（6）有条件者可通过中心静脉导管抽出空气。

（7）严密观察病人病情变化，有异常及时对症处理。

（五）输液微粒及消除

1. 概念　输液微粒是指输入液体中的非代谢性颗粒杂质。

2. 来源

（1）溶液瓶、橡胶塞不洁净。

（2）液体存放过久。

（3）在输液前准备工作中的污染，如切割安瓿、开瓶塞、反复穿刺溶液瓶橡胶塞。

（4）输液环境不洁净等。

3. 危害

（1）直接堵塞血管，引起局部血管阻塞而导致组织缺血、缺氧以及坏死。

（2）由于红细胞集聚在微粒上，形成血栓，引起血管栓塞和静脉炎。

（张桂花　苏维芳　吴彦茹）

第二章　饮食与排泄护理

第一节　一般饮食护理

对病人进行科学合理的饮食护理是满足病人最基本的生理需要的重要护理措施之一。因此，同学们要知道有哪些因素能影响到饮食；如何观察病人的胃功能；怎样做好病人一般饮食护理。

一、影响饮食与营养的因素

（一）生理因素

1. 年龄　不同年龄阶段，对食物的爱好，每日所需的食物量及特殊营养素均有所差异。例如：婴幼儿、青少年生长发育速度较快，需摄入足够的蛋白质、各种维生素和微量元素等；老年人由于新陈代谢逐渐减慢，每日所需的热量也逐渐减少，但对钙的需求却有所增加。

2. 活动　由于职业、性格等不同，活动量也不同，活动量大的人，所需要的热能及营养素高于活动量小的人。

3. 身高与体重　一般情况下，体格强壮、高大的人对营养需求量较高。

4. 特殊生理状况　如怀孕和哺乳期妇女，营养需求量明显增加，并会有饮食习惯的改变。

（二）心理因素

1. 情绪状态　不良的情绪状态如焦虑、抑郁、恐惧、悲哀会使人的食欲减退，进食量减少甚至厌食；而愉快轻松的心理状态会促进食欲，进食量增加。

2. 感官因素　各种感官因素（视、听、味、嗅等）均可影响机体的饮食和营养需要。如食物的形状、软硬度、新鲜与否、冷热度、生熟、色、香、味等均可影响机体对食物的选择。

3. 食欲　食欲是指个体期待进食的一种心理反应。它可引起选择食物，并希望如愿以偿。因此，促进和满足每位病人的食欲，是护士的工作职责。

4. 个人喜好　个人对食物喜好各有所不同，它受味觉、对味道的偏爱、家庭文化背景、宗教传统等因素的影响。随着环境的变动，个人对食物的喜好可发生全部或局部的变化。

（三）病理因素

1. 疾病与外伤　疾病与外伤影响病人的食欲、食物的摄取及食物在体内的消化、吸收。

2. 药物和饮酒　长期使用药物或饮酒会影响食欲。

3. 食物过敏　某些过敏体质的病人对某种特定食物产生过敏，进食后会发生腹痛、腹泻或哮喘等过敏症状。

（四）社会文化因素

1. 经济状况 经济状况的好坏会直接影响人们对食物的购买力和饮食习惯。

2. 饮食习惯 不同的文化背景、宗教信仰、生活方式、地理位置等均会影响个体的饮食习惯。

3. 生活方式 现代快节奏的生活方式，也在影响着人们的饮食、营养需求和习惯。接受快餐、速食食品的人越来越多。

4. 宗教信仰 不同的宗教信仰的人对食物的种类、制作及进食的时间、方式等常有特殊的要求。

二、胃功能观察

（一）胃的结构与功能

胃是消化道组成部分之一，上接食管，下连小肠（十二指肠），是一种肌肉性构造。它能继续消化食物，将团块食物的质地改造成半液体状的混合物，即食糜。然后，再将食糜慢慢排至小肠内。胃也会吸收部分营养。幽门括约肌是胃的远端开口，能控制食糜自胃排至小肠内。

（二）胃的异常活动

1. 恶心 发生在上腹部及咽部的异常感觉，其特征为对食物产生厌恶不适感。恶心常发生在呕吐之前或呕吐时。

2. 呕吐 是因横膈膜及腹肌共同强烈收缩，使胃内容物经食管、口腔反射性排出体外的现象。呕吐是一种具有保护意义的防御反射，它可以把胃内的有害物质排出。但长期剧烈的呕吐，由于影响进食和消化液及水分的丢失，易并发生脱水、电解质紊乱、酸碱平衡失调和营养不良等。

三、病人一般饮食的护理

（一）病区饮食管理

病人入院后，由医生开出饮食医嘱，确定病人所需饮食的种类，护士填写入院饮食通知单，送交订餐人员，并填写在病区的饮食单上，同时在病人的床头或床尾卡注明相应的标注，作为分发饮食的依据。因病情需要更改饮食时，由医生开出医嘱，护士按医嘱填写饮食更改通知单，通知营养室并协助执行。

（二）病人的饮食护理

1. 病人进食前的护理

（1）环境准备：①去除一切不良气味及不良视觉印象。②暂停非紧急的、在病室内进行的检查、治疗和护理。③对病室的危重病人或呻吟的病人，以屏风遮挡。④病情允许，可鼓励病人在餐厅集体进餐，使病人在友好、轻松、愉快的气氛中进食，以增进食欲。

（2）病人准备：①针对性地进行饮食营养卫生知识的宣传教育。②询问病人是否需要排便和使用便器，用后及时撤除。③协助病人洗手及清洁口腔。④协助病人采取合适的进食体位，鼓励病人下床进餐，如不能下床者，可采取坐位或半坐位并在床上放置跨床桌。

（3）工作人员准备：①着装整洁，洗净双手，戴上口罩。②根据医嘱核对饮食种类，协助配餐员，准备分发饮食。③对禁食者应给与解释以取得配合，在床尾上做标记，并交接班。

2. 病人进食时的护理

（1）协助配餐员，正确分发饮食。

（2）观察病人进食情况，鼓励病人进食。

（3）对治疗饮食和试验饮食，检查落实实施情况，纠正不良饮食习惯和行为。

（4）鼓励卧床病人自行进食，餐具放于病人易取处，必要时给予喂食。

（5）对双目失明或双眼遮盖的病人，喂食除遵循上述原则，喂食前应告知病人食物的名称及烹调方法，以增进食欲促进消化，如病人要求自己进食，可设置时钟平面图放置食物，并告知方位、名称，有利于病人按顺序进行。如在 6 点处放饭，3 点、12 点处放菜，9 点处放汤。

3. 病人进食后护理

（1）督促并协助病人进食后洗手，漱口或做口腔护理。

（2）及时清理食物残渣，整理床单位。

（3）对禁食或延迟进食的病人，应做好交接班工作。

（4）进食后根据需要做好记录。

第二节　特殊饮食护理

特殊饮食护理主要包括鼻饲饮食、要素饮食和胃肠外营养。在本节学习中，同学们要学会如何进行鼻饲操作；要素饮食的适应证都是什么；怎样配制要素饮食及怎样为病人应用。

一、鼻饲法

鼻饲法是将胃管经过鼻腔插入胃内，从管内灌注流质饮食、水和药物的方法。

管饲饮食：凡是不能或无法由口进食者，可通过导管供给营养丰富的流质饮食或营养液，以保证病人摄入所需的营养物质、水分和药物。

根据导管插入的途径，可分为：

1. 鼻胃管　导管经鼻腔插入胃内，临床上以鼻饲法最为常用。
2. 口胃管　导管由口腔插入胃内。
3. 鼻肠管　将导管由鼻腔插入小肠。
4. 胃造瘘管　导管经空肠造瘘口插入空肠内。
5. 空肠造瘘管　导管经空肠造瘘口插入空肠内。

（一）适应证与禁忌证

1. 适应证

（1）不能经口进食者，如：昏迷、口腔疾患及口、咽、气管手术后，不能张口的病人

（如破伤风病人）。

（2）拒绝进食者（如特殊境遇者、精神病症状发作）。

（3）早产儿和病情危重的病人。

2. 禁忌证

（1）食管、胃底静脉曲张的病人。

（2）食道梗阻、食管癌病人。

（二）观察病人

1. 病人病情、意识状态、治疗情况。

2. 鼻腔状况　有无肿胀、炎症、鼻中隔偏曲、阻塞、鼻腔息肉、肿瘤等。

3. 病人心理状态与鼻饲插管的合作程度。

（三）操作准备

1. 环境准备　环境整洁、安静、明亮。

2. 病人准备　病人体位舒适。

3. 用物准备

（1）鼻饲包内放置：治疗碗、消毒胃管（婴幼儿可用硅胶制婴儿胃管）、镊子、压舌板、纱布、50 mL 注射器、治疗巾或餐巾。

（2）治疗盘内放置：鼻饲流质 200 mL（38℃ ~40℃）、温开水适量、石蜡油、松节油（必要时）、棉签、胶布、夹子或橡胶圈、别针、听诊器、手电筒、弯盘。

（四）操作方法

1. 插管前物品准备齐全，鼻饲液温度为 38℃ ~40℃。

2. 向病人解释，取适当卧位，清洁一侧鼻腔，润滑胃管前端。

3. 胃管插至咽喉部时（14 ~16 cm），嘱病人做吞咽动作，插入长度为 45 ~55 cm（相当于病人鼻尖至耳垂至剑突的长度）。插管过程中病人有恶心应暂停片刻，嘱病人做深呼吸或做吞咽动作。

4. 为昏迷病人插管时为提高插管的成功率，在插管前应将病人的头后仰，当胃管插至 15 cm 时，将病人头部托起，使其下颌靠近胸骨柄，以增大咽喉部通道的弧度，便于将胃管插入预定的长度。

5. 检查胃管是否在胃内有三种方法：

（1）用注射器抽取胃液。

（2）将听诊器置于剑突下，用注射器向胃内注入 10 mL 空气，可闻及气过水声。

（3）呼气时将胃管末端放入盛水碗内，观察有无气体溢出。

6. 固定好胃管后先注入少量的温开水，再注入鼻饲液，每次鼻饲量不超过 200 mL，间隔时间不少于 2 h，食物注入完后再注入少量的温开水，防止食物存积胃管内阻塞管腔。

7. 将胃管开口端反折，用纱布包好，固定于病人枕边，所有用物每日消毒 1 次。

8. 拔管　用于病人停止鼻饲或长期鼻饲为减少鼻黏膜刺激，每周需要更换一次胃管。拔管时胃管开口端用夹子夹紧，边拔边用纱布擦胃管，拔管后帮助病人清洁鼻孔、面部及漱口。

（五）注意事项

1. 鼻饲插管会给病人带来一定的心理压力和不适，操作前必须向病人解释目的及配合方法，让其理解与配合。

2. 插管中动作要轻稳，防止损伤鼻腔及食道黏膜。

3. 喂食前必须先证实胃管在胃内。

4. 喂食时，每次鼻饲量不超过 200 mL，间隔时间不少于 2 h，如喂药物时需将药片研碎，溶解后再灌注。

5. 长期鼻饲病人每天进行口腔护理，胃管应每周更换一次，于晚间末次喂食后拔管，次日晨再由另一侧鼻孔插入。

二、要素饮食

要素饮食又称元素饮食。要素饮食是一种化学精制食物，含有全部人体所需要易于吸收的营养成分。其由无渣小分子物质组成的水溶性营养合成剂，包括游离氨基酸、单糖、主要脂肪酸、维生素、无机盐和微量元素等。

要素饮食的特点是不含纤维素，无须经过消化过程，可直接被肠道吸收，且营养高，营养全面。干粉制剂还具有携带方便，易于保存等特点。

（一）适应证与禁忌证

1. 适应证

（1）外科手术前后需要补充营养的病人。

（2）消化道疾患，如急性胰腺炎、肠炎、消化道瘘、短肠综合征等病人。

（3）消耗性疾病，如肿瘤、严重烧伤、严重感染等病人。

（4）其他，如脑外伤、免疫功能低下病人。

2. 禁忌证

（1）消化道出血。

（2）三个月以内的婴儿。

（3）糖尿病、胃切除后要慎用。

（二）应用方法

根据病情需要，选择不同的浓度、剂量和摄入方式进行喂食。

1. 口服　剂量从 50 mL/次，渐增至 100 mL/次，6～10 次/d，可添加橘子汁、菜汤等调味。

2. 鼻饲　剂量为 200 mL，4～6 次/d，易引起恶心、呕吐、腹泻、腹胀等胃肠道症状。

3. 滴注

（1）间歇滴注：将配好的要素饮食或现成制品，放入有盖吊瓶内，经输注管缓慢由空肠造瘘滴注，4～6 次/d，400～500 mL/次，每次滴注时间约 30～60 min，多数病人可耐受。

（2）连续滴注：装置与间歇滴注相同，在 12～24 h 内持续滴入，或用胃肠营养泵保持恒定滴速。

（三）使用要素饮食护理要点

1. 严格无菌操作　所需器具、导管等均需灭菌后使用。
2. 保持输注管道畅通　每日用温开水或生理盐水冲洗管腔 1 ~ 2 次，以保证清洁，防止堵塞；检查输液管有无折叠或漏液。
3. 配制好的溶液应放于 4℃ 冰箱内保存，24 h 内用完。
4. 胃或空肠造瘘病人在滴注营养液时，病人可同时进食。
5. 滴注过程中应经常巡视病人　如出现恶心、呕吐、腹胀、腹泻等症状，应及时查明原因，按需要调整速度、温度。反应严重者可暂停滴入。
6. 应用要素饮食期间应定期检查血糖、尿糖、血尿素氮、电解质、肝功能等指标，观察尿量、大便次数及性状，并记录体重，做好营养评估。
7. 要素饮食停用时应逐渐减量，骤停易引起低血糖反应。

三、胃肠外营养

胃肠外营养是指营养液由胃肠道外途径供给，使病人在不进食的状况下，仍然可以维持良好的营养状态，增加体重，修复创伤等的一种治疗方法。若全部营养素都通过胃肠外途径补充称全胃肠外营养。

临床营养支持是近年来国际上常用的较新名词，它包括胃肠外营养与胃肠内营养支持，这两种营养支持液的内容，均有中小分子营养素组成，包括平衡的多种氨基酸、长中链脂肪、糖类、多种维生素、多种微量元素等成分，与普通的食物有根本的区别。由于历史上临床营养支持的外科医师作为先驱，故有人称之为外科营养，它是临床外科近 30 年来最重要的进步之一，目前已推广到内科、儿科、妇产科及神经科。应用临床营养支持挽救了无数危重病人，取得了良好的社会效益。

（一）适应证与禁忌证

1. 适应证

（1）不能口服者：如无法吞咽、食道梗塞、幽门梗阻、肠梗阻等。

（2）不宜口服者：如胃肠瘘、节段性肠炎、溃疡性结肠炎、短肠综合征、急性胰腺炎、复杂的胃肠手术后（尤其当伴有并发症时）等。

（3）口服不能满足需要者：如慢性感染、短肠综合征、吸收不良综合征、严重灼伤、恶性肿瘤化疗或放疗期间、神经性厌食症等。

（4）特殊情况：如急性肾功能衰竭、肝功能衰竭、心力衰竭等。

2. 禁忌证

（1）严重呼吸、循环衰竭病人。

（2）严重水、电解质平衡紊乱病人。

（二）应用方法

1. 营养液输入方法　可经周围静脉或中心静脉输入。若输入高渗营养液，宜选用中心静脉，以免高渗液刺激静脉内膜导致静脉炎和血栓形成。目前临床上常采用上腔静脉插管，可经颈内静脉、锁骨下静脉、颈外静脉等将导管送入上腔静脉。

2. 营养液配制　营养液的配制，必须具备符合要求的设备和环境条件，应按无菌技术（即在万级净化条件下，百级超净工作台上）进行操作，应由药剂专业人员负责。配制好的营养液应在24 h内使用完。因故不能及时输注时，应放入冰箱（4℃）保存，注意保洁，不得造成污染。

（三）护理要点

1. 严格无菌操作，预防感染并发症的出现。包括三个环节，即穿刺置管、配制营养液及置管进皮处护理均需保持无菌。

2. 保持导管畅通，防止脱落。输液间歇，静脉导管要用肝素封管，防止管内残余血液凝固，堵塞管腔。

3. 禁忌经静脉营养管道处输血，抽血，监测中心静脉压等。

4. 加强巡视观察。如发现病人有恶心、心慌、出汗、胸闷及寒战、高热等症状时，应查明原因，调整滴速或给予相应处理。

5. 做好监测，定期检查血糖、尿糖、血生化、肝、肾功能等项目，以便根据体内代谢变化及时调整营养液配方，防止发生并发症。

6. 定期对病人的饮食，胃肠功能，营养状况进行评估。尽早恢复胃肠功能。逐步由胃肠外营养转向胃肠内营养。

第三节　排尿护理

排尿是人的基本需要之一。排尿功能发生障碍，会导致全身心的疾病。护士应充分理解、尊重、同情病人，给予帮助指导，以满足病人排尿方面的基本生理需要。在本节中同学们要能说出如何观察和评估尿液；如何护理尿失禁及尿潴留病人；如何正确实施男、女病人导尿术、留置导尿术和膀胱冲洗术。

一、排尿的观察

（一）排尿的基础知识

排尿活动是一种较为复杂的反射活动。肾脏生成尿液后经输尿管运送至膀胱储存尿液，当膀胱内尿液达到一定量时，才能引起反射性的排尿动作，冲动会向上传入排尿初级反射中枢——脊髓；同时，也会到达排尿高级反射中枢——脑干和大脑皮质，产生排尿欲，如果条件允许，排尿反射进行，冲动沿盆神经传出，排尿成功。如果条件不允许，排尿反射将受到抑制。

女性尿道短而直，约长4～5 cm，富于扩张性，尿道外口位于阴蒂下方，呈矢状裂，与阴道和肛门相邻；男性尿道长约18～20 cm，有三个狭窄，即尿道内口、膜部和尿道外口；两个弯曲，即耻骨下弯和耻骨前弯。耻骨前弯可随阴茎位置不同而变化，如将阴茎向上提起与腹壁成60°角，耻骨前弯即可消失。

要仔细看清楚男性和女性尿道的区别，这对之后要操作的导尿术很有帮助。

（二）尿液的观察

1. 正常尿液的观察

（1）尿量和次数：正常成人 24 h 尿量约为 1000～2000 mL；一般白天排尿 3～5 次，夜间 0～1 次，每次尿量约为 200～400 mL。

（2）颜色：正常新鲜尿液呈淡黄色或深黄色。

（3）透明度：正常新鲜尿液澄清、透明，放置后发生混浊，可出现微量絮状沉淀。

（4）酸碱度：正常尿液 pH 5～7，呈弱酸性。

（5）比重：正常尿液比重在 1.015～1.025 之间。

（6）气味：新鲜尿液的气味来自于尿液中的挥发性酸。尿液长期放置后，因尿素分解产生氨，可出现氨臭味。

2. 异常尿液的观察

（1）尿量和次数

①多尿：是指 24 h 尿量超过 2500 mL，可见于尿崩症、糖尿病等病人；②少尿：是指 24 h 尿量少于 400 mL 或每小时尿量少于 17 mL，可见于心脏、肾脏、肝脏功能衰竭和休克病人；③无尿：是指 24 h 尿量少于 100 mL 或 12 h 内无尿者，多见于严重的休克病人和急性肾脏功能衰竭病人；④膀胱刺激征：主要表现为尿频、尿急、尿痛。尿频是指单位时间内排尿次数增多；尿急是指突然有尿意，不能控制，需要立即排尿；尿痛是指排尿时疼痛。膀胱刺激征主要由膀胱、尿道炎症或机械性刺激引起。

（2）颜色：肉眼血尿呈红色或棕色；血红蛋白尿呈酱油色或浓茶色；胆红素尿呈黄褐色；脓尿呈白色混浊状；乳糜尿呈乳白色。

（3）透明度：新排出的尿液出现混浊，是由于尿液中含有大量脓细胞、红细胞、上皮细胞、黏液、管型、细菌或炎性渗出物，见于泌尿系统感染。

（4）酸碱度：可受疾病或药物的影响。酸中毒病人的尿液可以呈强酸性；严重呕吐病人的尿液可以呈强碱性。

（5）比重：尿比重的高低取决于肾脏的浓缩功能。若尿比重经常固定于 1.010 左右的低水平，提示肾功能严重障碍。

（6）气味：新鲜尿即有氨臭味，提示泌尿道感染；糖尿病酮症酸中毒时，因尿中含有丙酮，会有烂苹果样气味。

（三）影响排尿活动的常见因素

1. 心理因素　心理因素是影响排尿的重要因素，情绪焦虑、紧张、恐惧等都可引起尿频、尿急或排尿困难。排尿还受暗示的影响，任何听觉、视觉或其他身体感觉的刺激均可诱发排尿，如有的人听见流水声即有尿意。

2. 排尿习惯　大部分人会建立自己的排尿习惯，如早晨起床、临睡前排尿。另外，排尿的姿势、环境和时间也会影响排尿的完成。

3. 液体和饮食的摄入　液体的摄入量增多或进食含水分多的食物都可增加尿量；咖啡、茶、酒类等，有利尿作用；进食含盐食物或饮料会造成水钠潴留，使尿量减少。

4. 疾病及治疗　泌尿系统的结石、肿瘤或狭窄，均可导致泌尿道阻塞，出现尿潴留；神经系统的损伤或病变，使排尿反射的神经传导发生障碍，出现尿失禁；泌尿系统的感染可引起尿频、尿急和尿痛；某些药物如利尿剂可增加尿量；手术中使用麻醉剂会导致尿潴留。

5. 气候因素　气温高的环境，人体呼吸增快，大量出汗，使尿量减少。气温低的环境，身体外周血管收缩，循环血量增加，反射性的抑制抗利尿激素的分泌，使尿量增加。

6. 年龄和性别　妇女在妊娠期，因胎儿压迫膀胱致使排尿次数增多；男性前列腺肥大压迫尿道可出现排尿困难；婴儿因大脑发育不完善，其排尿不受意识控制，2～3 岁后才能自我控制；老年人因膀胱肌肉张力减弱，出现尿频。

（四）异常排尿活动

1. 尿失禁　是指排尿失去控制，尿液不自主地流出。由于膀胱的神经传导受阻或神经功能受损，使膀胱括约肌失去作用，而引起尿失禁。尿失禁可分为：

（1）真性尿失禁：即膀胱完全不能贮存尿液，处于空虚状态，稍有一些尿液，便会不自主的排出，表现为持续滴尿。

（2）假性尿失禁（又称充溢性尿失禁）：即膀胱内贮存部分尿液，当充盈到一定压力时即不自主溢出少量尿液。

（3）压力性尿失禁：即腹肌用力时出现不自主排尿。如咳嗽、喷嚏、大笑或运动时等腹压升高时。

尿失禁多好发于女性，不论哪个年龄段的女性，尿失禁的发病率均高于男性。由于女性尿道短浅又无完整的尿道括约肌，阴道过于宽松或萎缩，均会导致其弹性降低。妊娠、产伤、子宫脱垂、子宫肌瘤或运动性骑跨伤等，均可引发骨盆底肌弹力降低，而当剧咳、搬移重物、便秘时均可诱发腹压陡升而发生尿失禁。凡是膀胱压力大于尿道阻力时均可导致尿失禁。科研统计分析，约 70% 压力性尿失禁可通过加强骨盆底肌张力的锻炼而使症状得到减轻或获得纠正。其方法为：①每日进行多次紧缩肛门及阴道的运动；②平躺在床上，每天至少进行仰卧起坐运动 2 次；③平卧在床上进行快速而有规律的伸缩双腿运动，每日 3 次；④提倡蹲式排便。蹲式排便有益于骨盆底肌张力的维持或提高；⑤针刺中极、关元、足三里、三阴交等穴位，也可提升骨盆底肌的张力，从而改善膀胱功能。

2. 尿潴留　尿潴留是指膀胱内潴留大量尿液而又不能自主排出。发生尿潴留时，膀胱容积可达到 3000～4000 mL。病人主诉下腹痛，排尿困难，体检可见耻骨上膨隆，可达脐部，扪及囊性包块，叩诊呈浊音，有压痛。可分为：

（1）机械性尿潴留：尿道或膀胱颈部有梗阻性病变，如肿瘤压迫或前列腺肥大，造成排尿受阻。

（2）动力性尿潴留：由于排尿功能障碍引起，而非器质性梗阻病变，如外伤、疾病或麻醉剂所致的骶髓初级排尿中枢活动发生障碍或受到抑制，不能形成排尿反射。

（3）其他原因：由于不习惯卧床排尿；其他原因引起的不能用力排尿；不能及时排尿，尿液存留过多，膀胱过度充盈，致使膀胱收缩无力，造成尿潴留。

二、排尿异常的护理

（一）尿失禁病人的护理

1. 心理护理　护士应尊重病人人格，给予安慰和鼓励，使其树立信心，积极配合治疗和护理。消除病人的自卑和忧郁心理，理解和帮助病人。

2. 皮肤护理　保持皮肤清洁干燥，经常清洗会阴部皮肤，勤换洗衣裤、尿垫和床单，勤按摩受压部位，防止压疮的产生。

3. 外部引流　选取接尿装置设法接尿。女病人可用女式尿壶紧贴外阴部接取尿液；男病人可用尿壶或者阴茎套连接集尿袋，接取尿液，但此法不宜长时间使用，同时应密切观察局部有无红肿、破损。

4. 帮助病人恢复排尿功能

（1）如无禁忌，多饮水：鼓励病人每日白天摄入液体量在2000 mL左右，即可预防泌尿道感染，同时又可促进排尿反射。

（2）定时给便器排尿：开始时每隔1～2 h让病人使用便器一次，夜间每隔4 h使用一次便器，适应后逐渐延长间隔时间。使用便器时，用手按压膀胱，协助排尿。

（3）训练盆底肌功能：方法是取立、卧或站位，试作排尿或排便动作，先慢慢收紧，再缓缓放松，每次10s左右，连续10遍，每日进行数次，以病人不觉疲乏为宜。

5. 留置导尿　对于长期尿失禁的病人，可给予留置导尿管持续导尿或定时放尿。

（二）尿潴留病人的护理

若发生尿潴留的原因不是机械性梗阻，可以采用以下护理措施。

1. 心理护理　尿潴留病人常表现为急躁、焦虑和紧张。护士应针对病人的心态，给予解释和安慰，鼓励其树立战胜疾病的信心，积极配合治疗和护理。

2. 环境和姿势　应为病人提供隐蔽的排尿环境，如请探视人员回避或用屏风遮挡等。在病情许可的情况下，卧床病人可略抬高上身或扶助病人坐起，尽量以病人习惯的姿势排尿。

3. 诱导排尿　利用适宜的刺激诱导排尿。如让病人听流水的声音；用温水冲洗会阴部；下腹部热敷；针刺中极、曲骨和三阴交等穴位；按摩膀胱：若病情允许，可用手按压膀胱协助排尿，即用手掌自病人膀胱底部向尿道方向推移按压，直至耻骨联合。按压时用力均匀，逐渐加力，一次按压到底，若未排尿，可重复操作，直至排尿为止。但不可强力按压，以防膀胱破裂。

4. 药物治疗　必要时根据医嘱注射卡巴胆碱等药物，促进膀胱的收缩。

5. 上述措施均不能解除尿潴留时，可采用导尿术。

三、导尿术

导尿术是在严格无菌操作下，用导尿管经尿道插入膀胱引出尿液的技术。导尿术因操作对象不同，可以分为女病人导尿术和男病人导尿术；因目的方法不同，可分为一次性导尿术和留置导尿术。

（一）一次性导尿术

1. 操作目的

（1）为尿潴留病人引流出尿液，以减轻痛苦。

（2）协助临床诊断，如留取未受污染的尿标本作细菌培养；测量膀胱容量、压力及残余尿量；进行尿道或膀胱造影等。

（3）为膀胱肿瘤病人进行膀胱腔内化疗。

2. 操作准备

（1）护士准备：①着装整洁，洗手，戴口罩。②了解病人病情、临床诊断、导尿的目的；了解病人的意识、生命体征、心理状态等。以判断病人的合作理解程度。

（2）用物准备：①用物必须严格无菌，仔细检查无菌导尿包是否过期，有无破损、潮湿，确保为无菌物品，预防尿路感染。②一次性导尿术一般选择单腔导尿管。一般成人宜使用10号或12号导尿管，小儿宜使用8号或10号导尿管。③按需将用物准备齐全，置治疗车上层，便盆置治疗车下层，携至病人床旁。

（3）病人准备：①核对病人床号、姓名，确认病人。②护士应向病人及其家属解释导尿的目的、意义、过程和注意事项，消除病人紧张和窘迫的心理，以取得配合。③如病人外阴分泌物较多时要清洗外阴，能自理者嘱病人自己清洗干净，如病人不能自理，操作者协助病人清洗外阴部。保持外阴部清洁，减少尿路逆行感染的机会。

（4）环境准备：①病室内环境要清洁、安静。②陪护人员要离开病区。③关好门窗，调节室温，防止病人着凉。④用屏风遮挡病人，维护病人的隐私。

3. 操作方法（以女性患者为例）

（1）清洁外阴：①操作者站在病人右侧，帮助病人脱去对侧裤腿，盖在近侧腿部，并盖上浴巾，对侧腿用盖被遮盖。尽量少暴露病人，以减少病人的窘迫感，并防止病人受凉。②病人取仰卧屈膝位，两腿略外展，露出外阴。如病人因病情不能配合时，可协助病人维持适当的姿势。③将小橡胶单和治疗巾或一次性垫巾垫于病人臀下，保护床单免受潮湿。④将弯盘置于病人外阴旁；在治疗车上打开外阴消毒包，取出小药杯和棉球，倒入PVP－碘，浸湿棉球，将治疗碗置弯盘后边。⑤左手戴手套，右手持血管钳夹取棉球由外向内、自上而下，消毒阴阜、大阴唇，接着以左手分开大阴唇，同样顺序消毒小阴唇和尿道口；污棉球置弯盘内。夹取棉球时，应夹棉球中心部位，使棉球裹住钳尖，避免在消毒时损伤组织。每只棉球限用一次，防止已消毒过的部位受污染。⑥消毒完毕，脱下手套置治疗碗内，将碗以及弯盘移至治疗车下层，或将弯盘移至床尾。

（2）消毒外阴：①打开导尿包。在病人两腿之间，打开导尿包，用无菌持物钳展开导尿包内层治疗巾，按操作顺序将内盛棉球的治疗碗置于靠近边的无菌区域内；倒PVP－碘于治疗碗内，浸湿棉球，防止倒消毒液时跨越无菌区。②戴无菌手套。③铺洞巾，使洞巾和无菌导尿包布内层形成一无菌区。④挑选一根合适的导尿管和一把止血钳放入治疗碗或弯盘内，并用液状石蜡棉球润滑导尿管前端，便于插入尿道，减少刺激和损伤。⑤左手分开并固定小阴唇，右手夹取PVP－碘棉球自尿道口开始由内向外，自上而下依次消毒尿道口及双侧小阴唇，最后在尿道口处加强消毒一次；污棉球置床尾弯盘内。每只棉球只用一次，确保消毒过的部位不受污染。

（3）插导尿管：①左手继续固定小阴唇不松开，既可避免尿道口受污染，又可充分暴露尿道口，便于插管。②右手将无菌治疗碗置于洞巾口旁。③嘱患者张口做深呼吸，使腹部和会阴部放松。④用另一血管钳夹持导尿管对准尿道口轻轻插入尿道4～6 cm，见尿液流出再插入1 cm左右，松开左手，下移固定导尿管。

（4）导出尿液：①将尿液引入治疗碗或弯盘内。治疗碗内的尿液盛满后，可用血管钳夹住导尿管末端，将尿液倒入便盆内，再打开导尿管继续放尿。注意导尿过程中询问患者的感觉，观察患者的反应。②如需做尿培养，用无菌试管接取尿液5 mL，盖好瓶盖，置合适处。

（5）拔导尿管：①导尿毕，轻轻拔出导尿管，撤下洞巾，擦净外阴。②脱去手套，置导尿包内，包好。③取出患者臀下的小橡胶单和治疗巾，放在治疗车下层。④协助患者穿裤。

（6）整理：①整理床单位，防止患者着凉，保持病室整洁。②清理用物。③测尿量。④尿标本贴检验单联号后送检。⑤洗手。⑥记录导尿时间、尿量、尿液颜色及性质、病人反应等情况。

4. 注意事项

（1）所有用物必须严格灭菌，操作中严格遵守无菌操作原则，防止尿路感染。

（2）过程中需注意观察患者的反应，保护患者的自尊，选择光滑、粗细适宜的导尿管，插管动作要轻柔、准确，防止损伤尿道黏膜。

（3）为女患者导尿时，如误入阴道，必须更换导尿管后重新插入；为男患者导尿时，插管时，上提阴茎，使之与腹壁成60°角，可使耻骨前弯消失，利于插管。

（4）若膀胱高度膨胀，患者又极度虚弱时，第一次放尿不超过1000 mL。因为大量放尿可导致腹腔内压力突然下降，大量血液滞留在腹腔血管内，引起患者血压突然下降，发生虚脱；另外，膀胱突然减压，可引起膀胱黏膜急剧充血而发生血尿。

（二）留置导尿术

留置导尿术是在导尿后，将导尿管保留在膀胱内，持续引流出尿液的技术。

1. 操作目的

（1）抢救休克、危重患者时正确记录尿量，测量尿比重，以密切观察病情变化。

（2）盆腔脏器手术中留置导尿管，使膀胱空虚，避免术中误伤。

（3）某些泌尿系统疾病手术后留置导尿管，便于引流和冲洗，可减轻手术切口的张力，有利于愈合。

（4）为尿失禁或会阴部有伤口的患者留置导尿管，保持会阴部干燥、清洁。

（5）为尿失禁患者行膀胱功能训练。

2. 操作准备

（1）环境准备：环境整洁、安静、明亮。

（2）病人准备：患者体位舒适，方便操作。

（3）用物准备：同男、女患者导尿用物，另加无菌硅胶球囊导尿管2根，无菌集尿袋1个，无菌生理盐水20～30 mL及10 mL无菌注射器一个，宽胶布1段，橡皮圈1个，别针1枚，备皮用物1套。

导尿管用途：单腔导尿管多用于临时性导尿；双腔导尿管多用于短期留置导尿或膀胱术后压迫止血；三腔单囊导尿管多用于短期留置导尿，膀胱术后压迫止血、膀胱内药液滴注、冲洗、引流。

3. 操作方法（以女性患者为例）

（1）患者体位及冲洗清洁：①患者仰卧，两腿屈膝外展，臀下垫油布或中单。②用肥皂液清洗患者会阴部。③翻开大阴唇清洗。

（2）戴无菌手套。

（3）消毒、铺巾：①以蘸碘伏或0.1%苯扎溴铵或0.1%洗必泰的棉球，由尿道口向外周消毒。②铺洞巾露出尿道口。

（4）插入导尿管：①站于患者右侧，先用无菌注射器检查导尿管是否通畅，以左手拇、示指翻开大阴唇暴露尿道口。②右手持镊子将涂有无菌润滑油的导尿管慢慢插入尿道，导尿管外端用止血钳夹闭，将其开口置于消毒弯盘中，女性约进入6～8 cm，松开止血钳，尿液即可流出。

（5）留置导尿：可采用近端带充气套囊的Foley乳胶导尿管，先用无菌注射器检查导尿管是否通畅与气囊是否漏气，成年人一般用14号导管，插入后经侧管注气约4～5 mL，固定。

4. 注意事项

（1）保持引流管通畅：引流管应放置妥当，避免扭曲、受压、堵塞等造成引流不畅，如发现尿液混浊、结晶或有沉淀时，及时送检并进行膀胱冲洗。

（2）防止逆行感染：保持尿道口清洁、干燥，减少细菌侵入尿道，每日用消毒液棉球消毒尿道口和外阴1～2次。如果分泌物过多，可用0.02%高锰酸钾溶液清洗，然后用消毒液棉球擦拭；每日更换引流管及集尿袋，每周更换导尿管一次；及时放出集尿袋内尿液并记录，不可将引流管末端抬高（需低于耻骨联合），防止尿液逆流。

（3）训练膀胱功能：长期留置导尿管者，在拔管前应作间歇性夹管和引流，夹闭导尿管，每3～4 h松开一次，使膀胱定时充盈和排空，促进膀胱功能的恢复。

四、膀胱冲洗

膀胱冲洗是将溶液经留置导尿管灌入到膀胱内，再利用虹吸原理将溶液引流出来的方法。

（一）操作目的

1. 预防留置导尿管患者发生泌尿系统感染，保持引流管通畅。
2. 清除膀胱内的血凝块、黏液、细菌等异物。
3. 治疗某些膀胱疾病，如膀胱炎、膀胱肿瘤。

（二）操作准备

1. 环境准备　环境整洁、安静、明亮。
2. 病人准备　患者体位舒适，方便操作。
3. 用物准备

（1）开放式膀胱冲洗：无菌治疗盘内置治疗碗1个、镊子1把、70%乙醇棉球数个、纱布2块、无菌注洗器1个、弯盘1个、便盆及便盆布1套。

（2）密闭式膀胱冲洗：无菌治疗盘内置治疗碗1个、血管钳1把、70%乙醇棉球数个、无菌膀胱冲洗装置1套（三通管的三个管口分别与冲洗管、引流管、导尿管连接；应用三腔导尿管时，可免用三通管）、开瓶器1个、输液调节器1个、输液架1个、输液网套1个、便盆及便盆巾1套。

（3）常用冲洗液：生理盐水、0.02%呋喃西林溶液、3%硼酸溶液、0.1%新霉素溶液等。温度约为38℃～40℃。

（三）操作方法

1. 依导尿术插入导尿管，并按留置导尿管法固定导尿管。

2. 倒溶液于冲洗瓶内，挂于输液架上（瓶底离床沿 60 cm）。连接冲洗装置各部（Y 型管的两个分管，一接引流管，另一接导尿管，主管连接冲洗管），将橡皮管用别针固定于床单上。

3. 冲洗前，使膀胱排空，然后夹紧引流管，开放冲洗管，使溶液滴入膀胱，滴速一般为 40 ~ 60 滴/分。待病人有尿意时（或滴入溶液 200 ~ 300 mL 后），夹紧冲洗管，打开引流管，将冲洗液全部引流出来，再夹紧引流管，按需要量如此反复冲洗。引流时，Y 形管须低于耻骨联合，以使引流彻底，每天可冲洗 3 ~ 4 次。

（四）注意事项

1. 冲洗抽吸时不宜用力过猛，吸出的液体不得再注入膀胱；冲洗速度不宜过快，密闭式冲洗液滴速约为 60 ~ 80 滴/分钟，以防止患者尿意强烈，膀胱收缩，迫使冲洗液从导尿管侧溢出尿道外。冲洗液瓶内液面距床面一般约 60 cm，以便产生一定的压力，有利于液体顺利滴入膀胱。

2. 冲洗过程中要密切观察，若流出量少于灌入的液体量，应考虑是否有血块或脓液堵塞，可增加冲洗次数或更换导尿管；冲洗时若患者感觉不适，应减缓或停止冲洗，并嘱病人做深呼吸；若患者感到剧痛或流出血性液体时，应停止冲洗，并通知医生给予处理。

3. 三通管要低于耻骨联合，以便引流彻底。若需持续冲洗，冲洗管和引流管应 24 小时更换一次。

4. 如系滴入治疗用药，须在膀胱内保留 30 分钟。

第四节 排便护理

排便也是人的基本需要之一。护士应协助病人获得和维持健康的排便习惯，以满足肠道排泄的需要。通过学习排便护理的知识，医护人员应充分理解、尊重、同情患者，做好卫生宣教，调整病人的饮食、液体摄入、运动和姿势以维持正常的排便习惯，提供隐蔽性场所和自我放松等护理活动，来维持正常排便。因此，同学们应掌握如何观察和评估粪便；如何护理排便异常的患者；怎样施行各种灌肠及肛管排气操作。

一、排便的观察

（一）排便的基础知识

人体参与排便运动的主要器官是大肠。大肠全长约 1.5 m，起自回肠末端止于肛门，分盲肠、结肠、直肠和肛管四个部分。其中结肠又分为升结肠、横结肠、降结肠和乙状结肠四个部分。

排便是大肠排出废物的过程。当肠蠕动将粪便推入直肠时，直肠壁产生的冲动将兴奋传至脊髓腰骶段的初级排便中枢，同时上传到大脑皮质，引起便意和排便反射，并通过传出冲动，使粪便排出体外。排便活动受大脑皮层的控制，如果个体经常有意识抑制便意，就会使直肠渐渐对粪便压力刺激的敏感性下降，加之粪便在大肠内停留过久，水分吸收过多而干结，就会造成便秘。

（二）粪便的观察

1. 正常粪便的观察　排便是人体基本的生理需要，排便次数因人而异，一般成人每日排便1～2次（婴幼儿3～5次），平均量150～200 g，粪便呈黄褐色，柔软成形，含少量黏液，有时也伴有未消化的食物残渣，粪便的气味是由于蛋白质经细菌分解发酵而产生。粪便的量和颜色随摄入食物的量及种类而变化，也受药物影响。

2. 异常粪便的观察

（1）形状：糊状或水样，见于消化不良或急性肠炎；扁平状或带状，见于直肠、肛门狭窄或部分梗阻；干结坚硬，有时呈栗子样，见于便秘。

（2）颜色：柏油样便，见于上消化道出血；暗红色便，见于下消化道出血；陶土色便，见于胆道完全梗阻；果酱样便，见于阿米巴痢疾或肠套叠；粪便表面有鲜血或便后有鲜血滴出，见于直肠息肉、肛裂或痔疮出血。

（3）气味：消化不良呈酸臭味；直肠溃疡、直肠癌呈腐臭味；上消化道出血呈腥臭味。

（4）混合物：粪便中混有大量黏液常见于肠炎；粪便中混有脓血常见于直肠癌、痢疾；肠道寄生虫病人粪便中可查见蛔虫、蛲虫等。

（三）影响排便活动的因素

1. 饮食　均衡饮食和足量的水分是维持正常排便的重要因素，如果摄入量过少，食物中缺少纤维或摄入液体量不足等，均会引起排便困难或便秘。

2. 年龄　人的成长过程可影响肠道的排泄功能。婴儿期由于神经肌肉系统发育不全，不能控制排便；老年人由于腹部肌张力降低和结肠平滑肌松弛肠蠕动减弱，易发生便秘。

3. 生活习惯　每日定时排便，能形成规律的排便习惯，排便姿势、环境的改变也会影响正常排便。日常活动可维持肌肉的张力，刺激肠蠕动，有利于维持正常排便功能。

4. 心理因素　心理因素是影响排便的重要因素，精神抑郁有可能导致便秘，而情绪紧张、焦虑，可能导致腹泻。

5. 治疗因素　长期应用抗生素，干扰肠内正常菌群的功能可造成腹泻；大剂量使用镇静剂可导致便秘；手术时用麻醉药物可使肠蠕动暂停，一般腹部手术24～46 h胃肠功能才趋于恢复。

6. 疾病和药物因素　腹部和会阴部的伤口疼痛，可抑制屎意；肠道感染时肠蠕动增加导致腹泻；长期卧床病人活动减少，肠蠕动减弱而影响排便；神经系统受损可导致大便失禁；长期服用抗生素，可干扰肠道正常菌群而导致腹泻。

（四）异常排便形态

1. 便秘　便秘是指排便次数减少，粪质干硬，排便不畅、困难。

2. 腹泻　腹泻是指频繁排出稀薄不成形的粪便或水样便。

3. 粪便嵌塞　指粪便滞留在直肠内，坚硬不能排出。

4. 排便失禁　指肛门括约肌不受意识的控制而不自主地排便。

5. 肠胀气　指肠道内有过量气体积聚，不能排出，肠壁牵张膨胀。

异常的排便活动形态及其护理是非常实用的知识，可解决临床、生活中很多问题。

二、排便异常的护理

（一）便秘病人的护理

1. 心理护理　了解病人心态和排便习惯，消除病人的紧张情绪和顾虑，尽量配合治疗及护理。

2. 健康教育　合理安排饮食，多吃蔬菜、水果、粗粮等含水分充足和纤维丰富的食物；多饮水，成人每日摄入水量约为2000～3000 mL；养成良好的定时排便习惯；安排适量的活动，促进肠蠕动，有利于排便；如需要绝对卧床休息或某些手术前病人，应有计划地训练其床上使用便盆，以逐渐适应卧床排便的需要。

3. 提供适当的排便环境　向病人提供安全隐蔽的排便环境，尽量避开进餐、检查、治疗时间，使病人思想放松，安心排便。

4. 采取合适的体位和姿势　如病情允许，应尽量让病人下床排便。如果在床上应用便器，在没有禁忌的情况下，最好给病人抬高床头或采取坐姿排便。

5. 腹部按摩　用单手或双手示指、中指、无名指重叠，沿升结肠、横结肠、降结肠、乙状结肠方向做环形按摩，可增加腹压，促进排便。

6. 口服缓泻剂　按医嘱可选用蓖麻油、植物油、番泻叶、液状石蜡等口服缓泻剂，可刺激肠蠕动，使粪便中的含水量增加，而引起导泻的作用。但应注意长期使用，可导致肠道依赖其作用，反而造成慢性便秘。

7. 简易通便剂　教会病人或家属正确使用简易通便剂。

（1）开塞露：是常见通便剂，由甘油或山梨醇制成，装在密封的塑料壳内，成人用量20 mL，小儿用量10 mL，用时剪去顶端，挤出少量液体润滑开口处，病人取左侧卧位，然后轻轻插入肛门，将药液全部挤入直肠后退出塑料容器，让病人忍耐5～10 min后再排便。

（2）甘油栓：是用甘油和明胶制成的栓剂，适用于小儿及年老体弱的便秘病人，使用时手垫纱布或戴手套，捏住栓剂底部，嘱病人张口呼吸，轻轻插入肛门至直肠内，并用纱布轻轻按揉，嘱病人忍耐5～10 min后再排便。

（二）腹泻病人的护理

1. 心理护理　病人常感到不安，肛门、会阴部皮肤会受到排泄物的刺激，因此护士应耐心的解释，细心的护理，以提高病人的自信心。

2. 卧床休息　减少肠蠕动及体力的消耗。

3. 遵医嘱给药　如止泻剂、抗感染药物，口服补液盐或静脉输液，以维持水及电解质平衡。

4. 调整饮食　鼓励饮水，一般给予流质、半流质、清淡、少渣食物，避免油腻、辛辣饮食，病情严重者应禁食。

5. 肛周护理　保护肛周皮肤，每次便后用软纸轻擦，温水清洗，肛门周围涂油膏，以保护局部皮肤。

6. 观察记录　密切观察病人排便的次数和性状，及时记录，必要时留取标本送检。疑有传染病时，按隔离原则护理。

7. 健康教育　向病人讲解有关腹泻的知识，指导病人注意饮食卫生，科学饮食，养成良好的卫生习惯。

（三）粪便嵌塞病人的护理

1. 早期可使用栓剂、口服缓泻剂来润肠通便。
2. 必要时先行油类保留灌肠，2～3 h 后再做清洁灌肠。
3. 灌肠无效者可进行人工取便。

（四）便失禁病人的护理

1. 心理护理　病人常感自卑、窘迫，应充分了解、理解病人心态，尊重病人人格，鼓励病人树立信心。
2. 保持室内空气清新　定期开窗通风换气，保持室内空气清新，使病人舒适。
3. 加强皮肤护理　及时更换、整理，保持床单位的清洁、干燥、平整，保持肛周皮肤的清洁，必要时涂油剂保护。
4. 重建病人控制排便的能力　观察病人排便的时间，定时给予便器，让病人自行排便；指导病人进行肛门括约肌、盆底肌收缩运动锻炼，促进恢复肛门括约肌的控制能力。
5. 健康教育　指导病人和家属学会排便失禁的护理方法及饮食卫生知识。

（五）肠胀气病人的护理

1. 心理护理　向病人介绍肠胀气的相关知识，减轻紧张不安的情绪。
2. 适当运动　运动可以促进肠蠕动，减轻肠胀气。卧床病人可变换卧位或做床上运动，病情许可应下床活动。
3. 健康教育　向病人及家属介绍，饮食中应少食豆类、糖类等产气食物，少饮用碳酸饮料；养成细嚼慢咽的饮食习惯。
4. 促进排气　可进行腹部按摩，热敷或中医针刺疗法，必要时进行肛管排气。

三、灌肠术

灌肠术是将一定量的溶液通过肛管，由肛门经直肠灌入结肠的技术，以帮助病人清洁肠道、排便、排气或由肠道供给药物，达到确定诊断和治疗的目的。灌肠可分为不保留灌肠和保留灌肠。

（一）不保留灌肠

不保留灌肠是将一定量的溶液由肛门经直肠灌入结肠，以刺激肠蠕动，清除肠腔内粪便和积气的方法。分为大量不保留灌肠、小量不保留灌肠和清洁灌肠。

1. 大量不保留灌肠

（1）操作目的：①解除便秘、肠胀气；②为肠道手术、检查或分娩作准备；③为高热病人降温；④稀释并清除肠道内有害毒物，减轻中毒。

（2）操作准备：①环境准备，环境整洁、安静、明亮。②病人准备，病人体位舒适，方便操作。③用物准备，包括 a. 治疗盘内备灌肠筒一套（筒内盛灌肠溶液）或一次性灌肠袋（灌肠液需到床前加）；b. 肛管（24～26 号）、弯盘、血管钳、软皂、棉签、卫生纸、橡胶单及治疗巾、水温计；c. 输液架、便盆及便盆巾、屏风；d. 灌肠溶液：常用 0.1%～0.2%肥皂液、生理盐水。溶液温度为 39℃～41℃，降温用 28℃～32℃，中暑用 41℃的生理盐水。一般成人用量每次为 500～1000 mL，小儿约 200～500 mL，1 岁以下小儿，每次 50～100 mL。

（3）操作方法：①备齐用物，携至病人床旁，向病人说明目的，关闭门窗，需要时用屏风遮挡，嘱病人排尿。②取左侧卧位，褪裤至膝部，使臀部移近床沿，下腿伸直，上腿屈曲，将一次性尿布垫臀下，弯盘置臀边（如病人肛门括约肌失去控制能力者可取仰卧位，臀下置便盆）；盖好棉被，勿暴露病人肢体。③挂灌肠筒于输液架上，液面距肛门约 40～60 cm，润滑肛管、排出管内气体，夹闭橡胶管，分开臀部，显露肛门，将肛管轻轻插入直肠 7～10 cm，固定肛管，松开血管钳，使溶液缓缓流入。④观察筒内液体灌入情况，如溶液流入受阻，可稍移肛管，同时检查有无粪块阻塞，如病人腹胀或有便意，应将灌肠筒适当放低，并嘱病人深呼吸，以减轻腹压。⑤待溶液将要灌完时，夹闭橡胶管，用纸巾包住肛管，拔出放入弯盘内，擦净肛门，嘱病人平卧，尽可能保留 5～10 min 以上，以利粪便软化。⑥不能下床病人，给予便盆，将纸巾及信号灯放病人易取处。⑦便毕，协助虚弱病人揩净肛门，取出便盆和一次性尿布，观察大便情况。整理棉被，开窗通风，协助病人洗手，卧床休息。⑧在当天体温单的大便栏内记录结果，清理用物，冲洗肛管后，放消毒液内浸泡，然后进行清洗和消毒。

2. 小量不保留灌肠

（1）操作目的：为年老体弱、幼儿及腹部或盆腔手术后的病人软化粪便，解除便秘；排出肠道内的气体，减轻腹胀。

（2）操作准备：①环境准备，环境整洁，安静、明亮。②病人准备，病人体位舒适，方便操作。③用物准备，包括 a. 治疗盘内备注洗器、量杯或小灌肠筒、肛管（22～24 号）、温开水 5～10 mL、血管钳、软皂、棉签、卫生纸、橡胶单及治疗巾；b. 便盆及便盆巾、屏风；c. 常用溶液：“1、2、3”溶液（50% 硫酸镁 30 mL，甘油 60 mL，温开水 90 mL）；油剂（甘油或液状石蜡 50 mL 加等量温开水）。

（3）操作方法：①同大量不保留灌肠 1～2 条。②润滑肛管前端，用注洗器吸取溶液，连接肛管，排气后，夹住肛管，轻轻插入直肠内 7～10 cm，松开血管钳，缓缓注入，注毕，将肛管末端抬高，使溶液全部注入，然后注入温开水 5～10 mL，反折肛管缓慢拔出，放于弯盘内，擦净肛门。③嘱病人尽可能保留溶液 10～20 min，使粪便软化，如不能忍耐时，给予便盆。④操作完毕，整理棉被，开窗通风。

3. 清洁灌肠

（1）操作目的：彻底清除滞留在结肠中的粪便。适用于直肠、结肠检查和手术前的肠道准备。

（2）操作准备：同大量不保留灌肠操作准备。

（3）操作方法：清洁灌肠的操作步骤同大量不保留灌肠，是反复多次大量不保留灌肠的一种方法，第一次用肥皂水，以后用生理盐水，直到排出液清洁无粪质为止。应注意每次溶液量约 500 mL，灌肠时液面距肛门的高度不超过 40 cm，每次灌肠后让病人休息片刻。

4. 注意事项

（1）根据医嘱选择正确的灌肠溶液：注意溶液的温度、浓度、压力和量。充血性心力衰竭和水钠潴留的病人禁用生理盐水灌肠；肝昏迷病人禁用肥皂水灌肠；降温病人，应嘱病人保留 30 min 后排出，排便后测量体温并做记录；伤寒病人灌肠时灌肠筒内液面不得高于肛门 30 cm，液体量不得超过 500 mL。

（2）严密观察病人的反应：及时和病人沟通，若液体流入受阻，可前后旋转移动肛管或挤捏肛管，使堵塞管内的小粪块脱落；如病人感到腹胀或有便意时，嘱病人张口呼吸，放松腹肌，也可适当降低灌肠筒的高度或夹管暂停片刻，降低腹压；如病人出现面色苍白，出冷汗，剧烈腹痛，心慌气急，应立即停止灌肠，并与医生联系给予处理。

（3）禁忌证：消化道出血、妊娠、急腹症、严重的心血管疾病病人、大肠癌病人等一般不宜做术前灌肠。

（二）保留灌肠

1. 操作目的

自肛门灌入药液，保留在直肠或结肠内，通过肠黏膜吸收，达到治疗目的。常用于镇静、催眠及治疗肠道感染。

2. 操作准备

（1）环境准备：环境整洁、安静、明亮。

（2）病人准备：病人体位舒适，方便操作。

（3）用物准备：①同小量不保留灌肠，选择较细肛管（20 号以下）；②常用溶液有，10% 水合氯醛用于镇静催眠；2% 小檗碱液、0.5% ~1% 新霉素液、5% 大蒜浸液或其他抗生素用于肠道感染。温度 39℃ ~41℃，溶液量少于 200 mL。

3. 操作方法

（1）准备工作：护士着装整齐，洗手，戴帽子、口罩；备齐用物，推用物至病人床旁。

（2）核对解释：查对床号、姓名；向病人解释；关闭门窗，用屏风遮挡病人；嘱病人先排尿排便。

（3）安置体位：根据病情为病人安置不同的卧位，臀部抬高 10 cm，置橡胶单及治疗巾于臀下，放弯盘（内置肛管）及卫生纸于臀部旁。

（4）接管排气：用注洗器抽吸灌肠液，连接肛管，润滑肛管前段，排出气体后夹闭肛管。

（5）插管灌液：①左手垫卫生纸分开肛门，暴露肛门；嘱病人深呼吸，右手持肛管轻轻插入直肠 15 ~20 cm；固定肛管，松开血管钳，缓缓注入灌肠液。②注毕夹管，取下注洗器再抽吸灌肠液，松开血管钳后再行灌注，如此反复直至灌肠液注完。再注入温开水 5 ~10 mL，抬高肛管末端，使管内灌肠液注完。再注入温开水 5 ~10 mL，抬高肛管末端，使管内灌肠液全部灌入。

（6）拔管过程：药液注入完毕，拔出肛管，用卫生纸在肛门处轻轻按揉片刻，嘱病人卧床休息，尽量忍耐保留药液在 1 h 以上。

（7）协助排便：同大量不保留灌肠。

（8）整理记录：整理床单位，清理用物，观察病人反应和治疗效果，做好记录。

4. 注意事项

（1）保留灌肠前，全面评估病人病情，对灌肠的目的和病变的部位了解清楚，便于正确掌握灌肠的卧位和插管的深度。

（2）灌肠前嘱病人排尿排便，选用的肛管要细，插管要深，液量要小，液面距肛门不超过 30 cm，使灌入的药液能保留较长时间，以利于药液被充分吸收。

（3）直肠、结肠和肛门等手术后及排便失禁的病人不宜保留灌肠。

四、肛管排气法

肛管排气法是将肛管从肛门插入直肠，以排除肠腔内积气的方法。

（一）操作目的

排出肠腔积气，减轻腹胀。

（二）操作准备

1. 环境准备　环境整洁，安静、明亮。
2. 病人准备　病人体位舒适，方便操作。
3. 用物准备　治疗盘内放肛管（26 号）、玻璃接管、橡胶管、玻璃瓶（内盛水 3/4 满，瓶口系带）、润滑油、棉签、胶布、别针、卫生纸、弯盘、屏风。

（三）操作方法

1. 备齐用物携至病人床边，向其说明用意，屏风遮挡，助病人仰卧或左侧卧位。
2. 将瓶系于床边，橡胶管一端插入水中，玻璃接管于肛管连接，润滑肛管前端后插入直肠 15 ~ 20 cm，以胶布交叉固定于臀部，橡胶管须留出足够长度，供病人翻身。
3. 观察排气情况，如排气不畅，可帮助病人转换体位、按摩腹部，以助气体排出。
4. 保留肛管一般不超过 20 min，拔管后，清洁肛门，整理用物。

长时间留置肛管，会减少肛门括约肌的反应，甚至导致括约肌永久性松弛，必要时可隔几小时后再重复插管排气。

（四）注意事项

肛管保留时间不应超过 20 min，否则，会降低肛门括约肌的反应能力，导致肛门括约肌的永久性松弛。必要时，2 ~ 3 h 后再插管排气。

（张桂花　苏维芳　吴彦茹）

第三章　生命体征的护理

生命体征是体温、脉搏、呼吸和血压的总称。生命体征是机体内在活动的一种客观反映，是评价生命活动质量的重要指标。正常情况下，人的生命体征相对稳定，有一定范围，相互之间有内在联系。当机体出现异常时，生命体征可发生不同程度的变化。所以，护士通过对生命体征的观察，收集有关的资料，协助临床做出诊断和治疗，并为护理诊断、制订护理计划提供依据。观察、测量和记录生命体征是护理工作中主要的基本技能。

第一节　体温

体温（T）是指机体内部的温度，是人体新陈代谢和骨骼肌运动等过程中不断产生热能的结果，其中枢位于丘脑下部。正常人的体温保持在相对恒定的状态，当体温中枢受到致热源（如细菌、病毒等）的侵害、内分泌功能紊乱、脑外伤等因素影响时，体温可发生变化。

一、正常体温及生理性变化

（一）正常体温

体温的正常值不是一个具体的温度点，而是一个范围。体温常以口腔、直肠或腋下温度为标准，其中直肠温度最接近于人体内部温度，但口腔、腋下温度的测量更为常见、方便。正常成人安静状态下，不同部位的温度值见表1。

表1　健康成人不同部位的温度

部位	温度范围	平均温度
口腔（舌下）	36.3 ℃ ~37.2 ℃	37.0 ℃
腋窝	36.0 ℃ ~37.0 ℃（比口腔低0.3 ℃ ~0.5 ℃）	36.7 ℃
直肠	36.5 ℃ ~37.7 ℃（比口腔高0.3 ℃ ~0.5 ℃）	37.5 ℃

（二）生理变化

体温不是固定不变的，而是受许多生理因素的影响，在一定范围内波动。影响体温的因素有：年龄、性别、情绪、环境、运动、昼夜变化及药物等。

1. 昼夜变化　清晨2 ~6 h 体温最低，下午2 ~8 h 体温最高，波动范围一般不超过平均数上下0.5 ℃。

2. 年龄　新生儿因体温调节功能不完善，体表面积相对较大，因此其体温易受环境温度的影响而变化；儿童由于新陈代谢率高，体温略高于成人；老人由于新陈代谢率低，体温在正常范围内的低值。

3. 性别　女性较男性体温高约0.3 ℃。女性在经前期和妊娠早期，体温轻度升高，这与体内孕激素水平周期性变化有关。

4. 环境　受外界环境温度的影响，体温可略高或略低。如室内温度高或天气炎热，体温可升高约1℃，这与机体散热受到加强或抑制有关。

5. 运动　运动后因机体代谢率增强，体温可升高约1 ℃ ~2 ℃；安静、睡眠时，因机体代谢率低，体温可略降低。

6. 其他　日常生活中沐浴、饮食、药物、情绪等因素均可使体温发生变化。如饥饿、服用镇静剂后可使体温下降。

注意：判断体温的正常与异常要综合病人的整体情况来判断。

二、异常体温的观察及护理

（一）发热

由于致热原作用于体温调节中枢，或体温调节中枢功能障碍等原因，导致体温超出正常范围称为发热。

1. 按发热程度的划分　以口腔温度为标准，将发热程度划分为：

（1）低热：37.3 ℃ ~38.0 ℃。

（2）中度热：38.1 ℃ ~39.0 ℃。

（3）高热：39.1 ℃ ~41.0 ℃。

（4）超高热：41 ℃以上。

2. 发热的过程

（1）体温上升期：此期特点为产热大于散热。病人表现为畏寒、皮肤苍白、无汗，由于皮肤血管收缩，使皮肤温度下降。部分病人有寒战，寒战之后体温开始上升。体温上升的方式有骤升和渐升，如体温在短时间内达到高峰称为骤升，常见于肺炎球菌性肺炎、疟疾；如体温逐渐上升，数日内达到高峰，称为渐升，一般不伴有寒战，常见于伤寒等。

（2）高热持续期：此期特点为产热和散热在较高水平上趋于平衡，体温维持在较高水平。病人表现为颜面潮红、皮肤灼热、口唇干燥、呼吸加快、脉搏加快、尿量减少。高热持续时间可因病情及治疗效果而异，持续数小时、数天，甚至数周不等。

（3）退热期：此期特点为散热增加而产热趋于正常，体温恢复到正常水平。病人表现为大量出汗和皮肤温度降低。退热方式有骤退和渐退。骤退型为体温急剧下降；渐退型为体温逐渐下降。体温下降时，由于大量出汗，丧失大量体液，年老体弱及心血管疾病者易出现血压下降、脉搏细速等循环衰竭的症状，护士应严密观察并配合医生及时处理。

3. 热型　热型是根据病人体温变动的特点分类的。某些疾病的热型具有特征性，观察热型有助于疾病的诊断。常见的热型有四种。

（1）稽留热：体温持续在39.0 ℃ ~40.0 ℃左右，达数日或数周，波动幅度小，24 h波动范围不超过1 ℃，常见于伤寒、大叶性肺炎等。

（2）弛张热：体温在39.0 ℃以上，波动幅度大，24 h波动范围超过2 ℃，最低体温仍高于正常水平。常见于败血症、化脓性疾病等。

（3）间歇热：高热与正常体温交替有规律地反复出现，间歇数小时、1 天、2 天等。常见于疟疾等。

（4）不规则热：体温在24 h中的变化不规则，持续时间不定，常见于流行性感冒、肿瘤性发热等。

4. 发热病人的护理

（1）保暖：发热早期，病人常伴畏寒，皮肤苍白，应调节室温，注意保暖，必要时给热饮料。

（2）降温：高热时给予降温，较好的降温措施是物理降温。体温超过 39 ℃，可用冰袋冷敷头部；体温超过 39.5 ℃时，可用酒精擦浴、温水擦浴或做大动脉冷敷。也可遵医嘱给予药物降温。采取降温措施半小时后观测体温，并做好记录及交班。

（3）密切观察：发热病人应每隔 4 h 测量体温一次，同时注意观察病人的面色、脉搏、呼吸、血压及出汗等体征。小儿高热易出现惊厥，如有异常应及时报告医生。体温恢复正常 3 天后，可递减为每日测 2 次体温。

（4）卧床休息：高热时，代谢增快，进食少，消耗大，体质虚弱，故应卧床休息，减少活动，同时注意调节室内光线、温度及避免噪音。

（5）补充营养水分：给病人营养丰富、易消化的流质或半流质饮食，鼓励少量多餐，多饮水。对不能进食者，遵医嘱予以静脉输液或鼻饲，以补充水分、电解质和营养物质。

（6）口腔护理：高热病人唾液分泌减少，口腔黏膜干燥，当机体抵抗力下降时，极易引起口腔炎和黏膜溃疡，应在晨起、睡前、饭后协助病人漱口，或由护士进行口腔清洁护理，每日 2 次，防止口腔感染。口唇干裂者应涂油保护。

（7）皮肤护理：在退热过程中病人大量出汗，应及时擦干汗液，更换衣服及床单、被套、以防着凉。

（8）心理护理：病人高热时易产生焦虑和恐惧心理，护士应体贴、安慰病人，及时有效地解除躯体痛苦，以消除其不安心理。

（9）健康教育：为病人讲解有关发热方面的自我护理知识，教会病人如何测量体温、如何进行物理降温、如何安排合理的饮食及休息等。

（二）体温过低

体温在 35.0 ℃以下称体温过低，常见于早产儿及全身衰竭的危重病人。前者由于体温调节中枢尚未发育成熟，对外界温度变化不能自行调节；后者则因末梢循环不良，特别是在低温环境中，机体散热大于产热，导致体温下降。

体温过低病人的护理如下：

（1）若发现上述情况，除及时报告医生外，应设法提高室温（24 ℃～26 ℃为宜），采取相应的保暖措施，如加盖被、足部放热水袋等；新生儿置温箱内。

（2）密切观察生命体征的变化，做好抢救的准备。

（3）做好心理护理，合理解释体温过低的原因。

三、体温测量技术

（一）体温计的种类和构造

1. 玻璃水银柱式体温计　玻璃水银柱式体温计分口表、肛表和腋表三种，是由一根有刻度的真空玻璃毛细管构成。其末端有贮液槽，内盛水银。当水银槽受热后，水银膨胀而沿着毛细管上升，其高度和受热程度成正比。体温表的毛细管下端和水银槽之间有一凹缩处，可使水银柱遇冷不致下降，以便检视温度。口表的玻璃管似三棱镜状，盛水银的端较细长，可作口腔或腋下测量。肛表的玻璃管同口表，盛水银一端粗短，用于直肠测温。腋表的玻璃管呈扁平状，盛水银的端较细长，便于腋下测温。体温计的刻度为 35 ℃ ~ 42 ℃，每 1 ℃之间分成 10 小格，每一小格表示 0.1 ℃，在相当于 0.5 ℃和 1 ℃的地方用较粗且长的线标示。在 37 ℃处则染以红色。

2. 电子体温计　分集体用电脑数字体温计和个人用电脑数字体温计两种。其采用电子感温探头来测量温度，测得的温度直接由数字显示，读数直观，测温准确，灵敏度高。使用时只需将探头套上一次性塑料外套，置探头于病人的测量部位（酌情选作口腔、腋下、肛门部位），当电子蜂鸣器发出蜂鸣音，再持续 3s 后，即可读数字。测温后，一次性塑料外套丢弃，可避免交叉感染。

3. 红外线热像仪　其原理是通过红外线辐射迅速测出人体表面的温度，具有非接触、快速测温、减少传染的优点，但是这种仪器测量的是额头温度，它受体表下血液导热状况的影响极大，与腋下试温相比，温差可达 1 ℃ ~3 ℃。

（二）体温测量的方法

1. 操作目的

（1）判断体温有无异常，动态监测体温变化，分析热型。

（2）协助诊断，为预防、治疗、康复、护理提供依据。

2. 操作准备

（1）环境准备

①环境整洁安静，必要时关闭门窗或遮挡屏风。②了解病人的年龄、性别、病情、情绪等影响准确测量体温的相关因素。

（2）病人准备：病人体位舒适，方便操作。

（3）用物准备：体温测量盘内备已消毒的体温计（检查体温计有无破损，水银柱是否在 35T 以下），放入弯盘内（垫纱布）或清洁干燥容器内，消毒液纱布，消毒液容器，记录本、笔。若测肛温另备润滑油、棉签，卫生纸。

3. 操作方法　测量体温一般通过腋下，口腔、肛门来进行，成人以腋下测温最普遍。

腋下测温时，先将体温计水银甩至 35 ℃以下，解开衣钮，揩干腋下，然后将水银端放于腋窝中央略靠前的部位，夹紧体温计，另一只手也可握住测量的手肘部帮助固定。腋下测温需 10 min，取出看明度数并做好记录。

口腔测温时，先要消毒体温计，将口表水银端斜放于舌下，嘱病人闭口用鼻呼吸，勿用牙咬体温计，3 min 后取出。进食后应隔 30 min 后方可测量。

肛门测温最准确。肛门测温需用专门的肛门测温计，使用时应在体温计头部涂些凡士林等润滑剂。测温时让患者曲膝侧躺或仰卧露出臀部，将水银头端轻轻插入肛门 2 ~3 cm，并最好帮着用手轻轻提着体温计的另一端。3 min 后取出，擦净肛表并为患者擦净肛门，看清度数并做好记录。

4. 注意事项

（1）根据病情选择合适的测温方法，婴幼儿、昏迷、精神异常、口腔疾患、口鼻手术、呼吸困难病人不宜测口温；腋下有创伤、手术或炎症，腋下出汗较多，肩关节受伤或消瘦夹不紧体温计者不宜测腋温；直肠或肛门疾患及手术、腹泻、心肌梗死病人不宜测肛温。

（2）测量体温前后，应清点体温计数目，并检查有无破损。用手甩表时，勿触及他物，以防破碎。用离心机甩体温计时，应先消毒后放于离心机内。切忌把体温计放于热水中清洗或放在沸水中煮，以免引起爆破。

（3）凡给婴幼儿、精神异常、昏迷及危重病人测温时，应用手扶托体温计，防止失落或折断。

（4）病人进冷热饮食、蒸汽吸入、面颊冷热敷等须隔 30 min 后方可口腔测温；沐浴、酒精擦浴应隔 30 min 后方可腋下测温；灌肠、坐浴后 30 min 方可直肠测温。

（5）发现体温与病情不相符合，应守护在病人身旁重测，必要时可同时测口温或肛温对照，予以复查。

（6）当病人不慎咬破体温计吞下水银时，应立即清除口腔内玻璃碎屑，以免损伤唇、舌、口腔及食管和胃肠道黏膜，并口服牛奶或蛋清液，使水银和蛋白结合，以延缓水银的吸收，在不影响病情的情况下，可服大量粗纤维食物（如韭菜），加速水银的排出。

（7）传染病病人的用物应做好消毒隔离，以防交叉感染。

（三）水银体温计的消毒

常用消毒液有 1% 过氧乙酸、1% 消毒灵、70% 乙醇等，采用有盖的容器盛装消毒液浸泡体温计。消毒液每天更换一次，容器、离心机等视使用情况每周消毒 1～2 次。

1. 口表、腋表消毒方法　用后先浸泡于消毒液中，30 min 后取出，用手或离心机甩至 35 ℃以下，然后放入另一消毒容器中浸泡 30 min 后取出，用清水冲净，擦干，存放于清洁盒内备用。

2. 肛表消毒方法　用后用浸有消毒液的纱布擦净，再按上述方法单独消毒。

（四）水银体温计的检查

定期检查体温计以保证其准确性。将所有体温计的水银柱甩至 35 ℃以下，同时放入测试过的 40 ℃以下的温水内，3 min 后取出检视。若读数相差 0.2 ℃以上或玻璃管有裂隙的体温计不能再使用。

第二节　脉搏

随着心脏节律性的收缩和舒张，动脉血管壁相应的出现扩张和回缩的搏动，在表浅动脉上可摸到动脉搏动，简称脉搏（P）。

一、正常脉搏及生理性变化

（一）正常脉搏

1. 脉率　即每分钟脉搏搏动的次数。正常成人在安静状态下，脉率为 60～100 次/分，正常情况下，脉率和心率是一致的。

2. 脉律　即脉搏的节律性。正常脉搏的节律是有规则、均匀地搏动，间隔时间相等。

3. 脉搏的强弱　取决于动脉的充盈程度、动脉管壁的弹性和脉压大小。

4. 动脉壁的情况　正常的动脉管壁光滑柔软，有一定的弹性。

（二）生理性变化

脉搏可随年龄、性别、情绪、运动、药物等因素而变化。一般女性比男性稍快，大约比男性每分钟快 7～8 次；幼儿比成人快，可随年龄的增长而逐渐减慢，到高龄时稍微增加（表 2）；运动和情绪变化时可暂时增快，休息和睡眠时较慢；服用镇静剂、洋地黄类药物可使脉率减慢。

表 2　各年龄组的平均脉率

年龄组	平均脉率（次/分）
1～11 个月	120
1～2 岁	116
4～6 岁	100
8～10 岁	90
14 岁	80
20～40 岁	70
>80 岁	75

二、异常脉搏的观察及护理

（一）异常脉搏的观察

1. 频率异常

（1）速脉：成人安静状态下脉率每分钟超过 100 次，称为速脉。常见于发热、甲状腺功能亢进、大出血等病人。

（2）缓脉：成人安静状态下脉率每分钟低于 60 次，称为缓脉。常见于颅内压增高、房室传导阻滞、洋地黄中毒等病人。

2. 节律异常

（1）间歇脉：在一系列正常均匀的脉搏中，出现一次提前而较弱的搏动，其后有一较正常延长的间歇（即代偿性间歇），亦称过早搏动或期前收缩。常见于心脏病或洋地黄中毒的病人。正常人在过度疲劳、兴奋、体位突然改变时也偶尔出现间歇脉。

（2）二联律、三联律：是有一定规律的不整脉。即每隔一个正常搏动出现一次过早搏动，称二联律。每隔两个正常搏动出现一次过早搏动，称三联律。

（3）脉搏短绌：即在同一单位时间内，脉率少于心率。其特点为心律完全不规则，心率快慢不一，心音强弱不等。见于心房纤维颤动的病人，脉搏短绌越多，心律失常越严重，当病情好转，“绌脉”可能消失。

3. 强弱异常

（1）洪脉：当心输出量增加，动脉充盈度和脉压较大时，脉搏强大有力，称洪脉，见于高热、甲状腺功能亢进等病人。

（2）丝脉：当心输出量减少，动脉充盈度降低，脉搏细弱无力，扪之如细丝，称丝脉，见于大出血、休克、全身衰竭等病人。

4. 动脉管壁弹性异常　动脉硬化时，管壁粗硬，失去弹性，且呈迂曲状，用手触摸时，有紧张条索感，如同按在琴弦上，中医称为弦脉，见于动脉硬化病人。

（二）异常脉搏的护理

1. 做好心理护理，以缓解紧张、焦虑、恐惧心理。

2. 遵医嘱给药，注意观察药物疗效和不良反应。

3. 协助进行有关的诊疗检查，如心电图等，必要时进行心电监护。

三、脉搏测量技术

（一）脉搏的测量部位

凡浅表、靠近骨骼的大动脉，均可用以诊脉。首选的是桡动脉，其次有颞浅动脉、颈动脉、肱动脉、腘动脉、足背动脉、胫骨后动脉、股动脉等。

（二）测量脉搏的方法

1. 操作目的

（1）判断脉搏有无异常，动态监测脉搏变化，间接了解心脏状况。

（2）协助诊断，为预防、治疗、康复、护理提供依据。

2. 操作准备

（1）环境准备：①环境整洁安静，安全；②了解病人的年龄、病情、情绪、运动等影响准确测量脉搏的相关因素。

（2）病人准备：病人体位舒适，方便操作。

（3）用物准备：有秒针的表、记录本、笔，必要时备听诊器。

3. 操作方法　脉搏测量法（以测桡动脉为例）。

（1）诊脉前应使病人安静，将手臂放在舒适的位置。

（2）用食指、中指、无名指的指端按动脉压力大小以清楚触到脉搏为宜。数半分钟，将测得的脉率乘 2，记录。异常脉搏应测 1 min。

（3）不可用拇指诊脉，因拇指小动脉易与病人的脉搏混淆。

（4）如发现有脉搏短绌，应有两人同时测量，一人听心率，另一人测脉搏，两人同时开始数 1 min，以分数式记录。记录方法为心率/脉率，如心率为 96 次，脉搏为 70 次，写成 96/70/分。

正常值：60～100 次/分，儿童较快，老人稍慢。

4. 注意事项

（1）诊脉前应使病人安静，如有活动或情绪激动时，应休息 20 min 后再测。

（2）不可用拇指诊脉，以免拇指小动脉搏动与病人脉搏相混淆。

（3）为偏瘫病人测脉搏，应选择健侧肢体。

第三节 呼吸

呼吸（R）是指机体在新陈代谢过程中，不断地从外界吸取氧气，排出二氧化碳的过程，即机体与环境之间的气体交换。

一、正常呼吸及生理性变化

正常呼吸表现为频率和深度均匀平稳，有节律的起伏，一吸一呼为一次呼吸。成人在安静时每分钟呼吸 16 ~ 20 次，呼吸频率与脉搏频率之比约为 1:4。

成人呼吸可随年龄、运动、情绪、环境等因素的影响而发生频率和深浅度的改变。年龄越小，呼吸越快；老人稍慢；活动和情绪激动时呼吸增快；休息和睡眠时呼吸较慢；环境温度升高或海拔增高会使呼吸加深加快。此外，呼吸的频率和深浅度还可受意识控制。

二、异常呼吸的观察及护理

（一）异常呼吸的观察

1. 频率异常

（1）呼吸增快：成人呼吸频率超过 24 次/分，称呼吸增快或气促。常见于高热、缺氧等病人。发热时体温每升高 1 ℃，呼吸每分钟增加约 4 次。

（2）呼吸缓慢：成人呼吸频率少于 10 次/分，称呼吸缓慢。常见于颅内疾病、安眠药中毒等病人。

2. 节律异常

（1）潮式呼吸：是一种周期性的呼吸异常，周期约 30 ~ 120 s。其特点：开始呼吸浅慢，以后逐渐加快加深，达高潮后，又逐渐变浅变慢，而后呼吸暂停数秒（约 5 ~ 10 s）后，再次出现上述状态的呼吸，如此周而复始，其呼吸运动呈潮水涨落般的状态，故称潮式呼吸。常见于中枢神经系统疾病，如脑炎、脑膜炎、颅内压升高、酸中毒、巴比妥药物中毒等。

（2）间断呼吸：表现为呼吸与呼吸暂停现象交替出现。其特点：有规律的呼吸几次后，突然暂停呼吸，周期长短不同，随后又开始呼吸。如此反复交替出现。常见于颅内病变或呼吸中枢衰竭的病人，比潮式呼吸更严重，多在呼吸停止前出现。

3. 深浅度异常

（1）深度呼吸：是一种深长而规则的呼吸。常见于尿毒症、糖尿病等引起的代谢性酸中毒的病人。

（2）浮浅性呼吸：是一种浅表而不规则的呼吸，有时呈叹息样，常见于濒死的病人。

4. 音响异常

（1）蝉鸣样呼吸：即吸气时有一种高音调的音响，多由于声带附近阻塞，使空气进入发生困难所致，常见于喉头水肿、痉挛、喉头有异物等病人。

（2）鼾声呼吸：由于气管或支气管有较多的分泌物蓄积，使呼吸时发出粗糙的鼾声，常见于深昏迷病人。

5. 呼吸困难　呼吸困难是指呼吸频率、节律和深浅度均发生异常改变。主要由于气体交换不足，机体缺氧所致。病人主观上感到通气不足，胸闷、呼吸费力，不能平卧；客观上表现出呼吸费力，张口抬肩，鼻翼翕动，可出现口唇、指（趾）甲紫绀等。根据临床表现可分为：

（1）吸气性呼吸困难：吸气费力，吸气时间明显长于呼气时间，辅助呼吸肌收缩增强，出现三凹征（胸骨上窝、锁骨上窝、肋间隙或腹上角凹陷），常见于喉头水肿或气管、喉头有异物等病人。

（2）呼气性呼吸困难：当下呼吸道部分梗阻时，气流呼出不畅病人呼气费力，呼气时间明显长于吸气时间，常见于支气管哮喘、肺气肿等病人。

（3）混合性呼吸困难：吸气和呼气均费力，呼吸的频率快而表浅，常见于肺部感染和肺水肿、胸膜炎、气胸等病人。

（二）呼吸异常病人的护理

1. 有针对性地做好病人的心理护理　使病人情绪稳定，消除其恐惧与不安心理。

2. 环境与休息　调节室内空气，保持空气新鲜，温湿度适宜，环境安静，卧床休息，以降低耗氧量。

3. 调整体位　根据病情需要取坐位或端坐卧位。

4. 保持呼吸道通畅　协助病人清除呼吸道分泌物，必要时给予吸痰。

5. 吸氧　根据病情调节适宜的氧浓度。

6. 根据医嘱给药，必要时可用人工呼吸机辅助呼吸。

7. 健康教育　教育病人养成良好的生活习惯，戒烟。指导病人学会有效地咳嗽、排痰。

三、呼吸测量

1. 操作目的

（1）判断呼吸有无异常，动态监测呼吸变化，了解病人呼吸功能状况。

（2）协助诊断，为预防、治疗、康复、护理提供依据。

2. 操作准备

（1）环境准备：①环境整洁安静，安全；②了解病人的年龄、病情、情绪、运动等影响准确测量呼吸的相关因素。

（2）病人准备：病人体位舒适，方便操作。

（3）用物准备：有秒针的表、记录本、笔，必要时备棉花。

3. 操作方法

（1）在病人安静的情况下测量。为了避免病人紧张，将手不离开诊脉部位，似数脉搏状，但要注意病人的胸部或腹部的起伏，一吸一呼为一次。

（2）当危重病人气息微弱不易观察时，可用棉花少许置于病人鼻孔前，观察棉花吹动的情况，加以计数，记录 1 min 呼吸次数。

（3）注意观察呼吸性质，发现异常呼吸及时处理。正常值：每分钟 16 ~ 20 次。

4. 注意事项

（1）测呼吸前如有剧烈活动、情绪激动等，应休息 30 min 后再测量。

（2）由于呼吸受意识控制，因此，测量呼吸时应不使病人察觉。

（3）在测量呼吸的同时，应注意观察呼吸的节律、深浅度及气味等变化。

第四节 血压

血压（BP）上指在血管内流动的血液对血管壁的侧压力。临床上所谓的血压一般是指动脉血压。当心脏收缩时血液射入主动脉，此时动脉的压力最高，称为收缩压；当心脏舒张时，动脉管壁弹性回缩，压力降至最低，称为舒张压。收缩压与舒张压之间的压力称为脉压。

一、正常血压及生理性变化

（一）正常血压的范围

血压通常以肱动脉血压为标准。正常成人安静时收缩压为 90 ~ 140 mmHg（12 ~ 18 kPa），舒张压为 69 ~ 90 mmHg（8 ~ 12 kPa），脉压为 30 ~ 40 mmHg（4 ~ 5.3 kPa）。

（二）血压生理性变化

正常成人的血压可随年龄与性别、情绪与运动、昼夜变化、温度、测量部位与体位等因素的影响而发生生理性改变。

1. 儿童血压计算公式

$$收缩压 = 80 + 年龄 \times 2$$
$$舒张压 = 收缩压 \times 2/3$$

2. 影响因素

（1）年龄和性别：动脉血压随年龄的增长而增高，新生儿血压最低，小儿血压比成人低。40 岁以前收缩压不超过 142 mmHg（19 kPa），40 岁以后，每增加 10 岁，收缩压升高 7.5 mmHg（1 kPa）。中年之前女性血压比男性偏低 7.5 mmHg（1 kPa）左右，中年以后差别较少。

（2）昼夜与睡眠：一般傍晚血压高于清晨约 5 ~ 10 mmHg（0.65 ~ 1.3 kPa）。过度劳累或睡眠不佳时，血压稍有升高。

（3）环境：受寒冷刺激血压可上升，在高温环境中血压可下降。

（4）部位：部分人右上肢高于左上肢 2 ~ 4 mmHg（0.27 ~ 0.53 kPa），与左右肱动脉的解剖位置有关。下肢血压高于上肢 20 ~ 40 mmHg（2.67 ~ 5.33 kPa），与股动脉的管径粗、血流量大有关。

（5）体位：立位血压高于坐位血压，坐位血压高于卧位血压，这与重力引起的代偿机制有关。

（6）其他：情绪激动、恐惧、害怕、兴奋及疼痛等精神状态的改变，易致收缩压升高，而舒张压无变化。此外，运动、饮食、吸烟、饮酒等也会影响血压值。

二、异常血压观察及护理

（一）异常血压的观察

1. 高血压　目前中国采用国际上统一的血压分类和标准。成人收缩压在 140 mmHg（18.6 kPa）或以上，或舒张压在 90 mmHg（12.0 kPa）或以上，称为高血压。根据血压升高水平，又进一步将高血压分为1、2、3级。当收缩压和舒张压分属于不同分级时，以较高的级别作为标准。

高血压的定义和分类（WHO，1999）如下。

理想血压：收缩压120 mmHg、舒张压80 mmHg。

正常血压：收缩压130 mmHg、舒张压85 mmHg。

正常高值：收缩压130~139 mmHg、舒张压85~89 mmHg。

高血压：按血压升高程度又分为：

1级高血压（轻度）：收缩压140~159 mmHg、舒张压90~99 mmHg。

亚组临界高血压：收缩压140~149 mmHg、舒张压90~94 mmHg。

2级高血压（中度）：收缩压160~179 mmHg、舒张压100~109 mmHg。

3级高血压（重度）：收缩压≥180 mmHg、舒张压≥110 mmHg。

单纯收缩期高血压：收缩压≥140 mmHg、舒张压<90 mmHg。

亚组临界收缩期高血压：收缩压140~149 mmHg、舒张压<90 mmHg。

2. 低血压

成人收缩压低于90 mmHg（12.0 kPa），舒张压低于60 mmHg（8.0 kPa）称为低血压。

3. 脉压的异常

（1）脉压增大：常见于主动脉瓣关闭不全、动脉硬化、动静脉瘘、甲状腺功能亢进等。

（2）脉压减小：常见于心包积液、缩窄性心包炎、末梢循环衰竭等。

（二）血压异常病人的护理

1. 做好心理护理　发现血压异常时，勿流露出紧张表情，应与病人基础血压对照后，给予解释、安慰，并严密观察，做好记录。

2. 及时与医生联系　协助医生处理，遵医嘱给予药物。

3. 为病人安置合理的卧位　病人血压过高，应卧床休息；血压过低者，应迅速取平卧位或休克卧位。

4. 进行健康教育　为病人介绍关于高血压的基本知识，以及自我药疗、自我监控血压、紧急情况处理等方面知识。指导病人合理饮食、睡眠、休息、运动，倡导健康的生活方式。

三、血压测量

（一）血压计的种类和构造

1. 血压计的种类　常用的血压计有水银柱式血压计（台式、立式两种）、表式血压计（弹簧式）、电子血压计。

2. 血压计的构造　血压计是根据血液通过狭窄的动脉血管而形成涡流时发生响声的原理而设计的，用于间接测量动脉血压。测量血压时，是以血压和大气压作为比较的，用血压高于大气压的数值表示血压的高度。血压的计量单位为mmHg（毫米汞柱）或kPa（千帕），两者换算公式：

$$1\ \text{kPa} \times 7.5 = 1\ \text{mmHg}$$

$$1\ \text{mmHg} \times 0.13 = 1\ \text{kPa}$$

（1）水银柱式血压计：其由三部分组成。①输气球及调节空气压力的气门。②袖带：

为长方形扁平的橡皮袋，长 24 cm，宽 12 cm，外层布套长 60 cm，袋上有 2 根橡胶管，1 根接输气球，另 1 根和压力表相接。③测压计：在盒盖板壁上有一固定的玻璃管，管面刻度为 0～40 kPa 或0～300mmHg，每小格为 0.5 kPa。玻璃管上端和大气相通，玻璃管下端和水银槽相通，水银槽内装有水银。使用时，将开关打开，槽内的水银可进入玻璃管，用毕，关紧开关，防止水银外溢。

（2）弹簧表式血压计：呈圆盘状，盘面标有刻度，数字为 20～300 mmHg 或 2.6～40 kPa，盘中央有一指针，以指示血压数值。

（3）电子血压计：袖带内有一换能器，可自动采样，微电脑控制数字运算，自动放气程序。

其他种类的袖带：①小儿袖带：要求为：新生儿长 5～10 cm，宽 2.5～4 cm；婴儿袖带长 12～13.5 cm，宽 6～8 cm；儿童袖带长 17～22.5 cm，宽 9～10 cm。②下肢袖带：布套长约 135 cm，宽 14 cm。

（二）测量血压的方法

1. 操作目的

（1）判断血压有无异常，动态监测血压变化，了解病人循环功能状况。

（2）协助诊断，为预防、治疗、康复、护理提供依据。

2. 操作准备

（1）环境准备：①环境整洁安静，光线充足；②了解病人的病情、情绪、合作程度及体位、是否运动等影响准确测量血压的相关因素。

（2）病人准备：病人体位舒适，方便操作。

（3）用物准备：血压计（检查血压计水银柱在“0”点、玻璃管无裂隙、气门开关完好、袖带、输气球及橡胶连接管无漏气、水银柱无气泡及断层）、听诊器（检查听诊器连接完好，胸件薄膜完好无损）、记录本、笔。

3. 操作方法　上肢肱动脉血压测量法。被检者半小时内禁止吸烟和饮用咖啡，在安静环境下休息 5～10 min，取仰卧或坐位。通常测右上肢血压，右上肢裸露伸直并外展 45°，肘部置于心脏同一水平，将气袖均匀紧贴皮肤缠于上臂，使其下缘在肘窝以上约 3 cm，气袖中央位于肱动脉表面。检查者扪及肱动脉搏动后，将听诊器胸件置于搏动上准备听诊。然后，向袖带内充气，边充气边听诊，待肱动脉搏动声消失，再升高 20～30 mmHg后，缓慢放气，双眼随汞柱下降，平视汞柱表面根据听诊结果读出血压值。按 Korotkoff 5 期法，听到动脉搏动声第一响时的血压值为收缩压（第 1 期），随汞柱下降，搏动声音逐渐加强为第 2 期，继而出现吹风样杂音为第 3 期，然后声音突然变低钝为第 4 期，最终声音消失（第 5 期）。声音消失时的血压值即舒张压。用同样的方法测量两次，取其低值为血压值。收缩压与舒张压之差值为脉压，舒张压加 1/3 脉压为平均动脉压。

气袖宽度：血压计气囊的宽度应为被测肢体周径的 40%；气囊长度约为被测肢体周径的 80%（60%～100%）。气囊太短或太长容易致血压读数偏高。成人标准气袖宽约 12～13 cm。手臂过于粗大或测大腿血压时，气袖应增宽至 20 cm。手臂过细或儿童测压时用标准气袖则结果会偏低，其气袖宽度应在 7～8 cm 左右。

4. 注意事项

（1）测量前认真检查血压计及听诊器。

（2）测量前如病人有情绪激动、吸烟、运动、进食等活动时，应安静休息 20～30 min

后再测。

（3）正确使用、维护血压计：①打气不可过猛、过高，防止水银外溢；②如水银柱出现气泡或断层应调节或检修；③用毕应及时关闭水银槽的开关；④并定期检验校对血压计，以保证其准确性。

（4）需要密切观察血压的病人，应尽量做到“四定”，即：“定时间、定部位，定体位、定血压计”，以确保所测血压的准确性。

（5）为偏瘫病人测血压，应测量健侧，以防患侧血液循环障碍，不能真实地反映血压的动态变化。一侧肢体正在输液、手术、外伤时应选择对侧肢体测量。

（6）当发现血压异常或听不清时，应重测。先将袖带内气体放尽，水银柱降至“0”点，稍等片刻，再测量。连续测 2 ~ 3 次，取其最低值。

（7）舒张压的变音和消失音之间有差异时两个读数都应记录，如 180/90 ~ 40 mmHg，世界卫生组织统一规定，以动脉音消失的值为舒张压。

（8）排除影响血压值准确性的因素

①袖带因素：血压计袖带形状、袖带位置、袖带的宽度、充放气速度、袖带的松紧度等可直接影响血压测量结果。

袖带的宽度：正规血压计袖带须比被测肢体的直径宽 20%，长度应能完全包绕肢体。臂粗肥胖者袖带的宽度未能盖住上臂的 2/3 所测得的血压值偏高；臂细者因袖带过宽，测得的血压值则偏低。袖带过短血压测量值偏低，反之则偏高。

袖带位置：上臂中上段动脉管径较下段动脉管径相对粗，血流量大，故测得的血压值偏高；测量血压时袖带缠得过低，所测得的血压值偏低。

袖带的松紧度：袖带过松测得的血压值偏高；袖带过紧，测得的血压值偏低；内衣袖口勒住上臂过紧或听诊器胸件塞于袖带下，致袖带过紧，测得的血压值偏低。

②体位因素：体位因素不同所测血压值的不同是与重心的改变和流体力学有关。立位血压高于坐位，坐位血压高于卧位。

③时间因素：最佳的血压测量时间为 9：00，此时血压值较为稳定，神经、激素的调节相对稳定。最低血压出现在清晨，这与机体清晨儿茶酚胺浓度偏低有关。

④其他因素：血压计水银不足，测出的血压值就偏低；高温环境血压可降低；测量时身体暴露于寒冷环境，血压可上升；饭后、膀胱膨胀、用力、疼痛等都可引起血压升高；测量时血压计垂直度不足、高度与视线不平行、上臂与心脏不在同一高度、医生听力反应速度、放气的快慢等其读数亦有差异。有的人自测值总比医生测量低，这就是所谓的“白大衣”现象。若能安静休息 5 ~ 10 min 后再测血压，可避开“白衣效应”。

（三）血压计的消毒

为防止交叉感染，血压计、听诊器应定期进行消毒处理。传染病病人专人专用，用后单独进行消毒处理。一般病人使用的血压计视使用情况每周消毒 1 ~ 2 次。常用消毒方法包括以下几种。

1. 消毒液擦拭　可选用 70% 乙醇、含氯消毒剂、1% 过氧乙酸溶液等进行擦拭，袖带布套置消毒液中浸泡 30 min 后清洗晾干。

2. 熏蒸消毒　可选用环氧乙烷气体消毒、40% 甲醛熏蒸消毒。

（张桂花　苏维芳　吴彦茹）

第四章　标本采集

第一节　尿标本采集法

一、尿常规标本

1. 目的　检查尿液的色泽、透明度、比重、尿量、尿蛋白、尿糖定性、细胞和管型等。

2. 用物　容量在 100 mL 以上的清洁玻璃瓶 1 个。

3. 操作方法　①备容器贴检验单副联，注明病区、床号、姓名等。②当晚交代病人留取翌日晨第一次尿液约 100 mL 于标本瓶内。由于晨尿浓度较高，且不受饮食的影响，检验结果更具参考意义。③留取尿标本时，不可将粪便混于尿液中，以防粪便中的微生物使尿液变质。④昏迷或尿潴留病人可导尿留取标本，男病人也可用塑料袋固定接尿。女病人在月经期不宜留取尿标本。

二、尿培养标本

1. 目的　取未被污染的尿液作细菌培养及计数，以明确诊断。

2. 用物　无菌试管、试管夹、酒精灯及火柴，必要时备外阴冲洗及导尿管一套。

3. 操作方法　女病人留中段尿法：病人取坐位或卧位，垫便盆，按导尿法清洁、消毒外阴部（轻病人自行清洗），再用 0.1% 新洁尔灭溶液消毒尿道口，嘱病人自行排尿，护士用试管夹夹住无菌试管，弃去前段尿液，留取中段尿约 5 mL，留尿前后均应将无菌试管口及棉塞在酒精灯焰上消毒，盖紧棉塞，防止污染。必要时可用导尿法留取。操作完毕，协助病人穿裤，整理用物，及时送检。

男病人留中段尿法基本同女病人法，将尿道口周围彻底消毒后留取即可。

4. 注意事项

（1）严格执行无菌操作，以免污染尿液。采集中段尿时，必须在膀胱充盈情况下进行。

（2）尿内勿混入消毒液，以免产生抑菌作用而影响检验结果。

三、留 12 小时或 24 小时尿标本

1. 目的　检查一日尿量及尿内容物，如钠、钾、氯、17－羟类固醇、17－酮类固醇、肌肝、肌酸、尿糖、尿蛋白定量及浓缩查结核杆菌等。

2. 用物　备清洁带盖的大口容器（容量为 3000～5000 mL）。

3. 操作方法

（1）备好容器，贴上标签，注明采集的起止时间，并向病人说明留尿的目的、方法。以取得合作。

（2）嘱病人于清晨 7 时排空膀胱，弃去尿液，记录开始留尿时间，病人解第一次尿时

即应加防腐剂，使之与尿液混合，防止尿变质；至次晨7时排尽最后一次尿，即24 h尿液全部送检。留12 h尿标本，应从19点开始至次晨7点止。

（3）如做尿肌酸、肌酐、17－羟类固醇、17－酮类固醇、钾、钠、尿糖定量检查，可测定24 h尿总量，记录于检验单上，取出100 mL尿液送验，其余弃去。也可将24 h的尿标本分段留取，即：7～11时为第1次，11时～17时为第2次，17～21时为第3次，21时至次晨7时为第4次，作为4段尿糖定性检查。如浓缩检查结核杆菌或做尿蛋白定量检查，则将24 h全部尿液送检。

四、测定肾功能的尿标本采集法

1. 24 h尿比重测定法（浓缩稀释试验法）

（1）目的：测量肾功能，其中主要了解肾小管的调节功能。

（2）用物：6个标本瓶和留12 h尿容器。

（3）操作方法：备好容器贴标签，注明采集时间，在病人在正常饮食情况下进行，上午8时排尿弃去，此后每隔2 h的尿液，分别留于清洁瓶内，共留取6次尿标本送验。20时至次日8时，将尿留入一个标本瓶中送验。

参考值：在正常情况下夜尿量应少于日尿量，夜尿量一般在250～500 mL，最多不超过700 mL，如超过此数量，比重固定在1.010左右，表示肾功能不全。日尿量标本中，其中最高的一次比重应在1.018以上，最低的一次应在1.000～1.009。

2. 酚红排泄试验

（1）目的：测定肾小管排泄功能。

（2）用物：静脉穿刺用物1套，1 mL注射器，针头，0.6%酚红1支，标本瓶4个。

（3）操作方法：①备齐用物，贴好标本瓶标签，注明标本采集时间，并向病人说明采取标本的目的及方法，试验前2 h至试验完毕禁吸烟、饮茶。②嘱病人晨起禁食，排尿弃去后，饮水300～500 mL，促进排尿。③静脉注射酚红溶液6 mg，剂量必须准确，并记录注射时间。④注射后15 min、30 min、60 min及120 min各收集全尿1次，待全部标本采集后，一同送检。

如采用肌内注射法，则于注射后70 min、120 min留全部尿一次。

参考值：排泄率分别为15 min25%～50%，30 min15%～25%，60 min10%～15%，120 min5%～10%。2 h排泄总量>55%。

3. 内生肌酐清除率试验

（1）目的：测量肾小球滤过率。

（2）用物：静脉穿刺盘1套，抗凝标本瓶2个，尿标本瓶1个。

（3）操作方法：①患者进低蛋白饮食3天，试验当天勿饮茶或咖啡，避免剧烈运动，清晨嘱病人饮水300 mL后排空膀胱，此后准确收集5 h的尿液，并抽血3 mL送验。②测定尿及血中肌酐含量，算出每分钟尿量，再按下式计算内生肌酐清除值。

内生肌酐清除值（mL/min）＝尿肌酐浓度（mg/日）×尿量（mL/min）/血肌酐浓度（mL/日）

参考值：70～125 mL/min。

4. 尿素澄清试验

（1）目的：了解肾脏排泄功能。

（2）用物：静脉穿刺盘 1 套，抗凝标本瓶 1 个，尿标本瓶 2 个。

（3）操作方法：①试验前一日及试验当日，病人进正常饮食，但不可饮茶或咖啡，也不宜做剧烈运动。②当日早餐后（或饮水 300 mL，半小时后），排尽尿液弃去，此后准确收集第 1 h 和第 2 h 的全部尿液，切勿丢失。③在 2 h 之间抽血 2 mL 送验。④分别测定血液及 2 次尿液中的尿素含量，并算出每分钟尿量。

参考值：最大清除值 60 ~ 90 mL/min，标准清除值 41 ~ 68 mL/min，清除率 65% ~125% 。

如两次尿标本计算的清除率相差超过 30% ，应重留标本测定。

五、葡萄糖耐量试验

1. 目的　测定胰腺功能。正常人服一定量葡萄糖后，血糖随即升高，待一段时间后，血糖恢复到空腹血糖水平。如给一定量葡萄糖负荷后，观察血糖升高、恢复的水平和速度，可间接了解胰岛 β 细胞的储备功能。

2. 用物　抗凝血标本瓶 5 个，尿标本瓶 5 个，静脉穿刺盘 1 套。

3. 操作方法　①试验前三天，每日碳水化合物进量不少于 300g。②试验前一天晚餐后禁食至试验完毕。③试验日清晨抽血 2 mL 检查血糖，并留尿一次。④将 100g 葡萄糖溶于 300 mL 开水中，请病人服下，服后 30 min、1 h、2 h、3 h 各收集尿标本查尿糖，并分别抽血查血糖，应将标本迅速送验。

参考值：空腹血糖 3. 9 ~ 6. 2mmol/L，30 min 血糖 9. 5mmol/L，60 min 血糖 < 9. 0mmol/L，2 h血糖≤6. 7mmol/L，3 h 后恢复至正常水平，每次尿糖均为阴性。

第二节　粪便标本采集法

一、粪便常规标本

1. 目的　检查粪便颜色、性状、有无脓血、寄生虫卵等。

2. 用物　蜡纸盒、竹签。

3. 操作方法　①将化验单副联贴于蜡纸盒上，注明科室、床号、病人姓名等。②交代病人清晨留取标本，用竹签取 5 g 大便（似蚕豆大小），放入蜡纸盒中送检。重病人由护士协助留取，如为腹泻病人应取脓、血、黏液等异常部分，如为水样便，可盛于大口玻璃瓶中送验。

二、粪便培养标本

1. 目的　取粪便标本作细菌培养。

2. 用物　便盆、清洁蜡纸盒或试管、棉签或肠拭子。

3. 操作方法　嘱病人排便于便盆内，用消毒棉签采取粪便的异常部分于蜡纸盒内或试管内，也可用肠拭子蘸等渗盐水，由肛门插入直肠 4 ~5 cm 处，轻轻转动，取出粪便少许，放入无菌培养试管中，盖好送验。用肠拭子直接采取标本进行培养，可提高阳性率。

三、检查寄生虫及虫卵标本

1. 目的　检查寄生虫数、浓缩集卵、孵化血吸虫毛蚴。

2. 用物　带盖的便器，蜡纸盒，竹签。

3. 操作方法

(1) 检查寄生虫卵的粪便标本：应从粪便几个不同的部分采集 5～10 g。如查血吸虫卵，则应采集带血及黏液部分送验；查蛲虫卵，应在23：00左右，病人感觉肛门周围发痒时，用无菌棉签蘸生理盐水，自肛门周围皱襞处拭取，然后插入试管内，塞好管口送验。

(2) 检查阿米巴原虫的粪便标本；收集标本前，应先将便器加温后再排便，便后连同便盆立即送验（因阿米巴原虫排出体外后因温度突然改变失去活力，不易查到）。

(3) 查寄生虫体：病人服驱虫药后，应将大便排于清洁便盆中留取全份粪便，检查蛔虫，钩虫、蛲虫的数目。如驱绦虫，应嘱病人勿用手纸去拉已排出肛门外的虫体，以免拉断虫头不能排出。如第一次大便未见虫头，应告诉病人再留第二次大便送验，只有头节排出才表示驱虫成功。

(4) 孵化血吸虫毛蚴的标本：留取粪便 50 g（鸭蛋大小），必要时留取 24 h 大便，要及时送验。

四、隐血标本

1. 目的　检查粪便内肉眼不能察见的微量血液。

2. 用物　蜡纸盒、竹签或特制标本盒。

3. 操作方法　嘱病人在检查前三天内禁食肉类、肝类、血类、叶绿素类饮食及含铁剂药物，避免出现假阳性，于第 4 天留取 5 g 粪便，置于蜡纸盒内，及时送验。

第三节　痰标本采集法

一、痰常规标本

1. 目的　检查痰液中的细菌、寄生虫卵和癌细胞。

2. 用物　蜡纸盒或广口瓶。

3. 操作方法　嘱病人晨起用清水漱口清洁口腔，然后用力咳出气管深处的痰液，盛于蜡纸盒或广口瓶内，如查癌细胞，瓶内应放 10% 甲醛溶液或 95% 酒精溶液固定后送验。

二、痰培养标本

1. 目的　检查痰液中的致病菌。

2. 用物　朵贝氏液，无菌培养皿或瓶。

3. 操作方法　清晨痰量多，含菌量亦大，嘱病人先用朵贝氏液，再用清水漱口，以除去口腔中细菌，深吸气后用力咳出 1～2 口痰于培养皿或瓶中，及时送验。

三、24 小时痰标本

1. 目的　检查一日痰量，观察痰的性状、颜色、量、气味及内容物（虫卵计数）或浓缩查结核菌。

2. 用物　痰杯或广口无色玻璃瓶（容量 500 mL）。

3. 操作方法　容器上贴好标签，注明起止时间，并做好交接班。嘱病人将晨 7：00 至次日 7：00 的痰液全部留在容器中送验，不可将漱口液、唾液等混入。

第四节　分泌物培养标本采集法

一、目的

检查致病菌，协助诊断。

二、用物

无菌拭子试管，酒精灯，火柴，无菌生理盐水，压舌板。

三、操作方法

1. 咽拭子培养　备齐用物，贴好标签，向病人说明目的以取得合作。点燃酒精灯，将拭子取出蘸无菌生理盐水（必要时以压舌板轻压舌部），嘱病人发“啊”音，以轻快的动作，迅速擦拭两侧腭弓及咽、扁桃体的分泌物后，速将试管口在酒精灯火焰上消毒，将拭子插入试管中塞紧，并立即送验。取霉菌培养标本，须在口腔溃疡面上采取分泌物。

2. 伤口分泌物标本　用拭子擦拭伤口分泌物后，速将试管口于酒精灯火焰上消毒，插入拭子塞紧送验。

（张桂花　苏维芳　吴彦茹）

第五章　医院感染与控制

在我们周围，微生物无处不在，目前，我国带菌者有2亿多人。现在，全球警惕传染病，出现了30种新的致病微生物，如埃博拉出血热病毒、轮状病毒、牛海绵状脑病等；疟疾和血吸虫也正在复苏；脑膜炎、丙肝、结核全球告急，以及艾滋病病毒等等。近三十年来，随着大量新疗法和新医疗技术的引进，抗生素与免疫抑制剂的使用，细菌变异增多、加快，使得医院感染已成为一个严重的公共卫生问题，日益受到各级卫生行政部门和各医院的高度重视。世界卫生组织（WHO）提出，有效控制医院感染的关键措施为：清洁、消毒、灭菌、无菌技术、隔离、合理使用抗生素、监测和通过监测进行效果评价。

护士是各种操作的执行者，所以，掌握有关医院感染的知识和技术是非常重要的。

第一节　医院感染

医院感染是指住院患者在医院获得的感染，包括在住院期间发生的感染和在医院内获得而出院后发生的感染；但不包括入院前已开始或入院时已处于潜伏期的感染。

一、医院感染发生的原因

1. 个体抵抗力下降、免疫功能受损　包括生理因素、病理因素和心理因素。

2. 侵入性诊疗机会增加　如器官移植、中心静脉插管、气管插管、血液净化、机械通气等破坏了机体皮肤和黏膜的屏障功能，损坏了机体的防御系统，而导致医院感染。

3. 抗生素滥用　如无适应证的预防性用药、术前用药时间过早、术后停药过晚、用药剂量过大或联合用药过多等，均易导致耐药菌株增加、菌群失调和二重感染。

4. 医院感染管理机制不完善　如医院建筑布局不合理、卫生设施不良等使医院空气中含有许多病原微生物微粒；医院的设备、器械容易受细菌、病毒、真菌等各种病原微生物的污染，成为医院感染的共同来源或成为持续存在的流行菌株。

二、医院感染的类型

按病原体的来源可分为外源性感染和内源性感染；按预防程度则分为可预防性感染和难预防性感染。

总之，医院内需要重点监控的单位，包括：供应室、手术室、产房、婴儿室、烧伤病房、治疗室、ICU等。

三、医院感染的预防与控制

1. 建立三级监控体系　在医院感染管理委员会领导下，建立由专职医生、护士为主体的医院感染监控办公室及三级护理管理体系。一级管理：病区护士长和兼职监控护士；二级管理：专科护士长；三级管理：护理部副主任（为医院感染委员会副主任）。职责是负责评估医院感染发生的危险性，目的是及时发现，及时处理。

2. 健全各项规章制度，并认真贯彻落实。

3. 控制感染源和保护易感人群，阻断传播途径等。如对易感人群要加强管理。

4. 加强教育，增强预防和控制医院感染的自觉性。

四、预防与控制医院感染的重要性

医院是半封闭的社会集体，既是各种病人和病原体聚集的地方，又是体质衰弱、免疫功能不全、抵抗力差的病人聚集的场所，各种创伤性诊疗技术（注射、输血、输液、血透、内窥镜检查、手术等），以及抗肿瘤疗法的应用，使防止交叉感染成为医院中的重要问题。

第二节 清洁、消毒、灭菌

一、清洁、消毒、灭菌的含义

1. 清洁 清洁是指用物理方法清除物体表面的污垢、尘埃和有机物。

目的：去除和减少微生物，而不能杀灭微生物。

常用方法：水洗、机械去污和去污剂去污。适用于地面、墙壁、家具、医疗护理用具等物体表面和一些物品消毒灭菌前的处理。

特殊污染，如碘酊可用乙醇处理；陈旧血迹可用过氧乙酸处理；高锰酸钾可用维生素C、0.2% ~0.5%过氧乙酸处理。

2. 消毒 消毒是指用物理或化学方法消除或杀灭芽孢以外的所有病原微生物。只能将有害微生物的数量减少到不致病的程度，而不能完全杀灭微生物。也就是说只对繁殖体有效，不能杀死细菌的芽孢，有的只起到抑菌的作用。所用的消毒药物称消毒液。

3. 灭菌 灭菌是指用物理或化学的方法杀灭全部微生物，包括致病和非致病微生物以及芽孢。经过灭菌处理后，未被污染的物品，称无菌物品。经过灭菌处理后，未被污染的区域，称为无菌区域。

二、消毒、灭菌方法的分类

根据消毒因子的浓度、强度和作用时间对微生物的杀灭能力，可将消毒灭菌方法分为四个作用水平。

1. 灭菌法 可以杀灭一切微生物（包括细菌芽孢）以达到无菌水平的方法。

2. 高水平消毒 能杀灭一切细菌繁殖体、病毒、真菌及其孢子和绝大部分细菌芽孢的消毒方法。

3. 中水平消毒 可以杀灭和清除细菌芽孢以外的各种病原微生物的消毒方法。包括有物理的方法：超声波；化学的方法：醇类、复方氯已定、复方季铵盐类。

4. 低水平消毒 只能杀灭细菌繁殖体。

三、常用消毒灭菌方法

（一）物理消毒灭菌法

1. 自然净化 是指经日晒、风吹、干燥以及pH值的变化，达到消毒目的的方法。因为日光中的紫外线具有一定的杀菌力，日光下暴晒 6 h 可达到消毒目的，一般用于枕头、被褥、毛毯的消毒，2 h 翻动一次。

病室定时开窗通风，可减少空气中的细菌含量；早晨起床后或治疗护理后，要开窗通风 20～30 min，改善空气质量，利于健康。

2. 机械除菌

优点：简单、方便、实用、花费少。

缺点：不能杀灭病原微生物，只能减少其数量和引起感染的机会。

3. 生物净化法　生物净化法多用于手术室、产房、婴儿室、保护性隔离室以及制剂室。

原理：采用生物洁净技术，使空气通过高效过滤器，采用合理的气流方法，把微生物隔离在外，使空气净化。

（二）干热灭菌法

干热灭菌法是指相对湿度小于 20% 的高热。具体方法如下。

1. 焚烧法　常用于特殊感染病人所污染敷料、病理标本和其他污染物且无保留价值物品的处理。如破伤风、绿脓杆菌、气性坏疽等病人用过的敷料，污染的纸张和动物的尸体的处理。

2. 燃烧　把物品直接在火焰上燃烧消毒的方法。这种方法简单、迅速，用于耐热的物品，一般是急需或临时使用时，但对物品有损伤。器械可直接在火焰上烧灼 20 s，如微生物接种环使用时以及采集血培养时，注射器和瓶口都要在火焰上烧灼。搪瓷碗或盆可倒入 95% 的乙醇少许，点燃后慢慢转动盆边，使乙醇均匀分布，直至熄灭。

3. 干烤灭菌法　是一种利用烤箱灭菌的方法，多用于耐高温、不适于湿热灭菌的物品，如油剂、粉剂、玻璃器皿、金属器械、搪瓷。用于消毒，箱温可控制在 120～140 ℃，时间保持 10～20 min。用于灭菌，箱温可控制在 180 ℃，时间保持 20～30 min。

（三）化学消毒灭菌法

1. 化学消毒剂分类　按消毒剂的作用水平可分为高水平消毒剂、中水平消毒剂、低水平消毒剂三类，临床可根据消毒目的，选择合适的消毒剂。

灭菌剂：可杀灭一切微生物，包括细菌芽孢，使其达到灭菌要求的制剂。

高效消毒剂：可杀灭一切细菌繁殖体、病毒、真菌及其孢子，并对细菌芽孢有显著杀灭作用的制剂。

中效消毒剂：可杀灭细菌繁殖体、病毒、真菌等除芽孢以外的其他微生物的制剂。

低效消毒剂：只能杀灭细菌繁殖体、部分真菌的制剂。

2. 化学消毒的方法

浸泡法：浸泡法是将待消毒的物品洗净、擦干后浸没在消毒液内的方法。注意打开物品的轴节，管腔内要灌满消毒液，按规定的浓度和时间进行浸泡。

擦拭法：它是将消毒剂擦拭于被污染物品的表面或皮肤、黏膜的消毒方法。

喷雾法：它是用喷雾剂将消毒剂均匀地喷洒于空气或物品表面进行消毒的方法。

熏蒸法：它是将消毒剂加热或加入氧化剂，使其产生气体进行消毒的方法。在消毒间或密闭的容器内，也可用熏蒸法对被污染的物品进行消毒。

第三节 医院消毒、灭菌方法的选择

一、根据物品的危险性选择消毒、灭菌的方法

1. 高度危险性物品　是穿过皮肤、黏膜而进入无菌组织或器官内部的器械或与破损的组织、皮肤黏膜密切接触的器械和用品。如手术器械、注射器、血液和血制品、透析器、脏器移植物等。必须采用灭菌方法处理，达到灭菌保证水平。

2. 中度危险性物品　是和皮肤、黏膜相接触，而不进入无菌组织内，如体温表、压舌板、呼吸机管道、胃肠道内镜、喉镜等。可选择高水平消毒或中水平消毒。

3. 低度危险性物品　是不进入人体组织、不接触黏膜，仅直接或间接的和健康无损的皮肤相接触。如口罩、衣被、毛巾、血压计袖带等。可选择低水平消毒法或一般的清洁处理。

二、根据污染微生物的种类、危险性选择消毒、灭菌的方法

1. 对受到致病芽孢、真菌孢子和抵抗力强、危险性大的物品，选择灭菌或高水平消毒。

2. 对受到致病细菌、真菌、亲水病毒、螺旋体、支原体、衣原体污染的物品选择中水平以上的消毒法。

3. 对受到一切细菌和亲脂病毒污染的物品，可选择中水平消毒或低水平消毒。

4. 消毒物品存在较多有机物或微生物污染特别严重时，应加大消毒剂的剂量，并延长消毒时间。

三、根据消毒物品的性质选择消毒、灭菌方法

1. 耐热、耐湿物品和器材，应首选压力蒸汽灭菌；耐高温的玻璃器材、油剂类和粉剂类可选择干热灭菌法。

2. 不耐热、不耐湿和贵重物品，可选择甲醛或环氧乙烷低温灭菌。

3. 在进行物品表面消毒时，光滑表面可选择紫外线消毒或化学消毒剂擦拭；多孔材料表面可选择喷雾消毒法。

第四节 无菌技术

无菌技术是指在医疗、护理操作过程中，防止一切微生物侵入人体和防止无菌物品、无菌区域被污染的技术。它是预防医院感染一项重要的基础操作技术，作为医护人员必须有严格的无菌观念，正确熟练地操作无菌技术，以确保病人的安全，防止医源性感染。

一、无菌操作的原则

1. 无菌操作的环境应清洁、宽敞、定期消毒，物品布局合理；操作前半小时应停止清扫、减少走动、避免尘土飞扬。

2. 无菌操作前，工作人员应戴好帽子和口罩。修剪指甲，并洗手，必要时穿无菌衣、戴无菌手套。

3. 进行无菌操作前应明确无菌区、非无菌区和无菌物品的概念

（1）无菌区：指经过灭菌处理而未被污染的区域。

（2）非无菌区：指未经过灭菌处理，或虽经过灭菌处理而又被污染的区域。

（3）无菌物品：指通过物理或化学方法灭菌后并保持无菌状态的物品。

4. 无菌物品放置有序，标志明确

（1）无菌物品必须与非无菌物品分开放置，并有明显标志。

（2）无菌物品不可暴露在空气中，应放于无菌包内或无菌容器内。

（3）无菌包外需标明物品名称、灭菌日期、失效日期、责任者，并按失效期先后顺序摆放。

（4）无菌包的有效期据包装材料而定，棉布包的有效期一般为 7 天。过期或潮湿应重新灭菌。

（5）一套无菌物品只供一个患者使用。

5. 操作中要注意无菌观念

（1）进行无菌操作时，操作者身体应与无菌区保持一定的距离。

（2）取放无菌物品时，应面向无菌区。

（3）取用无菌物品时使用无菌持物钳。

（4）手臂应保持在腰部或治疗台以上，不可跨越无菌区。手不可接触无菌物品。

（5）非无菌物品应远离无菌物区，无菌物品一经取出，即使未用，也不可放回无菌容器内。

（6）避免面对无菌区谈笑、咳嗽、打喷嚏。

（7）如无菌物品疑有污染或已被污染，应更换并重新灭菌。

6. 无菌物品的存取

（1）无菌物品应放在无菌容器或溶液中保存，不可过久地暴露在空气中。

（2）取用无菌物品必须使用无菌持物钳。

（3）未经灭菌的物品不可触及无菌区域。

二、无菌技术的操作方法

无菌持物钳：湿式保存法的无菌持物钳浸泡在消毒液中，消毒液面浸没持物钳轴节以上 2 ~ 3 cm 或镊子长度的 1/2。

无菌持物钳是用来夹取或传递无菌物品的器械，不直接作用于病人。

（1）类别：临床常用的无菌持物钳有三叉钳、卵圆钳和镊子三种。

（2）存放：有干罐和湿罐两种方法。

湿罐：所谓的湿罐是将经压力蒸汽灭菌后的持物钳、镊浸泡在盛有消毒液的罐内保存。罐有玻璃、搪瓷、陶瓷、不锈钢之分，且为广口；浸泡时消毒液应没过无菌持物钳关节轴上 2 ~ 3 cm、持物镊的 1/2 处。

干罐：无菌持物钳干燥保存待用。即罐内不放消毒液，是干的，多用于手术室、注射室等使用频率较高的科室。在集中治疗前开包使用，4 ~ 8 h 更换一次。

（3）使用要求：拿取时，手固定在持物钳上端的两个圆环或镊子的上 1/2 处；一个容

器只浸泡一把持物器械，以免相互碰撞而污染；取出、放回时前端闭合，不可触及容器口缘及液面以上的部位；钳、镊的前端应始终向下，不能水平，更不能倒转，以免液体回流污染持物器械；用后立即放回，并打开轴关节，以便充分接触消毒液；远处使用要连同容器一同搬移，不可只拿持物器械；换药时，不可用持物镊直接夹取油纱条或换药、消毒皮肤，应用持物镊再夹取一把镊子或止血钳；容器及无菌持物钳、镊应定期消毒，至少每周消毒一次。疑有污染，应立即更换，重新灭菌。

（4）无菌持物钳的注意事项如下：无菌持物钳不能夹取未灭菌的物品，也不能夹取油纱布；取远处物品时，应当连同容器一起搬移到物品旁使用；使用无菌持物钳不能低于腰部；打开包后的干镊子罐、持物钳应 4 h 更换。

（张桂花　苏维芳　吴彦茹）

第六章　护理心理

第一节　临床心理评估

临床心理评估是实施心理护理的第一步，也是衡量心理护理成效的基础。

一、临床心理评估的常用方法

（一）行为观察法

1. 概念　行为观察法是指对个体的可观察行为在完全自然或接近自然的条件下，进行有目的、有计划的观察记录。行为观察法是临床心理评估最常用的方法之一。

2. 特点

（1）结果比较客观真实。

（2）简便、易于操作。

（3）应用范围广泛。

（4）受护士自身能力的制约。

（5）观察指标不易定量。

3. 行为观察的设计　行为观察要考虑的因素有：

（1）确定观察行为。

（2）确定观察情境。

（3）确定观察方式。

（4）确定观察指标。

（5）确定观察的记录方法：包括叙述记录法和事件记录法。

4. 行为观察法的注意事项

（1）尽量客观、完整和准确地进行观察。

（2）注意被观察者的行为如何被其他因素所影响或改变。

（3）尽量使用日常用语记录某一事件的全过程，避免使用解释方式。

（4）观察者要有明确的角色意识。

（5）观察者应尽可能从被观察者的角度理解其行为。

（二）访谈技术

1. 概念　访谈技术是护士与病人进行的有目的的会晤。其目的是收集信息、建立良好的关系、与被访谈者达成共识、对被访谈者提出指导和给予支持。

2. 访谈内容　访谈者可根据自己的需要编制半定式访谈检查表。

3. 访谈的技巧和策略

（1）访谈的形式：①非结构式访谈，即开放式谈话；②结构式访谈，即根据目的预先设定谈话的程序、结构，并限定谈话的内容；③半结构式访谈，介于非结构式和结构式访谈之间，具有两种方法的优点，又可较好地克服不足和缺点，是较常应用的一种访谈法。

（2）访谈的技巧：包括倾听、提问、不要偏离主题、理解和记录等技巧。

4. 访谈的信度和效度

（1）评价访谈的信度和效度的方法：①将问题的形式稍作改动，于访谈后片刻重复发问，再根据问答，判断其一致性；②在另一个时间，重复访谈，判断答案的一致性；③多人进行访谈，也可获得较高的信度；④两位评分者分别对同一访谈者录音评分，计算相关性。

（2）访谈效度：指受访者的谈话内容与其真实的态度、情感、知觉的一致性，所表述事实的客观性。

二、心理测验

（一）心理测验概述

1. 概念　理测验指根据一定的心理学理论，使用一定的操作程序，给人的行为确定出一种数量化的价值。即通过观察人的少数具代表性的行为，对贯穿在人的全部行为活动中的心理特点做出推论和数量化分析的一种科学手段。

2. 常用心理测验分类

（1）个别测验和团体测验：个别测验是在某一时间内由一位施测者对一名受测者进行测量，临床上主要采用这种测验。团体测验是在某一时间内由一位或几位施测者同时对多名或几十名受测者进行测量，适用于群体心理的研究。

（2）言语测验和非言语测验：言语测验又称语文测验或纸笔测验，指测验的项目用言语或文字材料的方式提出问题，被试者必须用言语或文字材料做出回答，能测量高层次的心理品质。非语言测验又称作业测验或操作测验，指测验的内容以实物、图画、模型、工具、仪器为材料，被试者用操作或辨认作答。

（3）结构测验和无结构测验：结构测验指测验中提出的刺激意义明确，只需要被试者直接理解。无结构测验又称投射测验，指对被试者主观的刺激没有严谨的结构。

（4）能力测验和其他测验：主要种类有①能力测验，包括智力测验、发展量表和特殊才能测验等；②人格测验，用于评定被试者的情绪、性格、气质、兴趣、动机、态度和价值观等人格方面的特点；③记忆测验，用测验被试者记忆功能的量表；④神经心理测验，主要是在控制条件下评估正常人和脑损伤病人脑功能状态的心理测验；⑤适应行为评定量表，用于评定个体有效地应对生活事件的能力和顺应自然及社会环境的水平；⑥精神病学评定量表，目的是评定精神病症状，多为精神病科医生、医学心理学工作者以及精神科其他专业人员所使用。

3. 标准化心理测验的基本特征

（1）标准化是心理测验的最基本要求：最重要的包括两方面的含义，一是测验的编制、实施的过程、记分方法和测验分数的解释，都有明确一致的要求；二是在实施过程中，不论谁使用测验量表，都要严格按照同样的程序进行。

（2）标准化测验的主要技术指标：包括常模（样本、均数、标准分、百分位常模、划界分常模、比率）、信度（重测信度、分半信度、正副本相关）和效度（内容关联效度、效标关联效度、结构效度）。

（二）临床常用量表

1. 人格测验　主要测验人格中除能力以外的部分，大体上可分为两大类。一类是结构不明确的投射测验，主要是使用意义不明确的各种图形或墨迹作为刺激；另一类是结构明确的问卷或调查表。

2. 临床评定量表　临床评定量表是自然观察法的延伸，是临床心理评估和研究的常用方法。具有条目简单、内容较全面、客观、数量化、可进行比较的特点。

临床评定量表主要有：①症状自评量表；②抑郁自评量表；③汉密尔顿焦虑量表。

3. 护士用住院病人观察量表　此表是各科护士用精神科量表中使用最普遍的一种，它侧重于对病人行为障碍的纵向观察评定，可弥补仅根据交谈实施评定的不足。

第二节　临床心理护理方法

在临床护理实践中运用一般心理护理方法（如心理疏导、行为矫正训练、改善认知等），针对病人存在的认知、情绪、行为等问题实施干预，是心理护理实践中的核心内容。

一、心理支持法

1. 理论基础　支持疗法可以提高病人对现实刺激的适应力，缓解心理压力，保持心理平衡。支持疗法包括解释、鼓励、保证、指导和促进环境改善等五种成分。

2. 支持疗法的方法与技术

（1）支持疗法的一般原则

应遵循的原则有：①提供适当的支持；②调整对应激源的认知评价；③善用各种支持资源；④排除面临的困难；⑤提高应对能力。

（2）基本步骤

包括：①收集病人资料；②鼓励病人倾诉；③分析与解释；④安慰与鼓励。

二、心理疏导法

1. 理论基础　心理疏导的理论模型为：不知—知道—认识—实践效果——一般认识—再实践—效果巩固。

2. 心理疏导的意义　其意义是调动病人自身的潜能来解决自己的问题，因此需要做到以下几点：

（1）使病人能够客观地了解自己的境况。

（2）帮助病人了解自己应付困难的能力。

（3）鼓励病人建立适当的心理宣泄途径。

（4）引导和帮助病人培养稳定的情绪。

三、认知疗法

1. 理论基础　该理论认为不良情绪产生的原因在于人们对外界刺激信息的看法和评价。负性情绪是与对某一事件曲解的认知评价相互影响、相互加强的，所以打破这种恶性循环就成为认知疗法的关键。

2. 认知疗法的过程　主要分为两部分：第一步是使病人产生改变自己负性情绪的想法。第二步是进一步识别和改变病人潜在的功能失调，减少情绪障碍复发的危险。

其基本步骤是：

（1）护士鼓励病人把自己对个人和事物的看法说出来，但护士不给予评价，而是引导病人自己进行评价。

（2）护士发现问题后，就病人的实际情况进行详细讲解并告知可能会有良好的预后。

（3）护士着重帮助病人建立新的观念和新的认知，学会客观地分析和思考问题。

3. 护士协助病人的基本方法

（1）第一阶段：向病人说明，个人对经历事物的看法会影响自己的情绪和行为，如果能够客观地看待人和事物，并客观地评价自己，就可以重新建立信心。

（2）第二阶段：帮助病人理清自己的思路，提出自己的问题。

（3）第三阶段：病人改变了自己的想法，并产生改变自己行为的态度和行动。

四、行为矫正训练法

1. 理论基础　行为矫正疗法来源于学习理论，它的基本假设是：正如个体正常的行为是经过学习过程所形成的一样，个体不正常的行为也是通过学习形成的，行为矫正的过程就是消除不良行为和建立新的适应行为的过程。

2. 行为矫正的基本方法

（1）强化：能促使获得新的反应或增强原先存在的反应的过程。强化分为两类，即正强化和负强化。

（2）消退：它是一种获得性反应被反复引起而无奖励的效果，最终导致这种反应将逐渐减弱甚至消失、消退。包括两种方式，一种是与疲劳有关的反应和抑制；另一种为反应的竞争。

（3）示范：它是学习的一种方式，护士向病人演示在一种特殊环境中如何行事的过程。

（4）塑造：通过强化、消退以及示范等作用使个体的行为向预期方向发展，这个过程称为行为塑造。

3. 护士辅导病人进行行为矫正的主要步骤

包括四个步骤：

（1）问题行为的调查及确定问题。

（2）找出问题行为的关键。

（3）分析行为变化的发展因素，设立具体的矫正目标。

（4）设立评价标准。

4. 行为矫正常用的方法

（1）放松训练法：主要采取①指导病人进行呼吸控制训练；②指导病人运用沉思疗法。通过放松训练使人形成新的操作系统条件反射，对维护健康和提高适应水平有显著效果。

（2）生物反馈技术：它是运用现代电子仪器，将人体内生理信息描记，并转换成声光和数字等反馈信号，使受试者可以根据反馈信号学习调节和控制自身的生理功能活动的技术。

（3）系统脱敏疗法：又称交互抑制。系统脱敏的三个基本步骤是：①进行放松；②针对问题建立焦虑恐怖（刺激）事件等级；③脱敏疗法，一般分想象脱敏和现实脱敏两个阶段：想象脱敏是先想象低强度的刺激，产生焦虑，然后放松直至不再焦虑，之后进入下一强度等级想象脱敏；而现实脱敏是将想象的刺激情境改为现实情境，其余做法与想象脱敏相同。

五、音乐疗法

1. 音乐疗法的原理　音乐主要是通过中枢神经系统对机体进行调节。主要有：

（1）审美移情说，认为情绪在音乐情态的诱发中，获得释放与宣泄，使积极的情绪强化，消极的情绪排除。

（2）共振原理说，认为音乐通过节奏、曲调、旋律、速度、力度等因素传递信息。这些因素具备一定规律和变化频率，音响振动作用于人体各部位时，引起人体五脏六腑、肌肉、脑电波等的和谐共振，促进各器官节律趋于协调一致，从而改善各器官的紊乱状态。

（3）神经活动说，认为音乐通过人的听觉作用于人的大脑边缘系统及脑干网状结构，调节大脑皮质，使人体的内脏活动及情绪与行为有良好的协调作用。

2. 音乐疗法的方式　分为被动性和主动性两种。被动性音乐治疗活动中，病人是倾听的角色；主动性音乐治疗活动中，病人是执行者的角色。

3. 音乐疗法的作用　包括：

（1）改善疾病的症状。

（2）缓解应激反应。

（3）促进重症脑损伤病人提早清醒。

（4）增进临终关怀。

（5）减轻化疗引起的胃肠道反应。

（6）缓解慢性阻塞性肺部疾病的呼吸困难。

（7）缓解冠心病、心绞痛的症状。

（8）改善晚期多发性硬化症病人的呼吸肌无力。

4. 音乐疗法的注意事项

（1）以病人为中心，优先考虑病人的音乐喜好。

（2）治疗的环境：要求音乐治疗前最好排空大、小便，取舒适体位。治疗过程中限制声音、灯光、探访者和电话等，护理人员暂停其他护理活动。

（3）治疗过程中观察并记录病人的反应，与病人讨论音乐治疗的收获，分享病人的身心感受。

第三节　临床病症的心理护理

各种临床病症作为应激源，均可导致个体认知，情绪等心理活动变化。

一、临床常见病症的心理护理

（一）疼痛病人的心理护理

1. 心理特点　主要表现在：

（1）高度个体化的主观体验。

（2）具有明显的个体差异且不易适应，与人格特征、早期经验、年龄及性别有关。

（3）不同性质的疼痛刺激所伴随的心理反应存在很大差异。

（4）疼痛对病人的心理具有双重意义。

2. 心理护理　疼痛是一种极其复杂的主观感觉，心理护理具有良好的效果。采取的方法有：

（1）减轻病人的心理压力。

（2）分散注意力。

（3）暗示。

（4）指导想象。

（5）行为自我控制训练。

（二）急危重症病人的心理护理

1. 心理特点　主要有焦虑、恐惧、否认、孤独、抑郁、愤怒和依赖。

2. 心理护理　针对不同的心理反应采取对应的措施。

（1）针对负性情绪，稳定病人情绪是心理护理首要的工作任务。

（2）针对依赖，护士要帮助病人形成明确的、有积极意义的、可实现的目标，使其从实现目标中获得自信和成就感，逐步摆脱依赖。

（3）针对否认，鼓励病人接受患病事实，纠正认知偏差。

（4）提供咨询，以缓解病人的紧张和压力。

（5）优化环境，促进病人身心舒畅。

（三）角色适应不良病人的心理护理

1. 疑病症倾向病人的心理护理

（1）疑病症倾向：病人过分关注其身体状况，担心或深信自己患有一种或多种躯体疾病，反复就医，经多项检查均不能证实其有疾病存在时，也不能消除病人的顾虑。

（2）心理特点：包括求治心理、埋怨心理、紧张与焦虑，具有固执、多疑、敏感、谨慎等性格特点。

（3）心理护理：包括消除病人心理压力、帮助病人转移注意力及完善个性等。

2. 多重抱怨病人的心理护理

（1）多重抱怨病人：病人常主诉多种系统及器官的不适症状，但其症状大都很含糊；有时病人还抱怨生活、工作和社会；抱怨医生医疗水平不高等。

（2）心理特点：多表现为强烈不满情绪及焦虑、悲观失望等负性情绪体验。病人大多具有特殊的人格特征，比较敏感、顽固等。

（3）心理护理：包括①耐心倾听；②换位思考；③加强与病人的沟通。

3. 愤怒病人的心理护理

（1）心理行为表现　①情绪易激动，易激惹；②自控力下降；③出现攻击性行为。

（2）心理护理　①理解与解释；②帮助病人有效宣泄；③帮助病人适当地控制情绪。

4. 依赖性人格病人的心理护理

（1）依赖人格：又称“被动依赖人格”。它是在某些不健全的先天素质基础上，在后天不良社会文化环境的影响下所导致的人格发展的病态或人格结构破坏，出现人格结构的内在不协调，或称正常人格的偏离，是一种原发性人格障碍。

（2）心理行为表现：病人表现出信心不足，缺乏主见、过分顺从，其行为表现较幼稚。

（3）心理护理：护士要帮助病人充分认识依赖的危害，提高病人的自己动手能力，恢复自信心，正确客观地评价自己。

二、临床特殊病症的心理护理

（一）自杀行为者的心理护理

1. 心理过程　分为三阶段：

（1）第一阶段：形成自杀动机。其动机大致可分为三种：解脱、自罪自责和报复。

（2）第二阶段：心理矛盾冲突。自杀动机产生后，求生本能可使自杀者陷入生与死的矛盾冲突，最终难以做出自杀决定。

（3）第三阶段：表面平静阶段。自杀者不再谈论或暗示自杀，情绪好转，抑郁减轻，显得平静。表面平静有时是其心理状态好转的表现，但有时是其自杀决心已下的表现。

2. 心理护理

（1）解除心理压力：防止自杀的最好办法不是关注自杀本身，而是更多地关注导致其自杀的因素。

（2）观察心理行为：护士应及时从自杀者的行为表现中察觉其自杀企图，并立即加以疏导、解救和阻止，以达到防患于未然的目的。

（3）重建心理健康：引导当事人正确对待生活中的挫折和失败，冷静客观地分析原因，乐观、豁达地看待人生。

（4）调动社会支持：争取其家庭、社会的理解与支持，发动家庭社会支持系统共同给予病人身心支持，使当事人恢复最佳的精神状态。

（二）残障病人的心理护理

1. 残障病人的心理特点　包括心理危机、自卑与抑郁、依赖与退化、人格改变。

2. 残障病人的心理护理

（1）心理危机干预：可采取的危机干预措施有：①转移病人的注意力；②制订护理目标时应使病人努力后可以达到，以缓解其负性情绪；③使病人得到良好的暗示，以利于其树立康复的信心。

（2）重建合理认知：帮助病人正视现实，接受目前处境；教病人与自己的不合理信念辩论。

（3）实施心理疏导：讲解伤残的性质和预后，及时提供其功能恢复的良性信息，增加配合治疗的积极性；理解和接受并鼓励病人说出心中的苦恼与烦闷，改善情绪障碍。

（4）利用社会支持　①说服其家属体谅、理解病人的各种负性心理反应，给予病人耐心细致的关心和照顾；②与其单位沟通，帮助病人度过困难时期；③提倡尊重残障者的社会风气，给他们献爱心、送温暖，使他们以正常心理状态勇敢面对自身残障。

三、常见神经症性障碍病人的心理护理

（一）神经衰弱病人的心理护理

1. 神经衰弱病人的心理特点　为自控力下降、易烦躁、易激动。

2. 神经衰弱病人的人格特点　多具有内向、自卑、缺乏自信、多疑、敏感、主观、好强、急躁、自制力弱等特点。

3. 神经衰弱病人的心理护理　包括：①建立良好的护患关系；②引导认知疾病的性质；③指导防病及自我调节。

（二）躯体形式的自主神经功能紊乱

1. 心理特点　包括紧张、焦虑、疑病和求助。

2. 人格特点　病人多具有神经质个性特征，更多地把注意力集中于自身的躯体不适及相关事件，导致感觉阈值下降，增加了对躯体感觉的敏感性，使其易产生各种躯体不适和疼痛。

3. 心理护理　包括：①提高认知能力。②心理支持。③分散注意力。④运用暗示。

第四节　临床疾病的心理护理

在许多疾病的发生发展和演变过程中心理因素都扮演着重要角色，这类疾病被统称为心身疾病。心身疾病通常都有生理功能和组织结构的病变，因此心身疾病也称为心理生理障碍。

一、原发性高血压

1. 人格特点　高血压病人大多有易焦虑、易激动、行为带有冲动性、求全责备、刻板主观等性格特点。

2. 心理特点　包括焦虑、紧张、猜疑、恐惧和偏执。

3. 心理护理

（1）缓解心理应激源：包括①综合应用观察法和调查法，评估病人心理状态；②运用沟通技巧，有效缓解病人的心理压力，消除不良反应，稳定病人的情绪；③帮助病人理清思路，恰当地评价自己的能力。

（2）指导病人实施自我心理护理：包括①建立合理认知；②控制情绪；③合理安排生活。

（3）疏导负性情绪：①帮助病人客观自知；②帮助病人了解自己；③鼓励病人宣泄压力；④引导病人的能动性。

二、冠心病

1. 人格特点　A 型人格被认为是冠心病病人的典型人格特点。

2. 心理特点　包括恐惧、焦虑、抑郁和依赖药物。

3. 心理护理

（1）纠正不合理认知：帮助病人正确认识疾病的相关知识以及药物治疗时应注意的问题。

（2）实施行为矫正：①评估病人的行为特征；②制订训练计划，明确训练目标；③设置评价标准；④实施矫正措施。

（3）稳定情绪：①评估病人的情绪状态；②指导病人合理自我暗示；③指导病人处理关系；④消除病人的紧张情绪。

（4）进行正确的健康指导：指导病人合理饮食、休息及娱乐等。

三、支气管哮喘

1. 人格特点　支气管哮喘病人没有单纯或统一的人格类型；很多支气管哮喘病人有强烈的乞求他人保护的潜意识；特殊的乞求愿望由母亲对哮喘儿童的态度所引起。

2. 心理特点　包括紧张、焦虑、烦躁和恐惧。

3. 心理护理　在疾病发作期，重点是提供心理支持。在疾病缓解期，主要是了解发作诱因、针对性心理护理以及指导病人自护。

四、消化性溃疡

1. 人格特点　一般表现为孤独、缺乏人际交往、依赖性强、被动拘谨、顺从、缺乏创造性。由于其习惯自我克制，使迷走神经反射兴奋，胃酸和胃蛋白酶原的水平明显增高，易诱发消化性溃疡。

2. 心理特点　包括焦虑、抑郁和恐惧。

3. 心理护理　包括：

（1）对疾病的合理认知。

（2）提供心理支持。

（3）加强健康指导。

五、恶性肿瘤

1. 人格特点　多数研究倾向于癌症病人具有C型人格特征。其特征是：情绪表达减少和压制情绪反应。主要表现为原谅一些不该原谅的行为，与他人过分合作，尽量回避各种冲突，不表达愤怒等负性情绪，屈从于权威等。他们常自感无所依靠、无能为力而处于情绪低沉、悲观、绝望状态。

2. 心理特点　在恶性肿瘤的发现期，病人主要表现为焦虑和侥幸心理；在恶性肿瘤的确认期，表现为恐惧、怀疑与否认、愤怒与沮丧、认可和依赖；在恶性肿瘤的治疗期，病人的心理活动常随着治疗及病情的变化而变化。

3. 心理护理　包括：

（1）慎重告之诊断。

（2）协助行为矫正。

（3）积极心理暗示。

（4）实施心理疏导。

（5）引导有效应对。

（6）强化社会支持。

(7) 榜样示范。

六、糖尿病

1. 心理特点 包括负性情绪、怀疑、拒绝和厌世。

2. 心理护理 包括:

(1) 情绪疏导。应用交流,鼓励病人倾诉,转移注意力,提供积极信息的方法加以疏导。

(2) 健康教育。对病人进行教育前评估,选择恰当的教育内容,确定教育方式,最后进行效果评估。

(3) 鼓励病人积极参与相关活动。

(4) 倡导身心自护。使病人正确认识糖尿病,从而放送情绪,保持愉快心情。

七、甲状腺功能亢进

1. 心理特点 一般表现为情绪不稳易激惹、敏感多疑和淡漠。

2. 心理护理

(1) 实施心理疏导:①对情绪易激惹的病人,护士应向病人耐心解释甲亢得到控制后其情绪即会好转,并指导病人适度宣泄情绪;②对敏感多疑的病人,护士应给予耐心细致的解释,消除其顾虑,取得其配合;③对淡漠的病人,护士要主动热情地关怀病人,安排好治疗和生活。

(2) 争取亲友的理解配合:护士应多与家属交流,协调病人与家属的关系。

第五节 临床治疗的心理护理

一、药物治疗

1. 药物的心理效应 药物的心理效应是病人对医生的威信、对药物的信任感和接受药物治疗时的体验、评价,治疗时对外界的暗示等多种心理作用。

2. 影响药物心理效应的因素

(1) 文化因素:病人的文化层次、社会地位和经济状况等因素均会影响药物的心理效应。

(2) 人格特征:一般认为,不同性格或特定精神状态均可显著影响个体的药物感受性。

(3) 药物种类:镇静、镇痛、助消化等消除病症为主的药物易产生心理效应,而抗生素、抗寄生虫、解毒剂等消除病因为主的药物以产生生理效应为主。

(4) 药物附属特性:药物的名称、剂型、包装、生产厂家也会影响病人对药物的信任。

(5) 病人的用药心理:病人喜欢使用作用强、见效快、安全的药物。

(6) 用药的方法和途径:服药次数少,采用注射途径的药物可产生较高心理效应。

3. 药物的心理依赖

(1) 心理性药物依赖的临床表现:病人表现为强烈的用药愿望,用药后病人自觉症状消失;得不到药物病人就感觉症状加重。

(2) 产生药物心理依赖的因素:包括人格因素、疾病因素、药物因素和群体因素。

4. 药物治疗病人的心理护理

(1) 一般药物治疗病人的心理护理：①做好用药前指导。用药前，根据病人的具体情况选择给药时机；②运用积极的暗示。护士应在给药前用语言及行为给予病人积极的心理暗示；③建立良好的护患关系。

(2) 化疗病人的心理护理：①化疗前应耐心向病人介绍化疗的必要性、化疗方案及药物的毒副作用；②化疗中应及时向病人讲解化疗的有关信息；③化疗后则主动与病人沟通，鼓励安慰病人。

二、手术治疗

1. 手术病人的心理特点

(1) 术前病人的心理特点：表现为紧张、焦虑、担忧和恐惧。

(2) 术后病人的心理特点：可出现一段积极的心理反应期。但有些病人在病情平稳、脱离生命危险后，也可能进入术后抑郁阶段，主要为悲观失望、睡眠障碍，甚至出现自杀倾向。

2. 手术病人的心理护理

(1) 术前病人的心理护理：①提供信息；②行为控制：帮助病人学会行为控制技术；③发挥社会资源的作用。

(2) 术后病人的心理护理：①反馈手术信息；②护士可运用分散注意力、暗示、指导想象等方法缓解和解除患者疼痛，必要时遵医嘱使用镇痛药；③克服抑郁。

三、透析治疗

1. 透析治疗病人的心理特点　主要有矛盾、焦虑与抑郁、孤独、敌对情绪。

2. 透析治疗病人的心理护理

(1) 透析前：与病人建立良好的护患关系，了解不良情绪产生的原因，做好解释安慰，与病人共同商讨对策。

(2) 透析时：主动介绍有关知识，消除病人的紧张心理。

(3) 透析后：告知可能出现的并发症，使病人能及时应对和处理，并保持良好心态。

四、器官移植

1. 器官移植病人的心理特点

(1) 异体物质期病人：主要心理反应是抑郁。

(2) 认同期病人：病人抑郁、恐惧情绪好转，但其心理特点可能受供者的影响而变化。

(3) 同化期病人：因供者的影响，受者的人格特点发生变化，女性病人的心理活动变得男性化，而男性病人则呈女性化倾向。

2. 器官移植病人的心理护理

(1) 术前认真讲解，使病人了解手术的基本情况和风险。

(2) 术后心理护理重点集中在异体物质期。

（张桂花　苏维芳　吴彦茹）

第七章　健康教育

随着社会的进步，人们的健康需求不断增加，人们比以往更关注自身的健康状况，尽管各国对医药卫生的投入在快速增长，但两者仍然存在差距，这就需要寻求一种有效利用资源和最大限度发挥资源作用的途径。而健康教育与健康促进正是一项投入少、产出高、效益大的保健措施，健康教育作为卫生保健的战略措施，已经得到世界的公认。健康教育在这种社会需求的推动下，已经取得了巨大进展，较完整的科学体系已逐步形成，健康教育与健康促进的理论和实践均获得蓬勃发展。

护理健康教育作为健康教育的一个重要分支，正在经历着一个迅速发展和崛起的阶段，随着医学模式的改变，健康内涵的升华，护理模式也相应地由“以疾病为中心”转变为“以健康为中心”的系统化整体护理，健康教育成为护理的重要组成部分，而护理健康教育已经成为护理学专业最受瞩目的学科之一。

第一节　概述

一、健康与疾病的概念

（一）健康

世界卫生组织（WHO）在其《宪章》中提出了人类健康的“三维观”，即健康不仅是没有疾病和身体缺陷，还要有完整的生理、心理状态与良好的社会适应能力。健康的概念不再仅仅限于生物学领域，而是与社会、心理、环境等诸多因素联系在一起。健康的新定义在基于人类对自身的认识，在医学模式从单纯的生物医学模式向生物—心理—社会医学模式的转变过程中发生着变化。其概念的内涵可以从以下几个方面来理解：

1. 改变了健康的导向，冲破了一直把健康的着眼点局限在有无疾病的传统健康观的范畴。

2. 对健康的解释从过去局限在人体生命活动的生物学范围，扩大到生物、心理、社会诸多方面。

3. 从关注个体健康扩大到重视群体健康，把健康纳入人类社会生存的广阔背景中。

4. 把健康看成一个动态的、变化的过程，因此可以从不同水平、用不同标准来衡量健康。

（二）疾病

疾病是机体在一定的条件下，受病因损害作用后，因自我调节紊乱而发生的异常生命活动过程或者称为异常生命状态。病因包括致病的细菌、病毒、癌细胞、有毒有害物质或异常的情绪状态等。疾病的发生即在一定的内外因素作用下，人体原有的免疫防御系统的平衡状态或原有正常的平衡状态被打破，使机体各器官系统之间以及机体与外界环境之间的协调关系发生障碍，从而引起各种症状、体征和行为异常，特别是环境适应能力和劳动能力的减弱甚至丧失。无论发展中国家还是发达国家都需要在应对传统的感染性疾病及母婴卫生问题的同时，关注慢性病、新的传染病、意外伤害、精神及环境卫生问题等。

现代疾病观的定义包括了以下几个特点：

1. 疾病是生命活动中与健康相对应的一种现象，是发生在人体一定部位，一定层次的整体反应过程。

2. 疾病是机体内部动态平衡的失调和破坏，正常活动的偏离，功能、代谢与形态结构的异常以及由此产生的机体内部各系统间和机体与外界环境间的协调发展障碍。

3. 疾病不仅是体内的一种病理过程，而且是对内外环境适应的失败，是内外环境因素作用于人体的一种损伤性的客观过程。

4. 疾病不仅仅是躯体上患病，也包括精神、心理方面的异常。整个疾病过程是身心因素相互作用、相互影响的过程。

（三）健康与疾病的关系

健康与疾病是对矛盾体，在一定条件下可以互相转化。疾病发生与否、如何转化可以用唯物主义的辩证法加以解析。人体内在的矛盾引起表面现象的变化，就是疾病的发生、发展的量变过程。如果健康促进的行为，使疾病出现的过程能够终止，使疾病的发生过程逆转，就如同矛盾的双方相互转化一样，使人表现为逐渐向健康的过程发展，使这对矛盾能够向着好的方面发展，防止发生质的变化，人就获得了健康。20 世纪 70 年代，有人提出健康与疾病是连续统一体的观点，疾病和健康之间有时很难找到明显的界限，它们之间存在过渡形式，即认为这两者是一种线性关系。在人的生命活动中完全健康与死亡是一条线的两个极端，每个人的健康每时每刻都能在这两个极端的连线上找到自己的位置，并不断变化。从健康到疾病是一个由量变到质变的过程，任何质变过程，无论是飞跃还是渐变，都是两种状态之间的过渡。从一种状态向另一种状态过渡，原则上都要经历中间状态的一切过程。这种中间过渡状态即称亚健康状态。“亚健康状态”被认为是一种非病态非健康而有可能趋向于疾病的状态，又称“次健康”、“病前状态”等。健康和疾病的关系归纳起来主要是以下两点：

1. 健康与疾病之间没有明确的分界线。在任何时候，一个人的健康总是相对而言的，没有完全的健康，即使是极佳的健康状态下仍然存在不健康的因素。

2. 健康与疾病是一个不定的、动态的概念。根据每个人的生理、心理和社会适应情况，可综合成一个能代表健康状态的圆点，而它在健康—疾病轴上的位置，每时每刻都在变化，因为它受到发生在个人生活中的事件和个人生理过程的影响。

（四）健康与疾病的影响因素

世界卫生组织发表的《健康促进和健康保护措施》指出影响人体健康平衡和健康潜能有 7 个方面的因素。它们分别是：①生物遗传因素。②自然环境因素。③生活方式和个人习惯。④社会文化系统。⑤社会政治经济状况。⑥医疗卫生服务体系。⑦个体健康潜能。

二、健康教育

（一）概念

健康教育是通过有计划、有组织、有系统的社会和教育活动，运用传播、教育等手段，促进人们自觉地采纳有益健康的行为和生活方式，消除或减轻影响健康的危险因素，促进健康。通过健康教育，达到使健康成为有价值的社区资产；提供人们相关的健康知识技能，使其能加以运用并解决自身的健康问题；促进健康服务发展的目的。

（二）研究内容

健康教育主要包括如下研究内容：

1. 按目标人群或场所分　城市社区健康教育；农村社区健康教育；学校健康教育；职业人群健康教育；医院健康教育等。

2. 按教育目的或内容分　疾病防治的健康教育；生活方式的健康教育；心理卫生健康教育；营养健康教育；环境保护的健康教育等。

3. 按业务技术或责任分　健康教育的行政管理；健康教育的组织实施；健康教育的计划设计；健康教育人才培训；健康教育的评价；健康教育材料的制作与媒介开发；社区开发的组织等。

（三）健康教育的发展

健康教育专业化确立于20世纪20年代，其专业理论和科学体系在实践中不断发展和完善。1978年，世界卫生组织在著名的《阿拉木图宣言》中将健康教育列入初级卫生保健8项任务之首。

在我国，健康教育最初表现形式为健康知识传播，例如《韩非子·五蠹》记载“上古之世取火以化腥臊”的传播，《淮南子·修务训》记载“神农尝百草之滋味水泉之甘苦令民知所避就”，等等。约公元前500年，扁鹊提出“信巫不信医六不治也”，和媚神事鬼的巫祝进行斗争；宋代蔡襄“晓人以依巫之谬，使归经常之道”，等等。这些知识的传播，对于提倡医术，反对用巫祝祈祷等愚昧无知的迷信活动治病，不仅对于维护人类健康起到了重要作用，对于推动社会进步与发展也有积极意义。健康教育概念的正式引进及健康教育体系的建立与发展，则始于20世纪80年代中期。中华人民共和国的健康教育工作，在20世纪80年代中期以前，以“供应宣传材料和进行各种卫生宣传活动”为当时健康教育的主要工作内容。这样的活动模式被称为“卫生宣传”。卫生宣传的主要形式为：领导和专家确定传播内容→制作传播材料→向群众传播。这一模式的目标，一是传播卫生知识，主要是疾病防治和个人卫生、环境卫生知识等基础卫生知识；二是宣传卫生工作，主要为宣传卫生工作方针政策和先进典型。知识传播多为单向传播，卫生工作宣传多带有政治性。20世纪90年代，我国的健康教育事业进入了一个全新的发展时期。我国陆续建立了中国健康教育研究所、中国健康教育协会、中国吸烟与健康协会等国家级健康教育组织机构，在原上海医科大学（现复旦大学医学院）等大中专学校陆续设立了健康教育专业，编辑出版了《健康教育学》、《健康行为学》等健康教育专著，并组织了多种类型的健康教育在职培训，拓展健康教育工作内容，发展了原有的健康教育工作方法，使我国的健康教育迅速由经验工作，发展为应用现代管理学、行为学、传播学、心理学等学科理论进行组织管理。以健康相关行为为目标，以干预影响健康的因素为手段，使用适宜的传播教育方法和科学方法确定目标和策略，组织开展健康教育活动。“卫生宣传”工作模式，迅速发展为“健康教育”。世界卫生组织提出的健康促进理论、联合国儿童基金会提出的社会动员理论在我国运用以后，我国的健康教育迅速提高到一个新的水平。健康教育迅速由干预个体、群体、社区健康相关行为的一维世界，走向影响健康的公共政策、环境、社区行动、个人健康技能和卫生服务方向的多维空间。健康教育逐渐作为卫生工作的先导与基础，成为卫生工作的中心任务，成为医疗、预防、保健、康复等卫生工作的各个方面的重要工作内容。

国内外的理论和实践证明，开展健康教育，帮助人们增长卫生知识及自我保健意识，改变不健康的行为和生活方式，建立健康、科学的生活方式，对提高全民素质和全社会的精神文明程度具有重大的意义和作用。

三、健康促进

（一）概念

《渥太华宪章》明确提出了健康促进的概念："健康促进是促使人们提高维护和改善他们自身健康的过程。"此概念包含以下内容：

1. 健康促进着眼于整个人群的健康，致力于促进个体、家庭、社会发展各自的健康潜能，其中包括培养有利于健康的生活方式和行为、促进社会、经济、环境以及个人有利于健康因素的发展。它包括人们日常生活的各个方面，而不是仅限于造成疾病的某些特定危险因素。

2. 健康促进的活动主要作用于影响健康危险因素。

3. 健康促进运用多学科理论，采用多种形式相配合的综合方法促进人群的健康。工作方法包括传播、教育、立法、财政、组织、社会开发等。

4. 健康促进特别强调社区群众的积极有效地参与，强调启发个体和群体对自身健康负责并且付诸行动。

5. 开展健康促进不仅需要卫生部门的努力，还要有社会领域各方面的参与。

（二）健康促进的任务

《渥太华宪章》提出了健康促进的 5 大任务：即制订健康的公共政策，创造支持性环境，强化社区行动，发展个人技能，调整卫生服务方向。

1. 制订能促进健康的公共政策。健康促进的含义已超出卫生保健的范畴，所解决的问题不仅是医学问题，更是一项社会问题。因此明确提出要强化政府行为，制订、协调并实施相应的健康促进政策和法规，以利于健康促进行动的开展。

2. 创造支持性环境。健康促进在于创造一种安全、舒适、满意和愉快的生活和工作环境。任何健康促进的公共策略必须提出和保证社会和自然环境有利于健康的发展。

3. 加强社区的行动。充分发动社区的力量积极有效地参与卫生保健计划的制订和执行，以使其认识自己的健康问题，并提出解决问题的办法。

4. 发展个人的技能。通过提供健康信息、健康教育和提高生活保健技能来支持个人和社会的发展，帮助人们更有效地维护自身的健康和生存环境。

5. 调整卫生服务方向。医疗卫生部门要改变仅仅提供临床治疗服务的模式，向提供健康促进服务的方向发展。

（三）健康促进理论的产生

1978 年 9 月，世界卫生组织和联合国儿童基金会在苏联阿拉木图召集了有 143 个国家参加的国际初级卫生保健大会。其在会上发表了全球卫生工作具有重要里程碑意义的《阿拉木图宣言》。宣言提出的初级卫生保健内容和策略可以认为是健康促进理论的雏形。《阿拉木图宣言》提出了以下主要工作内容：

1. 健康是基本人权，达到尽可能高的健康水平是世界范围内的一项最重要的社会目标。

2. 所有国家均应关注人民健康状态。

3. 国际新经济秩序为基础的经济和社会发展，首要任务是充分实现人人享有卫生保健并缩短不平等的差距。健康既是资源，也是目的。增进并保障人们健康对社会经济的持续性发展是第一位的，并有助于提高生活质量和维护世界和平。

4. 人民有个别或集体地参与他们的卫生保健的权利和义务。

5. 政府对其人民的健康负有责任。

6. 初级卫生保健建立在切实可行、学术可靠而又能为社会接受的基础上。

7. 初级卫生保健，要求符合各个国家及社区的政治、经济、卫生工作特点并针对当地的主要卫生问题，提供以健康教育为首要内容的促进、预防、治疗和康复服务。在这一过程中，要求国家及有关部门和卫生部门协作，并最大限度地提高人们参与的能力，同时改善卫生服务。

其他还包括政府制订有利于初级卫生保健的政策；开展国际合作；提供资源保证。

1986 年 11 月，世界第一届健康促进大会在加拿大渥太华召开，会议发表了世界第一届健康促进大会宣言——《渥太华宪章》，《渥太华宪章》的发表标志着健康促进理论的建立，使健康促进在全球迅速得到发展。2000 年，世界第五届健康促进大会在墨西哥城召开。参加会议的各国卫生部部长共同制订了《国家健康促进行动规划框架》。确定了健康促进的 6 个目标：确立健康是人类的基本权力和社会经济发展的资源之一；动员财力、人力和技术资源，建立可持续发展的社区和机构，促进能力发展，使之成为处理健康的主要的决定因素；加强各级政府和社会各界对社会不平等问题和性别不平等的认识；普及健康促进的知识，提高人们对自身潜能和能力的认识；促进积极参与，创造支持性环境从而加强社区团结，促进能力发展；将健康促进系统地纳入到卫生保健体制改革的议程中去。

四、健康教育与健康促进

（一）健康教育与健康促进的关系

健康教育起源于第二次世界大战结束后的欧洲学校卫生教育，后发展成社会各种人群的卫生知识补偿教育，对于后者是不可能通过正规的课堂教育来实施的，而是借助于传播的手段来实现并采取一系列有计划、有目的的健康促进活动来巩固其传播和教育的效果，这就是人们所理解的卫生宣传教育。20 世纪 70 年代开始的以改变人们行为方式为主要目标的第二次公共卫生革命，其强调的是社会、团体和个人的参与，即把个人的自我保健行为与健康教育、政府政策等环境支持即促进行为有机结合，形成一种合力，共同参与健康，提高社区和社会的健康水平。所以健康教育的概念又得到进一步的延伸，它不仅包括健康教育的教育和传播全过程，以及一系列的社区健康教育促进活动，还包括以促进社会和社区健康为目标的社会预防性服务，行政干预措施，以及社会支持体系等，于是产生了一种新的概念：健康促进。所以，健康促进是由健康教育发展和演化而来的，它的含义较健康教育更为广泛，它包括政策、经济支持等各项策略，它是一个完全社会化的问题，强调的是社会、部门以及个人对促进人类健康而承担的义务和责任，以及应采取的行动和策略。

换言之，健康促进是健康教育和行政手段的结合，健康教育是健康促进的重要内容之一，在健康促进中起主导作用，而政策、法规和组织等行政手段的强有力的支持则是使健康教育卓有成效的保证。

（二）健康教育与健康促进的形式

健康教育与健康促进的形式多种多样。通过各种健康教育活动，对广大群众晓之以理动之以情，使其在潜移默化之中，掌握知识树立信念，改变行为，逐步减少以至消除疾病的危险因素。倡导利用大众媒介传播手段进行健康教育，如电视、广播、报刊等，发挥它们传播快速、覆盖广、群众喜闻乐见的特点，向群众宣传卫生知识和健康信息。采用宣传画图片、标语、展牌等形象化健康教育形式，举办小型流动展览，在社区范围内对重点人群进行针对性健康教育。发挥医疗机构健康教育的特殊作用，医务人员对重点人群、高危人群、特殊人群开展面对面的口头教育与咨询服务，使健康教育生动活泼、引人深思。

2005 年，我国卫生部制订了《全国健康教育与健康促进工作规划纲要（2005 ~ 2010年)》(以下简称纲要)。《纲要》总目标是建立和完善适应社会发展需要的健康教育与健康促进工作体系，提高专业队伍素质，围绕重大卫生问题，针对重点场所、重点人群，倡导健康的公共政策和支持性环境，以社区为基础，开展多种形式的健康教育与健康促进活动，普及健康知识，增强人们的健康意识和自我保健能力，促进全民健康素质提高。《纲要》提出：

1. 建立和完善适应社会发展的健康教育与健康促进工作体系。
2. 做好重大疾病和突发公共卫生事件的健康教育与健康促进。
3. 广泛开展农村健康教育与健康促进，积极推进“全国亿万农民健康促进行动”。
4. 深入开展城市社区的健康教育与健康促进。
5. 开展以场所为基础的健康教育与健康促进。
6. 重点人群健康教育与健康促进。
7. 控制烟草危害与成瘾行为。

第二节　健康相关行为

健康教育的核心是行为转变，健康教育的性质、目的与任务必然要与行为科学紧密结合起来。健康教育的最终目的是使人们改变不利于健康的行为，采纳有利于健康的行为。

一、行为

人的行为是指具有认识、思维、情感、意志等心理活动的人对外环境因素做出能动的反应，这种反应可能是外显的，能被他人直接观察到；也可能是内隐的，不能被直接观察。内隐行为需要通过测量和观察外显行为来间接了解。简单地说，行为（behavior）是有机体在外界环境刺激下所引起的反应，包括内在的生理和心理变化。人类行为表现多种多样，但其基本规律是一致的。美国心理学家伍德渥斯提出了 S—O—R 行为表示式：

S——O——R

刺激——有机体——行为反应

人类行为总的来说受以下 3 个方面因素的影响。

1. 遗传因素　遗传是指父母的形态特征、生理特征、心理特征和行为特征通过遗传基因传给子代的生物学过程。遗传对人类行为发展有着极其重要的影响。遗传是个体行为发展的基础，它提供了行为发展的水平及模式特征。

2. 环境因素　环境因素是围绕着人类的外部世界，是人类赖以生存和发展的社会和物质条件的总和，为人类行为发展提供发展的可能性和现实性。人的一切行为均诱发自某种程度的环境刺激；反过来，这些行为都发生在环境中，并对环境造成影响。所以环境即是行为的激发者，又是其接受者。决定人类行为的环境因素主要包括内部环境因素和外部环境因素。内部环境因素主要是指机体的内环境；外部环境因素包括自然环境与社会环境。

3. 学习因素　单靠遗传和成熟发展的少数本能行为是不能适应变化的环境的。只有通过学习而获得的条件反射的建立、操作条件反射的形成和社会观察的学习，才能适应不断变化的环境。学习对人类许多社会行为的形成有着重要的决定性作用。人类的各种行为都是后天得到的，学习是行为发展的促进条件。学习的方式有两大阶段：第一阶段以模仿为主，分为无意模仿和强迫模仿。无意模仿大多是日常生活行为，如儿童在公共场合看到别人随地吐痰，他在无意中就学习模仿，养成不爱护环境卫生的习惯。有意模仿带有主动性，被模仿大多是自己崇拜或钦佩的行为，如名人的举手投足，模特的行为举止等。强迫模仿是指按照规定的行为模式学习，如队列训练等。现代教育学认为，儿童青少年时代，上述阶段的学习是必要的，但在行为发展进入自主发展阶段后，尤其当学习一些复杂、专门的高级的行为时，仅仅靠模仿是远远不够的，必须通过系列教育和强化教育，既通过第二、三阶段的学习方式来实现。大致过程是先在教育者的启发下，全面认识和理解目标行为，从理性上感受到自身对它的需要，再去实现和学习该行为，并在各种促成和强化因素的作用下得以强化和巩固。很明显，通过健康教育改变不良行为和培养新的健康行为的过程大多依靠这种形式，其中通过自己独立思考来学习的成分居多。

人的行为与健康密切相关，人的行为既是健康状态的反映，同时又对人的健康产生巨大的影响。良好的行为可以增进健康，预防疾病；不良的行为则严重危害健康。

影响健康的行为多种多样，要维护人类健康，人们必须要认识到行为对健康的影响，强化健康意识，建立或改变与健康相关的行为。

（一）健康相关行为

健康相关行为指的是个体或团体与健康和疾病有关的行为。按行为对行为者自身和他人健康状况的影响，健康相关行为可分为促进健康的行为简称健康行为（healthy behavior）和危害健康的行为，简称危险行为（risky behavior）两种。

1. 促进健康行为　是指个体或群体表现出的朝向健康或被健康结果所强化的行为，客观上有益于个体与群体健康的一组行为。促进健康行为包括 3 个方面的含义：①这些行为在客观上对健康有利，而且不损害他人的健康；②作为健康促进行为，要表现得相对明显，要有一定的力度；③作为健康促进行为要表现出相对的稳定性，行为要持续一段时间，短暂的、一过性的行为不能成为健康促进行为。如偶尔参加体育运动就不能算是健康促进行为。由此，可以得出健康促进行为的 5 个判断标准：

（1）有利性：行为表现有利于自身、他人乃至整个社会的健康，如不吸烟、不酗酒。

（2）规律性：行为表现有恒常的规律，如定时、定量进餐。

（3）适宜性：行为的强度要在有利于健康的常态水平上。如经常性的、有规律地进有氧运动锻炼有利于健康，而竞技运动则会影响健康。

（4）同一性：行为要有内在的和外在的同一性，行为不存在心理冲突、机体冲突和社会冲突，也不存在与环境间的冲突。

（5）个体性与和谐性：指个体的行为应反映自己固有的特征——个性。但这些行为若与他人或环境发生冲突时，又能够随自身和外界的条件变化来加以调整。

在对具体行为进行判断，看其是否属促进健康行为时需要注意，这一行为至少应具备上述标准中的两条以上。在实际生活中，促进健康的行为主要有两种表现形式：一是对健康有利行为的巩固或维持；二是对危害健康的行为加以放弃或减少、减弱。如戒烟、改变偏食习惯等。

2. 人类的行为千差万别，同一个人在不同的条件下有不同的行为表现，不同的人在同一条件下也有不同的表现，不同的行为表现对人的身心健康具有不同性质的影响。我们应该巩固和培养促进健康的行为，摒弃有害健康的行为。行为与健康有不可分割的关系，研究其间的关系，改变人们的不良生活方式和行为习惯，养成促进健康行为，从而达到预防疾病、增强健康、提高生活质量的目的。促进健康行为有很多，根据其特点可把它分为以下几类：

（1）日常健康行为：指日常生活中一系列有益于健康的基本行为，如合理营养、平衡膳食、积极锻炼、积极的休息与适量的睡眠等。

（2）戒除不良嗜好：不良嗜好指的是日常生活中对健康有危害的个人偏好，如吸烟、酗酒与滥用药品等。

（3）避开有害环境行为：这里的环境危害是广义的，包括人们生活和工作的自然环境与心理社会环境中对健康有害的各种因素。主动积极地或消极的方式避开环境危害也属于健康行为，如离开污染的环境、采取措施减轻环境污染、积极应对那些引起人们心理应激的紧张生活事件等都属此类行为。

（4）保健行为：指正确、合理地利用卫生保健服务，以维护自身身心健康的行为，如定期体格检查、预防接种、患病后及时就诊、咨询、遵从医嘱、配合治疗、积极康复等。

（5）预警行为：指预防事故发生和一旦事故发生后采取正确的行为，如使用安全带，溺水、车祸、火灾等意外事故发生后的自救和他救即属此类健康行为。

（6）求医行为：指察觉到自己有某种疾病时，寻求科学可靠的医疗帮助的行为，如主动求医、真实提供病史和症状、积极配合医疗护理、保持乐观向上情绪等。人们对疾病症状的察觉和认识程度、文化教育程度、不同年龄的人群，都可以对之发生影响。此外，影响因素还有生活方式、个人信念、民族传统等。

（7）遵医行为：发生在已知自己确有病患后，积极配合医生，按照医生开列处方进行治疗和遵医嘱进行预防保健的一系列行为。就医方式、对医生的满意程度、期望的一致性、医嘱理解、治疗方式等对之皆有影响。

（8）患者角色行为：它有多层含义，如有病后及时解除原有的角色职责，转而接受医疗和社会服务；在身体条件允许下发挥主观能动性；伤残致病后，积极主动地做好康复；

以正确的人生价值观和归宿感对待病残和死亡。

根据三级预防的思想，可将上述行为放在“健康”与“疾病”的连线上，按其发生时间分为3个阶段。前5类量最大，牵涉的面最广，发生在健康、无疾病征兆的人身上，是个体为预防疾病、促进健康采取的主动行为，故称“预防保护性行为”，属一级预防。第6类发在自觉有病但尚未确诊时，是寻求适当手段及早发现病患的行为措施，通称“求医行为”或“患病行为”，属二级预防。第7、8两类是已被确诊的患者采取的促进健康行为，通称：“疾病角色行为”，属三级预防。由此可见，促进健康的行为在任何时期、任何健康状况下都是可以采用的。

（二）危害健康行为

危害健康行为是个人或群体在偏离个人、他人乃至社会健康所期望的方向上表现出来的一系列相对明显、相对确定的行为群。其主要表现特点是：1. 危害性：该行为对己、对人、对整个社会的健康有直接或间接的、明显或潜在的危害作用。2. 该行为群体对健康的危害需表现出相对的明显性和稳定性。换句话说，该行为群体作为健康危害因素的成分对健康的影响需要有一定的作用强度和持续时间。3. 习得性：该行为群体在后天生活经历中所习得。其关键点就在于“自我创造”而非他人所迫，故又被称为“自我创造的危险因素”。

对于危害健康行为的判断，行为科学家认为至少应具有以下两个方面：一是人群中持危害健康行为的人总是少数；二是行为对健康有直接和（或）间接的、潜在的或明显的危害作用。对危害健康的行为进行分类通常可分为以下四类：

1. 日常危害健康行为　主要包括：吸烟、酗酒（又称过量饮酒）、吸毒如使用海洛因、大麻、鸦片和各种致幻剂（心理激动剂）直到产生成瘾的行为。

2. 致病性行为模式（DPP）　DPP是导致特异性疾病发生的行为模式。目前国内外研究较多的有A型行为模式和C型行为模式。

A型行为：又叫“冠心病易发性行为”，是一种与冠心病密切相关的行为模式，其特征行为表现主要有两种：不耐烦和敌意。产生该行为的根本原因是过强的自尊和严重的不安全感。A型行为者还有一些重要的外部体征，如语言带有突发性敌意，前额口唇汗津，常匆忙打断别人讲话，眼周有色素沉着等等。其体内通常有去甲肾上腺素、ACTH、睾酮和血清胆固醇的异常升高。由此通过心理途径中介，全面激活大脑皮层—垂体—肾上腺轴，使肾素、血管紧张素持续、大量释放，导致血压升高、冠状动脉收缩、血管内脂质加快沉着、粥样硬化斑块过早脱落等病理现象。有研究表明，A型行为者冠心病的发病率、复发率和致死率均显著高于非A型行为者。

C型行为：又称“肿瘤易发性行为”，由Baltrusch（1988）首先提出C型行为的概念，是一种与肿瘤发生有关的行为模式。其行为特征为：①童年生活不顺利，形成压抑、克制的性格，如童年丧失父母或父母分居、缺乏双亲的抚爱等；②行为上过分与人合作、理智、协调、姑息、谦虚、谨慎、自信心差、过分忍耐、回避矛盾、好屈服于外界权势等；③情绪上易愤怒且不向外发泄，生闷气，易焦虑、抑郁等。其核心行为表现是情绪好压抑，性格好自我克制，表面上处处依顺、谦和善忍，内心却是强压怒火，爱生闷气。C型行为者体内神经—体液水平长期紊乱，导致免疫机能全面下降。研究表明：C型行为者宫颈癌、胃癌、食管癌、结肠癌、肝癌和恶性黑色素瘤的发生率都比正常人高3倍左右。

Baltrusch（1988）报道，用C型行为量表发现，有C型行为的人其癌症发生率比非C型行为的人群高3倍。

3. 不良生活方式与习惯　生活方式是指一系列日常活动的行为表现形式。生活方式一旦形成就有其动力定型，即行为者不必花费很多的心智体力，就会自然而然地去做日常的活动。不良生活方式则是一组习以为常、对健康有害的行为习惯，主要会导致各种成年期慢性退行性病变（如肥胖病、糖尿病、心血管疾病）、早衰、癌症等发生。表现有：饮食过度、高脂、高糖、低纤维素饮食；偏食、挑食和过多吃零食；嗜好含致癌物的食品，经长时间高温加热和烟熏火烤的食物，其蛋白质易变性，又产生多种具有强致突变性的杂环胺类；不良进食习惯，如进食过快会使食物消化不良，唾液、胃酸等也无法发挥对黄曲霉、亚硝基化合物等致癌物质的自然减灭毒素作用。进食过热、过硬、过酸都是对食管的机械性刺激，在长期、反复擦伤情况下易诱发食管癌。

4. 不良疾病行为　疾病行为指个体从感知到自身有病到疾病康复所表现出来的行为。不良疾病行为发生在已知自己患病或病患已被确诊后，常见表现形式为：与"求医行为"相对的瞒病行为、恐惧行为、自暴自弃行为等；与"遵医行为"等相对的"角色行为超前"（即把身体疲劳和生理不适错认为疾病）、"角色行为缺如"（已肯定有病，但有意拖延不进入患者角色）和"角色心理冲突"（如求医与工作不能两全），以及悲观绝望等心理状态和求神拜佛等迷信行为。

二、健康相关行为转变的理论

（一）知信行模式

知信行（knowledge attitude belief practice，KABP）是知识、态度、信念和行为的简称，这一理论认为：卫生保健知识和信息是建立积极、正确的信念与态度，进而改变健康相关行为的基础，而信念和态度则是行为转变的动力。只有当人们了解了有关的健康知识，建立起积极、正确的信念与态度，才有可能主动地形成有益于健康的行为，转变危害健康的行为，这是有关行为改变的较成熟模式，知信行模式可用下图表示：

知识→信念→行为

知（知识和学习）是基础，信（信念和态度）是动力，行（包括产生促进健康行为、消除危害健康行为等行为改变过程）是目标。以预防艾滋病为例，健康教育者通过多种方法和途径将艾滋病的全球蔓延趋势、严重性、传播途径和预防方法等知识传授给群众。群众接受知识，通过思考，加强了对保护自己和他人健康的责任感，形成信念。在强烈的信念支配下，绝大多数群众能摒弃各种不良性行为，并确信只要杜绝传播艾滋病的途径，人类一定能战胜艾滋病。预防艾滋病的健康行为模式就此逐步建立。但是，要使群众从接受知识转化到改变行为是一个非常复杂的过程，其中有两大关键的步骤，即信念的确立和态度的改变。

知、信、行三者之间只存在因果关系，没有必然性。行为改变是目标，为达到行为转变，必须以知识作为基础，以信念作为动力。知识是行为转变的必要条件，但不是充分条件，只有对知识进行积极的思考，对自己的职责有强烈的责任感，才能逐步形成信念。当知识上升为信念，就有可能采取积极的态度去转变行为。在信念确立以后，如果没有坚决转变态度的前提，实现行为转变的目标照样会失败。通常可有下列促进态度转变的方法：

1. 利用上述促进信念建立的方法，如增加信息的权威性、增强传播效能、利用“恐惧”因素等，只要适时、适当，也有助于态度转化。

2. 利用信息接受者身边的实例，强化对行为已改变者所获效益的宣传，特别有助于那些半信半疑者、信心不足者的态度转化。

3. 针对那些“明知故犯、知而不行”者的具体原因，有针对性地强化行为干预措施。例如，许多人明知吸烟有害，仍终日烟雾缭绕。其中，有些人是难以割舍长久的个人嗜好；有些人是担心无法承受改变吸烟行为需付出的艰苦毅力和恒心；有些人担心独自戒烟会招致团体的排斥；更有些人心存侥幸，认为自己身体好，每天少吸几支无妨。对不同类型者除分别采取干预措施外，借助外力，如政策法律、经济和组织手段、公众场合秩序、公众舆论等，也能加速态度和行为的转变。

4. 根据凯尔曼提出的“服从、同化、内化”态度改变三阶段理论，对严重危害社会的行为（如吸毒）可依法采取强制手段（如送戒毒所）促其态度转化。在戒毒所内，吸毒者开始是被迫服从，内心并不心甘情愿（“服从”）；一段时间后他开始自愿自觉地服从帮教人员，对和其他戒毒同伴的共同生活感到愉快（“同化”）；以后，他从内心深处接受“吸毒有害”的信念，彻底改变态度，并把这一新观点纳入自己的价值观体系，成为动机的内在行为标准（“内化”）。

（二）健康信念模式

健康信念模式（health belief model，HBM）是用社会心理学方法解释健康相关行为的重要理论模式，是基于信念可以改变行为的逻辑推理。它以心理学为基础，由刺激理论和认知理论综合而成，并在预防医学领域中最早得到应用和发展。

健康信念模式遵照认知理论原则，首先强调个体的主观心理过程，即：期望、思维、推理、信念等对行为的主导作用。因此健康信念是人们接受劝导、改变不良行为、采纳健康促进行为的关键。

在健康信念模式中，健康信念的形成主要涉及以下 3 方面因素。

1. 产生“恐惧”

（1）知觉到易感性，其尺度取决于个人对健康和疾病的主观知觉。如某些疾病发病率高，流行范围广，易感性就大。人们需要判断自己患此疾病概率的大小，概率越大，越容易采纳健康行为。人们往往对遥远的（如年轻人认为吸烟致肺癌要到 60 ~ 70 岁才发生）、可能性不大的危害不予关注。如何使他们通过对事实评价做出主观判断，形成疾病易感性的信念是健康教育成败的关键。

（2）知觉到严重性，首先必须认识到疾病可能产生医学或社会学的严重后果，如疾病会导致死亡、伤残和疼痛，以及社会后果如工作烦恼、家庭生活失活、失业、社会关系不协调等。相信其后果越严重，越有可能采纳健康行为。

2. 行为效果的期望

（1）知觉到益处，仅仅认识到危害性、严重性还不够。只有意识到自己用在摒弃危害健康行为上的代价（如时间、负担、毅力）确实能换取到预防效果，即行为的有效性时，人们才会采取行动，并有明确的行为方式和路线。而且对健康行为益处的信念越强，采纳健康行为的障碍越小，个体采纳健康行为的可能性越大。

（2）知觉到障碍，人们对采纳促进健康行为的困难的认知是使行为巩固持久的必要前提。如有些预防行为花费太大、比较痛苦、与日常生活的时间安排有冲突不方便等，都应实事求是地指出，并帮助人们逐一克服。美国心理学家罗森斯托克（Rosen stock）说得好：知觉到易感性和严重性，确实为行动提供了能量和力量；但只有当让公众知觉到效益，并能先了解所有困难再决心克服之，他才算是（真正）找到了行为的“道路”。

3. 效能期望

（1）自我效能，即人们通过自身的实践，或是他人的实践经验，或是接受他人的劝告，而激发内在的动机，在对自己的能力有正确的评价和判断条件下，相信自己一定能通过努力成功地执行一个导致期望结果（如戒烟）的行为。

（2）善于寻找其他可借助的力量，如教育、年龄、家庭成员和团体帮助等，以间接帮助实现效果期望和效能期望等。

综上所述，健康信念模式在产生促进健康行为、摒弃危害健康行为的实践中遵循以下步骤：首先，充分让人们对他们目前的不良行为方式感到害怕（知觉到威胁和严重性）；其次，让人坚信一旦他们改变不良行为会得到非常有价值的后果（知觉到效益），同时清醒地认识到行为改变中可能出现的困难（知觉到障碍）；最后使人们感到有信心、有能力通过长期努力改变不良行为（自我效能）。

（三）行为转变阶段模式

转变人们固有的生活方式和行为是一个十分复杂的过程。而且每个做出行为转变的人都有不同的动机。为什么在一次干预中，行为转变成功仅仅少数，而大多数是失败的，或半途而废，尤其是成瘾行为如吸烟、酗酒。究其原因就是没有认识到人群中所处的行为转变阶段是不同的。心理学家 James Prochaska 和 Cstlos Diclimente 博士通过大量的研究，提出了行为转变阶段模式，把行为转变分成五个阶段。

1. 没有准备阶段　处于这一阶段的人对行为转变毫无思想准备，他们不知道或没意识到自己存在不健康的行为的危害性，对于行为转变没有兴趣。如“我不可能有问题”、“吸烟不可能引起冠心病”。

转变策略：帮助提高认识，推荐有关读物和提供建议。只有当他们认为有需要时再给他们提供帮助。

2. 犹豫不决阶段　人们开始意识到问题的存在及其严重性，考虑要转变自己的行为，但仍犹豫不决，如“我知道吸烟不好，总有一天我要戒烟”、“锻炼确实对健康有好处但是我现在还不想”。

转变策略：需要帮助促进其行为转变，协助他们拟定行为转变计划，提供专题文章或邀请参加专题报告会。提供转变该行为的技能，指导行为转变的方法和步骤。

3. 准备阶段　开始做出行为的承诺（向朋友和亲属宣布行为转变的决定，承诺还应包括建立必胜的信念）并有所行动，如向他人咨询有关转变某行为的事宜，购买自我帮助的书籍，制订行为转变时间表等。

转变策略：提供规范性行为转变指南，确定切实可行的目标。采取逐步转变行为的步骤。寻求社会支持，包括同事、朋友和亲属的支持，确定哪些倾向因素。克服在行为转变过程中可能出现的困难。

4. 行动阶段　人们已经开始采取行动，如“我已经开始锻炼”、“我已经开始戒烟，并谢绝敬烟”。值得注意的是许多人在行为转变过程中没有计划、没有具体目标、没有他人帮助的安排，往往会导致行动的失败。

转变策略：争取社会的支持和环境的支持（如从家里和办公室移走烟灰缸，不购买高脂食品，张贴警示标语等）、替代方法、请行为转变成功者做现身说法、同伴的帮助。

5. 维持阶段　人们已经取得行为转变的成果并加以巩固。在这一阶段要得到本人的长期承诺，并密切监测，以防止复发。许多人取得了行为转变成功之后，往往放松警戒而造成复发。复发的常见原因是过分自信、经不起引诱、精神或情绪困扰、自暴自弃等。

转变策略：这一阶段需要做取得行为转变成功的一切工作。创造支持性环境和建立互助组等。

行为的干预首先要确定靶人群所处的阶段，然后用相应的干预措施才能收到事半功倍的效果。例如当吸烟者感到吸烟是愉快的事而不认为是有害健康，这时如果给他过多的信息，预期不会收到很好的效果，甚至还会产生逆反心理。对于这些人，我们仅仅给予最简单的信息，并告诉他们，有需要的时候再给予帮助。这样我们可把主要精力和时间用于有需要戒烟的人。

三、健康相关行为的干预与矫正

（一）转变行为成功的因素

要使是人们的行为朝着有利于健康的方向转变，需要教育者和受教育者两方面的共同努力，转变行为成功的主要因素如下。

1. 认知　认知是行为转变的前提。

2. 知识　掌握生活方式领域中的知识，有助于人们的决策。知识有助于了解危险因素以及如何去实现目标。例如知道血脂水平高意味着什么，人们就会决定如何通过膳食来降低血脂。

3. 动机　动机是转变行为的动力，它是在需要基础上产生的。

4. 技能和管理技术　技能有助于实现某行为的转变。技能和管理有助于将自我转变的策略融合到生活中去。

5. 社会支持　组织与环境的支持是十分重要的，必须建立健康促进的环境，使人们更容易做出健康的选择。教育者要倡导社会支持、鼓励人们采纳健康行为、改变危险行为。

6. 评估与监测　一旦确定了健康的选择，就应评估现在的生活方式以及哪些行为需要转变。评估内容可以是医学检验（血压、血脂、血糖）、体育锻炼、膳食等危险因素，甚至包括态度问题，这有助于你理解社会和个人的关系。

7. 责任感　责任感是转变行为的核心。

（二）个体的行为矫正

运用操作式条件反射及生物反馈的原理和方法，矫正个体偏离正常的不健康行为，称行为矫正。行为矫正是按照一定的期望，在一定条件下采取特定的措施，促使矫正对象改变自身特定行为的行为改变过程。矫正对象是行为改变的参与者，而不是消极的行为受限者。其目的是帮助人们改变已养成的不良行为和生活习惯，自觉采纳促进健康的行为，培养良好的生活方式。

行为矫正由3方面要素构成：行为矫正对象、行为矫正环境和行为矫正过程。行为矫正对象根据其对行为指导的态度可分为需要型、冷漠型和无需要型。行为矫正环境包括行为指导者、矫正场所和矫正时机，矫正场所可以不固定，但大多数行为矫正场所是固定的，便于对行为矫正效果进行观察、记录和评价；选择行为矫正的时机也很重要，在易诱发行为改变的特定时机进行行为矫正，容易取得最佳效果。行为矫正过程就是行为矫正技术的选择和实施过程，一般包括确定行为目标、目标行为分析、矫正策略的选择和实施，矫正效果的评价等一系列活动。

行为矫正技术是20世纪50年代末发展起来的，到目前为止，在健康教育中应用较为广泛的主要是以下几种。

1. 脱敏疗法　脱敏疗法可分为系统脱敏疗法、接触脱敏疗法和自身脱敏疗法等，主要用于消除个体因对某种因素过于敏感而产生的不良行为表现，如恐惧症、焦虑症和紧张症等。焦虑与放松是相互拮抗的生理过程，系统脱敏疗法就是运用交叉抑制原理，系统地训练患者放松，用放松来矫正焦虑。该方法以认知原理为基础，在治疗中有目的、循序渐进地主动提供这一刺激因素，适时修正个体对刺激因素的错误认知，再通过反复的操作、强化，就可以达到消除这种过于敏感行为的目的。脱敏疗法的成败取决于矫治的系统性、有无专业人员指导和适当的矫正环境。

2. 示范疗法　示范疗法在应用时，将所要形成的健康行为或所要改变的危险行为分解成不同阶段或不同表现，设计相应的模拟场景，让行为矫正对象扮演其中角色或观察角色行为，身临其境模仿角色的示范，从而形成自己的行为。以现实生活中克服不利于健康行为的人为示范典型，鼓励和帮助矫正对象改变自身行为。

3. 厌恶疗法　厌恶疗法又称去条件反射，其基本做法是每当矫正对象出现目标行为或出现该行为的欲望冲动时，就给予一个能引起负性心理效应的恶性刺激。反复发作后，在矫正对象的内心就会建立起该行为与恶性刺激间的条件反射，引起内心的厌恶，直至消除该目标行为。厌恶疗法常用于矫正各种成瘾行为、强迫症、恐惧症和异常癖好等，如吸毒、酗酒、吸烟。厌恶疗法在使用时应注意持续性，否则无法建立条件反射；要注意强度的适宜性，使用不当可能引发新的紧张刺激；要注意治疗原则的保密性，以防矫正对象产生对抗心理，无法实施行为矫正。

4. 强化疗法　强化疗法是一种在行为发生后通过正面强化或负面强化来矫正行为的方法。通常的做法是当矫正对象表现出有益于健康的行为时，对矫正对象施以正面强化，以肯定和巩固健康的行为。本方法是迄今为止在帮助个体矫正危险行为、建立健康行为方面最有前途的行为矫正手段。但在使用该方法时，专业人员应注意选择正确的强化因素，安排适宜的强化活动，并随时听取反馈信息，以确保行为矫正的效果。

第三节　护理与健康教育

随着医学模式的转变，护理服务对象已不仅包括患者，还包括健康个体及群体，护理服务的范围由医院拓展到个体、家庭和社区，服务的性质由单纯的治疗拓展到预防疾病和促进健康。护士的角色不仅是服务者，更重要的是担负着人类健康教育者的重要角色。

健康教育与健康促进在社会人群的健康维护及促进中将显示越来越重要的作用，护理领域需要新的反应、新的行动来适应这种发展趋势，迎接机遇与挑战，发展、建设学科。

护理领域不能再局限于医院，要“走出去”，与社区、学校、工作场所合作等，建立一种新的工作关系；以学校、社区、工作场所为基地提供咨询、危机干预、紧急救援等卫生服务。这要求护理工作者更新观点，学习与掌握相关的理论与知识，另一方面要把所学到的理论应用到计划与策略制订的健康教育与健康促进实践之中。如健康教育与健康促进已成为疾病控制的首选对策，护理工作可通过开展需求评估、进行综合干预、加强社区动员等健康促进策略应用于许多疾病预防控制。

一、概述

（一）医院健康教育

就医院而言，医院健康教育泛指各级医疗保健机构和人员在临床实践的过程中，伴随医疗保健活动而实施的健康教育，是以健康为中心，以医疗保健机构为基础，为改善患者及其亲属、社区成员和医院职工的健康相关行为所进行的有组织、有计划、有目的的教育活动与过程。患者健康教育是医院健康教育的重点，健康教育处方是医院健康教育与健康促进的有效载体。

狭义的医院健康教育又称临床健康教育或患者健康教育，是以患者为中心，针对到医院接受医疗保健服务的患者及其亲属所实施的健康教育活动，其教育目标是针对患者个人的健康状况和疾病特点，通过健康教育实现三级预防，促进心身康复。医院健康促进是健康教育和能促使患者或群体行为和生活方式改变的政策、法规、经济及组织等环境支持的综合。各级医务人员是健康教育与健康促进的组织者与实施者，同时也是健康教育的接受者。

（二）护理健康教育

护理健康教育是指在护理工作中对服务对象进行健康教育、健康指导的工作。护理健康教育学是护理学与健康教育学相结合的一门综合学科，它以患者及其亲属为研究对象，利用护理学和健康教育学的基本理论和基本方法，通过对服务对象进行有目的、有计划、有评价的教育活动，提高其自我保健和自我护理能力，达到预防疾病、保持健康、促进健康、建立健康行为、提高生活质量的目的。

护理健康教育学是健康教育系统中的一个分支，是主要由护士进行的、针对患者或健康人群所开展的具有护理特色的健康教育活动。护理健康教育也是一个十分宽泛的概念，按教育场所可分为：医院护理健康教育、社区护理健康教育、家庭护理健康教育等；按目标人群可分为：儿童护理健康教育、青少年护理健康教育、妇女护理健康教育、老年护理健康教育等；按教育的目的或内容可分为：疾病护理健康教育、营养护理健康教育、生理与病理健康教育、心理护理健康教育等。

（三）护理健康教育的意义

在护理领域中对护理对象进行健康教育主要具有两方面的意义。

1. 高质量的健康教育，具有提高患者依从性、减轻患者心理负担，增强各种治疗效果的作用。它使护理对象的治疗、护理效果更令人满意。其表现为患者的住院周期缩短、并发症减少和自我照顾能力增强，并促进护理对象的健康，更好地预防疾病再次发生。

2. 护理对象有得到健康教育的权利，为护理对象提供所需的知识，使其能够正确地选择与使用医疗、护理资源和保护自己免受一些不正确广告宣传的误导。对护理人员来说做好健康教育，可以加强护患关系，使护理人员的知识发挥更大的作用，更好的体现自身的价值，提高护士在患者心目中的地位，有利于社会及患者进一步认识护理工作。

（四）21 世纪护理领域健康促进的重点

1. 增加对健康发展的护理力量的投入及对现有投入的重新安排，促进社会人群健康和生活质量的提高。重点应反映以下人群的需要：妇女、儿童、老人、穷人和边远地区群众。

2. 巩固和扩大健康合作伙伴关系。护理作为一门专业，应在相互理解、相互尊重的道德原则基础上，与各个领域建立透明的、可评估的健康合作伙伴关系。

3. 加强社区人群的健康教育与健康促进，呼吁和号召全社会健康促进行动。

4. 努力保证健康促进护理方面的“健康环境”（settings of health）。健康促进实施的质量应与奖励制度挂钩；开展各种激励机制影响卫生部门、医院和私人的活动，以保证最大限度地利用资源；基层护理人员的技能培训和实践应加以鼓励；要加强实践研究、收集经验资料，以完善计划、实施和评估。

5. 急救部门（emergency departments，Eds）健康促进的有利环境。Eds 存在与患者、社区、组织需求相关的实施健康促进的大量潜在机会。有力支持是实施健康促进干预项目的理想环境，特别是新增病、感染病。

二、护理健康教育的基本程序

近年来，广大护理工作者已经掌握或正在掌握护理程序这一科学的理论和方法，使护理问题可以通过护理程序得到更好的解决。应用护理程序开展健康教育使健康教育工作有别于以往的卫生知识宣传教育，使健康教育不仅仅是作为一种宣传手段，而且也成为一种护理和治疗手段。护理健康教育程序是护理学科发展的重要成果。与应用护理程序开展临床护理一样，护理健康教育程序也包括了以下 5 个基本步骤。

（一）评估阶段

护理健康教育评估阶段是一个系统地、动态地收集受教育者学习需求的资料和信息，为分析并正确做出护理健康教育诊断提供依据，可以获得对服务对象进行健康教育的基本资料，同时也为护理健康教育科研积累资料。

评估的内容主要包括两个大的方面，一方面是评估服务对象的学习需要，即患者是否存在学习需要，学习需要在哪些方面；另一方面是对有可能影响服务对象学习效果的一些因素进行评估，主要是从服务对象的生理、心理、社会文化、发展和精神五个方面来评估，包括服务对象的文化水平、各生理功能状况；心理状况；对自己健康的了解程度、过去的经历以及学习目标；家庭及社会支持体系的状况等。评估是应用护理程序对患者进行健康教育的第一步，评估内容是否正确对后几步都起着关键性的作用，因此要注意随时收集有意义的资料。通过评估帮助学员确定学习内容的优先顺序、辨别促进其学习能力和兴趣的方法。

（二）诊断阶段

健康教育诊断是在护理工作的范围内，护士有能力做出判断并加以解决的服务对象有关健康知识与能力方面存在的问题，其表达形式有两种：

1. “知识缺乏”作为健康问题成为护理诊断的第一部分，后接特定的知识缺乏范围。

2. “知识缺乏”作为原因成为护理诊断的第二部分。公式为：有……的危险：与（特定的）知识缺乏（或技能缺乏）有关。

例如：知识缺乏与缺乏信息来源有关。有感染的危险与缺乏预防传染性疾病知识有关。有父母不称职的危险与缺乏喂养婴儿的知识与技能有关。有受伤的危险与缺乏正确使用拐杖行走的技能有关。

（三）计划阶段

护理健康教育计划是为达到健康教育目的而设计的教育方案，是护士合理利用资源，协调和组织各方面的力量以实现健康教育目标的重要手段。制订健康教育计划应遵行以下几个方面的原则：目的明确，重点突出，切忌面面俱到，包罗万象；具有实际操作的可行性；有灵活性；服务对象参与目标的制订。健康教育计划主要确定的内容：

1. 确定学习目标　它是护士所期望达到的患者健康状况或行为上的改变，也是评价护理健康教育效果的标准。

2. 确定教学内容　教学内容的选择必须以学习目标为基础，针对服务对象的具体情况选择适当的有针对性的内容，应以服务对象的需要为中心。

3. 确定教育方法　健康教育是护理与教育的有机结合。应用教育学的基本方法是开展护理健康教育的有效途径。不同的教育方法具有不同的教育效果，而丰富多彩的教育方法为我们有针对性地开展护理健康教育提供了最佳的教育手段。常用的护理健康教育方法主要有讲授法、谈话法、演示法、读书指导法、参观法、实验法、实习作业法、技术操作法、咨询法、小组法等 20 种。对一个具体的患者，护理人员应综合考虑选择最适合该患者的教育方法。

4. 确定教育时间　教育时间的安排对于教学活动能否达到预期的目标是非常关键的，因此，每项活动的开始和完成时间都要进行估计。

（四）实施阶段

实施阶段是将计划中的各项教育措施落到实处的过程，护士应注意掌握沟通技巧，掌握服务对象的心理、社会、家庭状况。因人制宜，采取不同的方法、途径，保证有效的健康教育。

（五）评价阶段

对教育效果做出判断，评价是护理程序的重要一环，其目的是随时修正原有计划、改进护理工作，可按以下几方面进行评价。

1. 教育需要　评价服务对象学习需要是否为其的真正需要，是否被满足，是否有遗漏。

2. 教学方法　评价教育方法是否恰当、教学材料是否适宜，教学的时机与场合是否恰当等。

3. 教学目标　目标是否适合，有无达到或达到的程度等。可按不同的目标类型采用不同的评价方法。知识性目标的评价可采用让服务对象复述、解释等方法；技能性目标的评价采用让服务对象演示的方法，评价其掌握的程度；态度性或行为改变的目标可采用观察等方法。

三、护理健康教育内容

（一）我国医院患者的护理健康教育

我国住院患者护理健康教育包括以下主要内容。

1. 入院教育　入院教育是住院患者健康教育的基础内容，包括病室人员、环境、工作与休息时间、住院规则等内容的介绍等。其目的是使住院患者积极调整心理状态，尽快适应医院环境，配合治疗，促进康复。

2. 心理卫生教育　心理因素对疾病的发生、发展及转归有着重要的影响作用。所有住院患者都可能或多或少存在这样或那样的心理健康问题，护理健康教育者要研究患病心理，了解不同类型心理指导，帮助患者克服这些问题，使其安心住院治疗。

3. 饮食指导　合理适当的饮食将有助于疾病的康复，如高血压患者宜用低盐饮食，发烧患者宜多饮水，手术前后的患者应根据不同手术选择恰当的饮食等。饮食指导同时要注意培养患者的饮食习惯，使患者即使在出院后也能合理饮食。

4. 作息指导　指导患者根据医院病房的特点调整睡眠时间，避免因为不适应病房的作息时间影响休息而不利于患者的康复。凡有活动能力的患者都应向患者说明活动和休息的重要性，对需要卧床的患者也应指导其做力所能及的床上锻炼。

5. 用药指导　应该向患者说明遵医嘱、按时服药的重要性。同时应策略地讲清有些药物可能出现的副作用，严重时及时与医生和护士联系。

6. 特殊指导　凡需要特殊治疗及护理的患者都应做好相应的教育指导。如对手术的患者应做好术前、术后指导。

7. 健康相关行为干预　行为干预是指在传播卫生保健知识的基础上，有计划、有目的、有针对性地协助患者中有特定健康行为问题的人学习和掌握必要的技能，改变不良卫生行为习惯，采纳健康行为。

8. 出院指导　患者住院基本恢复健康后，在出院前，护士应给予出院指导，目的是巩固住院治疗及健康教育效果，进一步恢复健康。出院指导特别应注意预防疾病再次发生的指导。

（二）我国社区人群的护理健康教育

社区健康教育和健康促进是新时期卫生改革的主题之一，是促进社区人群健康，预防和控制慢性疾病，最经济有效的途径。开发利用社区资源、进行社区重点人群教育与培训、制订社区健康促进规划、加强健康信息传播等，可促进社区人群的健康和生活质量。

1. 老年人群的健康教育　文献报道，健康教育对老年患者的健康促进发挥了明显的作用。我国老年人群的健康教育内容主要包括饮食、运动、戒烟限酒、用药指导、心理、慢性病管理、常见急救知识、常用护理技术。其中得到最广泛传播的内容有饮食、运动、心理和慢性病管理。教育方式包括集体讲座、书籍、录像、板报（宣传画）、报纸、广播、电视、家庭随访、健康咨询等形式，其中应用较为普遍的是集体讲座、板报和健康咨询。有研究者认为家庭服务是对老年患者实施健康教育的有效方法，老年患者因身体的原因很少有机会接受群体性健康教育，可以将一些易于掌握，不会引起严重后果的护理技术作为健康知识传授给患者、亲属，让其自己操作，这种“授人以渔”的方法更能提高老年患者的自我保健能力。

对老年人群健康教育研究探讨表明，我国老年人群健康教育的发展重点将集中在以下几方面：重视政策干预；扩大干预对象范围，以慢性疾病患者为重点，覆盖到整个老年人群；拓展教育内容。健康教育是我国社区老年人健康促进的主要方法。文献显示，健康观念和自我观念对自护行为有重要影响，但我国老年人目前的健康观念比较落后。因此健康教育中应该包含有关健康观念和自我观念的内容。尤其要在老年人中开展有关衰老的教育，倡导健康老龄化的新观念。另外要加大老年人群健康教育的研究力度，注重研究设计的质量，加强对健康促进工作长期效果的研究。护理将在多元化场所服务，向社区老人提供长期预防、保健、健康咨询，对慢性患者和康复患者主动追踪信息。

2. 妇幼保健健康教育　健康教育作为妇幼保健的六大功能之一，在妇幼保健工作中地位尤显重要，开展多方面、多层次的健康教育，达到健康促进是健康教育的新模式。妇幼保健健康教育可依照《母婴保健法》要求进行优生、优育、优教指导，包括对新婚夫妇的健康教育、孕期健康教育、年轻父母的健康教育、母乳喂养健康教育等。深入群众，深入社区，开设多个咨询门诊，开出健康教育处方。开展院内教育—爱婴教育—三优教育—社区教育，一改以往单纯的宣传教育的健康教育模式，与妇联、计生、教育、街道、民政等部门共同协作，取得各级妇幼保健人员的大力支持，使健康教育工作跃上一个新台阶。女性属于依赖性相对较高且较脆弱的人群，青春期、妊娠期、围绝经期（更年期）由于生殖生理功能和心理发生明显特殊的变化，被认为是妇女一生的几个特殊时期。做好妇女特殊时期的生理保健与心理保健，是社区护士促进妇女健康工作的重点。有研究者认为女性生殖健康主要面临采取避孕措施、避孕措施失败补救、避孕节育知识缺乏、生殖道感染和性传播疾病、婚前性生活和未婚先孕现象严重等问题，需采取分层教育的方法，使妇女在生命周期的每个阶段都受到生殖健康的服务；采取多样化多渠道的手段，使妇女有各种机会和途径得到生殖健康的教育。护士是健康教育的信息提供者，应根据儿童的生长发育特点和各期的不同需要，把健康的信息提供给家庭、学校和社会，使他们为儿童的成长创造愉悦的环境，培养积极向上的心态和勇于拼搏的精神，提供创新的娱乐场所，以满足儿童生长发育的生理和心理特点。

（三）护理健康教育中存在的问题及对策

护理健康教育是社会发展和医学进步的产物，是整体护理的重要组成部分，但客观的评价其水平，大体上还处于初始阶段，查找制约护理健康教育活动深入发展的因素，采取相应的措施，对于护理健康教育工作的开展具有重要的意义。

1. 认识上的误区　主要包括认为健康教育就是卫生宣教；认为健康教育就是传授疾病知识；认为健康教育患者只是被动接受，认为进行健康教育就是开展整体护理等。

2. 相关理论知识和技能缺乏　护理健康教育是一门涉及多学科的应用学科，这些学科在健康教育活动中相互渗透、相互补充。我国的护理健康教育工作没有形成科学有效的教育系统，而且在理论和体制保证方面还不够完善，可参考的护理文献及书籍比较少，又缺乏系统的护理健康教育理论知识及能力培训。在实践方面采用的方法比较简单，停留在一般性的知识宣传上，且内容泛化，针对性和实用性不强。

3. 缺乏系统的质量控制管理　护理专业开展健康教育的历史较短，尚未建立有效的质量控制管理体系。在管理方面对健康教育工作的要求和评价也基本局限在知识传递层面，缺乏效果评价。

4. 社区健康教育服务开展不够　我国的社区护理正处在起步阶段，人力资源等各方面投入严重缺乏，使护理服务项目开展受限、服务内容及服务覆盖人群过少，没有建立起真正意义上的社区健康教育服务网络。

提高健康教育培训方面的整体水平，培养大量的具有一定能力和水平的护理骨干，是护理健康教育活动持续深入发展的重要因素；普及健康教育知识，将健康教育相关课程纳入中等、高等、继续教育等各层次护理教育中，培养健康教育专业化人才，都将会对护理健康教育工作的发展起到积极的促进作用。

（张桂花　苏维芳　吴彦茹）

第二篇　内科疾病护理

第一章　内科常见症状的护理

第一节　发热

发热是指当机体在致热源作用下或各种原因引起的体温调节中枢的功能障碍时，体温升高超出正常范围，称为发热。正常人的体温受体温调节中枢控制，并通过神经、体液因素调节产热与散热两个过程，使其保持动态平衡。在正常情况下，不同的个体、同一个体不同时间或测量时的状态不同，体温可以有一定的生理变化。一般成年人清晨安静状态下，口腔温度 36.3 ℃ ~37.2 ℃，腋下温度 36.0 ℃ ~37.0 ℃，直肠内温度 36.5 ℃ ~37.7 ℃；在 24 h 内下午体温较早晨稍高，1 d 内体温波动不超过 1 ℃。在高温条件下、精神紧张、剧烈运动、劳动后、进餐或妇女月经前期、妊娠期，体温略高于正常。在低温环境、饥饿、睡眠中、服用镇静药物后，可使体温下降。老年人因代谢率偏低，体温相对低于青壮年。

一、病因

发热的病因很多，临床上可分为感染性与非感染性两大类，前者多见，占 50% ~60%。

1. 感染性发热（infective fever）　各种病原体引起的急性、亚急性或慢性感染，局部或全身性感染，均可导致发热。如细菌、病毒；真菌、立克次体、支原体、螺旋体、寄生虫等病原体感染。其中以细菌和病毒感染较常见。

（1）细菌感染：由细菌引起的全身性感染如败血症、脑膜炎、细菌性痢疾以及局部感染如扁桃体炎、中耳炎等；

（2）病毒感染：如流行性感冒、脊髓灰质炎、乙型脑炎、流行性出血热等；

（3）螺旋体感染：可见于钩端螺旋体病、回归热等；

（4）原虫感染：如弓形虫、阿米巴原虫、血吸虫等；

（5）其他：如疟疾等。

2. 非感染性发热（noninfective fever）　主要有以下几类原因。

（1）无菌性坏死物质的吸收：由于组织细胞坏死、组织蛋白分解及组织产物的吸收，所致的无菌性炎症，常可引起发热，亦称为吸收热（absorption fever）。常见于机械性、物理性或化学性损害，如大手术后组织损伤、内出血、大血肿、大面积烧伤等。也见于因血管栓塞或血栓形成而引起的心肌、肺、脾等内脏梗死或肢体坏死。

（2）抗原—抗体反应：如风湿热、血清病、药物热、结缔组织病等。

（3）内分泌与代谢性疾病：如甲状腺功能亢进、重度脱水等。

（4）皮肤散热减少：如广泛性皮炎、鱼鳞癣及慢性心力衰竭等引起发热，一般为低热。

（5）体温调节中枢功能失常：有些致热源不通过内源性致热原而直接损害体温调节中枢，使体温调定点上移后发出调节冲动，造成产热大于散热，体温升高，称为中枢性发热。如中暑、重度安眠药中毒、脑出血、脑震荡、颅骨骨折等。上述各种原因可直接损害体温调节中枢，致使其功能失常而发热，高热无汗是这类发热的特点。

（6）自主神经功能紊乱：由于自主神经功能紊乱，影响正常的体温调节过程，使产热大于散热，体温升高，多为低热，常伴有自主神经功能紊乱的其他表现，属功能性发热范畴。常见的功能性低热有：原发性低热、感染后低热、夏季低热、生理性低热。

二、发生机制

正常情况下人体的温度保持在相对恒定的状态，通过大脑和下丘脑体温调节中枢（下丘脑后区为产热中枢、前区为散热中枢）的调节和神经体液的作用，使产热和散热保持动态平衡。

1. 体温调定点（set point）学说　目前生理学上采用体温调定点学说解释体温调节中枢对体温的调节。人体的发热就是由于调定点受到致热原作用后，对温热敏感性降低的结果。一般认为致热原分为外源性和内源性致热原两大类；外源性致热原包括细菌内毒素、外毒素、结核菌素等病原体物质，大部分外源性致热原不能通过血脑屏障直接作用于体温调节中枢，而是通过宿主细胞产生内源性致热原再作用于体温调节中枢。内源性致热原又称白细胞致热原，如白介素（1L－1）、肿瘤坏死因子（TNF）和干扰素等。通过血脑屏障直接作用于体温调节中枢的体温调定点，使调定点（温阈）上升，体温调节中枢必须对体温加以重新调节发出冲动，并通过垂体内分泌因素使代谢增加或通过运动神经引起骨骼肌紧张度增高（寒战），使产热增加。另一方面，经交感神经系统引起皮肤血管收缩，使散热减少，于是产热大于散热，体温升至与调定点相适应的水平。

2. 非致热原性发热　常见于以下几种情况：

（1）产热过多。如癫痫持续状态的骨骼肌强烈收缩、甲状腺功能亢进的高代谢状态等。

（2）散热减少。如广泛性皮肤病的排汗障碍等。

（3）理化因素直接作用于体温调节中枢。如高温、药物等。

（4）体温调节中枢直接受损。如颅脑外伤、出血、炎症等。

三、临床表现

1. 临床分度　以口腔温度为标准，按发热的高低可分为：①低热。37 ℃～38 ℃，多见于病情较轻、慢性病患者或功能性发热。②中等度热。38.1 ℃～39 ℃，部分疾病伴发热时。③高热。39.1 ℃～41 ℃，多见于急、重症患者。④超高热。41 ℃以上可见于乙型脑炎、脓毒血症性败血症、中暑及中枢性高热等。临床上有学者提出，将发热分为短、中、长三种：短热程为<1 个月者，常见于感染性疾病，病原体可为：病毒、支原体、衣

原体、立克次体、细菌等；中热程为1～3个月者，仍以感染性疾病多见，尚可见于结缔组织疾病、恶性肿瘤等；长热程为发热病程达3个月以上，患者的发热症状可有反复，并非是发热持续达三个月以上，以免疫系统疾病、肿瘤多见，感染性疾病相对少见，也可有少数患者为神经功能性发热。

2. 临床过程　发热的临床过程一般可分为3个阶段：

（1）体温上升期：一般临床表现可有疲乏无力、皮肤苍白、肌肉酸痛、畏寒或寒战。该期的特点为产热大于散热使体温上升。体温上升有两种形式：一是骤升型，体温在几小时内达39 ℃～40 ℃或以上，常伴寒战，小儿易伴惊厥，多见于疟疾、大叶性肺炎、败血症、流行性感冒、急性肾盂肾炎、输液或某些药物反应等；其次为缓升型，体温逐渐上升在数日内达高峰，多不伴寒战，如伤寒、结核病、布氏杆菌病等所致的发热。

（2）高热持续期：一般的临床表现可有皮肤潮红、灼热、呼吸增快等。该期的临床特点为：产热与散热过程在较高水平保持相对平衡。体温达到高峰后可持续一段时间，持续时间的长短与病因、病情等因素有关，可为数小时，如疟疾为数天，肺炎球菌型性肺炎、流行性感冒则数周。

（3）体温下降期：一般临床表现为出汗、皮肤潮湿。该期的特点为：散热大于产热，使体温降至正常水平。体温下降有两种方式：一是骤降，体温于数小时内迅速下降至正常，常伴有大汗淋漓，常见于疟疾、急性肾盂肾炎等；其次是渐降，体温在数天内逐渐降至正常，如伤寒、风湿热等。

3. 热型　主要是指在体温持续期的体温变化特征。不同的疾病热型的表现亦不相同，临床上常见的热型有：

（1）稽留热。体温持续在39 ℃～40 ℃或以上，达数天或数周，24 h内体温波动范围不超过1 ℃。常见于大叶性肺炎、斑疹伤寒、副伤寒等。

（2）弛张热。体温常在39 ℃以上，波动幅度大，24 h内体温波动达2 ℃以上，体温最低时亦高于正常水平。常见于败血症、风湿热、脓毒血症、肝脓肿、重症肺结核等。

（3）间歇热。高热期与无热期交替出现，体温常突然升高达39 ℃以上，持续数小时降至正常，经过数小时或数天间歇后，体温又升高，如此反复交替，其波动可达数度。常见于疟疾、急性肾盂肾炎等。

（4）回归热。体温急骤上升至39 ℃或以上，持续数天后又骤然下降至正常水平，高热期与无热期各持续若干天，有规律的互相交替，反复发作。常见于回归热、霍奇金病等。

（5）波浪热。体温逐渐上升达39 ℃或以上，数天后又逐渐降至正常水平，持续数天后又再次升高，如此反复多次，体温曲线呈波浪起伏。常见于布氏杆菌病。

（6）不规则热。发热无一定规则，可见于结核病、风湿热、支气管肺炎、渗出性胸膜炎、感染性心内膜炎等。

由于抗生素、解热药、糖皮质激素的应用，使某些疾病的特征性热型变得不典型或呈不　规则热型。老年人患感染性疾病时，发热可不明显或不发热，因此临床上对发热病人应具体情况具体分析，综合判断。

四、治疗原则

1. 糖皮质激素的运用　糖皮质激素因具有抗炎、抗休克以及免疫抑制作用，因而对包括感染、结缔组织—血管性疾病、肿瘤等引起的发热都有良好的退热作用。一般情况下，在病因未明的发热病人中，不宜使用激素。

2. 抗菌药物的使用　对急性高热患者，疑为感染性发热且病情严重时，可在必要时，进行实验室检查和各种标本培养，根据初步临床诊断予以经验性的抗菌治疗。

3. 退热药的使用　高热中暑、手术后高热、婴幼儿高热等应采取紧急降温措施。退热药降温应谨慎，体温骤然下降伴大量出汗时，可导致虚脱或休克。老年人和体弱者尤应注意。

4. 诊断性治疗　诊断性治疗应选用特异性强、疗效确切及安全性大的治疗药物。无特殊原因不得随便更换试验药物。

五、护理评估

1. 发热的原因或诱发因素　有无受凉、疲劳等；有无疫区接触史；有无与传染病患者接触史；有无服用特殊药物（如抗肿瘤药物及免疫抑制药）；近期内有无接受放射、化学治疗；有无外伤及手术史，流产或分娩史；家族中有无遗传性发热史等。正确判断是否为生理性发热，剧烈运动、劳动或进餐后、妇女月经前及妊娠期体温稍高于正常；在高温环境下体温也稍有升高。

2. 发热的表现

（1）热度及热型：发热程度、每日温差波动范围，发热持续时间及间歇时间等；

（2）体温的升降方式：观察起病情况的缓急，体温是骤升或渐升；还是骤退或渐退；体温是自动退热或还是用药后退热；

（3）详细了解及记录发热的伴随症状：是否伴有畏寒、寒战、大汗或盗汗；是否伴有结膜充血、单纯疱疹、淋巴结肿大；有无咳嗽、咳痰、咯血、胸痛或恶心、呕吐、腹痛、腹泻，以及皮疹、出血、头痛、肌肉关节痛等表现。

3. 身体状况评估

（1）对中枢神经系统的影响：发热病人有不同程度的中枢神经系统功能障碍，表现为烦躁不安、头痛、头晕、失眠等。持续高热40 ℃ ~41 ℃时可出现幻觉、谵妄，甚至昏迷。

（2）对循环系统的影响：主要是由于发热时交感神经—肾上腺素系统功能增高和血液温度升高对窦房结的刺激，表现为心率增快、心肌收缩力加强、血流加快等。体温每升高1 ℃，成年人每分钟心率平均增加10次左右，儿童增加15次左右。

（3）对呼吸系统的影响：发热时，由于血液温度增高和酸性代谢产物的刺激作用，呼吸中枢兴奋使呼吸加深、加快。深而快的呼吸在增加散热的同时，也可引起呼吸性碱中毒。持续的体温升高可因大脑皮质和呼吸中枢的抑制，使呼吸变浅或不规则。

（4）对消化系统的影响：发热时交感神经系统兴奋性增高，消化液分泌减少，胃肠蠕动减弱，使食物的消化、吸收与排泄功能异常。可出现食欲缺乏、消化不良、恶心呕吐等。

（5）对泌尿系统的影响：体温上升和持续高热时，体内的水分和钠盐潴留，使尿量减少、尿比重增高。退热时，尿量增加，尿比重降低。

（6）代谢方面的影响：发热时，蛋白质的分解代谢显著增加，引起负氮平衡；高热期的病人尿和汗都减少，水、钠、氯在体内潴留；而退热期，皮肤和呼吸道水分蒸发增加，出汗增多，可引起脱水。发热病人维生素消耗增加且摄入不足、吸收不良，常发生维生素缺乏，尤其容易出现 B 族维生素和维生素 C 的缺乏。

4. 辅助检查　实验室检查具有重要意义，常规检查血、尿常规、肝功能、红细胞沉降率；血、尿的细菌培养以及胸部 X 线检查、腹部 B 超检查等。发热患者缺少特异性临床症状及体征时，则应做全面的实验室检查。

5. 伴随症状

（1）伴寒战：常见于大叶性肺炎、疟疾、败血症等；

（2）伴结膜充血：常见于急性传染性疾病早期，如麻疹、斑疹伤寒、流行性出血热等；

（3）口唇单纯疱疹：常见于肺炎球菌型肺炎、流行性感冒等；

（4）出血：常见于严重感染、某些传染病等；

（5）黄疸：提示为肝胆疾病或急性溶血性疾病等；

（6）淋巴结肿大：常见于急性淋巴细胞白血病、系统性红斑狼疮等。

六、护理目标

1. 体温恢复正常范围，并处于舒适状态。
2. 因发热引起的不良反应减轻或消失。
3. 无并发症或并发症被有效控制。

七、护理措施

1. 严密观察病情

（1）严密观察体温、脉搏、呼吸、血压、神志的变化。体温在 38.5 ℃以上时，每日测量体温 6 次；体温在 38 ℃～38.5 ℃时，每日测量体温 4 次；体温在 37.2 ℃～38 ℃时，每日测量 3 次，直至退热后 72 h；

（2）观察高热的伴随症状，如是否寒战、皮疹等；

（3）观察体温异常的早期表现和体征，如出现皮肤湿冷，头痛、疲劳、食欲下降等；

（4）观察饮水量、饮食摄取量、尿量及体重变化。

2. 高热的处理　根据热度和患者病情，遵医嘱采用物理或药物降温。

（1）物理降温包括：乙醇或温水擦浴，冰袋的使用等。常采用局部和全身冷疗两种方法。局部用冷疗法适用于体温 38.5 ℃以上的患者，使用冰袋、冰枕、降温贴等置于前额、腋下及腹股沟等处，并通过冷传导的方式起到散热的作用。使用冰枕和冰袋时注意不要使肩部和颈部受凉。全身冷疗法包括温水擦浴、乙醇擦浴、冰水灌肠。温水擦浴，用 32 ℃～34 ℃的温水进行全身擦浴，一般擦拭 5～10 min。温水浴使皮肤血管扩张，血流量增加，体温通过传导方式直接散发而达到降温的目的。当患者体温高达 39.5 ℃时，可用乙醇擦浴，用 50% 的乙醇 200～300 mL，温度 30 ℃左右。擦浴的原则是：自上而下，从外到内。上肢顺序为：自颈部沿上臂外侧到手背，自胸腋窝沿上臂内侧到手掌。下肢顺序为：自髋部沿大腿外侧到足背，自腹股沟沿大腿内侧到内踝，自股下沿腘窝擦至足跟。擦浴过程中，应随时观察患者的全身情况，有无面色、脉搏的改变；同时注意保暖。当擦至腋下、肋部、掌心、腹股沟、腘窝等部位时，应稍用力擦拭，直至皮肤发红，达到散热的目的。高热伴寒战的患者禁用皮肤擦浴，以免散热使体温过度降低。擦浴 30 min 后再测量 1 次体温，并做好记录。当体温高达 40 ℃的清醒患者选用 4 ℃的生理盐水 100～150 mL 灌肠，可达到降低机体深部温度的目的。

（2）药物降温：使用糖皮质激素、抗菌药物、退热药等，并观察用药后反应，防止体温骤然下降伴大量出汗时，出现虚脱或休克。

3. 加强基础护理，防止并发症

（1）口腔护理：高热病人唾液分泌减少，口腔黏膜干燥，易发生口唇干裂、口干、舌苔过多等现象，应保持口腔清洁，晨起、餐后和睡前协助患者漱口。口唇干裂者应涂甘油予以保护。

（2）皮肤护理：高热患者在降温过程中常大量出汗，应及时擦干汗液，更换衣裤和被褥，注意皮肤清洁卫生和床单平整干燥。对长期持续高热者，应协助其改变体位，防止压疮、肺炎等并发症。

（3）休息可减少能量的消耗，有利于机体康复：高热者绝对卧床休息，低热者适当休息，保持室温适宜，环境安静，空气流通。

（4）眼睛护理：发热患者容易怕光，可给予患者眼罩或降低室内亮度，及时擦除眼角分泌物。

4. 心理护理

（1）体温开始上升的阶段：表现为寒战、呼吸快而深、心跳加速、面色苍白，自觉发冷与口渴。病人心情恐惧、紧张、不安、烦躁；对发热毫无思想准备，会有一种害怕心理，安慰病人不急不躁，向其查询发热的可能原因，嘱病人需做必要的检查及注意事项，耐心地回答病人提出的各种问题，帮助解决临时的困难。

（2）体温继续升高到一定程度：患者表现为皮肤潮红、心跳与呼吸频率加快，头痛、头晕等；高热者，可有谵妄、神志不清、幻觉、行为障碍等；儿童高热者，多有抽搐；多数病人全身乏力、关节酸痛，食欲缺乏及恶心呕吐。护理人员应尽量解除由于高热带来的不适，遵医嘱给予病人适当的处理，并要热情地对待，尽量满足他的需求，使体温下降，舒适感增加。

（3）患者体温下降时：皮肤潮红，出汗增加，精神爽快，头脑清新，但是病人仍有虚弱感；如果病情允许，护士可伴随病人外出活动，呼吸新鲜空气，有利于康复与舒畅心情。

（4）合理安排饮食，及时补充营养：病人在发热过程中分解代谢增强，体力消耗过多，十分需要给予营养补充，加之病人体温下降后消化功能得以恢复，食欲渐增，提高了对营养素的消化与吸收力，应尽量补给高热量、高蛋白、高维生素饮食，以满足病人的生理与心理需要。

5. 健康教育

（1）在病人就诊期间：用各种方法宣传关于呼吸道疾病的传染源、传播途径、隔离时间、消毒隔离方法、发病特点、治疗、预防知识等；

（2）指导患者科学掌握关于自身疾病的知识，使病人和家属能够以正确的态度对待疾病，并能很好的自我防护；

（3）告诉患者正确留取和放置标本及有关医学检查和化验结果的意义，所用药物的副作用；

（4）向病人通报关于疾病的转归，一般病程及症状，调动病人的健康情绪和治愈信心，使他们消除恐惧和焦虑，以健康的心态积极配合治疗；

（5）指导家属正确处理婴幼儿发热，肛温在38 ℃～38.5 ℃时，多饮水，并辅以局部降温；肛温在38.6 ℃～39.5 ℃时，给予解热镇静药，39.5 ℃以上时，予以温水擦浴；

（6）合理安排休息和活动，发热时代谢增快，进食少，消耗大，应卧床休息。儿童发热患者减少活动，避免剧烈运动，减少体力消耗。老年患者应注意房间的通风换气，不要剧烈运动，夏季穿宽松透气的衣服，以促进排汗，冬季发热排汗后应及时更换衣服，并注意保暖。

第二节 水肿

当人体血管外组织间隙体液积聚过多时，称为水肿。水肿不是一种疾病，而是由某些疾病引起的一种临床表现，它可分为器质性与功能性两大类。这两类水肿均可表现为全身性或局限性水肿。液体在组织间隙呈弥漫性分布时，为全身性水肿，常见于低蛋白血症或心、肝、肾的严重病变或功能不全及内分泌紊乱等。液体积聚于局部组织间隙内时，为局限性水肿，常见于局部静脉或淋巴回流受阻、炎症或变态反应等。功能性水肿女性多见，常与月经周期等有一定关系。当液体积聚在体腔内时为积液，如胸腔积液、腹腔积液（腹水）、心包积液等，它是水肿的特殊形式。通常意义下，肺水肿、脑水肿等内脏器官的水肿不包含在水肿这一概念范围之内。水肿可为隐性，也可为显性。轻度水肿者，组织间液积聚较少，体重增加在10%以下，指压凹陷不明显，称为隐性水肿；体重增加在10%以上，指压凹陷明显者，称为显性水肿。

一、病因与发生机制

正常人体组织液总量是相对恒定的，主要依赖于两大调节系统，即血管内、外液体交换的平衡和机体内、外液体交换的平衡。当动态平衡遭到破坏出现组织间液的生成大于回流（和）或水钠潴留时，即可引起水肿。

1. 血管内外液体交换失衡　正常情况下，毛细血管与细胞和淋巴管之间存在着组织间隙。正常人体中，血管内液体不断经毛细血管小动脉端滤出至组织间隙形成组织液，又不断经毛细血管小静脉端重吸收入血管中；淋巴管能将滤后重吸收的组织间液回流到体静脉系统，这样使组织液的生成和回流吸收处于动态平衡。

（1）毛细血管静水压增高：是由于血管内液体容量增加，或血栓形成、血栓性静脉炎使局部静脉回流受阻导致毛细血管内静水压增高。常见于充血性心力衰竭、肾功能衰竭、急性肾炎、大量输液、肿瘤压迫静脉、静脉内血栓等。

（2）血浆胶体渗透压下降：营养不良、肝脏疾病、大量蛋白尿、严重腹泻导致的低蛋白血症，使血浆胶体渗透压下降，组织液生成增加，水肿形成。

（3）毛细血管通透性增加：感染、烧伤、冻伤、放射损伤、化学物质损伤、变态反应、缺氧、酸中毒等可损伤毛细血管内皮，导致其血管通透性增高，导致滤出增加，组织液胶体渗透压增高，血浆胶体渗透压降低，大量液体因渗透压差漏出血管，组织水肿。

（4）淋巴回流受阻：丝虫病、恶性肿瘤侵入并堵塞淋巴管、乳腺癌根治术摘除主要的淋巴管时，淋巴液回流受阻而漏出，引起水肿。

2. 体内外液体交换失衡　正常人出入液量，通过肾脏的排泄和吸收功能，以及体内的容量及渗透压调节作用等，来保持体液量的动态平衡状态。肾脏在调节水钠平衡中，经肾小球滤过的水钠总量，只有0.5%～1%排出体外，99%～99.5%被肾小管重吸收。其中60%～70%由近曲小管主动吸收，而远曲小管和集合管对水钠吸收主要受激素调节，这些调节因素保证了球-管平衡，即不论肾小球滤过率增多或减少，滤液的重吸收率始终占肾小球滤过率的60%～70%，从而保持体内外液体交换平衡。体内外液体交换失衡的基本机制是球-管失衡，当某些因素导致球—管平衡失调时，可导致水钠潴留，成为水肿发生的重要原因。包括以下几个方面。

（1）肾小球滤过率下降：当肾小球滤过水钠减少，肾小管重吸收正常时，仍可导致水钠潴留。见于急性肾炎引起的广泛肾小球病变，以及充血性心力衰竭、肝硬化腹水等。

（2）近曲小管重吸收水钠增多：当有效循环血量减少时，近曲小管对水钠的重吸收增加，使肾排水减少，为全身性水肿发病的重要原因。

（3）远曲小管和集合管重吸收水钠增多：远曲小管和集合管对水钠的重吸收受激素调节，当循环血量减少或其他原因使肾血流量减少时，肾血管灌注压下降，肾素—血管紧张素—醛固酮系统使醛固酮分泌增加，远曲小管和集合管重吸收水钠增多，增加循环血量，造成水钠潴留。

二、分类

1. 全身性水肿

（1）心源性水肿：各种心脏病所致右心衰竭时可出现水肿。主要发生机制是有效循环血量减少，肾血流量减少，肾小球滤过率降低，继发性醛固酮增多，引起钠、水潴留和静脉压增高，导致毛细血管静脉端流体静脉压增高，组织液回流吸收减少所致。另外，静脉压增高导致胸导管淋巴回流障碍，部分右心衰竭患者血浆蛋白浓度偏低，亦为心源性水肿的原因之一。

（2）肾源性水肿：常见于肾小球肾炎、肾病综合征、肾衰竭等。按其发生机制可分为肾炎性水肿和肾病性水肿。肾炎性水肿的发生主要是由于肾小球滤过率降低，肾小管对水钠重吸收功能相对正常，球—管失衡致水钠潴留，以及毛细血管通透性增加所引起；肾病性水肿则主要由大量蛋白尿所致低白蛋白血症、继发性醛固酮增多致水钠潴留所引起。

（3）肝源性水肿：常见于各种原因引起的肝硬化失代偿期。肝硬化致门静脉压升高、肝功能减退引起低蛋白血症、肝淋巴液回流障碍、继发醛固酮增多等因素形成水肿和腹水。

（4）营养不良性水肿：见于长期慢性消耗性疾病营养缺乏、蛋白丢失性胃肠疾病、重度烧伤者，亦见于食物供应不足或质量不良。此类水肿是由于低蛋白血症，血浆胶体渗透压降低所致；皮下脂肪减少使组织松弛，导致组织间隙压力降低，水肿形成。维生素 B_1 缺乏引起的心脏病可加重水肿的程度。

（5）黏液性水肿：见于甲状腺功能减退者。因体内黏蛋白分解代谢障碍，积聚在组织间隙中，组织液所含蛋白量增高而引起，故指压呈非凹陷性水肿。

（6）其他原因的全身性水肿：①经前期紧张综合征。与雌激素增多所致的水、钠潴留有关，多于经前7～14 d出现，月经来潮后消退，表现为眼睑、踝部、手部轻度水肿。②药物性水肿。肾上腺皮质激素、雄激素、雌激素、胰岛素、甘草制剂、钙拮抗剂等均可引起水、钠潴留而导致水肿。其主要表现为下肢或面部水肿，重者出现全身性水肿。其特点为水肿于用药后发生，停药后不久水肿消失。③特发性水肿。主要见于育龄妇女，表现在身体下垂部分水肿，多在晚间出现下肢水肿，经休息后减轻或消失，病人还可伴有自主神经功能紊乱的表现。原因不明，可能与内分泌功能失调导致毛细血管通透性增加及直立体位的反应异常有关。④妊娠中毒和结缔组织疾病（硬皮病、皮肌炎）也可导致水肿。

2. 局部性水肿

（1）炎症性水肿：炎症性水肿是最常见的局部性水肿，常见疾病有疖、痈、丹毒、蜂窝织炎等。本病是由于炎性递质作用，使微血管壁的通透性增高，有效胶体渗透压下降而发生水肿。除了局部肿胀外，炎症性水肿以局部潮红、灼热、疼痛与压痛为特征。

（2）局部静脉回流受阻所致水肿：常见于上腔静脉阻塞性综合征、肢体深静脉血栓形成、血栓性脉管炎、下肢静脉曲张等。主要是静脉管壁受压或腔内阻塞，以致血液回流受阻和毛细血管静水压增高所致。水肿分布于该静脉的收纳区。

（3）淋巴性水肿：见于丝虫病、乳腺癌根治术侧手臂水肿。为局部淋巴回流受阻所致水肿。水肿的特点为初起局限在肢体远端，下肢以足与踝部明显，上肢以腕和手背部明显。皮肤常呈橘皮样改变，如反复发作，停留在组织间隙中的淋巴液可刺激皮下组织发生纤维组织增殖，并逐渐取代皮下脂肪组织致皮肤日见粗糙、变厚、变硬呈团块状，皮肤弹性减弱或消失，指压凹陷日渐不明显，似橡皮，故又名“橡皮肿”。

（4）血管神经性水肿：见于某些药物、食物过敏及昆虫叮咬等所致。其特点是突然发生的、无痛性的、硬而且有弹性的局部性水肿，指压无凹陷。水肿的皮肤呈苍白色或蜡样光泽，水肿的中央微凹下，边缘无明显界限。多见于四肢、颈部、面、舌、唇等处，声门水肿严重者可引起窒息。

三、临床表现

皮下水肿是全身或局部水肿的重要特征，表现为皮肤肿胀，皱纹变浅，弹性降低，指压后留有凹陷。这种外观所能观察到的现象称显性水肿。而外观不易观察到的、指压皮肤无明显凹陷的水肿称隐性水肿。不同疾病引起的水肿，其早发部位、扩展过程和分布特点都各有所不同。

1. 心源性水肿　水肿首先发生于下垂部位。非卧床病人水肿先出现于下肢，尤以踝部明显，缓慢向上延及全身；卧床病人水肿先出现于腰骶部。早期水肿程度存在昼夜变化，表现为白天踝部及下肢水肿，睡前水肿程度最重，休息后水肿减轻或消失；晚期出现全身性、对称性凹陷性水肿，常伴胸腔积液、腹水和心包积液，水肿部位每天随体位的改变但变化不大，但颜面部一般不水肿。此外，还可伴有右心衰竭的其他表现如颈静脉怒张、肝大、静脉压升高、心脏增大或呼吸困难、发绀等。当伴有营养不良或肝功能损害，血浆白蛋白过低时，也可出现颜面水肿。

2. 肾源性水肿　疾病早期多于早晨起床时出现眼睑或颜面水肿，以后可发展至全身水肿。肾病综合征病人常呈中度或重度水肿，指压凹陷明显，常伴有浆膜腔积液。

3. 肝源性水肿　发生缓慢，主要表现为腹水，全身水肿较轻。若病人长时间保持坐位或立位，或因其他原因使下肢静脉明显淤血，则下肢也可出现水肿，但颜面部和上肢常无水肿。

4. 营养不良性水肿　其特点是水肿发生前常有消瘦、体重减轻等表现。水肿分布从组织疏松处开始，然后扩展至全身皮下，以低垂部位明显，立位时下肢明显。

5. 体重增加　体重能敏感地反映细胞外液量的变化，无论是显性水肿还是隐性水肿，均可因液体潴留而致体重增加。当出现颜面及下肢轻度水肿时，体重可增加5%；颜面或下肢明显水肿，躯干部亦显示水肿，此时体重可增加10%；颜面、躯干、四肢均明显水肿，并有胸腔或腹腔积液、阴囊或阴唇水肿者，体重可增加10%以上。

6. 循环系统的表现　钠、水潴留可导致血容量增加，心脏因前负荷增加，使心排血量增大而致脉搏增快，血压升高，严重者可发生心力衰竭。

7. 尿量减少　因严重血容量不足，肾间质水肿等引起肾功能受损，肾小球滤过率下降。

8. 呼吸困难　胸腔积液可压迫肺脏，使肺扩张受限，尤其是中等或大量胸腔积液时，病人可出现胸部闷胀感、呼吸困难，甚至出现端坐呼吸和发绀。

9. 消化道症状　肠黏膜水肿使消化功能障碍，出现腹胀、食欲下降、恶心、呕吐、腹泻或便秘。

四、治疗原则

1. 病因治疗　如治疗肾脏疾病，控制心力衰竭，黏液性水肿病人采用甲状腺制剂长期代替治疗，药物性水肿者停药等。

2. 对症治疗　主要是利尿药和限制钠盐摄入。水肿产生的原因虽是多方面的，诸如心衰、肾炎、肝硬化、营养不良等，但其实质主要是钠、水的潴留。而利尿药能作用于肾脏，促进以钠离子为主的电解质和水的排泄，故临床上常用于消除水肿。利尿药可根据病情选用，注意水、电解质平衡。

3. 并发症的治疗。

五、护理评估

1. 病因或诱发因素　从既往病史来了解水肿的原因，如有无心脏病、肾脏病、消化系统疾病、慢性消耗性疾病；询问饮食及营养状况，有无蛋白质摄入不足、摄盐过多等；注意收集药物过敏史、激素治疗史，以及女性病人水肿与月经周期是否有关。

2. 水肿特点及伴随症状　询问水肿出现的时间、部位（初始部位及蔓延情况）、程度、发展速度，水肿局部的表现，水肿与活动、体位的关系等以及水肿。是否伴有心悸、气急、咳嗽，有无头晕、少尿、血尿，有无恶心、腹胀，有无消瘦、乏力、易倦等原发疾病的症状。

3. 体格检查

（1）测量血压、脉搏、呼吸、体重、腹围等反映机体液体负荷量的项目，短时间内体重的骤然增加，亦提示组织间隙有水、钠潴留的可能。

（2）皮肤：触诊皮肤，注意皮肤弹性，有无水肿、溃疡及继发感染。无论是全身或局部水肿，一般常在组织较疏松的部位或低垂部位，如眼睑、下肢等处，可发现皮肤肿胀、紧绷，皱纹变浅，弹性降低，指压后留有凹陷等皮下水肿的特征；

（3）与水肿原发疾病有关的体征：如全身营养状态，有无黄疸、蜘蛛痣、心脏杂音、胸腔积液、腹腔积液、腹壁静脉曲张、颈静脉充盈、肝颈静脉回流征阳性、肝大、脾大等。

4. 判断水肿的程度　应根据评估结果判断水肿程度。水肿可分为轻、中、重度3种。

（1）轻度水肿：不易觉察，仅见于眼睑、眶下软组织，胫前、踝部皮下组织，指压后可见组织轻度凹陷，平复较快。

（2）中度水肿：下肢水肿至膝，指压后可见明显或较深的组织凹陷，平复缓慢。

（3）重度水肿：面部、四肢、躯干均水肿，低垂部位皮肤张紧发亮，甚至有液体渗出，此外，胸腔、腹腔、鞘膜腔可有积液，外阴部也可见严重水肿。

5. 区分水肿性质

（1）全身性水肿与局限性水肿：局限性水肿多与水肿部位附近炎症、静脉或淋巴回流阻塞有关，炎症性水肿占大多数。特点：起病较快，局部皮肤有红、热及压痛，可有体温升高、血常规白细胞增多，多考虑疖、痈、丹毒、蜂窝织炎等。如伴有局部浅组织疼痛、压痛，而无发热，考虑肢体静脉血栓形成。在以上基础上，同时伴有发热，应考虑血栓性静脉炎。伴有小腿的静脉扩张、弯曲、隆起，站立时更明显，皮肤可见色素沉着及慢性溃疡形成，可考虑为下肢静脉曲张。起病缓慢，伴有发绀、气促、咳嗽与声音嘶哑，面、颈、上肢及上胸部水肿，颈静脉、前胸表浅静脉扩张，重时有胸腔积液、单侧上腔静脉压显著升高，考虑为慢性上腔静脉阻塞综合征。伴有腹胀、腹壁静脉曲张、下肢及阴囊（男性）、阴唇（女性）水肿，同时有肝脾肿大、腹壁静脉曲张及血流均向上（肝硬化时脐以下水平的血流应向下）、下肢静脉压升高，考虑慢性下腔静脉阻塞综合征或肝硬化。伴有突发、无痛、硬而富有弹性的局限性水肿，水肿的皮肤呈苍白或蜡样光泽，水肿中央微凹下、边缘无明显的界限，多有对药物、食物或周围环境过敏史，考虑变态反应性疾病的血管神经性水肿。全身性水肿多见于心脏、肝脏、肾脏疾病及营养不良性疾病，其次为内分泌障碍疾病、结缔组织疾病所致。

（2）凹陷性或非凹陷性水肿：凹陷性水肿主要见于心、肝、肾等疾病引起的全身性水肿。

（3）水肿与体位的关系：器质性疾病所致水肿，常随体位的变换而改变，如坐位时间较久，则下肢水肿加重，侧卧位时卧侧部水肿明显。功能性水肿与直立位有明显关系，当1天劳累后，体重常比清晨平均增加1500 g以上（正常人平均增加40 g），所以水肿往往在下午出现，晚间尤为明显，以下肢为重，晨起时水肿减轻，甚至消失，因此又称直立性水肿。

6. 判断水肿病因　根据伴随症状与体征，正确判断水肿的病因，其具有重要的临床价值。

（1）伴肝脾大、腹腔积液、腹壁静脉曲张等，提示肝源性水肿。

（2）伴高血压、血尿、蛋白尿、腰部酸痛等，常为肾源性水肿。大量蛋白尿同时伴低蛋白血症、高胆固醇血症，多考虑为肾病综合征；蛋白尿同时伴管型尿、血尿多考虑为肾炎。

（3）伴活动后心悸、呼吸困难、不能平卧等，多提示为心源性水肿。

（4）伴进食少、消化不良、消瘦、贫血等，应考虑为营养不良性水肿的可能。

（5）伴表情迟钝、怕冷、毛发枯燥而稀疏、面部皮肤粗糙增厚、指压无凹陷，基础代谢率低，为黏液性水肿，有甲状腺功能低下的可能。

（6）与月经周期有明显关系，可能为特发性水肿。

7. 社会支持系统　包括病人的家庭成员组成，家庭经济、文化、教育背景；家庭成员对病人的关心和支持程度；病人的经济状况，工作单位和社会能够提供的帮助或支持；病人出院后的继续就医条件等。

六、护理目标

1. 保持皮肤完整性，防止感染。
2. 患者能陈述水肿的原因和预防的方法。
3. 患者能描述水肿护理中注意事项。
4. 水肿减轻。

七、护理措施

1. 体位　严重水肿尤其伴有大量胸腔、腹腔积液的病人因肺受压及横膈抬高，使呼吸运动受限而产生呼吸困难，原则上取坐位或半卧位，以便横膈下降，增加肺活量，减轻呼吸困难；下肢水肿者应减少站立或坐位时间，尽量平卧，抬高下肢，以减轻水肿；阴囊水肿者可用托带托起阴囊，以利于水肿消退，同时注意局部皮肤护理，防止破溃。

2. 休息　运动不仅增加氧及能量的消耗，增加心脏负担，也使蛋白质分解代谢增加，加重肾脏负担。此外，运动使肾血流量减少，醛固酮分泌增多，肾远曲小管对钠的重吸收增多，故运动可加重水肿。休息则可增加肾血流量，提高肾小球滤过率，使尿量增加，改善心脏功能，使心、肾负担减轻至最低限度。因此，轻度水肿者应限制活动；重度水肿者，尤其是心、肝、肾功能不全时，应卧床休息，以增加肝、肾血流量，有利于水肿的消退。应用利尿药者，应注意合理安排其用药时间，一般以每天早晨为宜，避免影响睡眠。对日常生活自理能力明显减退者应提供适当的生活护理。

3. 限制钠盐和水的摄入　钠、水潴留是引起组织液积聚的重要因素，如果钠盐和水摄入过多，必然增加体液的积聚，其结果不利于水肿的消退，还会加重病情。

钠盐摄入量可根据水肿不同程度及病人的具体情况而定，分别给予低盐、无盐或少钠饮食。目前由于强排钠利尿药的应用，钠盐的限制不必过分严格，以免影响食欲，也可减少低钠血症的发生，但若忽视限制钠盐的摄入量，又可因摄入过多而抵消利尿药的药效，因此仍需强调限制钠盐的重要性。

水量摄入依水肿程度、原发病因和尿量而定。心源性水肿一般情况下饮水量不限。肾性水肿者每日尿量可达 1000 mL 时，摄入水量一般不限，但不宜过多饮水。如出现少尿、无尿时，则应严格限制水的摄入量，原则上量出为入，即摄入水量等于前 1d 尿量再加 500 mL。肝性水肿水量摄入应限制在每日 1000 mL 左右，如有明显低钠血症，则应限制在每日 500 mL 以内。

4. 饮食与营养　多种因素所致的低蛋白血症，如营养不良、肾病综合征等，是水肿发生的重要原因，故应鼓励病人适量补充蛋白质，提高血浆蛋白浓度，从而减轻水肿。但如病人有严重肝、肾功能不全时，要限制蛋白质的摄入量，给予高热量、低盐、多维生素饮食。

5. 用药护理

（1）观察药物疗效：用药期间记录每日尿量，观察水肿有无消退，伴随症状有无减轻或好转，以判断疗效。

（2）观察药物不良反应：利尿药尤其是强排钠利尿药可导致低钠、低钾血症等药物不良反应，出现软弱无力、恶心、呕吐、腹胀，肠蠕动减弱或消失，心率早期增快并有心律失常，心电图示 T 波低平、倒置，可出现 U 波提示发生低钾血症。低钠血症主要表现为肌无力、肌痉挛、口干、眩晕、胃肠功能紊乱等。代谢性碱中毒主要表现为易激动、神经肌肉过度兴奋，严重者可有强直性痉挛。

（3）合理安排用药时间：利尿药不宜在晚间服用，避免夜间因排尿影响睡眠。

6. 皮肤护理

（1）保护水肿皮肤免受损伤：由于水肿皮肤感觉差，抵抗力弱，易损伤和继发感染，故穿着要宽松、柔软，床单应清洁、平整、干燥，避免水肿部位皮肤受摩擦而破损；每日温水擦洗皮肤；使用50 ℃以下的热水袋，防止皮肤烫伤；长期卧床病人，由于重力作用，水潴留于身体下部，局部组织长期受压，血液循环障碍，可加重水肿，致使组织细胞营养不良产生褥疮，故应协助病人定时更换体位，移动病人时注意勿摩擦皮肤，同时给予局部按摩，温水擦浴，注意改善血液循环。

（2）防止皮肤感染：尿频者注意保持会阴部清洁；皮下注射时应注意无菌操作，注射后用无菌干棉球按压，防止药液外溢及感染；胸、腹腔积液穿刺放液后，应按压穿刺点，并用无菌纱布固定，以防胸、腹腔积液外漏，引起感染。

（3）静脉穿刺、输液时，水肿患者皮肤菲薄，浅静脉充盈度、血管弹性差，易破裂，静脉穿刺困难。故在选择好穿刺部位后，沿血管走向用手指压迫肿胀组织以暴露血管，提高穿刺的成功率。其次，水肿患者因组织肿胀，输液时液体外渗时不易察觉，输液过程中要严密观察局部皮肤。同时，水肿患者皮肤变薄易破损，输液结束去除胶布时应小心，必要时可用无菌盐水将胶布浸湿后缓慢揭去。拔针时按压针眼时间应延长，防止液体渗漏。

7. 密切观察病情变化

（1）计算和记录出入液体量：可了解每日液体平衡状况。液体出入量尽可能测准而不是猜测或估计；记录出入液体量的同时应记录时间；不要忽视每次服药时的饮水量。

（2）动态检测体重的增减：它是观察水肿消长最有价值的指标。通常安排在每日早晨起床排尿后、进早餐前、排便前，要求每天用同一杆秤、在同一时间测定，以保证每日体重的可比性。

（3）注意水肿的分布及程度变化，同时测量腹围和下肢周径，了解腹水和下肢水肿的消长情况，判断病情发展及对药物治疗的反应。

8. 健康教育

（1）合理饮食：教育病人懂得钠、水同水肿发生之间的关系，使之理解饮食中限制钠盐和水分的重要性。帮助病人估计每日盐的摄入量，教其如何根据自己的病情需要安排每日食物的食盐量，烹调中如何用调味品和食盐代用品，争取在减少食盐摄入的同时增进食欲。指导患者避免进食腌制食品、罐头食品、啤酒、汽水、味精、面包、豆腐干等含钠丰富的食物，以及使用无钠盐增进食欲。

（2）用药指导：向病人详细介绍所用药物的名称、剂量、服药时间和方法，指导病人观察药物疗效和不良反应。

（3）水肿的自我观察与护理：告知病人测量体重、腹围、下肢周径，记录每日出入液体量，对判断水肿的消长及药物疗效有重要意义，指导正确测量和记录的方法及注意事项。让病人了解当出现严重的全身水肿，体重增加过快、过多，或在夜间、劳累后出现呼吸困难加重时，可能为早期心力衰竭的表现，应及时就医，以防延误治疗。指导病人进行皮肤护理并了解其意义。

第三节　伤口

伤口（wound）是指皮肤组织的完整性受到破坏，并常伴有机体物质的缺失。伤口为开放性创伤共有的临床表现。创伤是指机体遭受机械力的打击后造成的局部组织破坏和可能发生的全身反应。它包括挤压伤、切割伤、火器伤以及烧伤等。伤口或称皮肤组织损伤是临床护士最常遇到的问题，伤口护理始终是护理工作中的一个重要内容，而且预防和处理伤口的结果常常作为衡量护理质量的一个重要指标。

一、病因与发生机制

1. 病因　常见的致伤因子可分为四类，所造成的人体损伤各具特点。处理损伤需要了解致伤因子的性质、作用强度、刺激量和接触时间等。

（1）机械性致伤因子：如钝器打击、重力挤压、过度牵拉、锐器切割或穿刺、子弹或弹片射击等，其特点都是破坏组织连续性。

（2）物理性致伤因子：如高温、低温、电流、放射线、激光等，可引起各种损伤。如高温可使组织发生变性、凝固或炭化；低温可使体液形成冰晶；电流可引起热烧伤、神经损伤、血栓形成、心肌变性；声波或超声波可损害神经元组织。

（3）化学性致伤因子：强酸、强碱可引起化学性烧伤；毒气可致神经毒害、细胞毒害或抑制酶的活性等损伤作用。

（4）生物致伤因子：如人、兽、蛇咬伤，除能造成机械性损伤，还可带入毒素，或植入病原微生物。

2. 病理生理

人体有复杂而完善的自我保护防御功能。任何创伤都会激发最基本的生理反应－炎症反应，创伤性炎症是创伤的病理基础。

（1）局部反应：组织受伤后，引起多种炎性介质释放，致局部血管扩张，通透性增加，血浆渗出，其中白细胞、吞噬细胞、抗体及纤维蛋白原等多种成分渗出，进入组织裂隙，以吞噬和清除血块、坏死组织等。创伤性炎症一般 3～5 d 后趋于消退，如果并发感染、异物存留等，此期将延长。

（2）全身反应：主要发生在较严重的创伤。由于炎性介质大量释放，对全身造成不良影响。出现体温升高、分解代谢加速、能量消耗增加、糖代谢紊乱、免疫功能下降等，甚至出现创伤性休克，并发多器官功能不全综合征。

3. 伤口愈合的过程

（1）炎症反应期：创伤后的炎症反应期从时间上来讲主要发生于伤后即刻至 48 h。在此期间，组织变化的特征是炎症反应，受创组织出现水肿、变性、坏死、溶解以及清除等。最新的研究表明，炎症反应期的本质与核心是生长因子的调控及其结果。

（2）肉芽组织增生期：约在伤后第 3 d，随着炎症反应的消退和组织修复细胞的逐渐增生，创面出现以肉芽组织增生和表皮细胞增生移行为主的病理生理过程。此时组织形态学的特征为毛细血管胚芽形成和成纤维细胞增生，并产生大量的细胞外基质。

（3）瘢痕形成期：瘢痕的形成是软组织创伤修复的最终结局之一。对创面缺损少、对合整齐、无感染的创面（如清洁的手术切口），伤后 2～3 周即可完成修复（愈合），此时的瘢痕如划线样，不明显，对功能无影响。而对缺损大、对合不整齐或伴有感染的创面，常需要4～5周时间才能形成瘢痕，且瘢痕形成较广，有碍观瞻，甚至对功能产生影响。瘢痕的形态学特征为大量的成纤维细胞与胶原纤维的沉积，其生化与分子生物学特征为成纤维细胞产生胶原代谢异常所致。

4. 创伤愈合的基本类型

（1）一期愈合：系最简单的伤口愈合类型，也是组织的直接结合所致。这类愈合主要发生于组织缺损少、创缘整齐、无感染、经过缝合或黏合的手术切口。由于创缘损伤轻，炎症反应弱，所产生的肉芽组织少，在修复后仅留一条线状瘢痕。

（2）二期愈合：又称间接愈合，它指伤口边缘分离、创面未能严密对合的开放性伤口所经历的愈合过程。特点是：由于创面缺损较大，且坏死组织较多，通常伴有感染，因而上皮开始再生的时间推迟；由于创面大，肉芽组织多，因而形成的瘢痕较大，常给外观带来一定影响；由于伤口大、感染等因素的影响，常导致愈合时间较长，通常需要4～5周以上。

（3）痂下愈合：它是一种在特殊条件下的伤口修复愈合方式。主要指伤口表面由渗出液、血液及坏死脱落的物质干燥后形成一层黑褐色硬痂下所进行的二期愈合方式。痂下愈合的速度较无痂皮创面愈合慢、时间长。硬痂的形成一方面有保护创面的作用，同时也阻碍创面渗出液的流出，易诱发感染，延迟愈合。因而临床上常需采用“切痂”或“削痂”手术，以暴露创面，利于修复。

5. 影响创伤修复的因素

（1）全身因素：营养不良、慢性消耗性疾病、某些药物的影响（如长期使用糖皮质激素、吲哚美辛（消炎痛）、细胞毒药物等）、缺氧、老年等，可加重病情，延缓修复。

（2）局部因素：创伤种类、大小、部位、感染、异物存留或失活组织过多、血循环障碍、处理不当、伤口内引流物使用不当等，直接影响伤口修复。

二、临床表现

1. 局部表现

（1）疼痛和压痛：与受伤部位的神经分布、创伤轻重、炎症反应强弱等因素有关，活动时疼痛加剧，制动后减轻。一般2～3d后疼痛缓解，疼痛持续加重可能并发感染。

（2）肿胀和瘀斑：局部组织出血、创伤性炎症渗出致肿胀，瘀斑为皮下出血。

（3）功能障碍：由局部组织结构破坏、疼痛、肿胀等所致。

（4）创面：其形状、大小、深浅不一。伤口种类有：①清洁伤口。通常指无菌手术切口和伤后6 h以内，经清创术处理的无明显污染的创伤伤口。②污染伤口。有细菌污染，但尚未发展成感染的伤口，一般认为伤后6～8 h以内的伤口为污染伤口。③感染伤口：伤口有脓液、渗出液及坏死组织等。

（5）伤口并发症：伤口出血、伤口感染和伤口裂开，感染的伤口有疼痛、红肿、触痛、脓性分泌物、体温升高和中性粒细胞可增多。

2. 全身表现

（1）体温升高：创伤出血或组织坏死分解产物被吸收，均可导致发热，一般为38 ℃左右，体温过高应警惕感染。

（2）脉搏、血压、呼吸改变：伤后由于应激反应可使心率、脉搏加快，舒张压升高，脉压缩小，重者呼吸加快。

(3) 其他表现：口渴、尿少、疲惫、失眠、淡漠抑郁、食欲缺乏等，妇女可出现月经异常。

(4) 并发症：感染、创伤性休克、急性肾功能衰竭、呼吸窘迫综合征及多器官功能不全综合征等。

三、治疗原则

1. 清洁伤口　缝合后一般都达到一期愈合。意外创伤的伤口难免有程度不等的污染，但经过处理后可能使其污染减少，甚至变成清洁伤口，可以立即缝合。

2. 污染伤口　处理污染伤口的方法称为清创术，目的是使其转变成或接近于清洁伤口，立即缝合或延期缝合，争取达到一期愈合。

3. 感染伤口　伤口须经过换药，逐渐达到二期愈合。

4. 异物存留　伤后的异物在原则上应取出。感染病灶内的异物尤应及早取出，使感染顺利治愈。伤口已愈合的异物，手术以前必须确定其部位和选择适当的手术途径，避免不必要的损伤。为了预防术后感染，可酌情使用抗生素和破伤风抗毒血清。某些深部异物或数量多而分散者，如果不致损伤重要组织器官可以保留或观察。

四、护理评估

1. 伤口情况

(1) 伤口形成的原因及持续时间。

(2) 伤口局部状况：主要了解伤口部位、形状、所伤及皮层及其对周围组织的影响，伤口的范围（长、宽、深），有无腔洞或窦道，伤口有无异物、结痂或坏死组织，伤口有无疼痛及肿胀的程度，伤口有无感染，渗出情况，包括渗液量、性质、颜色、伤口外观的颜色、伤口的气味、细菌生长的种类及其药物敏感试验结果。

2. 伴随症状　是否伴有功能障碍，体温、脉搏、血压和呼吸的改变；是否有口渴、尿少、疲惫、失眠、食欲缺乏等。

3. 相关因素

(1) 了解受伤的原因：物理性损伤，如打击性的伤口；化学物质损伤：如化学药物；温度导致的损伤；晒伤、冻伤、烧伤及电击性的损伤；动静脉血管功能不全、动静脉溃疡等。

(2) 曾接受治疗护理的详细情况：特别注意了解其方法、治疗护理的时间、效果，病人对伤口治疗的身心反应、态度、认识等。

(3) 全身状况：重点估计与伤口愈合密切相关的营养状况和心理状况。营养状况估计包括既往营养状况如饮食习惯、饮食结构，有无酗酒、滥用药物史、患病手术史特别是胃肠道手术，近3个月内体重变化等；当前营养状况评估包括体重指数（BMI）、血总蛋白、白蛋白、纤维连接蛋白、前蛋白、血红蛋白值等。心理状况主要了解病人因伤口而引发的负性心理及其对身体的影响，如食欲缺乏、睡眠不良，尽可能客观描述病人的心理状况，如病人担心伤口感染、伤口不愈或愈合后遗留瘢痕影响美观和功能，恐惧疼痛而限制活动等。

4. 辅助检查　血常规和红细胞压积，可提示贫血、血浓缩或感染等；尿常规可提示泌尿系损伤、糖尿等。细菌培养提示伤口是否感染。

五、护理目标

1. 去除影响伤口愈合的不利因素。
2. 正确执行伤口治疗及护理方法。
3. 正确保护伤口，促进愈合。

六、护理措施

1. 去除影响伤口愈合的不利因素

（1）预防受压、摩擦或牵拉：伤口周围若过分水肿，或承受压力会造成表皮及深部皮肤受损，应避免此类因素。

（2）密切观察引起创伤伤口不愈因素，采取针对性护理措施：如伤口内有无异物存留，有无失活组织、血肿及无效腔，如存在应及时给予清除；如有肉芽肿形成则应清除病理性肉芽肿；刮除过度生长的赘肉，清理伤口腔隙内的浆液瘤等。以上因素去除可以促进伤口愈合。

（3）彻底清创，避免感染：伤口内异物及坏死组织直接影响伤口愈合，因此伤口护理首先要彻底清创，清除伤口内异物及坏死组织，并根据创伤特点，采取相应措施，如火器伤应清除伤道内的坏死组织；大面积剥脱伤清洗同时，还应刮除挫伤的组织及脂肪组织；大面积烧伤，特别是三度烧伤，必须切除坏死的皮下及肌肉组织。总之，彻底清创是伤口护理的首要措施。

（4）预防伤口感染：接触患者伤口时，所有医护人员必须仔细洗手，并严格遵守无菌技术操作规范；若患者过胖或营养不良，应设法改善其一般情况，增强营养，以防发生伤口感染；遵医嘱用药，但注意防止应用影响伤口愈合的药物；定期进行伤口换药。医护人员应正确清洗伤口，去除异物、细菌或坏死组织。

（5）受伤的局部应适当制动，可缓解疼痛，利于组织修复。

2. 正确执行伤口治疗及护理方法

（1）正确伤口换药，清除感染：换药时应用生理盐水清洁伤口，并使脓液引流通畅，当伤口脓液较多时，需每日进行换药，脓液较少时，可酌情延长换药间隔。随着伤口感染得以控制，创面也逐渐愈合。为了有效地控制伤口感染，局部可使用消毒剂，如烧伤或创伤，创面可涂、喷碘伏或每日 3 次 PWP－1 碘。感染较重的创面还可涂膏剂，暴露或包扎，临床观察此方法取得较好的效果。如伤口过大可清创缝合或移植皮瓣覆盖创面。

（2）预防瘢痕形成与挛缩：皮肤缺损较大的创面，应立即争取自体皮移植；注意功能位的维持与固定，可选用可塑性夹板、石膏托等；早期合理的施行体育疗法，可利用各种器械和按摩，进行各种功能练习，并参与日常生活中各种轻微活动，使其恢复各关节功能并逐渐增加其强度；避免对瘢痕刺激，防止摩擦、抓、日光等外界刺激；尽早施行压力疗法，可在伤口愈合或接近愈合时进行；进行药物疗法，局部可涂瘢痕软化膏，进行瘢痕内注射等。

（3）镇痛镇静；正确应用镇痛镇静药物，可使患者得到安静休息，促进伤口愈合。

3. 正确保护伤口，促进愈合

（1）改善营养，保证足够的热量、蛋白质、维生素及锌、铁等微量元素，以增加机体抵抗力，促进组织修复。

（2）选择适当的敷料，避免伤口直接暴露在空气中，以隔绝细菌的生长，并防止伤口干燥。特殊伤口需要暴露的应遵医嘱进行。

（3）在伤口上不使用抗酸药：正常皮肤 pH 是酸性，可预防细菌的生长，使用抗酸药会改变其 pH，促使细菌生长及皮肤干燥。

（4）避免伤口加热：使用灯烤等方法在伤口处加热，会使伤口干燥，延缓愈合过程。

（5）大小便失禁患者在尾骨、臀部或大腿上有伤口，应考虑插导尿管，或使用集尿袋，以避免因受排泄物浸渍而影响组织修复。

（6）局部应用促伤口愈合的药物：蛋白酶类药剂、生长因子、中药等。

（7）心理护理：由于患者有恐惧焦虑等，适当的心理安慰，可使患者配合治疗，利于康复。

4. 健康教育

（1）加强劳动保护，避免创伤。普及防火、灭火、自救常识。

（2）注意观察伤口及身体整体状况，特别是发现异常情况，如头痛、头晕，恢复的伤口又出现红、肿、热、痛等感染征象，应及时就医。

（3）保护新生上皮，避免摩擦、搔抓和日光照射。

（4）加强功能锻炼，指导病人进行体疗，注意保持各关节功能位，逐步恢复肢体功能。

（5）养成良好的生活习惯，多做有益于身心健康的活动，及时调整心态，早日恢复自身社会适应能力。

第四节　压疮

压疮（pressure sore）也称压力性溃疡，以前称褥疮（bedsore 或 decubitus ulcer），是指因体位的特点在力学因素作用下，由于皮肤外环境和自身内条件改变所引起的皮肤损伤。压疮是长期卧床患者，尤其是老年昏迷或截瘫患者常见的并发症，临床表现为从表皮到皮下组织、肌肉，甚至骨的破坏，严重者可因继发感染引起败血症而危及生命。根据病人疾病的不同，发生率也有所不同，其中脊髓损伤病人发生率为 25% ~85.5%，住院老年人的发生率为 10% ~25%。准确及时的护理可以预防部分压疮的发生。

一、病因与发生机制

1. 局部因素

（1）垂直压力：压力为来自于身体自身的体重和附加于身体的力，它是最重要的致病因素。正常皮肤毛细血管的压力为 2.7 kPa，毛细血管压力为 2.1 ~4.3 kPa，如压力超过此限值，即可阻断毛细血管对组织的灌注，会使皮肤血流停顿，由于淋巴滞留蓄积，厌氧代谢废物易促使组织变性导致组织缺血坏死。当皮肤组织持续承压 9.33 kPa 以上且 >2 h 就可能发生不可逆损害。由于麻醉和手术的特殊体位及术后疼痛，患者处于被动体位，局部持续受压在 6 h 以上就可能发生压疮。压疮的形成与受压时间的长短和压力的大小有关，压力越大形成压疮所需的时间越短。

（2）剪切力：剪切力是两层组织相邻表面间滑行时所产生的进行性相对移位而引起，

与体位关系甚为密切。当患者不能平卧而取半卧位时，由于床头抬高使身体下滑，或坐轮椅者身体后倾时，均可产生与皮肤相平行的摩擦力及与皮肤垂直的重力，从而在骶尾部和坐骨结节处产生较大的剪切力。有不少病人在臀沟上有一疮口，这个部分压迫不到，也会出现压疮。这是因为翻身时，家属用力牵动臀部皮肤，造成骶尾部皮肤受到过度剪切力而引起皮肤坏死，因而翻身时应避免过度牵张臀部皮肤。30°侧倾斜体位，能较好地分散压力，可减低压疮发生的风险。

（3）摩擦力：摩擦力主要来自皮肤与衣、裤或床单表面逆行的阻力摩擦。摩擦力可使局部皮肤升温，温度升高1 ℃，能加快组织代谢并增加10%的耗氧量，同时可去除表皮的保护性角质层，在组织受压缺血的情况下，增加了压疮的易发性。床铺表面皱褶不平、存有渣屑或搬动时拖拽患者，均可产生较大摩擦力。

（4）局部皮肤温、湿度：局部皮肤温度升高使细胞代谢率增高，降低了对缺氧的耐受性；皮肤浸润过度时，组织变得松软而脆弱。大便失禁时由于有更多的细菌及毒素，比尿失禁更危险，这种污染物浸渍诱发感染使情况更趋恶化。

2. 全身因素

（1）感觉或运动障碍：脊髓损伤或脑血管疾病患者，由于运动及感觉功能丧失，保护性反射消失，加之肌肉等软组织的神经萎缩所致的组织营养不良和抵抗力下降，以及大小便失禁引起的皮肤浸渍和污染，当局部组织受压时极易形成压疮。

（2）营养不良：营养不良被认为是造成老年患者压疮高发的重要危险因素之一。营养不良患者常伴负氮平衡，表现为低蛋白血症、肌肉萎缩和皮下脂肪减少，胶原纤维或弹力纤维变性或退化，真皮变薄，或因严重贫血致皮肤毛细血管缺血，从而使皮肤的易损性增加。

（3）血液循环差：各种原因引起的全身性水肿，心功能不全和休克等易致血流动力学改变，组织灌注不足，皮肤和皮下组织缺氧而发生压疮。

（4）老年人：新陈代谢慢，同时由于血流动力学的改变，皮肤营养状况不如年轻人，弹性较差，易受损伤。

（5）消瘦：压疮发生率较肥胖者高，因消瘦者骨隆起明显，皮下脂肪消失，一旦受压，骨隆突处皮肤要承受外界压力和骨隆突对皮肤的顶挤力，加重循环障碍，加速局部组织变性、坏死。

（6）精神心理因素：应激情绪、精神压抑、消沉、缺乏自我护理意识者均易发病。

（7）其他：使用镇静药、机体应激反应等作为引起压疮的少见原因，近年来开始受到关注。

上述诸多因素中，压力、剪切力和摩擦力为压疮的基本成因，压疮的发生通常为2～3种力共同作用的结果，且与力的大小和受力时间长短有关。其他因素则通过使组织对压力的耐受性下降而成为压疮的促发因素。

二、临床表现

压疮的发生与体位有密切的关系，好发于受压和缺乏脂肪组织保护、无肌肉包裹或肌肉较薄的骨隆突处，以骶尾部最为多见。侧卧位者以耳郭、肩峰、肋骨、股骨粗隆、膝关节内外侧及内外踝部好发，仰卧位者以枕骨粗隆、肩胛骨、肘部、尾骶部及足跟部好发，俯卧位者以面颊、耳廓、女性的乳房、男性的外生殖器、髂前上棘、膝部和足尖部好发。

压疮的形成和发展是一个慢性损害的过程：压疮早期皮肤淤血、红肿、变硬时，可伴有疼痛，然后形成水疱，接着表皮脱落形成溃疡，可继发感染，感染为压疮最主要的并发症。如继续受压，则可形成表皮、真皮及皮下组织的坏死，最后累及肌肉、骨和关节等深层组织。可将压疮分为4期：

1期　也称Ⅰ度压疮，此期皮肤完整，表现为受压皮肤呈暗红色，并有肿、热、痛。判断标准为解除对该部的压力30 min后，皮肤颜色仍不能恢复正常。

2期　也称Ⅱ度压疮，表皮和（或）真皮缺失，伤口潮湿粉红，会有疼痛感。有时会出现表层水疱、破皮或浅表溃疡。

3期　整个皮肤层均有损伤，溃疡表面出现较深凹陷，伤口根基部不痛。

4期　皮肤全层广泛坏死，累及肌肉、骨骼和其他支撑组织，形成窦道坏死，伤口根基部不痛。

3期和4期又称Ⅲ度压疮。

三、治疗原则

1. 非手术治疗　1、2期压疮原则上采用非手术疗法。主要包括避免局部组织受压、加强全身营养，对于创面，可采用常规无菌术清创换药。根据患者情况，可用碘伏涂擦局部皮肤，以促进血液循环，并起到消毒和收敛的作用。另外，应充分利用物理治疗，如氦-氖激光照射，氧疗、高频电疗等。积极处置原发病，如稳定脊柱骨折、控制糖尿病血糖等，为压疮护理创造良好条件。

2. 手术治疗　3、4期压疮若发展快、创面大、无效腔深或久治不愈，应考虑手术治疗。术前应做好充分准备，包括改善全身营养状况、纠正贫血、控制感染和创面准备等。术中彻底切除压疮，然后根据创面大小，选择邻近部位的皮瓣修复压疮创面。压疮直径>3 cm时，切除压疮后可用转移皮瓣。

四、护理评估

1. 发生压疮的危险因素评估　护理评估活动中的科学而准确的量化标准是整体护理实践中的重点，直接影响着对病情的正确判断和护理措施的制定。通常采用危险因素量表（risk assessment scale，RAS）对患者发生压疮的危险因素做定性和定量的综合分析，其目的在于筛检出压疮的高危人群，及时采取措施，减少或消除压疮发生的危险因素，并可使有限的医疗资源得以合理的分配和利用。常用量表包括Braden危险因素评估表、Noton量表和英联邦国家广泛使用的Waterlow量表。PangSM等将这3种量表在康复医院中比较使用，其研究结果表明3种表格有高度敏感性，分别为91%、81%、95%，3种评分表的阳性预测值>90%。

（1）Braden危险因素评估量表：由美国的Braden和Bergstrom两位博士在总结大量文献的基础上于1987年提出，已被译成日语、汉语、荷兰语等多种语言，是目前世界上最广泛应用于预测压疮的量表（见表3）。该量表有简便、易行、经济、无侵袭性的特点，国外很多医疗机构已将其常规应用。Braden量表从感觉、潮湿、活动、移动、营养及摩擦和剪切力等6个方面对患者进行评估，如果病人不是卧床不起或受限于椅子上，这位病人不会患压疮或患压疮的危险性很低，则没必要进行评估。除了“摩擦力和剪切力”一项为1~3分外，各项得分均为1~4分，总分值范围6~23分，总分越低发生压疮的危险性越高。研究表明 15～16 分提示轻度危险，13～14 分提示中度危险，12 分或以下提示高度危险。研究表明 80% 的压疮发生在入院后 2 周内，96% 的压疮发生在入院后 3 周内。因此推荐急性患者应在入院时进行评估，此后每 48 h 评估 1 次或当病人病情发生变化时随时评估；慢性患者应在入院时进行评估，此后第 1 个 4 周内每周评估 1 次，然后每月至每季度评估 1 次和当病人发生病情变化时随时评估。

表 3 Braden 危险因素评估量表

评分内容	评分标准			
	1 分	2 分	3 分	4 分
感觉	完全受限	非常受限	轻度受限	没有改变
潮湿	持久潮湿	非常潮湿	偶尔浸湿	很少浸湿
活动	卧床	局限于椅	偶尔行走	经常行走
移动	完全不能	严重受限	轻度受限	不受限
营养	非常差	不足	充足	极佳
摩擦和剪切力	有问题	有潜在问题	无明显问题	
总分				

（2）Noton 量表（表 4）：Noton 量表自 20 世纪 60 年代使用至今，是最早用于评估压疮发生可能性的量表，特别适用于老年人。Noton 量表包括健康状况、意识状态、活动、体位改变和大小便失禁 5 个项目。总分值范围 5～20 分，总分≤14 分者有发生压疮的危险。Goldstone 等报告中，单独对活动能力或移动能力评分可以代替总体评分。1989 年瑞典的 EKAC 对 Noton 量表进行了改良，在原 Noton 量表的基础上，增加了进食和进水两个因素。改良的 Noton 量表的总分为 28 分，总分＜21 分者易患压疮。

表 4 Noton 危险因素评估量表

评分内容	评分标准			
	1 分	2 分	3 分	4 分
健康状况	极差	差	一般	好
意识状态	昏迷	模糊	淡漠	清醒
活动	卧床	局限于椅	扶助行走	活动自如
移动	完全不能	严重受限	轻度受限	不受限
粪尿失禁	粪尿失禁	尿失禁	偶尔失禁	无
总分				

（3）Waterlow 量表：此表包括年龄、体重、身高、营养状态、食欲、皮肤类型、控便能力、移动能力、神经感觉、药物治疗共计 9 个部分，计分结果：10 分为危险，15 分高危，20 分为极度危险。认为此表不仅可用于预测危险因子，还可作为预防的指引，常用于成人和矫形外科。

2. 压疮状态评估　对压疮状态进行评估，以采取相应的护理措施是促进压疮愈合、提高护理水平的关键。1975 年 Shea 提出了最早的压疮分级评估表，将压疮按组织损害程度分为 4 级。在 Shea 压疮分级的基础上，1988 和 1989 年国际肠造瘘治疗协会和美国国家压疮学会相继提出了 IAET 评估表和 NPUAP 评分表，完善了 Shea 提出的 4 级评估表。1996 年，经过进一步的研究和修正，由伤口造瘘和自制护理协会提出了 WOCN 评估表。凡溃疡表浅、较小、肉芽组织新鲜、无全身症状者较易愈合；骶尾部、溃疡大而深、溃疡边缘出现瘢痕组织、形成窦道或瘘管、深部有较大空腔、坏死组织发黑、分泌物量多、压疮周围组织发红或肿胀、经常发热者较难愈合。

压疮创面愈合评估的工具在国内鲜有报道，国外已提出大量的研究工具并将其应用于临床。这些工具包括压疮状态评估表、压疮愈合量表、创伤愈合评估量表等。此外，色彩分类评估法和日本学者提出的 DESIGN（depth exudate size infection granulation necrosis，DESIGN）评估法也被用于压疮愈合的评估。其中最常用的是 PSST 评估表和 PUSH 量表。PUSH 量表由美国压疮咨询委员会制定，是一种简单可靠的评估压疮愈合的量表。PUSH 量表由 3 个方面组成：

（1）创面面积（cm^2），用创面的长 × 宽表示，其面积从 0 到 24 cm^2，以 1 ~ 10 分赋值，分值越高，创面面积越大；

（2）渗出液量，分为无、少量、中量、大量 4 个等级，分别以 0 分、1 分、2 分、3 分计分，分值越高，渗出液越多；

（3）组织形态，分为完整皮肤、上皮组织、肉芽组织、腐肉组织和坏死组织 5 个等级，分别以 0 分、1 分、2 分、3 分、4 分计分，分值越高，创面状况越差。该量表比较适用于压疮的长期随访。

3. 患者舒适度评估　主要包括病变部位有无疼痛、脓性分泌物及异味，患者有无发热、白细胞升高等感染的症状和体征。

五、护理目标

1. 患者能叙述引起压疮的原因和预防方法。
2. 患者皮肤完整，不发生压疮。
3. 患者压疮伤口正在进行愈合。

六、护理措施

1. 预防压疮的产生

（1）预防措施：包括防止局部组织受压、避免剪切力和摩擦力、避免局部皮肤受刺激、促进局部血液循环、改善机体营养状况。定时翻身更换体位和适当地应用减压设备是防止局部组织受压最基本的方法。患者翻身侧卧时，可在患者的背、臀部垫软枕、海绵垫，利用物体对臀部产生的弹力来缓冲重力对骶骨的压迫。减压设施包括动态减压设施和静态减压设施两种。动态减压设施如气垫床，利用电子充气泵定时充气或排气，从而改变身体与床垫的接触部位，减轻局部受压。静态减压设施如泡沫床垫、水床等，通过增加受力部位的面积减轻局部压力，达到预防压疮的目的。床铺应清洁平整，干燥，翻身时抬高患者，不拖拽、扯拉，防止产生摩擦。定时温水擦浴，以促进血液循环。另外，目前不少医院仍采用按摩方法来预防压疮，这是不可取的。软组织受压变红是正常的保护性反应，称反应性充血，是因氧供应不足而引起。通常受压引起的充血使局部尚能保持 1/2 ~ 3/4

的血液供应。连续仰卧 1 h 的病人背部受压部变红，变换体位后一般可在 30 ~ 40 min 内褪色，不会使软组织损伤形成压疮，所以无须按摩。如果持续发红则表明软组织已受损伤，此时按摩将导致更严重的创伤。

（2）分级预防：在对压疮发生的危险因素进行评估后，针对压疮发生的原因采取相应措施进行分级预防，以便合理利用资源。使用 Braden 量表评分，推荐的预防计划包括：轻度危险的病人采取定时翻身计划，帮助病人进行最大限度地身体移动，保护病人的足跟部，为卧床或坐轮椅病人提供能降低局部压力的床垫或轮椅垫，同时注意处理病人潮湿、营养、摩擦力和剪切力 3 方面存在的问题；压疮中度危险者除采取以上预防措施外，还应注意侧卧位时使用泡沫等软枕使病人倾斜 30°；高度危险者还应增加翻身次数。不宜翻身者，可将软枕垫于肩胛、背臀部，使软组织交替受压。Waterlow 分级预防护理法：10 ~ 14 分的病人采用泡沫垫或羊皮垫，酌情使用压疮保护贴，每 2 h 翻身 1 次；15 ~ 19 分时，使用充气及交替充气的床垫和轮椅垫，使用压疮保护贴，联系营养师制订营养方案，每 2 h 翻身 1 次；20 分以上者使用漂浮床或高科技床，如需要轮椅，冬季使用凝胶轮椅垫、夏季使用充液轮椅垫、电动轮椅，使用压疮保护贴，联系营养师制订营养方案，同时使用肘部及足跟保护器，每 1 ~ 2 h 翻身 1 次。

2. 促进压疮的愈合

（1）1 期和 2 期压疮：为了促进压疮愈合，1 期和 2 期压疮应避免局部组织受到压力、摩擦力和剪切力的损伤，采用物理疗法及加强全身营养。另外，2 期压疮还要注意保护创面和预防创面感染。①水疱的处理。未破溃的小水疱，应尽量减少局部受摩擦，让其自行吸收。大水疱则应在无菌条件下，用注射器穿刺抽吸疱内渗液后，覆盖无菌敷料。②破溃创面的处理。消毒创周皮肤，清洁创面，然后根据创面有无感染，选用无菌敷料覆盖或抗生素纱布湿敷，或湿润烧伤膏、多爱肤、康惠尔溃疡贴等外敷。但不主张用甲紫，以免促使感染向深部组织发展。

（2）3 期和 4 期压疮：基本的压疮预防措施仍然是 3、4 期压疮处理的前提。3 期压疮的处理原则为清洁创面，去除坏死组织和促进肉芽组织生长。①基本措施是清创、外敷、无菌敷料包扎。清创要彻底，可用外科手术刀或剪子去除压疮边缘和底部的腐肉及坏死组织，直至出现渗血的新鲜创面，以利于健康组织的修复和生成。②外敷药物可选用有效中草药成分制成的中医外敷药物如湿润烧伤膏、长皮膏、生肌散等，亦有国外研制的具有密闭性、亲水性、自黏性的新型系列敷料，如多爱肤等。可根据压疮的深浅、有无分泌物及坏死组织、患者的经济承受力及各地习惯和条件等合理选择。

（3）理想外敷药物的主要标准为：①能保持创面适度湿润，过去普遍认为创面干爽清洁有利于愈合，目前则认为在无菌条件下湿润有利于创面上皮细胞形成，促进肉芽组织生长和创面的愈合，如根据创面情况选用湿盐水纱布、水凝胶、聚乙烯膜等湿敷可达到此效果。②有利于坏死组织分解脱落，保持基底清洁，减少感染的危险。③有利于引流和控制感染。④有利于肉芽形成。有报道局部持续吹氧有利于创面的愈合，其原理为利用纯氧抑制创面厌氧菌生长，提高创面组织供氧，改善局部组织有氧代谢，并利用氧气流干燥创面，促进结痂。另外也有认为高压氧治疗压疮最好，只是费用太高，较难推广，但可用塑料袋罩住创面向袋内送人纯氧，当袋内压力达 3. 99 ~ 6. 67 kPa 时，可使坏死脂肪和蛋白组织液化，使有生机的组织发红，有助于压疮愈合。⑤有利于引流和控制感染。⑥有利于肉芽形成。

3. 健康教育　向患者及其陪护者讲解压疮的发生机制、预防措施和处理原则以增强患者及其陪护的防范意识和行为。

第五节　呼吸困难

呼吸困难是指患者主观感到空气不足、呼吸费力，客观上表现为呼吸运动用力，严重时可出现张口呼吸、鼻翼扇动、端坐呼吸、甚至发绀，辅助呼吸肌参与活动，并伴有呼吸频率、深度与节律的改变。全身重要脏器疾病常伴有呼吸困难，它是临床上常见的症状及体征。当患者出现呼吸困难时，观察者应根据其呼吸形态、节律的改变来判断呼吸困难的状态。

一、病因与发生机制

引起呼吸困难的原因很多，主要为呼吸系统和心血管系统疾病。

1. 呼吸系统疾病

（1）气道阻塞：慢性阻塞性肺部疾病及喉、气管与支气管的炎症、水肿、肿瘤或异物所致狭窄或阻塞；

（2）肺部疾病：大叶性肺炎或支气管肺炎、肺脓肿等；

（3）胸部疾病：严重的胸廓、脊柱畸形、气胸、大量胸腔积液和胸廓外伤等；

（4）神经肌肉疾病和膈运动障碍：急性多发性神经根炎和重症肌无力、膈麻痹等；

（5）其他影响呼吸系统功能的疾病：纵隔疾病、各种腹压增大疾病等，均因压迫、阻塞呼吸道使肺功能受限而发生呼吸困难。①肺泡充血。肺泡腔缩小，呼吸面积减少，换气障碍，造成二氧化碳潴留和低氧血症；②因通气功能障碍。二氧化碳含量增高，肺泡换气量增加；③通气与换气障碍导致血液中二氧化碳潴留。刺激呼吸中枢，使呼吸运动增强；④呼吸道不全阻塞使肺泡膨胀，或呼吸道闭塞使肺泡萎陷。可刺激迷走神经，使 Hering-Breuer 反射增强。上述变化均可使呼吸的强度、深度、频率、节律等改变，出现呼吸困难。

2. 心血管疾病　见于各种原因所致的左心和（或）右心衰竭、心包压塞、肺栓塞和原发性肺动脉高压。

（1）左心功能不全发生呼吸困难的主要原因是肺淤血和肺泡弹性降低。其产生机制：①肺淤血致肺泡气体弥散功能降低，换气障碍；②肺泡张力增高，通过迷走神经反射兴奋呼吸中枢；③肺泡弹性减退；④肺淤血使肺循环压升高，反射性刺激呼吸中枢。

（2）右心功能不全的主要原因是体循环淤血所致。其产生机制为：①右心房与上腔静脉压力增高；②血液在组织中停留的时间过长，氧释放过度，致血氧含量降低，直接刺激呼吸中枢兴奋；③代谢产物刺激呼吸中枢；④淤血性肝大、腹水、胸腔积液等，使呼吸受限。

3. 中毒　各种原因的血液中毒性物质增加或血液中酸性代谢产物增加，直接兴奋呼吸中枢或呼吸中枢受抑制，从而产生呼吸困难。如尿毒症、糖尿病酮症酸中毒、吗啡类药物中毒、有机磷杀虫药中毒、氰化物中毒和急性一氧化碳中毒等。

4. 神经精神性疾病　神经性呼吸困难主要是由于呼吸中枢受增高的颅内压和供血减少的刺激，使呼吸变的慢而深，并常伴呼吸节律的改变，如脑出血、脑外伤、脑肿瘤等疾病所致的呼吸中枢功能障碍。精神性呼吸困难主要表现为呼吸频率快而浅，伴有叹息样呼吸或出现手足抽搐，常见于癔症患者。

5. 血液系统疾病　由于红细胞携氧能力降低，血氧含量减少，导致呼吸加速，同时心率加快。如重度贫血、高铁血红蛋白血症、硫化血红蛋白血症等。

二、临床表现

根据发生机制和临床表现特点，呼吸困难可分为五种类型。

1. 肺源性呼吸困难　主要是呼吸系统疾病引起的通气、换气功能障碍导致缺氧和（或）二氧化碳潴留引起。临床上分为3种类型：

（1）吸气性呼吸困难：临床特点为吸气费力，吸气时间显著延长。严重者可出现“三凹征”，表现为胸骨上窝、锁骨上窝和肋间隙明显凹陷，主要是由于呼吸极度用力，胸腔负压增大所致。伴有干咳及高调吸气性喉鸣，多见于喉部疾病和气管疾病，如急性喉炎、喉癌、气管肿瘤等。

（2）呼气性呼吸困难：临床特点为呼气费力，呼气时间显著延长，伴有呼气期哮鸣音。主要是肺泡弹性减弱、小支气管狭窄或痉挛所致。

（3）混合性呼吸困难：临床特点为吸气期和呼气期均感呼吸费力、呼吸频率增快、深度变浅，常伴呼吸音的改变。主要是因肺部广泛病变或胸腔病变压迫，导致呼吸面积减少，影响换气功能所致。

2. 心源性呼吸困难　主要是由于左心和（或）右心衰竭引起，由左心衰竭所致的呼吸困难较为严重。

（1）左心衰竭引起的呼吸困难按其渐进性严重程度，临床表现为：①劳力性呼吸困难。剧烈活动或体力劳动后出现呼吸急促，休息时减轻或缓解。随着左心功能不全的加重，呼吸困难可发展至更轻的活动或体力劳动后，甚至休息时。②端坐呼吸。平卧时极度呼吸困难，必须采取高枕、半卧或坐位以解除或减轻呼吸困难的状态；程度较轻者，高枕或半卧位时可缓解，严重者必须端坐床边，两腿下垂，方可缓解。③夜间阵发性呼吸困难。患者夜间熟睡1～2 h后，病人因气闷、气急而突然惊醒，被迫立即坐起，这是左心衰竭早期的典型表现，呼吸困难可连续数夜，每夜发作或间断发作，严重者可持续发作，伴阵发性咳嗽，咳粉红泡沫样痰，甚至发生急性肺水肿。

（2）右心衰竭发生呼吸困难：主要是由于各脏器慢性持续淤血，患者表现为肝大、腹水、胸腔积液，使呼吸运动受限，肺受压气体交换面积减少。患者常取半坐卧位以缓解呼吸困难。

3. 中毒性呼吸困难

（1）代谢性酸中毒：血中代谢产物增多，刺激颈动脉窦、主动脉体化学受体或直接兴奋呼吸中枢。临床上典型表现为深长规则的呼吸，频率加快，可伴有鼾声，称为酸中毒深大呼吸（Kussmaul呼吸），如尿毒症、糖尿病酮症酸中毒等。

（2）药物中毒：吗啡类、巴比妥类等中枢抑制药物中毒和有机磷杀虫药中毒时，可抑制呼吸中枢，使呼吸缓慢、变浅伴有呼吸节律异常的改变，如潮式呼吸（Cheyne-Stokes呼吸）或间停呼吸（Biot's呼吸）。

（3）化学毒物中毒：导致组织缺氧引起呼吸困难，严重时引起脑水肿抑制呼吸中枢，出现呼吸变慢、节律异常。

4. 神经精神性呼吸困难　典型的临床表现为呼吸变慢而深长，并伴有呼吸节律的异常，如呼吸遏制（吸气突然停止）、双吸气（抽泣样呼吸）等。

5. 血源性呼吸困难　临床上典型表现为呼吸频率变快，心率也增快。常见于重度贫血、高铁血红蛋白血症等。大出血或休克时，因缺血与血压下降，刺激呼吸中枢，也可使呼吸加速。

三、治疗原则

1. 全面检查，尽早明确病因，如心脏疾病、呼吸系统疾病、中毒等。

2. 对症治疗

（1）安静休息，吸氧。

（2）保持呼吸道通畅：及时吸痰，给祛痰药如溴己新、氯化铵；支气管痉挛时给解痉药如氨茶碱、麻黄碱。

（3）必要时行气管切开，注意心源性呼吸困难最好使用氨茶碱。

（4）呼吸衰竭者可给呼吸兴奋剂，必要时给予辅助呼吸。

四、护理评估

1. 引起呼吸困难的因素　有无肺部疾病、心血管疾病、神经精神性疾病、血液系统疾病及中毒症状等。评估个人因素：年龄、肥胖、吸烟、饮酒、焦虑、情绪改变等，有无接触过敏物质及化学毒物史等。

2. 呼吸困难发生的临床表现　观察是吸气性、呼气性呼吸困难还是混合性呼吸困难；起病是突发还是渐进；呼吸困难与活动、体位的关系，昼、夜是否一样；是否伴有发热、胸痛、咳嗽、咳痰；是否伴有咯血，其咯血的量及性状；观察病人的面容表情与神志变化，是否出现烦躁不安、意识模糊、嗜睡，甚至昏迷；皮肤黏膜发绀的程度，是否有腹水、水肿；观察呼吸的频率、深度和节律；是否出现“三凹”征；是否出现呼吸音异常及病理性呼吸音。

3. 辅助检查　动脉血气分析提示呼吸困难时氧分压及二氧化碳分压异常；感染引起的呼吸困难可有白细胞升高；嗜酸性粒细胞增高可能为过敏反应性呼吸困难；血糖异常升高或降低，也会出现呼吸困难等症状。胸部 X 线检查、心电图、肺功能等检查有利于病因的协助诊断。

4. 伴随症状　发作性呼吸困难伴哮鸣音，多见于支气管哮喘、心源性哮喘；突发性重度呼吸困难见于急性喉水肿、气管异物；呼吸困难伴发热，多见于肺炎、肺脓肿、肺结核、胸膜炎等；呼吸困难伴一侧胸痛，见于大叶性肺炎、急性渗出性胸膜炎等；呼吸困难伴咳嗽咳痰，常见于慢性支气管炎、肺脓肿等；大量泡沫痰见于有机磷中毒，粉红泡沫痰见于急性左心衰竭；呼吸困难伴意识障碍，常见于脑出血、糖尿病酮症酸中毒、尿毒症、肺性脑病等。

五、护理目标

1. 患者呼吸困难及伴随症状减轻或消失，主诉能够得到充足的休息。

2. 掌握有效的呼吸技巧，能自我护理。

3. 能进行有效的休息和活动，活动耐力逐渐提高。

4. 痛苦减轻，康复信心增强。

六、护理措施

1. 加强基础护理，减轻呼吸困难

（1）保持呼吸道通畅：协助病人及时有效地清除呼吸道分泌物，以增加肺泡通气量。指导痰液黏稠而无力咳出患者，做有效的咳嗽动作，给予祛痰药物或雾化吸入等协助排痰，必要时吸痰。对于气道堵塞或神志不清者，可施行人工气道，如气管插管或气管切开，并定时吸痰。人工气道建立后可连接辅助呼吸机，增加通气量，改善通气、换气功能，缓解呼吸困难。

（2）患者取坐位或半卧位：可使膈肌下降，肺容量增加，减轻呼吸困难。大量胸腔积液者取患侧卧位，自发性气胸患者取健侧卧位，有利于减轻呼吸困难。

（3）活动与休息：严重呼吸困难患者应尽量减少活动和不必要的谈话，以减少耗氧量，从而减轻呼吸困难。保持环境安静、整洁、空气流通，提供适合的温度和湿度，有利于患者的放松和休息，充分的休息还可较大程度地减轻心、肺、肾功能的损害。

（4）注意口腔清洁，预防感染：张口呼吸患者每天口腔护理 2 ~ 3 次，并根据需要补充因呼吸加快所丧失的水分，一般保证每天摄入量在 1.5 ~ 2 L。

（5）心源性呼吸困难者：准确记录出入量，以了解其体液平衡状况。哮喘引起的呼吸困难，在不加重心脏负担的前提下，鼓励摄入适当的水分，以减少体液失衡。

（6）氧疗：正确的氧疗可改善缺氧引起的全身各器官系统的功能障碍，缓解呼吸困难症状，提高活动的耐受力。氧疗需根据机体缺氧和二氧化碳潴留的程度来调节给氧浓度。肺源性呼吸困难患者轻度缺氧时，可间断给氧 2 L/min；伴二氧化碳潴留时，应持续低流量给氧，并根据病情间断加压给氧或人工呼吸给氧。当患者呼吸困难缓解、心率下降、血压稳定，皮肤、口唇红润，二氧化碳分压 <7.3 kPa，动脉血氧分压 >8.0 kPa 时，可考虑终止给氧。心源性呼吸困难者，可用乙醇湿化吸氧，以降低泡沫表面张力，使泡沫破裂液化，可改善缺氧，缓解呼吸困难。

2. 用药护理　密切观察药物的不良反应。

（1）β 受体兴奋药：使支气管平滑肌舒张，对心脏有兴奋作用。其主要的不良反应是肌肉震颤，轻者感到四肢、面、颈部等部位不适，严重者可影响生活。

（2）氨茶碱类药物：氨茶碱是临床上常见的平喘药，对气道平滑肌有较强的松弛作用，但其不良反应和刺激性较大。可引起头痛、心律改变和恶心等。静脉给药时要注意观察心律、心率、血压、神志变化，并定期检测血液中氨茶碱浓度，及时发现中毒迹象。

（3）对呼吸有抑制作用的药物，如吗啡应禁用，地西泮类镇静药应慎用。

3. 心理护理　呼吸困难的患者心理反应受个体、人群关系、情绪及既往经验等因素影响。如极度紧张易导致呼吸困难，激怒、焦虑或挫折等易加重哮喘患者的呼吸困难。呼吸困难一般可导致病人表情痛苦、紧张、疲劳感和失眠，严重时会产生恐惧、惊慌、濒死感。慢性呼吸困难患者自觉预后严重，加上家庭环境、经济条件等因素，会出现悲观、失望等情绪。正确评估患者的心理状况，情绪状态，通过心理、社会的支持和一定的指导措施，鼓励患者培养起乐观、自信、顽强的心理状态，积极地配合治疗，以促进疾病的康复。

4. 健康教育

（1）指导和教会患者怎样预防或减轻呼吸困难，提高自我管理的能力。教会患者掌握有效的呼吸技巧，指导其做慢而深的呼吸，以缓解症状，指导慢性阻塞性肺气肿病人做腹式呼吸，并坚持每日 1~2 次，每次 5~10 min。

（2）根据患者病情制定切实可行的活动计划，如床上做呼吸操、床旁活动、散步等，逐步增加活动量。

（3）调整饮食，告知患者进食易消化、不易产气、高纤维食物，以预防腹胀与便秘，因便秘造成排便时用力，氧耗量增加，使呼吸困难加剧。

（4）向患者介绍氧疗的必要性和注意事项，使其理解并合作。

（5）向患者详细介绍各种药物的使用方法、注意事项、剂量、服用时间和不良反应。

（6）教育患者禁烟、禁酒，以减少对呼吸道黏膜的刺激。

（7）教会患者观察呼吸困难的各种表现，出现哮喘、突发性胸痛等紧急情况时，及时就诊。

第六节 吞咽困难

吞咽困难是指固体或液体食物从口、咽、食管推进至胃的过程中受到阻碍。吞咽困难可发生于任何年龄组，以老年人多见。正常吞咽动作的完成需要咽、喉、食管的正常解剖结构和运动功能的完整，中枢和周围神经在吞咽过程中起了调节和控制作用。吞咽障碍是指进食时胸骨后梗阻，食团通过障碍，停滞不下，或食团不能进入食管。正常人在过急地吞咽大块食团时，偶尔可能发生哽噎现象。

一、病因与发生机制

1. 机械性吞咽困难 指吞咽运动过程中所涉及的器官，由于多种原因而发生狭窄，使水、食团通过受阻。

（1）吞咽通道解剖异常：口腔、咽喉、食管的理化损伤、炎症、食管癌等因素导致吞咽通道粘连、瘢痕挛缩、先天畸形、通道狭窄，使吞咽受阻。

（2）吞咽通道外部受阻：如胸腔肿瘤、扩大的左心房、动脉瘤等压迫吞咽通道，引起食管狭窄，甚至闭塞，导致吞咽障碍。

2. 动力性吞咽障碍 指随意控制的吞咽动作发生困难伴吞咽反射运动障碍，使食物从口腔不能顺利地传递到胃。

（1）中枢神经病变：①下运动神经元性延髓麻痹，由延髓脑神经核或其周围神经病损，导致其支配的咽、喉、腭和舌肌瘫痪与萎缩，产生声音嘶哑、语音不清、讲话困难、鼻音、吞咽障碍、饮水反呛和咽反射消失。如延髓血管病、延髓空洞症、进行性延髓性麻痹、颅底凹陷症、颅底转移癌等；②上运动神经元性延髓麻痹，又称假性延髓性麻痹，系双侧皮质脑干束病损所致的软腭、咽喉及舌肌运动障碍。临床表现为吞咽障碍、饮水呛咳和发音不清。因系上运动神经元瘫痪，患者无舌肌萎缩，咽反射存在，脑干反射（下颌反射、吸吮反射和掌颏反射）阳性，可伴有强笑强哭。

（2）吞咽神经麻痹：吞咽神经麻痹可致吞咽中枢传出的神经冲动受阻，引起吞咽障碍，患者常伴有迷走神经、副神经、舌下神经麻痹症状等。

（3）神经—肌肉传导障碍：由神经肌肉连接部位发生病变，导致吞咽肌功能异常，而出现吞咽障碍。常见重症肌无力，新斯的明试验可使症状改善。贲门失弛缓症患者，吞咽时，贲门括约肌弛缓不良而致继发性食管扩张，导致吞咽梗阻。

（4）肌病：由肌肉疾病如多发性肌炎累及咽喉肌等吞咽肌群，引起吞咽障碍。肌肉疾病可同时伴有全身无力、肌肉萎缩等肌病症状，血清肌酶学检查和肌肉活检有助于确诊。

二、临床表现

1. 腔期吞咽困难　流涎、食物在患侧面颊堆积或食物嵌塞于硬腭，食物咀嚼不当、哽噎或咳嗽。伴有经鼻反流、发音障碍，味觉、温度觉、触觉和实体觉减退或丧失。

2. 咽期吞咽困难　呛咳是最常见症状，可伴有经鼻反流、误咽、气喘、吞咽启动延迟，咽喉感觉减退或丧失、音质沙哑、呕吐反射减退或消失，可伴有发音障碍或弛缓不能，即环咽括约肌不能适当松弛，食团在输送过程中停滞，即吞咽时食物堵塞。

3. 食管期吞咽困难　食管期吞咽困难是指食物已转运至食管后向下输送有困难。任何食管协调性收缩的障碍都可以引起输送异常，如食管无蠕动、食管倒流、食管痉挛。食管期吞咽困难的患者常主诉开始为固体食物被卡住，不能通过；逐渐加重出现进食流质时亦出现梗阻。

4. 其他　吞咽障碍可导致口腔感染、脱水、营养不良和吸入性肺炎等一系列并发症的表现。

三、治疗原则

1. 支持疗法对于可能伴有吞咽障碍的患者应尽早进行吞咽功能评估，根据吞咽功能分级，给予相应的饮食护理，维持正常的营养。

2. 手术治疗。

3. 内镜下治疗　微波激光烧灼，或扩张治疗。

4. 放疗　如食管癌。

5. 合理用药及护理，防止各种并发症。

四、护理评估

1. 有无吞咽困难及相关病史　评估患者的吞咽功能如吞咽困难持续的时间、频率、加重和缓解的因素；评估全身情况、相关症状、认知、意识、语言情况及其合作程度；了解患者相关的既往史、吞咽检查、目前的进食方式及食物类型等。

2. 吞咽运动的评估　在患者意识清晰并理解指令的前提下，通过让患者进行吞咽动作，或用棉签（压舌板）刺激口腔、咽黏膜，来观察吞咽、咳嗽及呕吐反射情况。

3. 判断吞咽困难的程度

（1）吞咽困难发生于口腔期注意开口、闭唇，摄食，食物有无从口中洒落，舌、下颌、咀嚼运动能否正常，进食方式有无改变。如三叉神经痛的患者有开口困难，重症肌无力、格林巴利等疾病则表现开口困难及咀嚼肌的运动障碍而不能进食。

（2）咽期的吞咽困难注意观察吞送食物的量、方式、所需时间是否有改变，口腔内残留物多少；

（3）食管梗阻、食管憩室潴留及食管癌的患者可出现食物反流。

4. 伴随症状的观察

（1）吞咽疼痛：口咽部的炎症、溃疡或外伤进食时吞咽疼痛。食管性吞咽困难伴有疼痛轻重不等，其分布部位涉及胸骨后、剑突下、肩胛区、背部、颈部等处。如果进食酸性饮食即刻引起疼痛，多见于食管炎症和溃疡。如进食过冷或过热饮食诱发疼痛，多为弥漫性食管痉挛。在非吞咽期也有疼痛多为食管极度扩张引起。

（2）声音嘶哑：食管癌浸润纵隔及喉返神经可引起主动脉瘤、纵隔肿瘤或纵隔淋巴结结核压迫喉返神经及神经系统疾病引起的真性延髓性麻痹，导致声音嘶哑。

（3）呛咳：食管癌、贲门癌、贲门痉挛或食管憩室等疾病时可出现；呛咳较重者注意鉴别有无运动神经元损伤疾病、重症肌无力、食管癌并发食管气管瘘的存在。吞咽水试验是最常用的吞咽功能筛查试验，其方法为：患者取坐位，护士用茶匙将 5 mL 的温开水置于患者的舌下，嘱其咽下，观察患者有无呛咳、咳嗽、声音改变、吞咽障碍等情况发生。如无上述情况发生，可再试 1 次，如仍无上述情况发生，让患者饮温水 40 mL，观察饮水情况，根据其有无呛咳、饮水时间及分饮次数多少进行评定。可用洼田饮水试验标准进行功能评定。1 级（正常）：40 mL 温水 5 min 内一饮而尽，无呛咳及停顿。2 级（轻度）：5 s内一饮而尽，有呛咳。3 级（中度）：5 ~10 s 内 2 次以上饮完，有呛咳。4 级（重度）：呛咳多次发生，10 s 内不能饮完。5 级（差）：屡屡呛咳，难以全部饮完。吞咽水试验能检查出大部分吞咽障碍的患者，其漏诊率为 20% ~40%。本试验适用于意识清醒、检查合作、能够坐起（有或没有支撑）的患者。意识不清、气管切开、需要不断抽吸呼吸道和口腔分泌物、严重流涎及不能控制口腔分泌物和吸入性肺炎的患者不宜做此试验。

（4）食管反流：进流食立即反流至鼻腔，并发生呛咳者，多为咽神经肌失常；餐后较久出现反流，且反流物可为隔餐存留的食物残渣，呈酵臭味，则为食管梗阻的近段有扩张或憩室内的潴留引起。

5. 吞咽困难的原因　了解患者是否患有神经系统疾病如脑血管疾病、格林巴利等，是否患有胃病史，有无食管、胃手术史等。吞咽困难与情绪有关者，应注意病人的精神状态，有无癔症、精神性贲门失弛缓症等。

6. 体格检查

（1）年龄：先天性食管狭窄、先天性食管过短等先天性食管疾病，则在出生后或哺乳期即出现频繁反食；儿童食管异物者则出现忽然吞咽困难；老年人出现吞咽困难者，多考虑患食管癌。

（2）患者口部的闭合、舌部运动等有无异常。

（3）一般营养状况：血中白蛋白、体重有无下降。

（4）与饮食的关系：食管腔内外因素造成的机械性梗阻，均可出现吞咽困难，随着食管腔闭塞的程度不断变小，饮食困难逐渐加重，从普食、软食、半流食、最后流质亦不能通过。进食过冷、过热、过快或有刺激性食物诱发吞咽困难者多提示食管炎或食管痉挛。

7. 辅助检查

（1）X 线检查：胸片可以了解纵隔、主动脉、左房、心包等变化；食管钡餐可提示咽部、食管全长、贲门部位有无病变。

（2）食管拉网脱落细胞学检查：它是诊断早期食管癌和食管癌癌前病变的经济、简便、安全可靠的一种方法，检出率可达 87.8% ~94.2%。

（3）胃镜检查：能直接观察到病变部位、范围、形态和深度，且可取组织进行病理检查。

（4）食管测压检查：主要判断食管的运动功能。多发性肌炎、皮肌炎，可见上 1/3 的食管蠕动波消失，括约肌静止压减低；食管痉挛仅可见非蠕动性小收缩波，食管下括约肌不能松弛；食管弥漫性痉挛有食管强力和反复出现的收缩波，而食管下括约肌弛缓功能良好。

五、护理目标

1. 患者掌握防止呛噎和窒息的恰当方法，无误吸发生。
2. 患者、家属能对呛噎实施应急措施。
3. 能正确选择饮食种类。

六、护理措施

1. 营养支持　鼓励患者尽可能自己进食，如果不能经口进食，应予静脉营养支持。

2. 饮食护理　根据吞咽困难程度，选择适宜的食物，如软食或半流食，避免粗糙、干硬辛辣的食物。进食速度宜慢，每次需小量，充分咀嚼，且液体和固体食物交替。

3. 预防并发症

（1）进餐时尽量减少环境中的干扰因素：如电视、收音机、周围过多的人员，防止这些因素分散患者注意力而引起呛咳。

（2）进餐前后为患者进行口腔护理，避免食物残留在口腔。

（3）清除口腔滞留食物：指导患者转头向健侧，清除患侧残留的食物。点头吞咽动作，以清除残留在梨状隐窝的食物。

（4）避免误吸：进食时取端坐位，给充足的时间细嚼慢咽。

（5）呛咳处理：出现呛咳时，让患者屈颈弯腰，身体前倾，下颌尽可能靠近前胸。如果食物残渣卡在喉部，危及呼吸，应让患者弯腰低头，治疗师在肩胛骨之间快速连续拍击，使残渣咳出，或站在患者背后，将手臂绕过胸廓下，手指交叉，对横膈施加一个向上猛的挤压的力量，使阻塞物咳出。

4. 健康指导　不能边吃东西边讲话。片剂药应碾碎制成糊状或液体后服用，注意药物间的配伍。向患者、照顾者、家属讲解发生误吸（呛噎、咳嗽、气促）时，应立即采取急救措施。如果误吸液体让患者上身稍前倾，头稍微低于胸口便于分泌物引流，并及时擦去分泌物，如果患者发生呼吸困难应及时通知医务人员采取相应处理。

第七节　恶心与呕吐

恶心是一种特殊的主观感觉，为咽部或上腹部的一种特殊不适的欲吐感觉。恶心伴呕吐动作，但并无胃内容物吐出，称为干呕。恶心常为呕吐的先驱症状，但两者可伴随或单独出现。凡不伴有恶心，且缺乏呕吐所应有的腹肌、膈肌收缩者称为反流。呕吐是指横膈、肋间肌及腹部肌肉的收缩、呼吸运动的停止，胃内容物或部分小肠内容物不由自主地经贲门、食管逆流经口腔吐出体外的一种复杂的反射动作。呕吐从生理意义上讲是一种保护动作，可将有害物质排出体外，但严重的呕吐不仅给患者造成极度不适，更造成水、电解质和酸碱平衡失调和营养丢失。同时可引起误吸，特别在患者有意识障碍时容易发生。

一、病因与发生机制

引起恶心、呕吐的病因很多，临床表现也不同，分为两类。

1. 中枢性呕吐　由于中枢神经系统、化学感受器触发带的刺激引起的呕吐中枢兴奋而发生的呕吐称为中枢性呕吐。

（1）中枢神经系统疾病：①感染。各种微生物致病原引起的中枢神经系统感染如脑膜炎、脑炎，常因炎症性渗出引起颅内压增高，刺激呕吐中枢而引起，呕吐呈喷射状，呕吐前一般无恶心先兆。②脑血管病。脑出血、脑梗死、高血压脑病等，由于脑血液循环发生障碍，导致脑组织缺氧、脑水肿、颅内压升高，出现剧烈头痛、眩晕、恶心、呕吐、昏迷等症状，尤以蛛网膜下腔出血最为严重。③外伤。颅脑外伤时，呕吐中枢受物理刺激，出现头痛、呕吐症状，如颅内出血时可出现持续剧烈头痛，伴喷射性呕吐和意识障碍。④颅内占位性病变。如脑肿瘤引起的呕吐主要由于脑脊液通道受阻，颅内压增高或肿瘤直接压迫和刺激呕吐中枢所致，表现为剧烈头痛伴喷射性呕吐。

（2）前庭功能障碍：由于前庭功能障碍刺激迷走神经引起反射性呕吐，如急性、慢性中耳炎常并发迷路炎、梅尼埃病急性发作、旋转性眩晕等。前庭功能障碍者乘船、乘车时不能适应，呕吐较重，亦可为喷射性并多伴有眩晕。

（3）神经性呕吐：常反复发作，无恶心，食后立即呕吐，吐完后可再进食，每次呕吐量不多，患者营养状态无明显改变，多见于青年女性。呕吐的发生或加重与精神情绪因素有关。

（4）化学感受器触发带受刺激：糖尿病酮症酸中毒、尿毒症、代谢性酸中毒、低血钠、低血氯、早期妊娠等；某些药物如吗啡、洋地黄、各种抗癌药等；令人厌恶的景象与气味。以上因素均可使化学感受器触发带受刺激，发生恶心、呕吐。

2. 反射性呕吐　由内脏末梢神经传来的冲动，通过自主神经传入纤维刺激呕吐中枢引起。

（1）消化系统疾病。①胃部及十二指肠疾病。如急性胃炎可引起明显的恶心、呕吐，同时有上腹痛或不适，呕吐后腹痛可缓解；幽门梗阻时，呕吐大量隔夜食物。②肠道疾病。急性肠炎在恶心、呕吐同时伴有腹泻；急性阑尾炎早期症状为上腹痛、恶心、呕吐，随后有转移右下腹痛；肠梗阻也可引起恶心、呕吐。③肝、胆、胰腺疾病。肝炎、肝硬化可出现顽固性的恶心、呕吐，同时可伴有黄疸；急、慢性胆囊炎，胆石症，皆可引起恶心、呕吐，但不严重，同时可伴有发冷、发热及黄疸；急性胰腺炎在发生严重恶心、呕吐的同时，还伴有持续性的上腹疼痛。

（2）其他系统疾病。①闭角型青光眼。由于眼压升高，经三叉神经的反射作用引起恶心、呕吐，同时并伴有剧烈头痛及视力障碍。②急性心肌梗死。在恶心、呕吐的同时伴有胸痛、胸闷、心悸、呼吸困难等。③泌尿、生殖系统疾病。如尿路结石，肾绞痛发作时可有恶心、呕吐。

二、临床表现

呕吐不是一个独立的疾病，它是多种疾病的一种表现，临床上极为常见。呕吐对机体的影响较大，轻度的恶心表现为上腹部不适感、胀满感及对食物的厌恶感，剧烈、频繁呕吐可给患者造成极度不适，发生意识障碍、出汗、头痛、眩晕、胸痛、腹痛、腹泻、脱水、电解质紊乱、酸碱失衡等；严重者出现皮肤苍白、出汗、血压下降、休克等；神志障碍患者容易发生误吸。长期呕吐不能正常进食者可导致体重下降、消瘦、营养不良等。

三、治疗原则

1. 病因治疗　炎症引起的应积极控制炎症；肠胃梗阻者，应肠胃减压，无效者应手术治疗；脑血管意外者应根据病变性质采取相应措施；其他剧烈呕吐者应禁食。

2. 药物止吐　常用胃肠动力药、抗胆碱能药、抗组胺药、苯二氮䓬类精神药、5 - HT_3受体拮抗药、维生素 B_6 等，呕吐剧烈时可给予镇静药，如巴比妥类药物。

（1）禁食。

（2）持续胃肠减压，引流胃液，减轻呕吐，避免误吸。

（4）静脉补液，补充营养、水分和电解质，纠正酸中毒。

3. 对与精神因素相关的呕吐者应予暗示法，并取穴内关、足三里等进行针刺疗法。

四、护理评估

1. 确定有无恶心、呕吐

（1）食管反流：在无恶心及腹肌、横膈肌收缩的状况下，胃内容物经食管从口中吐出。主要因胃和食管交界处的括约肌功能失常所致，如反流性食管炎、胃溃疡、幽门梗阻等疾病；

（2）呃逆：指吸气肌肉突然收缩使喉部关闭而发出的声音。可因胃胀、喝酒、抽烟、兴奋、突然改变的外界温度引起，但无腹肌及膈肌的动作。

2. 体格检查　应注意病人的精神面貌、意识状态及营养情况；有无发热、毒血症、酸中毒呼吸、酮味、肝臭、巩膜与皮肤黄染；注意瞳孔大小、有无眼球震颤、视盘水肿、脑神经病变、运动与感觉障碍、脑膜刺激征等；腹部检查应注意有无肝脾肿大、胃型与震水声、肠型、蠕动波、包块、压痛等。

3. 恶心、呕吐的特点

（1）呕吐的时间：晨起呕吐多见于早孕，有时也见于尿毒症或慢性乙醇中毒。鼻窦炎因有稠厚分泌物刺激咽部，常有晨起恶心与干呕。夜间呕吐多见于幽门梗阻，由于日间多次进餐，大量食物在胃潴留，夜间胃平滑肌受牵伸而构成的传入神经冲动，兴奋呕吐中枢，引起呕吐。

（2）呕吐物的性质：酸性呕吐物混有食物残渣，常见于急性胃炎、消化性溃疡或胃泌素瘤；呕吐物含有隔日宿食，提示幽门梗阻；呕吐物为咖啡色残渣样内容物，提示有上消化道出血；呕吐物为黄色或绿色液体时，提示胆汁反流；呕吐物带粪臭味，考虑低位小肠梗阻、麻痹性肠梗阻、结肠梗阻而有回盲瓣关闭不全、胃结肠瘘或上段小肠结肠瘘；1 次呕吐量超过 1000 mL 时的大量呕吐可能为幽门梗阻或急性胃扩张所致。

（3）呕吐与进食的关系；餐后即刻呕吐，多为精神性呕吐；餐后 1 h 后呕吐称延迟性呕吐，提示胃张力下降或胃排空延迟；餐后上腹痛、呕吐，吐后腹痛消失或减轻，见于急性胃炎、消化性溃疡等；餐后数小时内呕吐，特别是集体发病者，可为食物中毒。

4. 恶心、呕吐的程度　恶心、呕吐对机体的影响取决于原发病变和持续时间、程度，是否引起水、电解质紊乱和酸碱平衡失调，以及产生的并发症及其程度。频繁呕吐可引起低钾血症、代谢性碱中毒及低血容量性休克等表现，如肌无力、头晕、嗜睡、意识模糊、消瘦以及皮肤苍白、出汗、血压下降、四肢厥冷、尿少等。

5. 恶心、呕吐相关的病史或诱发因素　询问有无消化系统、心血管及肾脏疾病，以及糖尿病、脑血管病变、晕动病及不洁饮食史、停经史，恶心、呕吐与体位、进食、咽部刺激、环境、药物等诱发是否相关。

6. 判断器质性疾病呕吐的原因

恶心、呕吐涉及许多疾病，包括身心两方面，应根据呕吐的特点，评估恶心、呕吐发作与进食、饮酒、服药的关系；对呕吐物的性质，包括量、色、味和混合物（如血液、胆汁、粪便、蛔虫等），以及伴随症状及其程度进行鉴别。

7. 患者的认知程度与心理、社会反应

（1）认知程度与心理反应：根据患者的心理特征、自我概念、压力源、压力反应及应对方式等差异，及时观察其心理活动特点、情绪反应与对疾病的认识。恶心、呕吐的症状较为常见，偶尔呕吐，常被其忽视，而反复多次发作，对患者的学习、工作或日常生活造成不同程度的影响，可能影响家庭生活，加重经济负担，患者会产生精神不振、烦躁不安、紧张、悲观、抑郁、恐惧等心理反应，害怕进食后会引起呕吐，加之呕吐物的气味刺激产生的痛苦表情，不愿与别人接触，沉默寡言。护士应全面了解患者对疾病的发生过程、性质、防治和预后的认知程度，以及患者能否适应从常态角色向患者角色的转变和掌握应对方式。

（2）社会支持系统：了解包括患者家庭成员的文化、教育背景，经济收入，关系是否和睦，对患者疾病的认识、关心、支持程度，包括心理和经济支持。评估患者的工作单位或社会所能提供的帮助或支持，居住地的初级卫生保健或社区保健设施等资源。

（3）治疗及护理经过：了解患者检查结果和治疗经过，如是否遵医嘱进行治疗，有无滥用药物或自行购药等情况，询问使用药物的名称、剂量、服药方法、疗效和不良反应，了解患者是否掌握有关的治疗方法（如针刺疗法）与对原发疾病的治疗情况等。

五、护理目标

1. 恶心、呕吐的次数及程度减轻或消失。
2. 患者及家属了解产生恶心、呕吐的诱因并能有效预防。
3. 恶心、呕吐症状对患者机体产生的影响消失或降至最低。
4. 维持正常的体液平衡和营养均衡，不发生并发症。
5. 患者的生活需求得到满足，自我感觉舒适清洁。
6. 患者可以运用有效的应对技巧，减轻心理压力，对治疗疾病有信心。

六、护理措施

1. 环境与体位　提供安静、舒适的环境，保持空气清新流通。减少刺激，充分保证休息和睡眠。根据病情提供合适体位，避免误吸呕吐物导致吸入性肺炎或窒息。当患者产生恶心、呕吐前驱症状时，可协助患者采取坐位，呕吐在准备好的清洁容器内；若病情不允许坐位可采取侧卧位，双膝稍弯曲，使腹肌放松，或仰卧位头侧向一边，可避免呕吐物呛入呼吸道而发生窒息或吸入性肺炎。患者发生呕吐时护理人员应密切观察面色、呛咳及呼吸道通畅情况，特别是对于儿童及老年患者，鼓励患者做深呼吸，避免空气进入胃内，刺激胃再诱发呕吐。如有少量呕吐物吸入，即轻拍背部，协助患者咳出呕吐物，必要时迅速用吸引器吸引。

2. 饮食与营养　反复呕吐可引起食欲减退、乏力、消瘦，以及脱水、电解质紊乱等，应提供足够的热量和水分。如原发病允许，给予清淡、易消化的食物，如米汤、藕粉等，避免油腻、辛辣等刺激性食物，以及易产气的食物，忌烟、酒，少食多餐，进食前后漱口，促进食欲。对可能发生低钾血症者，应多食柑橘、生海带、干木耳、蘑菇、香蕉、苹果、番茄等含钾高的食物。严重频繁的呕吐，可暂时禁食，予静脉营养支持和补液，避免水、电解质紊乱和酸碱失衡，症状缓解后进食流质或无渣半流质，逐渐恢复正常饮食。如意识不清或有呼吸机治疗者，可用鼻胃管或鼻肠管提供肠内营养。

3. 观察病情与疗效　观察呕吐的时间，呕吐是否呈喷射状，呕吐物的量、颜色、气味及内容物，呕吐起病的急缓或持续时间，与饮食的关系，呕吐次数，呕吐前是否有恶心等。呕吐严重者，应观察患者是否有低钾血症、低血容量性休克等表现。观察伴随症状，可帮助判断病因，了解病情的发展与治疗效果，及时调整治疗、护理方案。如疑与药物有关，即停用可疑药物，予以观察，如确为该药所致，一般多能好转。

4. 呕吐后的护理

（1）呕吐后立即将口腔、鼻腔内的呕吐物清理干净，协助患者用生理盐水或温水漱口，必要时可用漱口液清洁口腔，减少口腔异味，使患者感觉清洁舒适，增进食欲。护理时应避免刺激舌、咽喉、上腭等诱发恶心、呕吐。

（2）及时更换脏衣服、被褥，迅速将呕吐物容器拿出室外，减少因污物及异味刺激引起患者产生反射性呕吐。

（3）开窗通风，保持室内空气新鲜。清新的空气、干净的环境可使患者心情舒畅，呕吐减轻。

5. 药物治疗的护理　以遵从医嘱为原则，注意指导患者服药方法、时间，观察治疗效果和不良反应。

（1）胃动力药物应在餐前半小时或睡前服用。用药后应观察患者腹胀、恶心、呕吐等症状改善情况和不良反应，如多潘立酮偶见暂时性轻度腹部痉挛或血清泌乳素水平升高，不宜和抗胆碱能药品合用；西沙比利除瞬时腹部痉挛，可能发生腹泻，偶有短暂的头痛或头晕，可加速中枢抑制药（如乙醇）、抗凝药、H2 受体拮抗药的吸收。

（2）氯丙嗪可直接抑制呕吐中枢，产生强大的镇吐作用，对尿毒症、胃肠炎、癌症、妊娠及药物引起的呕吐有效，但对晕车、晕船者所引起的呕吐无效。服用后要防止直立性低血压，患者起床后应缓慢行动。

（3）苯海拉明、茶苯拉明等抗组胺类药物，可引起头晕、疲乏、嗜睡等不良反应。

（4）巴比妥类药物镇静药，对中枢神经系统有抑制作用，服用后注意患者安全，以免发生意外。

6. 并发症护理

（1）低钾血症：严重呕吐所引起低钾血症，除食用含钾高的食物外，可遵医嘱口服氯化钾。因其对胃肠道有较强的刺激性，部分患者难以耐受，服后出现腹部不适、疼痛等症状时，应加强警惕。宜采用 10% 氯化钾溶液稀释于饮料中，在餐后服用，以减少刺激性。如有缓释氯化钾则更好。血钾过低、病情危急或呕吐严重而钾不易吸收时，可用静脉输液。

补钾注意事项：①肾功能严重减退而尿少时慎用，无尿或血钾过高时忌用；②静脉滴注时，速度宜慢，浓度不宜太高；③静脉滴注过量时，可出现疲乏、肌张力减低、腱反射消失、周围循环衰竭、心率减慢、甚至心脏停搏等不良反应。

（2）低血容量性休克：密切观察神志、呼吸、脉搏、血压的变化；如病情允许，取头低脚高位；注意保暖；记录24 h出入液量；应迅速建立静脉通道，及时补充水和电解质，纠正酸碱平衡失调。

7. 心理护理　保持良好的精神状态，是减少和预防恶心、呕吐发生的可控因素。医护人员要多关爱，多了解患者的想法和情绪，及时进行疏导、解释和支持；保持冷静，细心体贴，尽快帮助去除呕吐物，鼓励患者轻轻咳出积在气管内的痰液或血液，减轻其精神紧张、抑郁、恐惧等心理反应，避免精神心理因素引起的条件反射。必要时遵医嘱给予镇静药，以解除紧张情绪。

8. 健康教育

（1）了解病情，避免诱因：指导患者和家属了解原发疾病有关的危险因素、疾病过程、治疗和护理原则，了解恶心、呕吐等症状的诱发因素、持续时间和严重程度等，学会观察呕吐物的量、性状、次数等。

（2）建立良好的生活方式：指导或辅导患者制订本人和家属能接受的合理的工作、活动、休息、饮食计划，避免接触引起恶心、呕吐的气味，嗜酒者应戒酒，注意个人卫生习惯。

（3）防止并发症和紧急情况时的处理：指导患者及其家属在呕吐时应采取的正确姿势，以免呕吐物吸入呼吸道；要遵医嘱服药，定期随访。重视观察各种伴随症状，如出现高热、腹痛、腹泻、剧烈头痛、意识改变、面色苍白、出冷汗时，须立即送往医院。

第八节　食欲缺乏

食欲缺乏是指对食物缺乏需求的愿望，为临床上最常见的主诉症状，由多种功能性障碍和器质性病变引起，严重的食欲缺乏称为厌食，可导致营养不良。

一、病因与发生机制

1. 消化系统疾病

（1）食管、胃部疾病：食管癌、食管炎、急慢性胃炎，特别是萎缩性胃炎可引起严重食欲缺乏。食管癌患者胃因梗阻而自动限食；消化性溃疡患者，由于疼痛的原因，开始怕进食，逐渐变为食欲下降；胃癌患者因疼痛、腹胀出现食欲下降，晚期则厌食。

（2）肠道疾病：如急性肠炎、肠结核、溃疡性结肠炎等因腹痛、腹胀而致食欲缺乏；功能性胃肠病，因胃肠动力障碍出现嗳气、腹胀、食欲缺乏等。

（3）胰腺疾病：急、慢性胰腺炎因疼痛、呕吐和治疗，较长时间不能进食，导致食欲下降。胰腺癌可引起顽固严重的食欲缺乏。

（4）肝、胆系统疾病：急、慢性肝炎，肝硬化，肝癌，因消化不良、腹胀、肠道淤血，进食后出现腹泻、上腹部不适、厌油等，使食欲缺乏，常为突出症状。

2. 全身性疾病　如各种原因引起的发热、电解质紊乱、严重贫血、肾功能不全、血液系统疾病等均可出现食欲缺乏。

3. 药物影响 抗癌药物、水杨酸类药、洋地黄类药、氨茶碱、磺胺类药等对胃肠道黏膜刺激后出现恶心、呕吐等反应，导致纳呆，食欲缺乏。在停药后，症状可消失。

4. 精神因素 失眠、情绪低落、精神萎靡、抑郁等不良的情绪，可导致食欲减退。因过分节食，食欲逐渐丧失，严重者可发生厌食，导致机体严重营养不良。

二、临床表现

食欲缺乏可出现精神不振、营养不良、体重下降、消瘦，同时出现多种维生素和微量元素的缺乏的表现，严重的可出现血压下降、心动过缓、体温过低等。

三、治疗原则

1. 合理饮食 急性胃炎及慢性胃炎的急性发作期病人一般可给予无渣、半流质的温热饮食。如少量出血可给予牛奶、米汤等以中和胃酸，有利于黏膜的修复。剧烈呕吐、呕血的病人应禁食，可静脉补充营养。恢复期可食富含营养、易消化的饮食，避免食用辛辣、生冷等刺激性食物，定时进餐、少量多餐、细嚼慢咽，养成良好的饮食卫生习惯。如胃酸缺乏者可酌情食用酸性食物如山楂、食醋、浓肉汤、鸡汤。

2. 去除病因 对症治疗。

3. 药物治疗 助消化类药如多酶片、胰酶片等，促胃肠动力药如多潘立酮、西沙必利。

四、护理评估

1. 判断食欲缺乏的程度 根据患者精神状态、营养状况、体重变化、进食量及食欲缺乏发生的时间、进展，可判断患者食欲缺乏的程度。

2. 营养状况 皮肤干燥、弹性下降，肌肉松弛、皮下脂肪变薄，头发枯燥，指甲粗糙无光泽等为营养不良。

3. 伴随症状 有无发热、腹泻、恶心、呕吐、乏力等。

4. 食欲缺乏的相关因素 有无疼痛、过度劳累、失眠、精神忧虑、过度悲伤等诱因；与饮食不规律、偏食是否有关；与全身疾病的关系如何。

5. 心理情绪 焦虑不安、情绪低落、感情脆弱、抑郁、激动等不良情绪的存在，既可导致食欲下降，亦可造成食欲缺乏。

6. 药物使用情况 抗癌药物、水杨酸类药、磺胺类药对胃肠道有刺激性作用的药物服用时间、方法，与饮食的关系，停药后食欲缺乏是否可缓解。

7. 既往史 有无胃炎、胰腺炎、肝炎、胆囊炎、肿瘤；长期饮酒吸烟史；服用药物史。

五、护理目标

1. 症状减轻或消失，进食基本恢复正常。
2. 营养状况改善，体重增加。
3. 情绪乐观稳定。
4. 对疾病的认知程度得到提高，了解疾病的病因及诱因。

六、护理措施

1. 饮食指导　给予高蛋白、高热量、高维生素、易消化饮食。指导患者合理安排饮食，改善营养状况。一日三餐营养搭配合理，烹饪时讲究色、香、味，经常更换饮食品种，以促进食欲。少食多餐，进餐前不宜饮水，忌烟酒。

2. 病情观察　定期测量体重、腹围，观察皮肤弹性及皮下脂肪改变情况，动态观察血中红细胞、血红蛋白的含量。有无黄疸、肝脾大、发热、腹泻等症状。

3. 用药指导　助消化药如胃蛋白酶、胰酶等应餐间服用，而胰酶药物需整片服用，不能嚼碎后服，不与加热食物同服，以免酶被破坏；促胃肠动力药如莫沙必利、西沙必利可出现腹泻。

4. 心理护理　向病人讲解食欲缺乏的原因及影响，缓解焦虑、低落、抑郁等不良情绪，关心病人的休息、饮食量，多给予鼓励。

5. 健康教育

（1）指导病人及家属注意饮食的科学性和合理性，均衡饮食，以满足机体代谢修复的需要。使其认识增进食欲、增加营养的重要性。

（2）帮助患者了解每日营养的需要量、各种食物的营养价值及营养成分。

（3）教育病人养成良好的饮食卫生习惯，避免粗糙、浓烈香辛和过热食物，忌烟酒、浓茶，宜选择易消化、无刺激性的食物，多食新鲜蔬菜、水果。

（4）保持心情愉悦、精神舒畅，并进行适量的运动，对预防本病十分重要。

第九节　腹胀

在正常情况下，胃肠道内潴留有 100～150 mL 气体，且主要分布于胃和结肠。当进入胃肠道和胃肠道产生的气体总量超过其吸收与排出的量时，病人有腹胀感，腹部膨隆，X 线见胃肠大量积气，称胃肠胀气。腹胀除胃肠胀气外，还可因腹腔内容物的增加，病人诉腹部紧绷、不适感，腹部膨隆。多因消化不良、胃肠动力下降、腹水、腹腔内肿瘤、肠道梗阻等引起。

一、病因与发生机制

1. 胃肠道胀气　正常人胃肠道内气体来源：①由口中吞咽。当吃饭饮水时，空气随食物或水咽到胃内，胃内空气进入小肠后，其中一部分被小肠吸收，一部分进入结肠；②食物残渣经细菌发酵分解而产生的；③机体代谢产气自血液弥散进入胃肠道。正常情况下，400～1200 mL 的气体每天从肛门排出，当胃肠道内的气体总量超过被吸收与排出的气体时，就有腹胀感。

2. 腹水　正常时腹膜腔内存有 20～60 mL 少量液体，一般不超过 200 mL，为腹膜脏壁层的润滑剂。若液量达 1000～1500 mL 时可见腹部胀满、不适。

3. 腹腔内肿瘤　肿块不仅增加了腹腔内容物，更使腹腔内压力上升，腹部膨隆，腹胀不适。

4. 胃肠动力下降与胃肠道梗阻　胃肠动力不足，胃肠蠕动缓慢，使得食糜团及其气体滞留而内容物的增加；胃肠道不全性或完全性梗阻，食糜团及其气体、胃肠分泌物通过受阻或不能通过，胃肠道内容物骤升，压力增加，导致腹胀。

（1）吞咽大量气体：唾液分泌过量，进食过快可吞咽大量空气。在做吞咽动作时食道上括约肌开放，空气经食道进入胃内，每次吞咽动作可吞入空气 2 ~ 3 mL。液体食物较固体食物咽下的气体多 2 ~3 倍。

（2）胃肠道内产气过多：①唾液、胆汁和胰液中的碳酸氢盐与胃酸反应，可产生二氧化碳，尤其是十二指肠溃疡和胃酸分泌亢进的患者，在餐后可产生大量的二氧化碳。②食物发酵气体产生增加：糖类中不被吸收的低聚糖，在肠道内细菌作用下发酵，形成大量气体。而豆类食品低聚糖含量多，肠道内产气则多，故食豆类食品易引起腹胀。③从血液弥散入胃肠道的气体增多：在正常情况下，肠腔内二氧化碳分压一般高于静脉血，因此二氧化碳自肠腔弥散到血液再经肺排出。当肠壁淤血或肠系膜血液循环障碍时，均可因二氧化碳自血液弥散入肠道的增多而引起腹胀。各种疾病导致呼吸衰竭时，肠腔中的二氧化碳分压低于静脉血，二氧化碳自血液弥散入肠道，直至两处的分压达到平衡。④肠壁气体吸收障碍：各种原因引起的肠道疾病，使肠黏膜分泌增加，均可导致二氧化碳的吸收障碍，而产生胃肠道胀气。⑤肠内气体通过障碍或肠蠕动减弱；如肠梗阻、肠麻痹等，均可引起气体通过障碍而引起腹胀。

（3）腹水形成因素有：①血浆胶体渗透压降低。②门静脉压增高。③肝淋巴回流受阻。④继发性醛固酮与抗利尿激素增多。⑤腹膜毛细血管通透性增加。⑥肾小球滤过率降低及对钠重吸收增加。以上因素导致腹腔内积液聚积，从而引起腹胀，若伴发感染，腹胀则更明显。

二、临床表现

1. 腹部胀满不适、嗳气、肛门排气过多症状　若大量气体聚积时会有明显的胀痛感、厌食，腹部膨隆。

2. 伴随症状

（1）发热：且为高热时，提示有腹腔内炎症（或感染）的存在，如结核性、癌性腹膜炎。

（2）恶心、呕吐：幽门梗阻不能排除。

（3）排便及排气停止、腹痛：提示肠梗阻、肠麻痹。

（4）休克、腹膜刺激征：急性胃肠穿孔，须立即手术治疗。

（5）尿少和腹围、体重突增：若为腹水患者则提示自发性腹膜炎或腹腔感染。

三、治疗原则

1. 饮食治疗　清淡易消化食物，豆类食品及高淀粉类宜少吃；腹水患者应低盐、高蛋白饮食。

2. 胃肠减压　可以将胃内容物及气体持续抽吸，减轻腹胀及梗阻。

3. 肛门排气　肛管插入深度为 10 ~ 15 cm，以便排出气体，协助体位变换，效果更佳。

4. 大量腹水引起压迫症状　可行腹水浓缩回输或放腹水治疗。

5. 局部热敷　肠梗阻、肿瘤、炎症、腹水除外。

6. 药物治疗　二甲硅油片、陈香、木香及四磨汤口服液可治疗由胃肠道胀气引起的腹胀；因胃肠动力及消化不良所致则给予一些促进胃肠蠕动、促进排便、增进肠道消化的药，如吗丁啉（多潘立酮）、西沙必利等。腹水病人应合理使用利尿药，其中以抗醛固酮制剂螺内酯效果较好。

四、护理评估

1. 判断腹胀的程度

（1）依据腹部膨隆程度、腹围增长情况。

（2）腹胀出现的时间、部位、进展速度，是否对饮食、休息、工作产生影响。

（3）呼吸困难、端坐呼吸等症状的发生，提示呼吸系统功能受影响。

（4）伴随症状的发生：腹痛、恶心呕吐、呼吸困难、黄疸、肛门停止排气排便、腹壁静脉曲张、胃肠型、蠕动波及腹膜刺激征的存在。

（5）食欲减退、体重下降的程度，长期腹胀、腹围增大所致。

2. 腹胀的相关因素

（1）饮食习惯：进食过快、进食过多的产气豆类食物及饮料，在胃内可产生较多的气体，而导致胃肠胀气。

（2）既往病史，有无肺气肿、肝硬化、消化性溃疡及心血管系统疾病等。

3. 腹部体征　有无腹部包块、胃肠型及蠕动波，以及肠鸣音亢进或消失等情况。

4. 心理情绪　患者因腹胀而感到烦躁、焦虑、精神不振，严重时会引起呼吸困难，影响正常的工作学习及日常生活，给患者造成心理及精神负担。

五、护理目标

1. 腹胀症状减轻或消除。
2. 心理压力减轻，主动配合治疗。
3. 掌握腹胀的相关知识。
4. 未发生并发症。

六、护理措施

1. 饮食护理　宜进食清淡易消化食物，少量多餐，避免产气食品如：奶类、豆类、碳酸饮料，控制高淀粉类等不易消化的食物，如红薯、土豆等。

2. 肛管排气　减轻腹胀，缓解不适，见效快，作用较持久。注意肛管插入的深度、留置的时间及有无气体的排出。

3. 胃肠减压的护理　保持胃管通畅及减压有效。每天冲洗胃管 1 ~2 次；防止胃管阻塞、脱出、打折，1 ~2 h 观察引流液的量、色、性状；保持有效负压。

4. 定时测量患者的体重及腹围。

5. 用药指导　利尿剂可引起水电解质紊乱如低血容量、低钾血症、低钠低氯血症等，低钾血症、低钠低氯血症又是肝性脑病的诱因，故应详细、准确记录尿量。

6. 腹穿的护理　向患者说明行腹穿目的、方法，减轻其恐惧心理，取得理解与配合。操作过程中观察患者意识、生命体征、面色等变化，详细记录腹水颜色、性状、量，首次放腹水不宜超过 1000 mL，大量放腹水后，因腹水流失过多，腹腔压力缓解，大量血液聚积腹部，引起低血容量性休克，因此须卧床 4 ~8 h；穿刺部位应用加压无菌纱布覆盖，以防外渗。

7. 健康教育 指导腹胀的原因、治疗方法等相关知识，嘱遵医嘱服药。加强膳食管理，限制发酵食品，如奶类、豆类、碳酸饮料等的摄入。指导正确观察和记录尿量、体重、腹围。

第十节 腹泻

正常排便次数因人而异，2～3 d 排便 1 次或每日 2～3 次不等，粪便成形不含异常成分，且排出的水量每日不超过 200 mL。腹泻是指排便次数增多，且粪便量、水量增加，粪便变稀，并可含有异常成分，是由于肠黏膜分泌增多、肠蠕动加速和（或）吸收障碍所致。腹泻根据病程可分为急性和慢性两种。急性腹泻起病急骤，病程不超过 2 个月；慢性腹泻起病缓慢，病程在 2 个月以上，且反复发作。腹泻是一种常见的症状，可由肠道或其他器官疾病及精神神经因素引起，具有不同的粪便性质及伴随症状，从而产生一系列护理问题。

一、病因与发生机制

1. 肠道感染 常见的全身感染如沙门菌感染、伤寒、败血症等；肠道局部感染性炎症如细菌性痢疾、阿米巴肠病、病毒性肠炎等均可引起广泛的肠道炎症反应，造成吸收不良，以及炎症的刺激，导致肠道运动功能紊乱如肠痉挛、肠蠕动亢进及异常逆蠕动，引起腹泻。

2. 非感染性因素 如原因未明的溃疡性结肠炎、克罗恩病（Crohn disease）、变态反应性嗜酸性粒细胞性胃肠炎，以及肿瘤如结肠癌、直肠癌等，也常引起腹泻。其发病机制主要由于炎性渗出物可增高肠内渗透压；肠黏膜损伤导致电解质溶液和水吸收障碍；黏膜炎症可产生前列腺素，进而刺激分泌，增加肠蠕动，引起腹泻。

3. 分泌性因素 肠道的分泌主要由黏膜隐窝细胞完成，吸收则依靠肠绒毛腔面上皮细胞的作用。当分泌量超过吸收能力时可致腹泻。

胃肠道可分泌大量的电解质和水分，环腺苷酸起着重要作用。肠黏膜细胞中的环腺苷酸经腺苷环化酶催化，对电解质和水分的分泌起诱导作用。霍乱弧菌、大肠杆菌和沙门杆菌的毒素，血管活性肠肽、前列腺素均可与黏膜细胞受体结合，激活腺苷环化酶—环腺苷酸系统，增加环腺苷酸的浓度，引起大量肠液分泌而产生腹泻，心力衰竭、肝硬化门静脉高压、缩窄性心包炎等疾病由于肠道静脉压升高，细胞外液容量增大，使水吸收减少、排泄增多而发生腹泻。此外，许多泻药如酚酞、番泻叶等均能引起分泌性腹泻。

分泌性腹泻也可发生在有分泌激素或其他物质功能的肿瘤。胰性霍乱综合征（又称 WDHA 综合征）为一种少见的胰岛细胞瘤，因分泌各种多肽和前列腺素，刺激小肠分泌大量液体和电解质，引起大量水泻而脱水。类癌综合征可分泌大量血管活性物质，如 5-羟色胺、组胺、儿茶酚胺及血管活性肠肽等引起水样便。甲状腺髓样癌分泌大量降钙素和 ACTH，引起慢性腹泻。此外，胃泌素瘤、卓艾综合征、胶原血管病等，亦可引起分泌性腹泻。

4. 渗透性因素 当摄入浓缩、高渗且不易吸收的食物或药物时，由于肠腔内含有大量不被吸收的溶液（非电解质），如未经消化的脂肪、蛋白质及糖类留在肠腔内成为不能吸收的溶质，以及泻药硫酸镁、抗酸药氢氧化镁、脱水药甘露醇等，可使肠腔内渗透压增高，血浆中的水分很快通过肠壁进入肠腔，肠内容积增大，肠管扩张，刺激肠蠕动而致腹泻。

5. 吸收不良性腹泻

（1）消化不良胃源性腹泻：常见于胃大部切除胃空肠吻合术后、萎缩性胃炎等，胰源性腹泻常见于慢性胰腺炎、胰腺癌、胰腺切除后，两者分别引起胃酸或胰液分泌减少，使食物中的蛋白质、脂肪、淀粉的消化发生障碍，未经消化的食物不能吸收而产生腹泻。重症肝脏疾病和胆道梗阻时，胆盐产生减少，胆汁不能进入肠道，导致肠道胆盐减少，脂肪吸收不良，而发生脂肪泻。当回肠末段病变或被切除，则未被吸收的结合胆盐进入结肠，被细菌分解为游离胆酸，一方面刺激黏膜分泌，另一方面减少水、盐的吸收，可引起水样腹泻。

（2）吸收不良热带性口炎性腹泻：发病原因与营养缺乏及肠道细菌感染有关。小肠黏膜萎缩、充血、水肿，因而减少小肠的吸收面积。非热带性口炎性腹泻又称乳糜泻，发病原因为先天性酶的缺乏，而对小肠黏膜造成损害，使小肠黏膜萎缩，绒毛变平，小肠吸收面积减少。

（3）肠系膜淋巴管梗阻：各种原因引起肠系膜淋巴系统梗阻，小肠淋巴液回流障碍，可发生脂肪泻，如腹腔淋巴瘤、淋巴肉瘤、霍奇金病等。

6. 胃肠动力性腹泻　指因胃肠蠕动增快，以致食糜没有足够的时间被消化和吸收而致的腹泻。此种腹泻可见于胃大部切除术及幽门括约肌、回盲括约肌或肛门括约肌切除术后。精神刺激也可引起肠蠕动增加而出现腹泻，如情绪性腹泻、肠激惹综合征为常见的功能性腹泻。甲状腺功能亢进症、类癌综合征、肾上腺危象等疾病所出现的腹泻也都因肠蠕动增加所致。许多药物如盐酸普萘洛尔、奎尼丁，可改变肠道正常功能而致腹泻。

二、临床表现

1. 排便情况及粪便外观　腹泻患者的病变如位于直肠和（或）乙状结肠多有便意频繁和里急后重，排粪量少，为少量气体和积液，粪色较深，多呈胶冻状，可混有血液。小肠病变腹泻无里急后重，粪便稀烂成水样泻，色较淡；小肠吸收不良者粪便常含食物残渣，带泡沫及油腻状，伴有恶臭。霍乱腹泻呈米汤水样。慢性痢疾、血吸虫病、溃疡性结肠炎、直肠癌等疾病引起的腹泻，粪便常带脓血。肠结核和肠易激综合征常有腹泻与便秘交替现象。

2. 其他症状　感染性腹泻常有腹痛、恶心、呕吐及发热。难辨梭形芽孢杆菌及出血性大肠杆菌可有严重腹膜刺激征。重症细菌性痢疾可发生中毒性休克及弥散性血管内凝血（DIC）。食物过敏往往在进食后数小时突然出现脐周剧烈腹痛，后伴水样泻。WDHA 综合征表现为突然的大量水样泻，常伴有胃酸减低及低钾血症。肠激惹综合征常伴头晕、失眠、健忘等神经性症状。

3. 腹部体征　腹部包块常提示肿瘤、粪块、肠痉挛或炎性病变。炎性包块的质地一般比肿瘤软，但压痛较显著。腹部显著压痛见于结肠炎、结肠憩室炎、克罗恩病和阑尾脓肿等。部分性肠梗阻常有肠鸣音亢进。

三、治疗原则

在未明确病因之前，要慎重使用止泻药和止痛药，以免造成误诊，延误病情。

1. 病因治疗　针对不同细菌引起的腹泻，可根据药物敏感性选用各类抗生素。对乳糖不耐受者不宜用乳制品，成人乳糜泻应禁食麦制品。慢性胰腺炎应补充多种消化酶，因服药所致的腹泻应及时停用有关药物。消化道肿瘤可手术切除或化疗。炎症性肠道疾病可选用柳氮磺胺吡啶与美沙拉嗪。

2. 对症治疗　根据脱水的性质和血清电解质状况补充液体及电解质，及时纠正酸碱平衡紊乱。必要时补充维生素、氨基酸、脂肪乳剂等营养物质，选用各类肠道黏膜保护药、微生物制剂、止泻药、镇静药、止痛药等。

四、护理评估

1. 原因或诱发因素　腹泻的起病与有否进食不洁食物、旅行、聚餐等病史，或与紧张、焦虑等有关。同食者群集发病的病史、地区和家族中的发病情况，以便对流行病、地方病、遗传病及时做出判断。同桌进餐者的发病情况有助于诊断食物中毒。腹泻加重、缓解的因素如与进食、油腻食物的关系，以及禁食、抗生素的作用等。

2. 腹泻程度

（1）腹泻的次数、粪便的颜色、形状、性质、量、气味，是否伴有黏液、脓血、未消化食物等。粪量多、稀薄、水样便见于小肠性腹泻；淘米水样便见于霍乱与副霍乱、肠毒素性大肠杆菌腹泻；洗肉水便或血水样便见于副溶血弧菌感染、嗜盐菌感染或急性坏死性肠炎；绿色水样便，内含蛋清样或黏膜样物质，应首先考虑金黄色葡萄球菌性肠炎、假膜性肠炎；糊绿豆汤样便见于沙门菌感染；蛋花样便见于小儿腹泻；蛋清样便见于白念珠菌性肠道感染；泡沫油光样便，气体多而恶臭，见于脂肪消化吸收不良，多为胰腺疾病或肠吸收不良综合征引起；粪便含有脓血，称为痢疾样粪便，表示结肠有溃疡或糜烂性病变，见于细菌性痢疾、阿米巴肠病、血吸虫病、结肠癌、溃疡性结肠炎等；红色或果酱样粪便常见于阿米巴肠病；腹泻与便秘交替，常见于肠结核、肠激惹综合征、慢性肠炎、结肠癌、结肠不完全梗阻等。

（2）腹泻持续的时间及有无伴随腹痛、腹胀、里急后重、食欲缺乏、恶心、呕吐、发热、头晕、疲乏、体重改变、失眠等表现。

（3）腹泻引起水、电解质、酸碱失衡等表现。

（4）腹泻是否引起营养不良，注意观察有无消瘦、体重减轻等。

3. 实验室及其他辅助检查

（1）血液检查：血常规、肝肾功能、血清癌胚抗原（CEA）、肿瘤相关抗原（CAl9－9）等。

（2）粪便检查：肉眼观察粪便的形态、颜色、量、稠度、气味及有无食物残渣、黏液、血液和脓性分泌物。粪便镜检可发现红细胞、脓细胞、吞噬细胞、原虫、虫卵、脂肪滴、未消化食物等。隐血试验可检出不显性出血。粪便培养可发现致病微生物。了解粪便涂片镜检、粪便培养、病毒分离检查等结果，以判断腹泻原因及提供治疗依据。

（3）血生化检验：血钠、钾、钙、pH 值、二氧化碳结合力，以及时了解患者的水、电解质、酸碱失衡等变化。

（4）小肠吸收功能试验有：D－木糖吸收试验、维生素 B_{12} 吸收试验、胰功能试验、呼气试验等。

（5）X 线检查：X 线钡餐、钡灌肠、腹部平片可显示胃肠道病变及运动功能状态，选择性血管造影和 CT 对诊断消化系统肿瘤有价值。怀疑胆道和胰腺病变时，可行逆行胰胆管造影（ERCP）。

（6）内镜检查：如直肠镜、结肠镜检查，并可做活组织检查。

（7）B 超：可了解某些占位性病变。

4. 腹泻伴随症状　了解腹泻伴随的症状，对了解腹泻的病因和机制、腹泻引起的病理生理改变乃至做出临床诊断都有重要价值。

（1）进食后数小时内呕吐、腹泻、腹痛，常为食物中毒或肠变态反应性疾病等。

（2）腹痛、腹泻伴痉挛性下腹痛，排便后减轻常见于结肠病变。

（3）腹泻时腹痛位于脐周或右下腹，排便后不缓解者，多见于小肠病变。

（4）腹泻时有里急后重感则提示病变在乙状结肠下段或直肠，如细菌性痢疾、阿米巴痢疾、结肠癌、结肠憩室、溃疡性结肠炎、直肠癌、直肠结核等。

（5）腹泻伴发热可见急性细菌性痢疾、伤寒或副伤寒、肠结核、肠道恶性淋巴瘤、Crohn 病、溃疡性结肠炎急性发作期、败血症等。

（6）腹泻时有腹胀见于肠结核、克罗恩病、部分肠梗阻、乳糜泻等。

（7）腹泻伴有消瘦见于小肠吸收不良的各种疾病：肠结核、胃肠道癌、甲状腺功能亢进症。

（8）伴有皮肤改变，如食物过敏常有荨麻疹，乳糜泻有疱疹样皮炎，溃疡性结肠炎和肠结核可有结节性红斑，类癌综合征及胰性霍乱综合征可有皮肤潮红，糙皮病可有舌炎和对称性皮炎。

5. 小肠性腹泻与结肠性腹泻的鉴别，见表 5。

表 5　小肠性腹泻与结肠性腹泻的临床表现鉴别要点

临床表现	小肠性腹泻	结肠性腹泻
腹痛	脐周	下腹部或左下腹沿结肠部位
粪便性质	量多，稀薄，含脂肪，黏液少，臭	量少，肉眼见脓血，有黏液
粪便次数	2～10 次/d	次数可更多
里急后重	无	可有
体重减轻	常见	少见

6. 心理社会状态评估

（1）疾病与角色影响：患病对病人日常生活、工作或学习的影响，能否适应角色的改变而采取有效的应对方式，如无法正常工作，被迫常年在家休息，病人能否适应因疾病带来的角色改变，平时如何应对。

（2）对疾病知识的了解程度：病人对腹泻性质、过程、预后及防治知识的了解及目前的治疗情况。如腹泻患者是否已针对病因进行相应治疗，包括停止有毒、有害及过敏性食物的摄入，肠道感染时抗生素的应用，肿瘤的切除，酶缺陷的饮食疗法等；是否进行对症治疗，如解痉止痛药、止泻药的应用，水、电解质营养物质的补充。对腹泻原因与发病机制的认识，腹泻对健康的危害性的认识以及对治疗、预防的认识。

（3）负性情绪产生的程度：产生的负性情绪主要为焦虑、抑郁、悲观等，特别是当症状反复出现或治疗效果不佳时，病人容易产生负性情绪；病人的精神压力越大，负性情绪产生的程度就越严重。

（4）社会支持系统：包括病人的家庭成员组成，家庭经济、文化、教育背景；家庭成员之间关系是否和睦，对病人的关心和支持程度；病人的工作单位或社会能提供的帮助或支持；病人出院后的继续就医条件；居住地的卫生保健情况等。

五、护理目标

1. 使腹泻减轻、消失，促进正常排便。
2. 维持有效的血容量。
3. 维持水、电解质、酸碱平衡。
4. 保持合适营养状态。
5. 减轻肛门周围刺激，保护皮肤完整性。
6. 能正确认识疾病，知道治疗、预防等有关知识。

六、护理措施

根据腹泻的严重程度、诱发因素、可能对机体产生的影响以及原发病因等因素，决定相应的护理措施。

1. 心理护理

（1）保持情绪稳定。腹泻可由生理及心理因素造成，精神紧张及不安，易刺激自主神经，造成肠蠕动增加及黏液分泌亢进，因此尽量避免各种刺激及不良情绪，指导家属提供对患者的精神支持。必须使其情绪稳定，可通过解释、鼓励和提高患者的认知水平。

（2）注意合理休息建立清洁、整齐、美观的医疗环境，保证患者安静、舒适地休息。对于急性发作、全身症状明显的患者应卧床安静休息，注意腹部保暖，可用热敷。避免腹部压迫、按摩和腹压增高等机械性刺激，以减弱肠道运动，减少排便次数，同时也有利于减轻腹痛。对于慢性、轻度发作的患者可适当活动。

2. 饮食与营养　腹泻可由于生冷、多纤维、不易消化等食物大量摄取造成机械性刺激，又因肠内容物的腐败、发酵引起化学性刺激，促使肠道蠕动及黏液分泌亢进等而产生，所以患者应进食清淡、少渣、易消化、富有营养的高蛋白、高热量、高维生素和矿物质饮食。根据病情的动态变化，给予禁食、流质、半流质、软食等不同饮食，宜少量多餐。肉毒杆菌食物中毒有吞咽困难者给予鼻饲；营养不良可给消化道外供给营养。腹泻时可摄入米汤、菜汤、鱼汤、水果汁、蒸蛋、鱼肉、新鲜菜泥、土豆泥、豆腐、面条、粥等食物，避免进生、冷、多糖、多脂肪、可可、巧克力、咖啡、含碳酸的产气饮料、过热、过酸、辛辣等刺激性食物，忌食牛奶和乳制品，以防肠胀气。

3. 用药护理

（1）了解常用止泻药的名称及使用注意事项。

（2）做好止泻药管理：①用药时要注意记录排便次数、粪便性状和量，了解患者对药物的反应，一旦腹泻得到控制即应停药；②用药过程中出现粪便颜色变黑是正常现象，应向患者做好解释；③有些药物久用可成瘾，用药时宜严格掌握用量和用药次数。掌握用药原则如下：以病因治疗为重点，明确病因时，轻泻可不用止泻药；诊断不明而又未能排除严重疾病时，应慎用止泻药；尽量避免服用可成瘾的药物，必要时只能短暂使用。

（3）镇静药：应用功能性腹泻时可配合少量镇静剂，如地西泮、苯巴比妥类。此类药物长期反复应用可产生耐受性及依赖性，突然停药可产生戒断症状，应引起重视。

（4）解痉止痛药应用护理：如阿托品、山莨菪碱等，应注意药物不良反应，如口干、视力模糊、心动过速等。

4. 临床病情观察及护理

（1）排便状态及粪便性状：通过粪便的颜色、气味、形态、量、混入物、化验结果的观察，以及对排便次数、时间和进食关系的了解，必要时及时送验粪便标本，可查明病因，获得诊断依据，提供有效的治疗和护理措施。

（2）伴随症状观察：腹泻或便秘时的伴随症状对诊断及鉴别诊断具有重要意义。通过消化道及全身症状的观察，可及时了解病情的演变和转归，为明确诊断和有效治疗提供线索。

（3）脱水的观察：脱水是腹泻患者常见的全身反应。腹泻排出大量水分和电解质，造成体内水分不足，引起脱水及电解质紊乱，严重时导致休克和心力衰竭。故对腹泻的患者要随时估计和监测脱水的程度，密切观察体温、脉搏、呼吸、血压、神志的变化，注意有无口渴、口唇黏膜干燥、皮肤弹性下降、尿量减少、神志淡漠或烦躁等脱水症状，有无肌肉软弱无力、腹胀、肠麻痹、心律失常、心电图出现 U 波等低血钾表现。

5. 维持水、电解质及酸碱平衡

应及时给予液体、电解质、营养物质的补充，以满足患者的每日需要量，补充额外丧失，维持正常血容量，以防脱水和循环衰竭的发生。一般可经口服补液，严重腹泻、禁食、全身症状明显者，按医嘱静脉输液。在输液过程中，防止输液过快、过多，并正确记录出入量，定时测电解质，了解液体及电解质平衡状态。

6. 减轻刺激，保护肛周局部皮肤

腹泻时因粪便中含有酸性及消化酶等刺激性物质，频繁排便可使肛周表皮受损，引起瘙痒、疼痛、糜烂及感染。可鼓励患者排便后用柔软布巾清洗肛门，保持清洁干燥；局部行湿热敷，即用湿热毛巾或小片棉垫直接盖在肛门口数分钟；条件允许可坐浴，然后涂上无菌凡士林或抗生素软膏保护，减轻疼痛，促进愈合。同时也应保持身体、用物、床单的清洁，随时备好便器，以便急用。

7. 消毒隔离

传染性疾病引起腹泻的患者应采取消毒隔离措施。护理患者后医护人员应进行洗手消毒，患者衣服、排泄物、便器、食具应严格消毒，防止交叉感染。

8. 健康教育

（1）建立并维持良好的生活方式：生活要有规律，注意劳逸结合。尤其对功能性腹泻和便秘患者，应帮助其合理安排工作和生活，建立理解、和睦的家庭关系。适当参加文体活动，以增强体质。

（2）保持良好的精神状态：使患者了解精神因素在疾病中的作用，尽量避免各种刺激及不良情绪，指导其家属提供精神支持。

（3）饮食卫生指导：患者进行饮食疗法，并说明饮食对预防和治疗腹泻、便秘的重要性。腹泻患者多食清淡、少渣、富含营养的食物，不要随便进食菇类、鱼胆及腌制、生的水产品。冷藏食品应彻底加热煮透，避免暴饮暴食。在肠道传染病流行季节，更应注意饭前便后勤洗手，养成良好的卫生习惯。

（4）正确观察及留取粪便标本：告知患者准确描述粪便性状的必要性，教会患者正确采集标本的方法及注意点。采集粪便标本要新鲜，不可混入尿液；应选择带脓血和黏液部分，如无脓血或黏液，可就粪便表面不同部位采取；一般检查需要留取 5 ~ 10 g；如检查阿米巴原虫时，收集标本前先将便盆加温至 37 ℃左右（因阿米巴滋养体在体外遇冷易死亡），保温立即送验；粪便隐血试验前 3 d，应避免服用铁剂和摄入动物血、肝及大量绿叶蔬菜，以防出现假阳性。

（5）用药指导：介绍相关药物的药名、作用、剂量、用法、时间及不良反应，注意勿滥用止泻药或导泻药，以免造成便秘和药物依赖。

（6）及时发现并发症：如腹泻严重时出现口渴、皮肤干燥、弹性下降、尿量减少、高热、心悸、烦躁等症状，便秘患者出现持续大便变细时，均应立即就医。

第十一节 便秘

便秘（constipation）指排便频率减少，粪质干燥坚硬、排便困难。由肠道或其他器官疾病以及精神神经因素引起。多以女性和老人常见，多长期持续存在，影响生活质量。

一、病因与发生机制

食物进入胃内后，与胃液混合成为食糜团进入肠道，经肠道消化、吸收后的食物残渣，在大肠内的细菌作用下发酵、腐败，形成粪便。粪便进入直肠，当其充满直肠后，扩张并刺激直肠黏膜而引起排便反射即产生便意。正常排便的必需条件：饮食量及适当纤维素含量，有足够的水分摄入；腹肌及膈肌有足够的力量协助排便；胃肠道消化、分泌、吸收、蠕动正常，无梗阻；有正常排便反射。从形成粪团到产生便意和排便动作的各环节，均可因神经系统活动异常、肠平滑肌病变及肛门括约肌功能异常和病变而发生便秘。

1. 排便反射减弱或消失　饮食量过少，饮食食物过精或食物中含纤维素太少，食物残渣形成量不足，肠内压不高，不能对直肠产生有效的刺激，胃结肠反射减弱，排便反射也随之减弱；饮水过少，粪便过硬；运动不足，导致流向肠道的血液循环减少，肠蠕动减弱引起便秘；厕所不洁、旅行、工作不便、住院等环境因素造成饮食、排便习惯改变所产生的意识性抑制排便均可导致便秘。

2. 肠道梗阻或蠕动异常

（1）消化道狭窄或梗阻：如结肠狭窄、扭转、肠套叠、疝时，胃肠道内容物不能正常通过，滞留而发生便秘。

（2）肠道平滑肌功能异常：慢性肺气肿、甲状腺功能低下、低血钾、腹水、膈肌麻痹、肠激惹综合征等引起腹肌、膈肌及肠道平滑肌的收缩无力，肠肌松弛，产生弛缓性便秘，肠道平滑肌痉挛也可引起便秘。

（3）先天性巨结肠症：因为先天肠道肌间神经节和黏膜下神经节的缺损，缺乏排便反射，导致输送障碍而产生便秘。

（4）痔疮、肛门周围病变：如脓肿、肛裂，因疼痛造成排便抑制，使便意感觉阈上升，渐渐地排便越来越困难而造成便秘。

3. 医源性便秘　某些药物的应用、长期卧床等，使肠蠕动受到抑制产生便秘。麻醉药及麻醉辅助药使肠蠕动受抑制产生便秘；住院期间因卧床排便所需的腹压增高导致排便困难；手术创伤，尤其是腹部手术使肠蠕动减弱而发生便秘。

4. 精神性便秘　精神抑郁或过度紧张使排便反射受到抑制产生便秘。此类便秘与腹泻交替出现，粪便呈兔粪状、量少、有黏液并伴随腹痛等。

5. 妇科的便秘　妊娠期黄体激素的增加，使平滑肌紧张度降低，增大的子宫压迫肠道和骨盆神经节，影响肠蠕动，导致便秘。分娩后，因产道裂伤、会阴切口等疼痛原因，主观抑制排便，导致便秘。

二、临床表现

排便困难或排不尽感，粪便干结坚硬，结肠痉挛时排除的粪便呈羊粪状，直肠肿瘤或肛门狭窄时粪便可出现持续变细，粪便外带鲜血提示直肠病变、痔或肛裂等疾病。

由于粪便长时间滞留于肠道内可引起腹胀及下腹部疼痛，还可引起异常发酵、腐败，并产生大量对人体有害的毒素，从而引起头晕、头痛、食欲缺乏、乏力等。粪便在直肠停留过久可发生局部炎症，出现下坠感和排便不尽感。长期便秘者则易精神紧张、抑郁、沮丧、焦虑及对泻药和灌肠的依赖。

三、治疗原则

1. 一般处理　多食水果和蔬菜等高纤维饮食，同时多饮水。腹部热敷。

2. 物理通便　灌肠、栓剂等方式协助排便。

3. 药物治疗　一般不宜长期应用

（1）容积泻药：包括天然的小麦麸皮、欧车前，纤维素衍生物如甲基纤维素，都不被吸收，但能吸附水分，增加粪便容量，刺激肠壁，促进肠蠕动而排便。

（2）其他药物：高渗性泻药主要有山梨醇和乳果糖、开塞露（含有硫酸镁、山梨醇和甘油的肛栓剂）。刺激性泻药包括蓖麻油、酚酞和番泻叶、生大黄、芦荟等。盐类泻药常用有硫酸镁、氧化镁。润肠药如液状石蜡、中药麻仁丸、火麻仁等对老年衰弱者适宜。药物西沙比利可促进胃肠动力，增进排便。

四、护理评估

1. 便秘的程度

（1）了解发生便秘时间、发生的缓急，排便动作是否费力及排便所需时间。

（2）仔细询问大便的性状、坚硬程度以及大便表面是否带有血或黏液，排便时是否有不适症状等。

（3）了解便秘时有无伴随腹痛、腹胀、肛周疼痛、腹部包块、痔出血等伴随症状。

2. 便秘的相关因素　病人的饮食习惯；每日排便的规律、次数，是否定时排便，大便间隔时间、大便性状、排便方式、排便动作是否费力以及排便所需时间等排便习惯；有无消化道狭窄或梗阻以及直肠、肛门部疾病、腹部手术史。是否因病长期卧床。

3. 腹部体征　有无腹部包块、胃肠胀气、胃肠型及蠕动波，以及肠鸣音亢进或消失等情况。

4. 治疗情况　是否经常服用泻药及灌肠；使用药物的名称、剂量、方法及疗效。

5. 精神与活动情况　是否经常进行体育锻炼；是否精神过于紧张、忙碌。

6. 心理情绪　便秘可导致患者烦躁不安、注意力不集中、工作效率下降。长期便秘患者精神紧张、抑郁、沮丧、焦虑及产生对药物的依赖，从而影响休息、饮食、睡眠以及工作。

五、护理目标

1. 排便困难缓解。
2. 养成良好排便习惯，预防便秘发生。
3. 能合理饮食，保证正常营养状态。
4. 保持肛门周围皮肤清洁。
5. 掌握便秘原因、发生机制、治疗、预防及对健康危害性的知识。

六、护理措施

1. 卫生间环境　舒适、安静、清洁，除避免如厕时受外界的干扰外，不应备有报纸、杂志、书籍等。

2. 饮食指导　膳食品种搭配合理，鼓励患者多食用含纤维素高的饮食，纤维素有亲水性，能吸收水分，使食物残渣膨胀，一方面增加粪便容量，刺激肠蠕动；另一方面水分增多形成润滑凝胶，使得食物残渣在肠内易推进，加快残渣对直肠壁的刺激，激发便意和排便反射。如玉米面、荞麦面、蔬菜水果等。

3. 多饮水　水分可增加肠内容物容积，刺激胃肠蠕动，亦能使大便软化。每天至少保证饮水量为1500～2000 mL；晨起空腹饮水可反射性地引起排便。

4. 病情观察　注意粪便的性质、颜色及量，患者排便的状况，观察有无伴随症状。

5. 用药护理　直肠用药时应嘱病人尽量使药液在肠道内保留，以达到更好疗效。口服缓泻药的同时可采用腹部按摩，以利病人排便，并交代药物起效的时间，避免影响工作和休息。注意观察用药后的排便情况，避免腹泻。

6. 排便习惯的培养　指导病人养成定时进餐、定时排便的良好生活规律。晨起后易引起胃－结肠反射，鼓励患者每日晨起坐盆或蹲10～20 min，训练定时排便的习惯。

7. 活动与锻炼　腹部顺肠蠕动方向的按摩、仰卧起坐运动，锻炼膈肌、腹肌和肛提肌力，促进排便。慢走、上下楼梯等适量的运动，增加直肠血供及肠蠕动，以利排便。

8. 心脏病、高血压、门静脉高压病人　忌用力大便，避免意外的发生。

9. 心理护理　加强交流沟通，并给予安慰、支持和鼓励，减轻患者精神压力、不安与恐惧，避免抑制便意，增强战胜疾病的信心。

10. 健康教育

（1）向患者及家属解释便秘对人体的危害，预防便秘的重要性及方法。

（2）教会患者观察病情、简单处理便秘的方法及使用泻药的原则。

（3）保持良好的精神状态，适当参加活动，以增强体质。

（4）养成良好的饮食习惯，多食高纤维、多水分食物如水果、蔬菜等。

（5）介绍相关药物的药名、作用、剂量、用法及不良反应，注意勿滥用泻药，以免成瘾和形成药物依赖性。

（6）指导患者避免过久过度无效排便，导致脱肛、痔疮等不良后果。

第十二节　呕血

呕血（hematemesis）是指屈氏韧带以上的消化器官，包括食管、胃、十二指肠、肝、胆和胰疾病或全身性疾病所致急性上消化道出血，经食管由口腔呕出鲜红色或暗红色血液，亦可为咖啡渣样变性血液。其为消化系统常见症状，大量呕血可造成机体急性循环衰竭，导致失血性休克，危及生命，是常见的临床急症。此外，呕血应与呼吸道疾病引起的咯血和鼻、口、咽等部位出血相鉴别，避免判断失误，延误抢救的时机。

一、病因

1. 消化系统疾病

（1）食管疾病：食管静脉曲张破裂、食管炎、食管癌、食管异物、食管贲门黏膜撕裂症、食管裂孔疝及食管外伤等。

（2）胃、十二指肠疾病：消化性溃疡、急性胃黏膜病变、胃底静脉曲张破裂、急性糜烂性胃炎、胃癌。

（3）肝、胆疾病：肝硬化门静脉高压致胃底及食管静脉曲张破裂出血，肝癌、肝动脉瘤破裂出血；急性出血性胆囊炎、胆管癌等均可以引起出血。

（4）胰腺疾病：胰腺炎、胰腺癌。

2. 消化系统邻近器官疾病　胸主动脉瘤破裂血液进入食管，腹主动脉瘤破裂血液进入十二指肠等。

3. 全身性疾病

（1）血液疾病：白血病、血小板减少性紫癜、过敏性紫癜、血友病、弥散性血管内凝血及其他凝血机制障碍等。

（2）感染性疾病：流行性出血热、钩端螺旋体病、重症肝炎等。

（3）结缔组织病；系统性红斑狼疮、皮肌炎、结节性多动脉炎等。

（4）其他：尿毒症、肺源性心脏病、急性脑血管病等。

呕血病因较多，最为常见是消化性溃疡引起的出血，其次为门静脉高压引起的食管静脉及胃底静脉曲张破裂，再为急性胃黏膜病变。其中门脉高压所导致的食管及胃底静脉曲张破裂是引起大量呕血最常见的原因。

二、发生机制

1. 胃黏膜屏障的破坏　胃黏膜屏障主要由黏液、重碳酸盐和黏膜血流构成，具有限制氢离子从胃腔向胃黏膜内逆向扩散的能力。非甾体抗炎药、胆汁反流、应激和幽门螺杆菌等各种有害因素导致正常胃黏膜屏障遭受破坏，氢离子由胃腔向黏膜层逆向扩散，刺激肥大细胞释放组胺，进而使小血管、毛细血管扩张，通透性增加，引起黏膜糜烂、出血，以至溃疡形成。

2. 胃酸分泌增多　胃酸分泌增多是消化性溃疡发病与并发出血的重要机制。迷走神经过度兴奋，乙酰胆碱释放增多，不仅刺激壁细胞分泌大量盐酸，同时刺激胃窦部G细胞分泌促胃液素，使胃酸分泌增多。当胃酸浓度超过一定范围时，主细胞分泌的胃蛋白酶原被活化，引起溃疡。十二指肠溃疡的发生与胃酸分泌亢进有密切关系。

3. 门静脉高压　肝硬化、门静脉血栓形成、肝静脉阻塞等原因，使门静脉系统阻力增加和门静脉血流增多，引起门静脉高压，导致门－腔静脉间的侧支循环建立和开放，食管下段和胃底的静脉曲张最显著。变薄的黏膜，加之炎症、糜烂，粗糙食物的机械性损伤，易使曲张的食管静脉破裂出血，或伴有咳嗽、恶心、呕吐、用力排便时，使胸腹腔内压突然升高，门静脉压力也升高，而诱发曲张的静脉破裂出血。

4. 损伤　包括机械性和化学性两类。由于剧烈呕吐使腹腔和胃内压急剧升高，从而造成胃与食管连接处的黏膜撕裂，导致急性大出血。食管裂孔疝、器械检查、胃石、食管异物均可引起机械性损伤出血。化学性损伤多见于强酸、强碱或其他化学制剂，引起食管、胃腐蚀性病变，组织坏死、脱落，常发生出血。

5. 肿瘤　由于瘤体表面糜烂、溃疡或缺血性坏死，病变累及血管而引起出血。胃癌是引起上消化道出血最多见的肿瘤。

6. 全身性疾病　血小板质与量的异常可引起消化道出血，主要见于血小板减少性紫癜、再生障碍性贫血和白血病等。血友病、弥散性血管内凝血和严重肝病则因凝血功能障碍而导致出血。尿毒症患者因胃肠道分泌液中含有大量尿素，在黏膜表面衍化为氨与铵盐，产生较强的腐蚀作用，引起消化道薄膜糜烂与溃疡形成，导致上消化道出血。系统性红斑狼疮、皮肌炎、结节性多动脉炎等均有广泛性中小动脉炎，纤维蛋白变性坏死、血栓形成而发生阻塞或出血，病变累及上消化道时可产生溃疡而并发出血。败血症可因伴发弥散性血管内凝血或并发应激性溃疡出血。血友病、DIC 和严重肝病等凝血因子缺乏或凝血酶原和纤维蛋白原等因素缺乏均可导致出血。腹型过敏性紫癜，是由于胃肠黏膜水肿、多发性糜烂甚至急性溃疡形成而导致出血。肝内淀粉样物沉着引起门静脉高压，即可引起出血。

三、临床表现

1. 呕血前多有上腹部不适、恶心，随之呕出血性胃内容物。呕血的颜色与出血量和血液在胃肠道内停留时间长短有关。出血量大、血液在胃内停留时间较短，呕吐物呈鲜红或暗红色，偶有血凝块；出血量小、血液在胃内停留时间较长，则呕出的血液呈咖啡色或褐色。呕血与病变的部位有关，病变在幽门以上者，且出血量较大时，出现呕血并伴有黑粪；病变在幽门以下者，常为黑粪。急性上消化道大量出血多数表现为呕鲜红血液。

2. 伴随症状

（1）休克：休克的程度与出血量及出血速度有关。当在数小时内出血量在 1000 mL 左右时，病人可出现头晕、面色苍白、冷汗、心慌、心悸、脉搏增快、口渴、烦躁、少尿等周围循环衰竭表现，如出血量过多则引起失血性休克。

（2）贫血：贫血程度与出血量有关外，还和出血前有无贫血、出血后液体平衡状况等因素有关。急性出血早期，红细胞计数、血红蛋白测定等无改变，随着组织液渗出，血液被稀释，红细胞与血红蛋白降低而出现贫血表现：如黏膜、皮肤苍白，脉搏、呼吸加快，乏力等。

（3）氮质血症：上消化道大出血后，大量血液进入肠道，血红蛋白的分解产物在肠内被吸收，数小时后血中尿素氮开始上升，当出血停止 1 ~2 d 后血中尿素氮可降至正常。

（4）发热：与失血导致体温调节中枢功能障碍有关。多数病人出现低热，一般不超过 38.5 ℃，可持续 3 ~5 d。

四、治疗原则

1. 补充血容量

当血红蛋白 <90 g/L、收缩压 <90 mmHg 时，立即输入足量的红细胞，维持和恢复血

容量及有效血液循环。肝硬化病人应输入新鲜全血，因库存血含氨量较多而易诱发肝性脑病。

2. 止血治疗

（1）药物止血：静脉滴入血管收缩药、H2 受体拮抗药、血管升压素、生长抑素等，口服凝血酶、去甲肾上腺素液、云南白药粉等。

（2）内镜下治疗：局部喷洒凝固、高频电凝、激光、微波、硬化药/组织黏合剂注射、圈套术、止血夹等方法进行内镜下止血。

（3）三腔两囊管压迫止血：适用于食管胃底均有静脉曲张者。

（4）经保守治疗后仍大量出血或反复出血不止者，可及早施行手术治疗。

五、护理评估

1. 判断是否为呕血　首先排除假性呕血，口腔、牙龈、鼻咽、支气管、肺部出血经吞咽后再呕出；进食大量动物血，服用药用炭、某些中草药、铁剂等亦可出现的呕血与黑粪。其次鉴别呕血与咯血。

2. 明确呕血的病因与诱发因素　询问患者有无消化系统疾病、血液病等其他疾病，近期有无不洁饮食、饮酒、暴饮暴食、压力过高、应激、外伤、手术、激素治疗、抗凝药治疗等诱发因素。

3. 判断呕血的量与程度　根据失血后的临床表现、血液检验以及呕血与黑便的量综合判断。粪便隐血试验（+），提示每日胃肠道出血量 >5 mL；出现黑便一般每日出血量在 50～70 mL 以上；呕血时胃内积血量达 250～300 mL。1 次出血量在 400 mL 以下时，一般不引起全身症状；如超过 1000 mL，可出现急性周围循环衰竭的表现。临床上常根据全身反应估计出血量。提示成人严重大出血的征象是：

（1）患者须卧床才不头晕。

（2）心率 >120/min。

（3）收缩压 <90 mmHg 或较基础血压降低 25% 以上。

（4）血液中红细胞数 <（2～3）$\times 10^9$/L，血红蛋白 70 g/L；呕血与黑粪的频率、数量，虽不能精确地估计出血量，但确为量的估计和治疗提供依据，对其观察十分重要。

4. 判断是否活动性出血　上消化道出血经过适当的治疗后，一般于短时间内出血就可停止。但由于肠道内积血一般需经过 3 天才能排尽，故不能以黑粪作为出血是否停止的指标。有下列临床表现，应认为有继续出血或再出血：

（1）反复呕血，甚至呕咖啡色血液转为鲜红色血液，或黑粪次数增加，粪质稀薄，颜色变为暗红色，伴有肠鸣音亢进。

（2）周围循环衰竭的表现经补液输血而未见明显改善，或虽暂时好转而又恶化，经快速补液输血但中心静脉压不稳定，或稍有稳定后再下降。

（3）血红蛋白浓度、红细胞比容以及红细胞计数继续下降，网织红细胞持续增高。

（4）在补液和尿量足够的情况下，血尿素氮持续或再次升高。

5. 呕血的性状、伴随症状的评估　呕血的颜色、凝血块、有无胃内容物等的正确评估，可帮助判断出血的部位和速度，以及症状的评估，如上腹痛、脾大、肝掌、蜘蛛痣、胸骨后不适、脐周痛症状的伴随，为呕血的病因诊断和治疗提供依据。若有口渴、头晕、黑矇、心悸、出汗、昏厥或昏倒等表现，提示有周围循环衰竭和休克。

6. 心理社会状态评估　意识清醒的呕血患者，面对呕血可出现恐惧、紧张、焦虑等不同的心理反应，这些不良反应增加交感神经兴奋性，加重休克，甚至导致再出血。反复出血者，病人易产生悲观、沮丧心情，且对治疗失去信心。另一方面评估患者及其亲属对疾病的认识程度，对诊断、预后的反应，对治疗的要求。

六、护理目标

1. 呕血、黑粪减少或停止。
2. 生命体征正常。
3. 恐惧、焦虑等心理不良反应缓解。
4. 避免并发症的发生。
5. 患者能掌握呕血相关的健康知识。

七、护理措施

1. 休息与体位　绝对卧床休息，大量呕血者平卧位且头偏向一侧，防止呕吐物进入呼吸道引起窒息或吸入性肺炎，并以低浓度吸入氧气，注意保暖，休克病人禁用热水袋。

2. 建立双静脉通道　及时输血、输液，迅速补充血容量，防止休克。肝硬化门静脉高压患者，则应控制输液速度和量，预防门静脉压力过高再出血。

3. 病情观察

（1）血压、脉搏、呼吸和体温的变化，直接反映出机体的血容量的改变，一般每30 min测量1次。

（2）皮肤色泽及肢端温度，为周围循环变化的指征。

（3）出入量统计，如尿量减少常提示血容量不足，应积极补液。

（4）呕血与黑粪的量、次数、性状及先兆症状和体征。

（5）血红蛋白、血细胞比容及尿素氮的动态变化。

4. 用药护理

（1）H2受体阻断药，如西咪替丁或雷尼替丁的不良反应为头痛、头晕、皮肤潮红、心动过速或其他心律失常等，应注意观察。

（2）去甲肾上腺素加入生理盐水中，口服或胃肠内灌注，可收缩局部血管起止血作用，若为冷冻或低温盐水效果更好。

（3）垂体后叶素静脉滴注时，控制浓度，一般为0.2～0.4 U/min，出现头痛、腹痛、面色苍白、心悸、恶心、出汗、胸闷、血压升高等症状，应减慢给药速度，必要时停药，严重者可发生心肌梗死，高血压及冠心病病人禁用。

（4）生长抑制素及其衍生物，对于肝硬化食管胃底静脉曲张破裂的出血，可减少腹腔内脏血流量，其止血成功率为70%～87%，但半衰期短，应确保连续性给药。

5. 内镜下止血护理　向病人及家属解释内镜下止血的目的、操作过程、术中如何配合及术后注意事项等，以解除病人的恐惧感；除配血、备药物等外，最好在病人的右上肢建立静脉通道，协助止血技术操作完成。术后禁食2 d，若未见出血，可进流食—半流食—普食，渐进饮食过程。注意粪便颜色、量的变化。

6. 三腔气囊管压迫止血的护理　插管前应检查管道通畅、气囊张力与是否漏气，并标记；向病人及家属解释该管对止血的意义及操作中的不适与配合；食管及胃气囊的压力不可过高，以免局部产生胸闷、呼吸困难及压迫性溃疡，甚至气囊破裂；注意牵引的角度与重量，病人平卧且上半身制动，防止气囊移位；置管期间严密观察生命体征、胃内容物和粪的颜色及量，以判断三腔气囊管压迫止血的效果；用液状石蜡滴涂口唇及鼻腔，每日2次蒸气吸入，保持鼻腔咽喉部黏膜清洁、湿润，减少置三腔管的不适；三腔管放置24 h后应放气15～30 min，同时放松牵引，若出血停止，可再继续观察12 h，如胃管内无出血性内容物抽出，则可拔管，拔管前20 min让病人口服30 mL液状石蜡润滑管壁，避免拔管时损伤黏膜造成再次出血。

7. 手术止血的护理　需手术止血，应做好手术准备，如备皮、交叉配血等。

8. 心理护理　由于病人及家属对出血的突然发作缺乏思想准备，心理上处于应激状态，常出现烦躁不安、紧张、恐惧心理，尤其是见到呕出或便出大量血液时更会惊恐万分；护士工作应稳重、镇定而有秩序，尽快清除一切血迹；关心和安慰病人，告诉病人不良的心理反应可以促使病情加重，不利于止血；经常巡视，并陪伴患者，使其有安全感，消除病患的不良心理；劝导患者家属不要在患者面前表现出情绪波动而干扰患者。同时还应使病人了解发病与心理因素的关系，指导病人避免精神紧张及情绪激动，避免诱因，防止再出血。指导有关休息与放松的技巧，必要时给予镇静药，以减少其不安和恐慌。

9. 饮食护理　门脉高压致食管胃底静脉曲张破裂出血、大量呕血时应禁食；少量出血且无呕吐时可选用温凉、清淡流质饮食；消化性溃疡仅黑粪无呕血者可给流质饮食，以减少胃的蠕动和降低胃液酸度，以后逐渐过渡到半流质、软食。开始少量多餐，稳定后改为正常饮食，应食易消化、无刺激食物。食管胃底静脉曲张破裂出血患者出血停止后予半量冷流质饮食，避免粗糙、坚硬及辛辣食物和调味品，且细嚼慢咽，避免损伤食管黏膜和曲张静脉而再度出血。肝硬化者限制食物中蛋白质的摄入，以免诱发肝性脑病。

10. 预防并发症护理　做好口腔清洁，预防口腔炎和肺炎。卧床患者保持床单清洁干燥，定时用温热水擦洗臀部，按时翻身，预防局部皮肤受压、血供不佳引起压疮。肝硬化所致上消化道大出血患者，特别注意有无意识和性格行为改变，保持排便通畅，避免用力大便，防止血氨升高。

11. 健康教育

（1）指导患者及家属掌握有关疾病的知识，如病因、诱因、预防、治疗等，以减少再度出血的危险。

（2）合理安排生活，养成有规律的生活习惯，避免长期精神紧张、过度劳累，保证身心健康，保持乐观的情绪。改变不良生活习惯如戒烟、戒酒、暴饮暴食等。

（3）饮食指导，合理饮食是避免上消化道出血诱因的重要环节。注意饮食卫生和规律，按时进食。少量多餐，避免过饥、过饱；避免食用粗糙、酸辣刺激性食物（如醋、辣椒、蒜、浓茶）、容易发酵产气的食物和饮料等。

（4）指导合理用药，避免服用某些药物，如阿司匹林、吲哚美辛、激素类药物等，坚持按医嘱疗程服药。

（5）指导病人及家属学会基本观察方法和自我护理措施：警惕出血的先兆如头晕、口渴、恶心、上腹部不适等症状的表现；出现呕血或黑便时应立即侧卧位休息，防止呕吐物误吸入肺，立即送医院治疗。

（6）定期门诊随访复查。

第十三节 便血

便血（hematochezia）通常指血液从肛门流出或排出，粪便带血或为全血便，主要见于下消化道出血，可由局部或全身多种疾病引起。粪便可呈鲜红、暗红、果酱色、黑色等。少量出血而粪便颜色仍为黄色，须经隐血试验才能确定者，称为隐血（occult blood）。应注意排除口腔、鼻咽、支气管、肺等部位的出血被吞咽后引起的便血。还应注意口服某些中草药、铁剂、铋剂等药物，食用过多的肉类、猪肝、动物血等，大便可呈暗褐色或黑色；服用某些药物如铋剂、酚酞等，大便有时可呈鲜红色，均不要误以为是消化道出血。

一、病因

常见的病因为消化道的炎症、血管病变、肿瘤及损伤等引起消化道黏膜破溃出血所致，国内以肿瘤、息肉、炎症性肠道疾病为多见。

1. 上消化道疾病　同呕血。

2. 下消化道疾病　肠结核、克罗恩病、局限性肠炎、急性出血性坏死性肠炎、血管瘤、肿瘤、急性细菌性痢疾、阿米巴痢疾、溃疡性结肠炎、息肉、憩室炎、痔疮、肛裂等疾病均可出现便血。

3. 全身性疾病　过敏性紫癜、白血病、血友病、流行性出血热、重症肝炎、钩端螺旋体病、败血症、中毒等常出现便血。

二、发生机制

1. 肠道溃疡及炎症　肠道有炎症时可使肠道黏膜显著充血、肿胀、坏死，导致局部糜烂，溃疡形成，溃疡侵蚀血管而产生出血。

2. 血液循环障碍　肠道淤血、缺血使肠黏膜缺氧，毛细血管通透性增加，肠壁出现出血点、糜烂、坏死而出血。

3. 理化因素损伤　粗糙、坚硬的食物残渣、肠镜反复摩擦，损伤黏膜，使表浅微血管破裂而出血；取材活检标本损伤较大血管可产生肠道出血。用力大便或腹内压高时引起肛门黏膜皮肤机械性损伤而出血，常为便后滴鲜红血液。

4. 息肉、肿瘤浸润肠壁，瘤体表面组织发生溃烂、出血，继发感染和坏死引起便血，出现粪便中带血、带脓或黏液。

5. 由于血小板数量减少或功能异常、血管壁脆性增加及凝血因子减少或缺乏，造成出凝血功能障碍，可引起全身出血倾向，发生在消化道即可出现便血。

三、临床表现

因病因、出血部位、出血量、出血速度以及血液在肠腔内停留的时间长短，便血的表现亦不同。

1. 黑粪　出血并在肠内停留时间较长，因红细胞破坏后血红蛋白与胃肠道中硫化物结合形成硫化亚铁，使粪便呈黑色并发亮，类似柏油，故又称为柏油便，常见于上消化道或小肠疾病。

2. 血便　多提示下消化道特别是结肠与直肠出血。出血量多、速度较快时可呈鲜红色，如停留时间较长、速度较慢则呈暗红色。鲜红色附于粪便表面或出现在排便后滴出或喷射出，多提示为肛门或肛管疾病引起的出血。结肠上段出血时，血液与粪便混合均匀，呈酱红色；小肠出血若血液在肠内停留时间较长，可呈柏油样大便，若出血量大，排出较快，也可排出暗红或鲜红色血便。急性出血坏死性肠炎可排出洗肉水样血便，且有特殊腥臭味。

3. 脓血便　急性细菌性痢疾多为黏液脓血便，阿米巴痢疾则为暗红色果酱样脓血便；洗肉水样便多为重度溃疡性结肠炎，若伴腥味提示急性出血性坏死性肠炎可能。

4. 伴随症状

（1）发热：可提示败血症、流行性出血热、炎性肠病或恶性肿瘤等疾病。

（2）腹痛：消化性溃疡上腹痛且呈慢性、周期性、节律性，出血后疼痛减轻。便后腹痛减轻或缓解，多见于细菌性痢疾、阿米巴痢疾或溃疡性结肠炎。急性出血性坏死性肠炎、肠套叠、肠系膜血栓形成或栓塞时亦可伴腹痛。

（3）里急后重：急性细菌性痢疾、直肠炎、直肠癌等表现。

（4）腹部肿块：肠道肿瘤、套叠、克罗恩病等可在腹部触及包块。

四、治疗原则

1. 一般治疗

（1）口服、静脉或肛门给止血药，肛门给止血药应为病变部位低，且能保留较长时间。

（2）大量出血者补充血容量，纠正水电解质紊乱。

（3）肠道炎症或感染者，选用敏感抗生素。

2. 肠镜下治疗　肠镜行电灼、电凝、激光、套扎等方法治疗息肉、黏膜平滑肌瘤、血管畸形等。

3. 选择性腹腔动脉血管造影及治疗（digital subtraction angiography，IA－DSA）　腹腔内血管造影不仅可以明确出血部位，还能提示病变的性质和范围，更可以通过导管直接对出血部位注射血管升压药和栓塞治疗，达到有效止血。

4. 手术治疗　对出血部位、病因不明确，反复发生且病程长，影响病人的生活，应选择手术。

五、护理评估

1. 判断是否为便血　某些中草药、药用炭、铁剂、铋剂口服时，粪便可呈暗褐色或黑色，外观灰黑色无光泽，经水冲后无红色出现，隐血试验阴性。肉类、猪肝、动物血食用过多后，粪便亦可呈暗褐色或黑色，且隐血试验阳性。口服酚酞制剂，粪便有时呈鲜红色。

2. 明确便血的病因及诱因　了解患者有无溃疡病、门静脉高压，有无腹泻、便秘、痔疮、肛裂、肺结核、血液系统疾病史，有无不洁饮食、生冷、辛辣刺激等食物史，有无疲劳，有无银汞、砷、腐蚀剂等接触史，有无外伤、手术史等诱发因素。

3. 评估便血的量与程度　排出的血液受粪便量的影响，虽不能正确反映消化道实际出血量，但根据出血后粪便颜色、次数、频率、量的估计，结合临床表现及实验室检查，综合判断机体的失血量。胃肠道每日的出血量达 5 mL 以上时粪便隐血试验阳性，出血量为 50～70 mL 以上病人可排黑粪，粪便呈柏油样提示出血量为 500～1000 mL；1 次出血量不超过 400 mL，机体代偿而不表现出症状。但出血量超过 500 mL，且速度较快可出现头晕、乏力、腹胀、肠鸣音亢进、心动过速、血压下降等，严重者可出现周围循环衰竭，甚至休克。

4. 便血性状与伴随症状评估　是否伴有发热、腹痛、里急后重、排便时肛门处痛、腹部包块、腹泻、痔、肛裂等伴随症状。全程或阶段性血便，大便表面还是便后出现；成形还是水样便等形状估计。

5. 心理、社会状态评估　便血量大、反复便血且原因复杂时难以明确，导致患者紧张、恐惧、焦虑不安等心理反应，患者及其亲属对疾病的认识和对诊断、治疗、预后的反应，直接影响疾病的疗效。

六、护理目标

1. 便血的次数、量减少或停止。
2. 生命体征正常，无并发症发生。
3. 紧张、恐惧、焦虑等不良情绪缓解。
4. 掌握和运用相关的健康知识。

七、护理措施

1. 休息　轻者卧床休息，减少活动，重者绝对卧床休息。病房环境安静、舒适、无异味。

2. 饮食指导　给予易消化、少渣、高蛋白、高热量、高维生素、高铁质的饮食，避免进食过硬、过冷、过热、辛辣刺激性食品及产气食物，忌食粗纤维高的蔬菜、含气饮料，减少食物对肠道黏膜刺激，以防止促进肠蠕动及胀气，加重出血和不适。急性大量便血者应禁食。如需做粪便隐血试验者，应在检查前 3 d 开始忌食肉类、猪肝、动物血等。长期便血者多食含铁丰富的食物，如牛肉、肝、蛋黄、豆制品、菠菜、油菜、海带等。

3. 皮肤护理　频繁的便血会引起肛门黏膜皮肤糜烂，用软纸擦拭后，再用温水清洗肛门及周围皮肤，使其保持干爽。婴幼儿、老年人、极度衰竭者，清洁后在肛周皮肤处涂凡士林或鞣酸软膏，保护皮肤使大便不直接接触。肛裂、痔引起便血者，早晚高锰酸钾坐浴各 1 次，以改善局部血液循环，促进炎症吸收，缓解肛门括约肌痉挛，减轻疼痛，利于痔、肛裂的愈合。

4. 病情观察

（1）观察体温、脉搏、呼吸、血压等生命体征，注意出血先兆症状如头晕、乏力、心悸、口渴、腹部压痛、腹胀、肠鸣音等。

（2）注意意识的变化，烦躁不安、表情淡漠、意识模糊，提示有脑缺血的表现。

（3）观察是否有周围循环衰竭的表现如：皮肤色泽和肢体温度、湿度等。

（4）观察粪便的性质、颜色、量、次数及其伴随症状，估计每日出血量。

（5）动态观察红细胞计数、血红蛋白、血细胞比容、网织红细胞计数。

5. 用药护理　肛门直肠给药时，药量不超过 150 mL，嘱病人先排空大便，给药后卧床，少活动，尽量让药液在体内保留。

6. 肠镜检查治疗的护理　向病人仔细介绍检查的有关知识，配合方法和可能出现的问题，消除病人紧张情绪，主动配合检查。指导病人行肠道准备，口服泻药或清洁灌肠，肠道清洁应彻底，以排出水样便为准；若持续排血样便者，可不用肠道准备。术后禁食1 d，无并发症时可以食少渣食物，注意大便颜色及有无腹痛等表现。

7. 影像介入的护理　向病人及家属说明造影的目的、方法、过程、安全性，指导术前及术后的注意事项，缓解心理压力，消除紧张思想，确保手术的顺利进行。常规心、肝、肾功能出凝血时间及凝血酶原时间的检测，可了解其功能情况。青霉素、碘过敏试验；术前4 h禁食、禁饮水，为防止术中小便和呕吐，减少病人窒息、误吸；术前清洁肠道，可以减少肠道污染、胀气及术后肠道感染；建立静脉通道，以备急救。

8. 健康教育

(1) 指导病人注意如何观察大便性状、颜色、量，发现异常后及时就诊。使病人了解便血时饮食方面的注意事项，嘱病人按要求进食。

(2) 帮助患者及家属掌握有关疾病的知识如病因、诱因、预防、治疗等，以减少再度出血的危险。

(3) 指导合理饮食，应注意饮食卫生和饮食的规律，进食高热量、高蛋白、高维生素、少渣食物，少量多餐，避免刺激性和粗糙食物、过冷或过热的食物。

(4) 规律生活，注意休息和睡眠，避免过度疲劳、紧张、情绪激动等各种诱因。注意保持大便通畅，忌用力排便，防止再出血。

(5) 定期门诊随访。

第十四节　黄疸

黄疸（jaundice）是由于血清中胆红素增高致使皮肤、黏膜与巩膜呈现发黄的现象。一般是胆红素代谢障碍的临床表现，它既是一种症状又是一种体征。成人血中胆红素的正常值<17.1 μmol/L，其中结合胆红素3.42 μmol/L，非结合胆红素13.68 μmol/L。胆红素在17.1～34.2 μmol/L，肉眼未见黄疸，称为隐性黄疸。

正常情况下，胆红素的生成和排泄处于动态平衡，血清胆红素的含量相对稳定。当胆红素代谢过程中的某一环节或多个环节发生障碍时，就会导致胆红素的生成与代谢失去平衡，引起血清中胆红素含量增高，临床上就会出现黄疸。根据病因及发病机制不同，临床上主要分为溶血性黄疸、肝细胞性黄疸、胆汁淤积性黄疸及先天性非溶血性黄疸。现仅就前3类黄疸病因及发生的机制叙述如下。

一、病因

1. 溶血性黄疸　各种原因所致的溶血性疾病均可引起溶血性黄疸，如先天性溶血性贫血、自身免疫性溶血性贫血、不同血型输入后溶血性贫血、药物性溶血性贫血以及蛇毒、蚕豆病、阵发性睡眠性血红蛋白尿等引起的溶血。

2. 肝细胞性黄疸　各种使肝细胞广泛损害的疾病均可产生肝细胞性黄疸，常见的原因有病毒性肝炎、肝硬化、败血症、中毒性肝炎等。

3. 胆汁淤积性黄疸　各种原因所致肝内或肝外胆管梗阻均可引起胆汁淤积性黄疸，如肝内结石、癌栓，以及药物性因素、毛细胆管型病毒肝炎等引起的肝内胆汁淤积。此外胆总管结石、炎症水肿、蛔虫及肿瘤等导致胆总管狭窄，引起肝外胆汁淤积致黄疸。

二、发生机制

1. 溶血性黄疸　各种原因所致的溶血性疾病均可引起溶血性黄疸。溶血造成大量红细胞破坏，从而形成大量的非结合胆红素，后者超过肝细胞的摄取、结合和排泄能力，另一方面红细胞破坏产物的毒性作用，减弱了肝细胞对胆红素的代谢；使非结合胆红素在血中潴留，超过正常水平而出现黄疸。

2. 肝细胞性黄疸　各种使肝细胞广泛损害的疾病均可产生肝细胞性黄疸。由于损伤的肝细胞对胆红素的摄取、结合及排泄功能降低，使血中的非结合胆红素增加。而未受损的肝细胞仍能将非结合胆红素转化成结合胆红素，后者经已损坏的肝细胞反流入血，加上因胆小管阻塞使胆汁中胆红素反流入血，使血中的胆红素增加而出现黄疸。

3. 胆汁淤积性黄疸　各种原因所致肝内或肝外胆管梗阻均可引起胆汁淤积性黄疸。由于胆道阻塞，阻塞上方的压力升高，胆管扩张，导致胆小管与毛细胆管破裂，胆汁中的胆红素反流入血而出现黄疸。

三、临床表现

黄疸一般表现为皮肤、黏膜、巩膜发黄。由于血中高胆汁酸盐，可引起全身皮肤瘙痒；伴随肝功能下降。患者会出现全身疲倦、发热、食欲缺乏、恶心、呕吐、厌食油腻，腹胀、便秘或脂肪泻及进行性消瘦等症状。由于引起黄疸的原发病不同，所以临床表现多种多样，有黄疸引起的表现，也有原发病的表现。

1. 主要表现

（1）溶血性黄疸：溶血性黄疸皮肤呈浅柠檬色。由于非结合胆红素升高，粪胆素增高，粪便颜色变深，同时出现血红蛋白尿（尿呈酱油色）。除此以外，在急性溶血时常表现高热、寒战、四肢酸痛和不同程度贫血貌。慢性溶血性黄疸可伴有脾脏增大。

（2）肝细胞性黄疸：皮肤、黏膜呈浅黄色至金黄色、深黄色，由于血中直接胆红素、间接胆红素均增加，尿中胆红素阳性，尿色呈浓茶色。因肝细胞损伤造成黄疸，除黄疸外常伴有肝脏损害的表现及肝功能异常。

（3）胆汁淤积性黄疸：皮肤呈暗黄色，重者呈黄绿色。由于血中直接胆红素增高，尿胆红素阳性，尿色深。由于存在不全梗阻，尿胆原减少，粪胆素减少，粪便颜色变淡；若完全梗阻时，尿胆原及粪胆素消失，粪便呈白陶土色。除此外，急性胆囊炎、胆石症所致黄疸，病人还会出现发热或右上腹痛等症状。

2. 相关表现

（1）急性溶血性黄疸：急性肝炎导致的肝细胞性黄疸，急性胆囊炎、胆石症所至胆汁淤积性黄疸，均可出现发热，甚至高热。

（2）肝细胞受损或胆汁淤积：导致脂溶性维生素 K 吸收障碍，影响肝脏合成凝血因子，而致黄疸病人常有出血现象，表现为皮肤紫癜、牙龈出血或鼻出血。由于肝功能异常，病人常出现全身乏力、不思饮食等症状。

（3）胆汁淤积性黄疸者：由于胆汁不能进入肠道，影响了脂肪的消化吸收，病人可出现腹泻和腹胀等症状。此外，胆汁淤积造成血中胆盐增高，刺激神经末梢，引起皮肤剧烈瘙痒。

（4）心理反应：由于皮肤黄染，自我形象紊乱，病人害怕与他人交流。因不知黄疸是否能消退，表现为焦虑，情绪低落，心神不定，还可出现失眠等症状。

四、治疗原则

1. 积极寻找原发病　根据病因，合理用药治疗原发病。

2. 补充足够的热量及维生素、必需氨基酸及脂肪酸。

3. 对症治疗。

4. 外科手术　如肿瘤、结石引起胆道阻塞时采用手术治疗。

5. 新生儿黄疸的治疗　新生儿黄疸时应用光照治疗，光疗可使胆红素化学结构发生改变易溶于水，经肾脏排出。

五、护理评估

1. 病程　询问发病的年龄、起病缓急、持续时间、是否为间歇性或进行性。如骤起的黄疸见于急性溶血及急性胆总管结石。缓发的黄疸并逐渐加重见于肝或胰头肿瘤。

2. 相关病史　有无近期输血史、肝炎接触史或肝炎病史、药物史、胆道疾病史及有否胆道手术史等。

3. 黄疸情况　黄疸分布的部位，除观察有无皮肤、黏膜、巩膜发黄外，还应注意尿、粪的颜色改变。

4. 伴随症状　有无寒战、高热、肝脾大、腹痛、皮肤瘙痒、恶心、呕吐、呕血、便血等，是否伴有进行性消瘦。

5. 对消化系统影响　梗阻性黄疸时，由于胆汁不能进入肠道，脂肪的消化和吸收发生障碍，出现脂肪泻；同时又因失去胆汁对胃肠蠕动的促进作用，易发生消化不良、厌油、腹胀及便秘。

6. 对心血管系统的影响　梗阻性黄疸时，由于胆汁中某些成分的作用，使整个心血管系统对某些血管活性物质，特别是去甲肾上腺素的反应性降低，可发生低血压和手术后休克的倾向；此外可伴有心动过缓，其发生除了同血中胆汁酸浓度增高对心肌的直接作用有关外，还与胆道梗阻时胆囊和胆管扩张、内压上升对心肌的反射性作用有关。

7. 其他　评估患者有无出血倾向。阻塞性黄疸时，由于胆道阻塞，肠内缺乏胆汁，脂溶性维生素 K 不能正常吸收，维生素 K 缺乏可致凝血因子合成障碍，因此可伴有出血倾向。

8. 引起黄疸的相关因素

（1）饮食习惯：进食大量富含胡萝卜素的食物可致手掌、全身皮肤发黄，但巩膜不黄或轻度黄染。

（2）治疗情况：患者目前是否已明确病因，如已确诊，则应了解目前的治疗方法、用药名称、剂量及治疗效果。

（3）既往史：有无肝炎史、血吸虫和钩端螺旋体疫水接触史，是否应用对肝脏有损害的药物，如异烟肼、硫氧嘧啶等。

（4）家族史：慢性黄疸患者应注意询问其家族中有无先天性溶血性疾病或非溶血性黄疸。

9. 辅助检查

（1）黄疸需要进行的常规检查有：血清总胆红素、谷丙转氨酶、血清总胆固醇、血清碱性磷酸酶活性。

（2）尿液检查：溶血性黄疸常为酱油色尿；肝细胞性黄疸尿色为深黄色；阻塞性黄疸尿色为浓茶色。

（3）大便检查：病毒性肝炎粪便可变浅，其程度视肝内胆小管淤积程度而定，严重者可为灰白色；胆道结石引起的黄疸，可呈交替性灰白便，一旦出现持续性灰白色粪便是癌性梗阻性黄疸的特点。

（4）其他检查：B 超、X 线腹平片、钡餐造影、ERCP 等。

10. 心理影响　患者因全身皮肤黄染使其外表发生变化易产生自卑心理，常表现为不愿与人接触，心理负担过重，精神压力大，对疾病恢复失去信心。

六、护理目标

1. 皮肤完整，黄疸及其症状减轻或消失。
2. 食欲增加，水、电解质平衡。
3. 出血减轻或无出血发生。
4. 自信心增强、精神压力减轻。

七、护理措施

1. 休息　无论何种原因所致的黄疸患者都应保证充足的休息，尤其是肝炎所致的黄疸，卧床休息是保护肝细胞和促进肝细胞修复的主要措施。

2. 饮食护理　肝病患者除肝性脑病要限制蛋白质外，原则应予以高蛋白、高热量、低脂肪、高维生素饮食。蛋白质以含必需氨基酸丰富的优质蛋白为主，如蛋、鱼、瘦肉等，每日蛋白质含量为 1 ~ 1.5 g/d。维生素则以富含维生素 C 与 B 族维生素的水果蔬菜为益。从大米、面粉中摄取热量，成人一般每日不少于 300 ~ 400 g。肝病患者由于胆汁分泌减少，如进食脂肪过多，不易消化，加之脂肪吸收后的分解利用主要在肝脏进行，会加重肝脏的负担，易形成脂肪肝，故应限制。胆道疾病的患者应给予低脂饮食，以防止因进食脂肪后胆囊收缩引起腹痛或消化不良而导致腹胀、腹泻。有腹水患者应限制钠盐和水的摄入。由于烟酒进入人体内后均在肝脏解毒，可加重肝脏负担和损害，故黄疸患者应戒烟酒。

3. 皮肤护理　促进皮肤的清洁舒适，增强舒适感。

（1）保持室内的温湿度，环境整齐、安静。

（2）建议患者穿棉质、柔软舒适衣物，以免皮肤受到化学性或机械性刺激，加重皮肤的瘙痒。

（3）用温水擦浴或洗浴，擦拭后涂抹润肤液，保持皮肤清洁湿润。

（4）剪短指甲，必要时戴棉布手套。

（5）严重瘙痒患者遵医嘱给予止痒药物，如 2% ~3% 碳酸氢钠溶液外涂或口服抗组胺类止痒药。

4. 病情观察　密切观察黄疸分布、深浅，粪尿色及皮肤瘙痒程度变化；注意伴随症状及其程度的变化。

5. 保持大便通畅　长期卧床使肠蠕动减慢引起便秘。粪便长期滞留，胆红素再吸收增加，使黄疸加重。指导病人养成定时排便的好习惯，多饮水，进食含粗纤维高的蔬菜等食品，必要时遵医嘱给予开塞露。

6. 预防出血　注意平日是否出现皮肤瘀点、瘀斑、黑便、血尿、呕血、牙龈出血等现象；保护患者避免摔倒受伤；静脉穿刺或注射时，应增加按压穿刺点时间；避免食用具有化学性、机械性等刺激性食物；避免引起血压升高的动作如举重物、咳嗽等；遵医嘱给予补充维生素 K。

7. 健康宣教　部分患者由于长期治疗，对疾病的康复缺乏信心；黄疸、腹水等面容形体的改变对患者打击很大，多感到自卑，不希望与人交往，心理压力过重等。护理应加强与患者的交流，多给安慰、疏导和鼓励，安排患者做有意义的活动等精神上的支持。向患者讲明治疗的目的及意义，取得患者的配合。讲解疾病相关知识，使患者对疾病有进一步认识，定期复查。

第十五节　咳嗽

咳嗽是临床最常见的症状之一。它是人体的一种反射性防御动作，在呼吸道受刺激后产生的一系列反应使气流快速从呼吸道向外喷射而出，以清除呼吸道分泌物和气道内异物。长期频繁的咳嗽可影响工作和休息，并使胸腔内压力增高，减少静脉回流；剧烈刺激性咳嗽可导致呼吸道出血，甚至诱发自发性气胸等。

一、病因与发生机制

咳嗽是由于延髓咳嗽中枢受刺激，经迷走神经、舌咽神经和三叉神经的感觉神经纤维传入延髓的咳嗽中枢，使其受刺激而发出冲动，经过喉下神经、膈神经与脊神经分别传到咽肌、声门、膈与其他呼吸肌，引起咳嗽动作。表现为深吸气后，声门关闭，继以突然剧烈的呼气，冲出狭窄的声门裂隙产生咳嗽动作和发出声音。

1. 呼吸道疾病　整个呼吸道包括咽、喉、气管、支气管黏膜受刺激性气体、粉尘、异物、炎症、出血与肿瘤等刺激时，均可引起咳嗽。当肺泡内分泌物进入小支气管内时也可引起咳嗽。

2. 胸膜疾病　胸膜或胸部疾病受刺激均可引起咳嗽。如胸膜炎、气胸、胸膜穿刺等。

3. 心血管疾病　当左心衰竭引起肺淤血、肺水肿或右心及体循环静脉栓子脱落造成肺栓塞时，可引起咳嗽。

4. 神经精神性因素　人类可以控制大脑皮质发出冲动至延髓咳嗽中枢引起咳嗽动作，中枢神经病变影响大脑皮质或延髓呼吸中枢，也可导致咳嗽，如脑炎、癔症、神经官能症等精神性因素也可出现咳嗽。

5. 全身性疾病　由于全身性疾病引起的肺浸润所致。如风湿病、红斑狼疮、白血病等。

二、临床表现

1. 咳嗽的性质

（1）干性咳嗽：无痰或痰量很少，见于急性咽喉炎、急性支气管炎早期、支气管异物、胸膜疾病等。

（2）湿性咳嗽：有较多症状有痰液，常为慢性连续性咳嗽，常见于慢性支气管炎、支气管扩张和空洞型肺结核等。

2. 咳嗽的时间与规律

(1) 发作性咳嗽：常由于吸入刺激性气体或异物，淋巴结或肿瘤压迫气管或支气管分叉处所引起。常见于百日咳、支气管内膜结核以及咳嗽为主要症状的支气管哮喘等。

(2) 长期慢性咳嗽：它是慢性呼吸系统疾病的特征。清晨起床时咳嗽加剧并咳痰常称晨咳，多见于慢性支气管炎、支气管扩张症、肺脓肿及肺结核，多与体位改变有关。夜间平卧时出现剧烈咳嗽及明显咳痰为夜咳，常见于肺结核、左心功能不全，与体位改变、夜间迷走神经兴奋性增高有关。

3. 咳嗽的音色　指咳嗽的声音特点。

(1) 咳嗽声音嘶哑：多为声带的炎症或肿瘤压迫喉返神经所致。

(2) 鸡鸣样咳嗽：表现为连续性阵发性剧咳伴有高调吸气回声，终末出现鸡鸣样声音是百日咳的特征。

(3) 金属音咳嗽：可由纵隔肿瘤、主动脉瘤或支气管癌等直接压迫气管所致。

(4) 咳嗽声音低微或无声：常见于严重肺气肿、极度衰弱或声带麻痹的病人。

三、治疗原则

1. 根据病因对症治疗：如抗感染治疗、手术切除病灶、避免接触过敏源、停止吸烟等。

2. 明确诊断，予止咳、祛痰药，促进痰液的咳出，减轻咳嗽症状。

3. 咳嗽本身是一种保护性的生理反射，一般病情不明确的情况下，暂缓治疗。

四、护理评估

1. 引起咳嗽的因素　根据患者临床表现，分析咳嗽的原因，了解有无心、肺疾病及诱发因素。

(1) 炎症性刺激：肺部疾病导致呼吸道黏膜充血、水肿，引起咳嗽；

(2) 机械性刺激：是否有灰尘、小异物吸入气管，或来自呼吸道外部、内部的压迫等，常见于肺不张、胸腔积液等；

(3) 化学性刺激：吸入含有化学物质的气体，如香烟、盐酸、氨气等化学气体；

(4) 吸入过热或过冷的气体引起刺激性咳嗽；

(5) 其他疾病所致的肺浸润引起咳嗽。

2. 咳嗽的临床表现　评估患者咳嗽的性质、时间和音色。咳嗽程度是重还是轻，是单音还是连续性咳，或是发作性剧咳，是否嗅到各种不同气味时咳嗽加剧。

3. 辅助检查　体格检查可判断有无肺部因素引起的咳嗽；胸部 X 线检查，可明确诊断。可进行实验室检查，包括血常规、红细胞沉降率、C－反应蛋白等。支气管镜检查对早期的肺癌及某些局部性感染有很大的诊断意义。

4. 伴随症状

(1) 咳嗽伴有发热或胸痛：常见于呼吸系统感染性疾病，如呼吸道感染、胸膜炎、肺结核等；

(2) 咳嗽伴有大量脓痰，常见于支气管扩张症、气胸、肺水肿等；

(3) 咳嗽伴呼吸困难、气喘。常见于慢性阻塞性肺病、大量胸腔积液、气胸等；

（4）咳嗽伴咯血：常见于肺结核、支气管扩张、支气管肺癌等；

（5）咳嗽伴杵状指（趾）：常见于支气管扩张、支气管癌、脓胸等；

（6）咳嗽伴有哮鸣音：常见于慢性支气管炎喘息型等；

（7）非呼吸系统疾病引起的咳嗽：如二尖瓣狭窄或其他原因所致左心衰竭引起肺淤血、肺水肿，常伴有咯血，且往往夜间咳嗽加重；

（8）其他全身性疾病所致肺浸润引起咳嗽，如风湿病、红斑狼疮、白血病等。

五、护理目标

1. 患者能有效咳嗽，排出痰液。
2. 减少或去除诱发及加重咳嗽的因素。
3. 患者咳嗽程度减弱、次数减少、舒适感增加。
4. 咳嗽对机体的不良影响减至最低限度。

六、护理措施

1. 加强基础护理，减轻咳嗽程度

（1）保持空气清新：限制访客，移去挥发性物质及特殊香味的花草，保持适当的温度、湿度。温度以 18 ℃ ~20 ℃ 为宜，湿度以 60% 左右为宜。减少接触冷空气，注意保暖；避免进入空气污浊、拥挤的公共场所。

（2）姿势的调整：为减少咳嗽时的痛苦及减轻疲劳，病人可选择舒适的姿势，结合治疗措施适当地调整体位。一般取侧卧屈膝位，有利于横膈运动，促进腹肌的收缩和增加腹压。

（3）嘱患者饮适量温开水：湿润呼吸道，减少刺激。

（4）慢性咳嗽患者其热量消耗增加：应保证营养物质的摄入，进食高蛋白、高维生素的膳食。避免食用刺激性食物，如辛辣或产气食物；减少刺激物的接触，如吸烟、花粉、化学原料等。

（5）保持口腔清洁：避免因咳嗽咳痰影响食欲。鼓励患者每天刷牙 1 ~2 次，必要时行口腔护理。

（6）对剧烈的刺激性干咳，依照医嘱给予镇咳剂。

2. 用药护理

（1）轻度干咳、痰量少的患者，服用的糖浆剂可附着在咽部黏膜上，减弱对黏膜的刺激作用，可以达到镇咳目的。服用糖浆剂后不宜立即饮水。

（2）长期剧烈咳嗽的患者，使用中枢性镇咳药，如可待因、喷托维林、右美沙芬等。可待因作用迅速而强烈，可用于多种原因引起的剧烈干咳和刺激性咳嗽，但长期使用可产生耐药性和成瘾性，不可多用。可待因在镇咳的同时，抑制气管纤毛的摆动，阻碍正常的排痰功能，故黏痰及脓痰者不宜使用。

（3）对胃黏膜有刺激的止咳祛痰药，对于患有消化系统疾病，特别是患有胃溃疡病的患者应慎用。

3. 心理护理　严重的咳嗽可使患者呼吸肌疲劳及腹肌酸痛，导致患者不敢做有效的咳嗽。剧烈或长期咳嗽可造成失眠、头痛，使病人眼睑水肿，白天注意力不集中，影响工作和学习而出现焦虑、烦躁、食欲下降、精神不振等，甚至影响生活自理能力而出现心理问题。老年人剧烈咳嗽时可出现小便失禁，产生厌烦、急躁情绪。在改善症状的同时，安慰患者，培养患者积极的情绪状态，通过心理、社会的支持和一定的指导措施，鼓励患者乐观、自信并积极配合治疗。

4. 健康教育

（1）卫生宣教：慢性咳嗽患者，应避免进入空气污染的公共场所。教育患者咳嗽时应以手帕或手纸捂住口鼻，不要随地吐痰，将痰液吐在纸上或痰杯内，防止病菌污染空气而传染他人。

（2）自我保健；寒冷季节或气候骤变外出时，应注意保暖，并戴口罩。对吸烟患者，告知其吸烟可使支气管上皮功能退化，使分泌物、气道通气阻力增加等知识，劝其戒烟。

（3）告知患者正确咳嗽的益处，掌握有效的咳嗽、咳痰方法。

（4）进食高蛋白、高维生素膳食，避免油腻、辛辣等刺激性食物，少食多餐，并补充充足的水分。

（5）告知患者缓解咳嗽、咳痰常用药物的名称、剂量、用法及不良反应。

（6）制订科学合理的锻炼计划，并逐渐增加运动量。经常冷水洗脸，以增强呼吸道耐寒能力，减少疾病的急性发作。

第十六节 咯血

喉及喉以下呼吸道任何部位的出血经口腔咳出，称为咯血。它是一种常见的临床症状。

一、病因与发生机制

1. 呼吸系统疾病

（1）支气管病变：为咯血常见病因，常见的有支气管扩张症、支气管肺癌、支气管结核和慢性支气管炎等，其发生系炎症、肿瘤等损伤支气管黏膜及病灶处毛细血管，使其通透性增加或黏膜下血管破裂所致。

（2）肺部疾病：常见的病因为肺结核、肺炎、肺脓肿等。在我国，肺结核为咯血最主要的原因之一，引起咯血的肺结核病变，以浸润渗出、空洞和干酪性肺炎常见。其发生机制为病变使毛细血管通透性增高，可为痰中带血丝、血点或小血块；小血管因病变侵蚀破裂，表现为中等量咯血；空洞壁小动脉瘤破裂，或继发支气管扩张形成的动静脉瘘破裂，则可引起大量咯血。

2. 循环系统疾病　常见原因为风湿性心脏病、二尖瓣狭窄、高血压心脏病、肺动脉高压、主动脉瘤、肺梗死等。二尖瓣狭窄可致肺淤血，导致肺泡壁或支气管内膜毛细血管破裂，常为小量咯血或痰中带血丝。支气管黏膜下静脉曲张破裂出血常为大咯血。部分先天性心脏病，如房间隔缺损、动脉导管未闭、肺动静脉瘘等引起肺动脉高压时，也可以发生咯血，因为肺静脉与支气管之间有侧支循环，肺静脉压升高后可使支气管黏膜下的小静脉压升高，导致静脉曲张与破裂出血。

3. 伴全身出血倾向的疾病

（1）血液病：如白血病、血小板减少性紫癜、再生障碍性贫血、血友病等。因凝血因子缺陷或凝血功能障碍，血小板的质或量异常，以及血管收缩不良等因素，患者可出现全身出血倾向伴咯血。

（2）风湿性疾病：如系统性红斑狼疮、结节性动脉炎等。

（3）其他：气管或支气管急、慢性炎症及子宫内膜异位症等，随着体内雌激素的周期性浓度增高而使肺毛细血管充血、出血。

二、临床表现

1. 咯血的形式　其形式可有痰中带血丝、血点或血块，整口咯血。1 次咯血量大时可表现咯血的同时血从鼻腔涌出。

2. 咯血量　每日咯血量在 100 mL 以内为小量；100～500 mL 为中等量；500 mL 以上（或 1 次咯血 300～500 mL）为大量咯血，主要见于肺结核空洞、支气管扩张症和慢性肺脓肿。支气管肺癌的咯血主要表现为持续或间断的痰中带血，少有大咯血。慢性支气管炎和支原体肺炎咳嗽剧烈时，可偶有痰中带血或血性痰。

3. 颜色和性状　肺结核、支气管扩张症、肺脓肿、支气管结核、出血性疾病，咯血颜色鲜红；铁锈色血痰主要见于肺炎球菌大叶性肺炎、肺吸虫病和肺泡出血；砖红色胶冻样血痰主要见于杆菌性肺炎。左房室瓣狭窄肺淤血咯血一般为暗红色，左心衰竭肺水肿时咯浆液性粉红色泡沫样血痰，并发肺梗死时常咯黏稠暗红色血痰。

三、治疗原则

1. 根据发生咯血的不同原因，治疗原发疾病。例如肺结核、肺癌，给予抗结核（利福平、异烟肼、乙胺丁醇等）治疗；手术、化疗、放射治疗肺癌。心血管疾病，如左心衰竭，应用洋地黄（地高辛）、利尿药（呋塞米）、血管扩张药（硝酸甘油）等药物治疗。其他疾病，如白血病，应用化学治疗，去除咯血原因。

2. 大量咯血时，应用镇咳剂（如可待因），同时使用垂体后叶素止血治疗；及时清理呼吸道的分泌物，保持呼吸道通畅。

3. 对于凝血功能异常和血小板异常引起的咯血，还需要补充凝血因子、血小板。

4. 大量咯血时，及时补充液体，维持有效循环血量，防止发生低血容量性休克；使用抗生素，预防及治疗肺部感染。

四、护理评估

1. 引起咯血的原因和相关因素　患者的年龄、职业、病史，既往有无去过疫区、肺吸虫流行区，有无粉尘接触史、吸烟史等。咯血前有无先兆，如胸闷、咳嗽、喉痒等。

2. 咯血的情况　咯血的持续时间，咯出血液的颜色，咯血的频率，咯血的量，以及此次咯血是初发还是复发，复发者还需评估以往咯血的情况。

3. 咯血后的伴随症状　是否出现头晕、心慌、气短、胸痛、发热等。

4. 生命体征　测量并记录体温、脉搏、呼吸、血压、意识状态。注意呼吸频率、深度、节律、血压是否下降等。

5. 咯血对患者产生的心理影响　是否出现紧张、焦虑、恐惧等心理反应。

五、护理目标

1. 患者情绪稳定。

2. 咯血停止。

3. 无并发症发生。

六、护理措施

1. 心理安慰　护士守在病人床旁，使之有安全感，并向病人做必要的解释使其放松身心，配合治疗。

2. 安静休息　小量咯血者可适当休息，不必处理，但需要向患者解释、说明咯血的原因；大量咯血者应绝对卧床休息，不宜搬动，以免因活动而增加肺活动度，加重咯血。一般取平卧，头偏向一侧，对已知病变部位者取患侧卧位，能减少肺的活动，有利于止血，同时也可预防窒息，避免血液流向或堵塞健侧支气管，导致吸入性肺炎或肺不张等。心血管疾病患者可取半卧。

3. 观察生命体征及病情变化　定时监测体温、脉搏、呼吸、血压、观察意识状态，记录咯血次数、咯血量、颜色、性质，患者有无异常表情，是否发生窒息、休克等并发症。注意观察病人的体温、脉搏、呼吸、血压及神志变化。

4. 止血护理

（1）备好痰杯、纱布、冷开水等，以便病人咯血时用；同时应备好其他抢救物品如气管插管、开口器、吸引器、气管切开包、止血药物、呼吸兴奋剂、升压药等。

（2）咯血后应协助病人漱口，清除口腔异味。

（3）根据医嘱及时给予止血药，并观察止血效果。

5. 急救措施

（1）体位引流：对大咯血尚无窒息征象者，先将病人移至床边，取头低脚高位（头部倾斜40°~60°）行体位引流，同时轻叩病人胸背部促使血凝块被咳出。对大咯血已有窒息征象者，应立即抱起病人下半身使其倒立，身体与床边自然成45°~90°，由另一人托住病人的头向背部屈曲并拍击背部，尽量采用患侧卧位，以避免少量的出血或积血堵塞健侧呼吸道，导致肺不张或窒息。病人因窒息或缺氧，出现四肢抽搐、牙关紧闭、面部青紫、两便失禁时，应迅速高浓度给氧，并立即用血管钳将病人牙关撬开，然后用开口器扩开口腔，以舌钳拉出舌根，立即将头后仰，迅速负压抽吸，以清除口腔和咽部凝血块和血液。

（2）气管插管、纤维支气管镜吸引：体位引流无效时，应马上进行气管插管或纤维支气管镜吸引。

6. 健康教育

（1）活动性大咯血停止后，可进食温凉易消化、高营养食物。勿食辛辣刺激性食物与粗糙、过烫食物；

（2）病情稳定后可在床上坐起，逐渐增加活动量，应避免负重，保持大便通畅，防止再次咯血的发生；

（3）出血时的自我护理，有咯血先兆如胸闷、心慌、头晕、喉部发痒、口腔有腥味或痰中带血丝时应及时就诊，尽早应用止血药物。有咯血时应轻轻咳出，不可屏气，并取患侧卧位；

（4）教会患者在大量咯血时，采取患侧卧位，胸部放置冰袋，及时咳出呼吸道内血，以保持呼吸的通畅，预防发生窒息。

（5）复查。指导病人合理饮食和生活，禁烟酒。

第十七节 心悸

心悸是指病人自觉心跳或心慌，伴有心前区不适感。由各种原因引起的心动过速、心动过缓及心房颤动等心律失常，均易引起心悸。

一、病因与发生机制

心悸发生机制目前尚无满意解释，健康人在一般情况下不会感觉到心脏的规律性跳动，只有在重体力劳动或情绪激动时，心排血量增加，心收缩增强，可感到心悸，它是一种生理反应。根据临床表现，心悸见于以下情况。

1. 生理性心悸　生理性因素引起的心悸见于健康人在剧烈体力活动或精神过度紧张时。此外，大量吸烟、饮酒、饮浓茶或咖啡，应用麻黄碱、氨茶碱、肾上腺素、阿托品、甲状腺片等药物也可引起心悸。

2. 病理性心悸　多与各种器质性疾病引起的心率加快或各种心律失常有关，其过程多持久，且受疾病轻重的影响。

（1）器质性心脏病：常见于风湿性心脏病、高血压性心脏病、冠状动脉硬化性心脏病、慢性肺源性心脏病、先天性心脏病以及各种心肌炎和心肌病等。

（2）心律失常：心动过速、心动过缓、心律不齐都可引起心悸，其中以期前收缩（早搏）、心房颤动最为常见。

（3）自主神经功能失调：多见于女性，如心脏神经官能症、绝经期综合征等。发病常常与精神因素有关。

（4）全身性疾病：常见于各种原因所致的高热、贫血、休克、电解质紊乱、甲状腺功能亢进、低血糖等。

二、临床表现

患者自觉心跳或心慌，也可描述为心尖乱跳或乱蹦、心惊、胸部跳蹦等。通常心率加快时，患者自觉心脏跳动明显，心率缓慢时则感到心脏搏动强烈，心律失常时可感到心慌、心搏不定位或停搏感；部分患者可能由于敏感，每次搏动甚至在正常窦性节律时也感到症状明显；而健康人一般仅在剧烈运动、精神高度紧张或高度兴奋时才会自觉心跳。常见的伴随症状有胸痛、呼吸困难、晕厥或抽搐、发热、贫血等。

三、治疗原则

一般没有单独针对心悸进行治疗的，因为心悸本身的严重程度通常较患者所想象的轻微，主要的是病因治疗。

1. 特殊器质性心脏病　治疗原发病，去除病因，其中包括外科疗法（如心瓣膜病变）或内科治疗（如对各种心律不齐使用各种抗心律不齐药物）。

2. 全身性疾病　如贫血、甲状腺功能亢进、肾上腺嗜铬细胞瘤，则须根据其病因予以治疗。

3. 尽量避免引起心悸的药物及食物。

4. 神经症患者，尽可能消除其心理障碍，必要时给予镇静药。

四、护理评估

1. 有无心悸及其原因

（1）病史询问：患者有无心慌、心跳、心惊、胸部跳蹦，甚至感到心脏跳到咽喉部等症状；有无与心悸发生有关的心脏病病史或其他疾病病史，了解心功能状态；心悸与气候、环境、体位、体力劳动、情绪、饮食起居、服药的关系。

（2）体格检查：重点了解心脏大小，脉搏、心率、心律与心音的变化，各瓣膜区有无杂音，有无贫血的体征，有无甲状腺肿大等。

（3）实验室及其他辅助检查：除血常规、血糖以及血儿茶酚胺浓度外，应特别注意心电图、甲状腺功能检查的结果。

通过上述病史询问、相关体格检查和实验室及其他辅助检查，判断患者有无心悸，确定其心悸的性质为功能性或器质性。

2. 心悸发作的时间、部位、性质、程度及伴随症状

（1）时间：自第 1 次心悸发作至今有多长时间，心悸发作的频率，每次发作的持续与间隔的时间，突发性、暂时性，还是持续性等，一般器质性心脏病变引起的心悸持续时间较长。

（2）部位：多数患者心悸位于心前区，少部分位于心尖冲动处或胸骨下等，极少数患者从心前区直至咽喉部。

（3）性质和程度：心悸为主观感觉，依个人感受不同，其程度差异亦较大。由心律失常引起的心悸，在检查患者的当时其心律失常不一定存在，因此务必让患者详细陈述其发生心悸当时的主观感觉，如心跳是过快还是过慢、有无不规则样感觉等，帮助鉴别快速型或缓慢型心律失常。

（4）伴随症状：心悸是否有前驱症状或伴有胸痛、呼吸困难、头晕、发热等症状，确定心悸的病因。

3. 目前诊断和治疗的情况　引起心悸的原因很多，其性质可以是功能性的，也可以是器质性的，诊断和治疗也会存在很大差异，应仔细询问患者目前的诊断和用药情况，有无采用电学方法（如电复律、人工心脏起搏）、外科手术或其他方法治疗，疗效如何等。

4. 评估心悸对患者的影响　重点评估患者目前的睡眠、工作和日常生活有无因心悸而改变，其程度如何，以及有无与心悸有关的情绪改变等。

五、护理目标

1. 患者情绪稳定。
2. 心悸减轻或消失。
3. 患者能说出导致心悸的原因及改善心悸的方法。

六、护理措施

1. 病情观察　注意心悸发生的时间、性质、程度、诱发或使其减轻的因素，以及呼吸困难、胸痛、晕厥等伴随症状的变化，观察心率、心律的变化，必要时心电监测。

2. 心理护理　焦虑、恐惧可使交感神经兴奋，儿茶酚胺分泌增多，心肌氧耗增加，从而诱发或加重心悸。因此护士应积极地与患者交流沟通，了解其心理状态和心理需求，

给予患者必要的精神安慰，帮助病人克服紧张、易激动的心理，解除紧张、焦虑的情绪，增强安全感和治疗的信心。耐心向患者解释病情、疾病知识，尤其是紧张情绪与疾病的内在联系，使其配合治疗和护理，减轻症状。此外舒适、安静的环境，有利于患者身心放松。

3. 减轻症状

(1) 适当休息：原则上根据心悸原发病的轻重、心功能不全的程度，决定如何休息。对严重心律失常者应卧床休息，心电监护，直到心悸好转后再逐渐下床活动。心功能Ⅲ级及以上者，应以绝对卧床休息为主。

(2) 体位：心悸明显者卧床时应避免左侧卧位，因左侧卧位较易感觉到心悸；器质性心脏病伴心功能不全者，为减少回心血量和减轻心悸，宜取半坐卧位。衣服宜宽松，以免患者因衣服的束缚而使心悸加重。

(3) 吸氧：对心律失常尤其是严重心律失常者，或器质性心脏病引起的心悸伴气急发绀者，不能平卧，可行面罩或鼻导管吸氧，以增加重要脏器的氧供，提高血氧浓度，改善其自觉症状。

4. 饮食调整　避免摄入刺激性食物、饮料及易引起心跳加快的药物。器质性心脏病所致心悸者，给予少盐、易消化饮食，少量多餐，以减轻水肿及心脏前负荷；多食富含维生素的水果、蔬菜，以利于心肌代谢，防止低钾；控制总热量，以降低新陈代谢，减轻心脏负担。

5. 药物治疗的护理　抗心律失常药、强心药、利尿药、扩血管药、降血压药、肾上腺糖皮质激素、抗生素、抗甲状腺药等被用于治疗不同原因的心悸患者。指导病人掌握上述药物的药理机制、使用方法和不良反应。

6. 健康教育

(1) 指导患者正确描述症状，如心悸的时间、性质、程度、伴随症状、诱发或使症状减轻的因素等。

(2) 指导患者避免生理性心悸的发生，如：避免剧烈运动、戒烟、戒酒、避免或减少饮用含咖啡因的饮料、避免寒冷刺激等。

(3) 遵照医嘱用药，定期门诊随访。

第十八节　休克

由于失血、感染、心功能不全及多种原因引起的微循环灌注不足而致细胞组织缺氧、脏器损害，以及细胞代谢异常的一种综合征，主要表现为脉搏细速、血压下降、脉压差缩小、皮肤苍白、湿冷、四肢末梢发绀、神志障碍、少尿等，是临床上常见的危重病人，需及时抢救，严重可致死亡。

休克的分类方法很多，临床上一般分为采用低血容量性休克、感染性休克、心源性休克、神经性休克和过敏性休克5类。

一、病因与发生机制

1. 有效循环血量减少　血液循环将氧和营养物输送到每个细胞，同时将细胞代谢后产生的二氧化碳和其他产物带走。机体有效循环血量是指在心血管系统中运行的血液量。

它依赖3个因素维持：充足的血容量、有效心排血量、适宜的周围血管张力。其中任何一个因素发生障碍，均可使有效循环血量急剧下降而引起休克。

（1）血容量减少：在大出血、大量丢失水分或大量血浆渗出的情况下血容量均减少。若血容量在短期内减少达20%以上，就难以维持有效循环血量，进入休克阶段。

（2）心排血量降低：正常人心排血量为5～6 L/min，在心源性休克如急性心肌梗死时，心排血量可明显降低。有效循环血量亦随之减少而进入休克。

（3）血管容量增加：在正常情况下全身血液中60%～80%分布在静脉系统内，25%~35%在动脉系统，而毛细血管仅占5%～10%。在同一时间内只有不到20%的毛细血管是开放的，而80%无血流通过。由于多种原因，如严重感染时，细菌毒素刺激使大量血管活性物质释放、某些过敏反应使毛细血管大量开放，大量血液淤积在毛细血管网内，造成有效循环血量的减少。

2. 毛细血管灌注不足组织缺血缺氧　有效循环血量的减少致毛细血管灌注不足，可引起下列改变：

（1）毛细血管周围的肥大细胞大量释放组胺，使大量毛细血管呈开放状态，血管容积扩大。

（2）组织缺氧迫使机体进行无氧代谢增加，大量酸性代谢产物积聚，使小动脉壁平滑肌对儿茶酚胺的反应逐渐降低，进入麻痹状态。由于小静脉对缺氧及酸中毒的耐受能力较动脉强，仍能维持在收缩状态，这样就使大量血液淤积在毛细血管内，血液流速明显减慢，回心血量骤减。

（3）毛细血管壁因缺氧通透性增加，大量血浆渗入组织间隙，血容量进一步减少，血液浓缩。

3. 器官功能障碍

（1）肺：在休克发展过程中，肺组织较早出现变化。血中儿茶酚胺等血管活性物质的增加使肺小动脉及小静脉收缩，肺灌注量降低，肺毛细血管静脉压及通透性增加，导致肺毛细血管内淤血及肺间质水肿。由于肺血循环的障碍，肺泡表面活性物质的减少，引起肺不张和透明膜的形成。由于肺顺应性降低而致通气量减少，肺动、静脉分流率增加，最后导致呼吸功能衰竭。

休克时常呼吸加快，若换气功能尚能保持，此时动脉血氧分压尚会有所增高，这样就可以部分补偿休克时的低灌流、低血氧所致的酸中毒的缺陷。但当过度换气不能及时纠正时又可引起呼吸性碱中毒。此外，若患者有呼吸道阻塞、胸腹部损伤或腹膜炎等，其功能性肺活量明显降低，则反而引起呼吸性酸中毒。

（2）肝：肝是细胞能量底物ATP代谢的主要场所。在休克早期，实际上肝脏的损伤发生最早、最明显，但由于肝脏的代偿、储备能力极大，加上目前检测肝功能的手段还很不敏感，因此早期往往不能提供肝功能障碍的依据。

（3）肾：休克早期肾血流开始减少，肾小球滤过率下降而使尿量减少。随着休克加重，肾的近髓质循环短路开放，使肾皮质血流明显减少，滤过率明显降低，肾小管因缺血、缺氧而发生坏死，加上血红蛋白和肌红蛋白的分解产物、氨基糖苷类抗生素等，在肾滤出降低和肾小管内浓缩的情况下，更易使肾小管受损，进一步演变为尿闭。

（4）心：休克早期心脏灌注改变不大，当有效循环血量降低时一般均会出现心率加速和心肌收缩力的增强，但休克加重时，特别是当舒张压下降明显时，心排血量和（或）心脏指数常常反而降低，静脉血回流量减少、血管阻力增高，进一步造成心功能紊乱，使冠状动脉的灌流减少，心肌发生缺血、缺氧改变，出现心功能障碍，其常见原因为：①心动过速可超过150次/min；②心肌抑制因子失常；③严重酸中毒；④平均动脉压的过低致使冠状血管灌流不足。

（5）胃肠道：休克导致胃肠黏膜血液的再分配。部分胃肠黏膜因缺血受损，进而发生应激性溃疡、出血，黏膜屏障作用破坏，不仅氢离子大量逆扩散至黏膜内使肥大细胞释放组胺，毛细血管通透性增加，且肠道寄生的细菌产生毒素被吸收进入血循环，加重休克和多器官功能衰竭。

二、临床表现

按照休克的发病过程可分为休克代偿期和休克抑制期或称休克早、中、晚3期。

1. 代偿期　由于机体对有效循环血容量的减少早期有相应的代偿能力，病人的中枢神经系统兴奋性提高，交感－肾上腺轴兴奋。表现为兴奋、紧张或烦躁不安，皮肤苍白、四肢厥冷、心率加快、脉压小、呼吸加快、尿量减少等。

2. 抑制期　病人神情淡漠、反应迟钝，甚至出现意识模糊或昏迷，全身冷汗，口唇及肢端发绀，脉搏细速、血压进行性下降。严重时，全身皮肤、黏膜明显发绀，四肢厥冷、脉搏细弱、血压测不出，少尿甚至无尿。皮肤、黏膜出现瘀斑或消化道出血。

三、治疗原则

1. 一般紧急治疗　包括积极处理引起休克的原发病。采取头和躯干抬高20°～30°，下肢抬高15°～20°体位，以增加回心血量。及早建立静脉通路，并用药维持血压。早期予以鼻导管或面罩吸氧。注意保暖。

2. 补充血容量　补充血容量是纠正休克引起的组织低灌注和缺氧的关键。应在连续监测动脉血压、尿量和中心静脉压的基础上，结合病人皮肤温度、末梢循环、脉搏幅度及毛细血管充盈时间等微循环情况，判断补充血容量的效果。补液原则是先盐后糖，先晶体后胶体。胶体溶液可以在血管内较长时期维持渗透压，所以在以晶体溶液迅速补充有效血容量后，还应补充血浆或血浆代用品，晶体与胶体的比例以（4～5）：1较合适。对于失血性休克，还应尽早补充全血，以利于氧的携带和传送、改善组织缺氧。

3. 积极处理原发病。

4. 纠正酸碱平衡失调　休克引起的代谢性酸中毒，早期往往只靠补充血容量、恢复组织的灌流量就能纠正。补充碳酸氢钠时可先给予计算量的一半，然后根据血pH值进一步调整。

5. 血管活性药物的应用　临床上常用的血管活性药物主要有去甲肾上腺素及多巴胺。去甲肾上腺素主要用于血压严重下降的危急情况，用以暂时提升血压，保证心、脑的供血。多巴胺除能兴奋α受体和β受体外，小剂量能兴奋多巴胺受体，故能选择性地扩张内脏血管，特别是肾血管，增加肾血流量。其次是胆碱能阻滞药血管活性药物，如东莨菪碱、山莨菪碱等，适用于感染性休克，能解除血管痉挛、改善微循环、增加回心血量。

6. 保护重要脏器功能　包括心脏功能的保护，肾脏功能的保护，防止ARDS、消化道应激性溃疡及DIC的发生。进行心电监测，有心衰者可应用洋地黄类药物，尽快补充血容量，在补足血容量的基础上予以利尿。感染性休克应及时给予制酸药及胃黏膜保护药物，严重的应激性溃疡出血者，可行胃镜下止血。

四、护理评估

1. 引起休克的原因及发生过程

（1）发病经过及处理情况。

（2）发病原因：如创伤、烧伤、药物等。

（3）伴随症状：有无胸痛、发热、呕吐、呼吸困难、发绀、少尿、心慌心悸、皮肤苍白湿冷、烦躁不安等。

（4）既往史：外伤、心脏病、溃疡病、糖尿病等病史。

（5）常服用何种药物，有无药物过敏史。

2. 休克程度的评估　①生命体征变化：血压、脉搏、呼吸的速率及节律，意识与体温的动态变化。根据脉率与收缩压简易计算休克指数：休克指数 = 脉率 ÷ 收缩压，休克指数正常值是0.5，表示血容量正常，如指数为1，表示丢失的血容量20% ~30%。如指数 >1，表示丢失血容量30% ~50%。为指导创伤性或低血容量性休克病人的急救治疗很有参考价值。②尿量：收缩压在80 mmHg上下时，如肾功能正常，每小时平均尿量为20 ~30 mL。尿量的极度减少或无尿，说明肾小球滤过压低于70 mmHg，肾皮质的血流减少或肾小球滤过率降低。③皮肤色泽、温度及湿度改变情况。④中心静脉压：中心静脉压是血容量、静脉血管张力、右心室排血能力、胸腔（心包）内压力、静脉回心血量等几方面因素综合作用的结果，中心静脉压的变化，可作为静脉回心血量及心脏耐受输液量的参考指标。

3. 辅助检查　血常规、电解质、肝肾功能、动脉血气分析等阳性资料收集与分析。

4. 休克对患者心理的影响　是否有紧张、焦虑、恐惧等心理反应。

五、护理目标

1. 组织灌注改善，血压上升或接近正常。

2. 脏器功能维持正常。

3. 减少并发症的发生，并促进恢复。

六、护理措施

1. 维持有效循环血量

（1）体位，抬高头部20° ~30°，下肢15° ~30°，减少搬动和翻身。

（2）建立两条或两条以上静脉通路，保证液体顺利输入，必要时可行外周或深静脉插管，在中心静脉压力监测下快速补液。

（3）使用血管活性药物时，严密监测血压与尿量。

2. 保持呼吸道通畅　协助患者咳嗽、排痰。及时清除口咽、气管内分泌物。备好气管插管、气管切开以及辅助呼吸器。

3. 病情观察

（1）意识表情：注意病人的表情意识的变化，有无表情淡漠、神志恍惚、烦躁不安，若患者由兴奋转为抑制，提示脑缺氧加重，应报告医生及时处理；若经治疗后神志清楚，提示血液循环改善。

（2）皮肤色泽和肢端温度：皮肤色泽和温度反映体表灌注情况。若皮肤苍白、湿冷，提示病情较重；若皮肤出现出血或瘀斑，提示进入弥散性血管内凝血（DIC）阶段；若四肢温暖、红润、干燥，提示休克有好转。

（3）持续监测生命体征：脉搏的速率、节律和强度以及血压与脉压的改变，直接反应病情变化。若脉搏进一步加速且细弱，血压下降、脉压减小，表示病情加重；血压回升或血压仍低，但脉搏有力，脉压差由小变大，提示病情好转。呼吸增速、变浅，不规律，说明病情恶化；呼吸增至每分钟 30 次以上或降至 8 次以下时提示病情危重。

（4）尿量：能反映肾脏的血流灌注。应认真记录休克患者每小时的尿量，测定尿比重。若每小时尿量稳定在 30 mL 以上，提示休克好转。

（5）中心静脉压（CVP）：能反映患者的血容量、心功能和血管张力的综合情况。血压下降，CVP $<$ 49 Pa（5 cmH_2O）时，表示血容量不足；CVP $>$ 147 Pa（15 cmH_2O）时，表示心功能不全；CVP $>$ 196 Pa（20 cmH_2O）时，表示有充血性心力衰竭。中心静脉压与补液的关系见表 6。

表 6　中心静脉压与补液的关系

中心静脉压	血压	原因	处理原则
低	低	血容量严重不足	充分补液
低	正常	血容量不足	适当补液
高	低	心功能不全或血容量相对过多	给强心药，纠正酸中毒，舒张血管
高	正常	容量血管过度收缩	舒张血管
正常	低	心功能不全或血容量不足	补液试验

补液试验：取等渗盐水 250 mL，于 5 ~ 10 min 内经静脉滴入，如血压升高而中心静脉不变，提示血容量不足；如血压不变而中心静脉压升高 3 ~ 5 cmH_2O 则提示心功能不全

（6）动脉血气压：是判断肺功能的基本指标。动脉血氧分压（PaO_2）的正常值为 75 ~ 100 mmHg，动脉二氧化碳分压（$PaCO_2$）正常值为 40 mmHg。严密观察是否 $PaCO_2$ 有下降或上升，警惕 ARDS 的发生。

4. 保暖　休克导致外周组织灌注量下降，病人出现畏寒，四肢厥冷，体温下降。若寒战 15 min，可使肌体氧耗量增加 3 倍。体温下降可使心跳变慢，促使室颤的发生。为此应提高室温，用棉被保暖，而不能用热水袋、电热毯在体表加温，以免皮肤毛细血管扩张，使内脏器官的血流移向体表，进一步减少重要生命器官的血液灌流。高热可提高新陈代谢，使细胞氧耗量增加，加重组织缺氧。但对持续高热患者应采用降温措施，降低机体对氧的消耗，以采取物理降温为好，药物降温易引起出汗过多而加重休克。

5. 保持安静，防止意外损伤　在休克早期，患者处于兴奋烦躁状态，应妥善固定和约束输液肢体，加床栏，避免坠床及其他意外伤。极度躁动，可使用适当量的镇静药物，保持安静，减少耗氧。

6. 心理护理　休克的强烈刺激，甚至有濒死感，而抢救措施紧急繁多，加之器械的运用，易使病人、家属倍感病情危重，从而产生恐惧、焦虑、紧张、烦躁不安。将严重影响与医疗、护理的配合。因此医护人员应：

（1）积极主动、认真、准确无误地进行各项抢救工作；

（2）保持镇静的工作态度，忙而不乱，快而有序，稳定病人和家属的情绪，赢得信赖；

（3）及时做好安慰和解释工作，指导病人如何配合治疗及护理，树立战胜疾病的信心；

（4）保持整洁、安静舒适的病室环境，减少噪声，利于病人休息；

（5）家属陪伴，减轻恐惧，增加安全感。

第十九节 高血压

高血压是指体循环动脉收缩压和（或）舒张压的持续升高。偶然测得1次血压增高不能诊断为高血压，必须重复和进一步观察。目前，我国采用国际上统一的标准，即收缩压≥140 mmHg和（或）舒张压≥90 mmHg即诊断为高血压。根据血压增高的水平，可进一步分为高血压第1、2、3级（表7）。

表7 血压水平的定义和分类（WHO/ISH）

类别	收缩压（mmHg）	舒张压（mmHg）
理想血压	<120	<80
正常血压	<130	<85
正常高值	130～139	85～89
1级高血压	140～159	90～99
临界高血压	140～149	90～94
2级高血压	160～179	100～109
3级高血压	≥180	≥110
单纯收缩期高血压	≥140	<90
临界收缩期高血压	140～149	<90

注：当收缩压和舒张压分属于不同分级时，以较高的级别作为标准

以上诊断标准适用于任何年龄的成人男女，对于儿童，目前尚无公认的高血压诊断标准，但通常低于成人高血压诊断的水平

一、病因与发生机制

原发性高血压的病因尚未阐明，目前认为是在一定的遗传背景下由于后天环境因素作用使正常血压调节机制失代偿所致。

1. 血压的调节影响因素众多　主要决定于心排血量及体外循环的周围血管阻力。

平均动脉血压（BP）＝心排血量（CO）×总外周阻力（PR）

心排血量随体液容量的增加、心率的增快及心肌收缩力的增强而增加；外周阻力则与以下因素有关：

（1）阻力小动脉结构改变。如继发性血管壁增厚，使外周阻力持续增高。

（2）血管壁顺应性（尤其是主动脉）降低，使收缩压升高，舒张压降低。

（3）血管的舒缩状态。如交感神经受体激动、血管紧张素、内皮素－1等物质使血管收缩，阻力升高；一氧化碳、依前列醇、缓激肽、心房钠尿肽（心钠素）等物质的作用使血管扩张，阻力降低。此外血管黏稠度高也使阻力增加。

血压的急性调节主要通过压力感受器及交感神经活动来实现，而慢性调节则主要通过肾素－血管紧张素－醛固酮系统及肾脏对体液容量的调节来完成。如上述调节机制失去平衡即导致高血压。

2. 遗传学说　原发性高血压有群集于某些家族的倾向，提示其有遗传学基础或伴有遗传生化异常。双亲均有高血压，子女发生高血压的比例增高。但是，至今尚未发现有特殊的血压调节基因组合，也未发现能早期检出的高血压致病的遗传标识。

3. 肾素—血管紧张素系统（RAS）　肾小球入球动脉的球旁细胞可分泌肾素，后者可作用于肝合成的血管紧张素原而生成血管紧张素Ⅰ，然后经血管紧张转换酶（ACE）的作用转变为血管紧张素Ⅱ（ATⅡ）。ATⅡ可通过其效应受体使小动脉平滑肌收缩，外周血管阻力增加；并可刺激肾上腺素皮质球状带分泌醛固酮，使水钠潴留，继发引起血容量增加；此外，ATⅡ还可通过交感神经末梢突触前膜的正反馈使去甲肾上腺素分泌增加，以上作用均可使血压升高，是参与高血压发病并使之持续的重要机制。

4. 钠与高血压　流行病学和临床观察均显示食盐摄入量与高血压的发生密切有关，高钠摄入可使血压升高，而低钠饮食可降低血压。但是改变钠盐摄入并不能影响所有患者的血压水平。高钠盐摄入导致血压升高常有遗传因素参与，即高钠盐摄入仅对那些体内有遗传性钠运转缺陷的患者，才有致高血压的作用。其次，正常肾脏通过排钠作用维持血管容积量和调节血压，某些患者肾脏排钠作用被干扰，需要有较高的灌注压才能产生同等的排钠效应，因此使血压维持在高水平上。此外，某些影响钠排出的因子例如心钠素等，也可能参与高血压的形成。

5. 精神神经学说　动物实验证明，条件反射法可形成狗的神经精神源性高血压。人在长期精神紧张、压力、焦虑或长期环境噪音、视觉刺激下也可引起高血压，这可能与大脑皮质的兴奋、抑制平衡失调，以致交感神经活动增强，儿茶酚胺类递质的释放使小动脉收缩并继发引起血管平滑肌增殖肥大有关，而交感神经的兴奋还可促使肾素释放增多，这些均促使高血压的形成并使高血压状态维持。交感神经活动增强是高血压发病机制中的最重要环节。

6. 血管内皮功能异常　血管内皮通过代谢、生成、激活和释放各种血管活性物质而在血液循环、心血管功能的调节中起重要的作用，内皮细胞生成血管舒张及收缩物质，前者包括前列腺素（PGL2）、内皮源性舒张因子（EDRF，nitricoxide，NO）等；后者包括内皮素（ET－1）、血管收缩因子（EDCF）、血管紧张素Ⅱ等。

高血压时，NO生成减少，而ET－1增加，血管平滑肌细胞对舒张因子的反应减弱而对收缩因子反应增强。

7. 胰岛素抵抗　据观察，大多数高血压患者空腹胰岛素水平增高，而糖耐量有不同程度降低，提示有胰岛素抵抗（insulin resistance）现象，实验动物自发性高血压大鼠中也有类似现象。胰岛素抵抗在高血压发病机制中的具体意义尚不清楚，但胰岛素的以下作用可能与血压升高有关：

（1）使肾小管对钠的重吸收增加；

（2）增强交感神经活动；

（3）使细胞内钠、钙浓度增加；

（4）刺激血管壁增生肥厚。

8. 其他 流行病学调查提示，以下因素也可能与高血压的发生有关：肥胖、吸烟、过量饮酒、低钙、低镁及低钾。

二、临床表现

1. 症状 大多数起病缓慢、渐进，一般缺乏特殊的临床表现。常见症状有头痛、眩晕、气急、疲劳、心悸、耳鸣等，呈轻度持续性，在紧张或劳累后加重，不一定与血压水平有关，多数症状可自行缓解，也可出现视力模糊、鼻出血等较重症状。约1/5患者无症状，仅在测量血压时发现血压升高，少数患者则在发生心、脑、肾等并发症时才被发现。

2. 体征 血压随季节、昼夜、情绪等因素有较大波动。冬季血压较高，夏季较低；血压有明显昼夜波动，一般夜间较低，清晨起床活动后血压迅速升高，形成清晨血压高峰。患者在家中的自测血压值往往低于就诊时血压值。体格检查听诊时可听到主动脉瓣第二心音亢进、主动脉瓣区收缩期杂音或收缩早期喀喇音。长期持续高血压可有左心室肥厚并可闻及第四心音。

高血压后期的临床表现常与心、脑、肾功能等不全或器官并发症有关。

三、治疗原则

1. 非药物治疗

（1）合理膳食：①限制钠盐摄入，首先要减少烹调用盐，每人每日食盐量不超过6 g为宜；②减少膳食脂肪，补充适量蛋白质，多吃蔬菜和水果，摄入足量钾、镁、钙；③限制饮酒，乙醇摄入量与血压水平及高血压患病率呈线性相关，高血压患者应戒酒或严格限制。

（2）减轻体重：体重增高与高血压患病密切相关，高血压患者体重降低对改善胰岛素抵抗、糖尿病高脂血症和左心室肥厚均有益。降低每日热量摄入，加强体育活动。

（3）运动：运动不仅可使收缩压和舒张压下降，且对减轻体重、增强体力、降低胰岛素抵抗有利。根据年龄、身体情况选择慢跑、快步走、太极拳等不同方式。

（4）健身功及其他生物疗法。

2. 降压药物治疗 根据不同患者特点可单独用或联合应用各类降压药。目前常用降压药物可归纳为六大类，即利尿药、β受体阻滞药、钙通道阻滞药、血管紧张素转换酶（ACE）抑制药、α受体阻滞药和血管紧张素Ⅱ受体阻滞药。

3. 并发症和合并症的降压治疗

（1）脑血管病：在已发生过脑卒中的患者，降压治疗的目的是减少再次发生脑卒中。高血压合并脑血管病患者不能耐受血压下降过快或过大，压力感受器敏感性减退，容易发生直立性低血压，因此降压过程应该缓慢、平稳，最好不减少脑血流量。可选择利尿药、长效钙通道阻滞药、血管紧张素转换酶抑制药和血管紧张素Ⅱ受体阻滞药。注意从单种药物小剂量开始，再缓慢递增剂量或联合治疗。

（2）冠心病：高血压合并稳定型心绞痛的降压治疗，应选择β受体阻滞药和长效钙通道阻滞药；发生过心肌梗死的患者应选择β受体阻滞药和血管紧张素Ⅱ受体阻滞药。预防心肌重构。尽可能选择制剂，减少血压波动，控制24 h血压，尤其清晨血压。

（3）心力衰竭：高血压合并无症状左心室功能不全的降压治疗，应选择 β 受体阻滞药和血管紧张素Ⅱ受体阻滞药，注意从小剂量开始，在有心力衰竭的患者，应采用血管紧张素转换酶抑制药或血管紧张素Ⅱ受体阻滞药、利尿药和 β 受体阻滞药联合治疗。

（4）慢性肾功能衰竭：终末期肾脏病时常有高血压，两者病情呈恶性循环。降压治疗的目的主要是延缓肾功能恶化，预防心、脑血管病发生。应该实施积极降压治疗策略，通常需要 3 种以上降压药方能达到目标水平。血管紧张素转换酶抑制药或血管紧张素Ⅱ受体阻滞药在早、中期能延缓肾功能恶化，但要注意在低血容量或病情晚期（肌酐清除率 <30 mL/min 或血肌酐超过 265 μmol/L，即 3.0 mg/dl）可能反而使肾功能恶化。血液透析患者仍需降压治疗。

（5）糖尿病：糖尿病与高血压常常合并存在，并发肾脏损害时高血压患病率达 70% ~80%。I 型糖尿病在出现蛋白尿或肾功能减退前通常血压正常，高血压是肾病的一种表现；2 型糖尿病往往较早就与高血压并存。高血压患者约 10% 有糖尿病和糖耐量异常。多数糖尿病合并高血压患者往往同时有肥胖、血脂代谢紊乱和较严重的靶器官损害，属于心血管危险的高危群体，约 80% 患者死于心、脑血管病。应该实施积极降压治疗策略，为了达到目标水平，通常在改善生活行为基础上需要 2 种以上降压药物联合治疗。小剂量利尿药、长效钙通道阻滞药、血管紧张素转换酶抑制药或血管紧张素Ⅱ受体阻滞药是较合理的选择。血管紧张素转换酶抑制药或血管紧张素Ⅱ受体阻滞药能有效减轻和延缓糖尿病肾病的进展，改善血糖控制。

四、护理评估

1. 注意与高血压有关的因素

（1）家族史：患者家族中有无高血压、心脑血管病等病史。

（2）患者的生活及饮食习惯：如摄入钠盐过多、大量饮酒、喝咖啡、摄入过多脂肪酸；肥胖、剧烈运动、便秘、吸烟等。

（3）职业：是否从事高压力性职业，经常有精神紧张等感觉。

（4）心理状况：情绪常不稳定，个性脆弱，工作生活受到影响时情绪焦虑。

2. 患者的症状　是否有头晕、头痛、疲劳、心悸等，是否呈持续性，在紧张或劳累后是否加重，可否自行缓解。是否出现视力模糊、鼻出血等较重症状。

3. 体格检查的结果　血压、脉搏、呼吸、神志情况；体重及其指数。

4. 其他　患者及家属对高血压相关知识的掌握程度。患者血压升高时的心理状态及反应。

五、护理目标

1. 患者及家属学会监测血压的方法。

2. 患者自觉遵从治疗计划，血压接近或达到正常水平。

3. 患者能够掌握预防及控制危险因素的方法，未发生并发症或并发症减轻。

六、护理措施

1. 减少压力，保持心理平衡　针对病人性格特征及有关社会心理因素进行心理疏导。对易激动的病人，要调节紧张情绪，避免过度兴奋，教会其训练自我控制能力，消除紧张和压抑的心理。

2. 促进身心休息，提高机体活动能力

（1）注意休息：生活需规律，保证足够的睡眠，防止便秘；

（2）注意劳逸结合：但必须避免重体力活动，可安排适量的运动，1 级高血压则不限制一般的体力活动，血压较高、症状较多或有并发症时需卧床休息，嘱病人起床不宜太快、动作不可过猛；

（3）饮食要控制总热量：避免胆固醇含量高的食物，适当控制钠的摄入，戒烟，尽量少饮酒；

（4）沐浴时水温不宜过高。

3. 病情观察

（1）观察血压：每日测量血压 1 ~ 2 次，测量前静息半小时，每次测量须在固定条件下进行，如测出血压过高（收缩压≥180 mmHg）、过低（舒张期 <60 mmHg），上升、下降幅度过大（ >40 mmHg），应告知医师。

（2）观察症状：如发现血压急剧增高，并伴有头痛、头晕、恶心、呕吐、气促、面色潮红、视力模糊和肺水肿、急性脑血管病等表现，应即通知医生并同时备好降压药物及采取相应的护理措施。

4. 潜在并发症及高血压急症的护理

（1）潜在并发症的护理。指导病人摄取治疗饮食，避免情绪紧张，按医嘱服药，适当活动；户外活动要有人陪伴；协助沐浴，水温不宜过冷或过热，时间不宜过长；注意对并发症征象的观察，有无夜间呼吸困难、咳嗽、咳泡沫痰、心悸、突然胸骨后疼痛等心脏受损的表现；头痛的性质、精神状态、眼花、失明、暂时性失语、肢体麻木、偏瘫等急性血管症的表现；尿量变化、昼夜尿量比例、有无水肿以及肾功能检查异常。

（2）高血压急症的护理。①绝对卧床休息，半卧床，少搬动病人，改变体位时要缓慢；②避免一切不良刺激和不必要的活动，并安定情绪；③吸氧 4 ~ 5 L/min，保持呼吸道通畅，分泌物较多且病人自净能力降低时候，应用吸引器吸出；④立即建立静脉通路，应用硝普钠静脉滴注时要避光，注意滴速，严密观察血压变化，如有血管过度扩张现象，应立即停止滴注；使用甘露醇时应快速静滴；静脉使用降压药过程中每 5 ~ 10 min 测血压 1 次；⑤提供保护性护理，如病人意识不清时应加床栏，发生抽搐时用牙垫置于上、下颌间，防止唇舌咬伤；⑥避免屏气、用力呼气或用力排便；⑦密切观察血压、脉搏、神志、瞳孔、尿量等变化，将病情变化记录于护理记录单上。

5. 用药护理

（1）掌握常用降压药物种类、计量、给药途径、不良反应及适应证。

（2）指导病人按医嘱服用，不可自行增减或突然撤换所用药物。

（3）观察药物疗效，降压不宜过快过低，尤其对老年病人。

6. 指导病人改变体位时动作宜缓慢，如出现头昏、眩晕、眼花、恶心时，应立即平卧，抬高下肢以增加回心血量。

7. 健康指导　①指导坚持非药物治疗：合理安排饮食，超重者应调节饮食，控制体重，参加适度体育运动；②坚持服药：学会观察药物不良反应及护理；③避免各种诱因，懂得自我控制情绪和妥善安排工作和生活；④教会病人家属测量血压的方法，出现病情变化时立即就医。

第二十节　低血压

成人肱动脉收缩压低于90 mmHg即属于低血压范畴。低血压不一定是休克。

低血压可分为急性、慢性与直立性低血压3大类。

1. 急性低血压　血压由正常或较高水平突然显著下降，根据临床表现不同，又分为休克、晕厥和急性运动性血管麻痹。

2. 慢性低血压　指血压处于持续性低水平状态。

3. 直立性低血压　指卧位时血压正常或增高，而当患者突然取直立位时，立即出现显著的血压下降，如收缩压下降超过50 mmHg。

一、病因与发生机制

1. 源于患者自身较低的新陈代谢，造成患者低血压，但并不影响其正常的生理功能。
2. 由内分泌性疾病引致的低血压，如甲状腺功能低下、肾上腺功能低下等。
3. 营养不良造成新陈代谢率过低，导致低血压。
4. 体位变换造成低血压，如患者由卧位变为坐位或站位。
5. 使用降压药不当。

二、临床表现

头晕、眩晕、晕厥、恶心、呕吐、乏力、神志淡漠、昏迷、少尿及其他休克症状等。

三、治疗原则

1. 病因治疗

（1）积极治疗原发疾病，如肾上腺功能减退，应给予盐皮质激素治疗。

（2）补充营养，改善机体营养状况，提高血浆蛋白，达到治疗目的。如核桃、花生、精动物蛋白、各种参类等，既提升蛋白，又能补气。

（3）中药治疗，调理气血。

2. 非药物性治疗

（1）穿抗重力服装，促使静脉血液回流，并防止站立时血液蓄积于下肢，如穿弹力长袜、紧身衣等。

（2）睡眠时抬高床头，以促进大脑血管局部的自律调节，使大脑逐渐适应低灌注流，另外抬高床头可兴奋肾素-血管紧张素-醛固酮系统，提高血管阻力和血容量。

（3）体位训练：如每天做仰卧坐起、下蹲、直立等练习，促进机体对体位变动的适应，加强大脑对低灌注的自身调节功能。

四、护理评估

1. 患者的营养状况，体重、精神状态、皮肤色泽、血浆蛋白、血红蛋白等。
2. 低血压水平与病人耐受情况，出现晕厥或倒地的持续时间、频率；卧立位的血压差。
3. 肾上腺、甲状腺功能情况。

4. 用药史及是否过度使用降压药。

五、护理目标

1. 患者掌握监测血压的方法。
2. 晕厥发生减少，并能防止外伤。
3. 营养状况改善。
4. 血压上升或接近正常。

六、护理措施

1. 动态观察血压变化。

2. 服用降压药　易出现直立性低血压，应嘱患者服药卧床 1 h 后，缓慢改变体位，避免外伤的发生。

3. 饮食指导　高热量、高蛋白、高钠盐、易消化食物。每日需要的总热量按实际体重计算，多吃花生、红枣等补血气类食品，人参、红参等参类每天炖汤或泡水；同时电解质和微量元素亦应有适当的均衡补充，避免发生低钾血症、低镁血症、低磷血症。

4. 健康指导　加强运动，少卧床；每天坚持慢走 60 min；女性在月经期间应多饮水；夏季由于出汗导致血容量下降而诱发低血压，故除多饮水外，还应注意补充钠盐，变换体位时一定缓慢，防止晕倒意外。

第二十一节　多尿

成人 24 h 尿量多于 2500 mL 称为多尿。健康人因大量饮水或大量进食含水量多的食物，可以引起生理性的暂时性多尿。

一、病因与发生机制

1. 内分泌系统疾病　例如，原发或继发性下丘脑—垂体后叶功能减退患者，血管升压素（抗利尿激素）分泌减少，导致远曲小管和集合管对水的重吸收减少，产生多尿。原发性醛固酮增多症患者，肾小管对钠的重吸收增加，血浆晶体渗透压升高，刺激口渴中枢，导致多饮性多尿，同时低钾血症导致肾小管上皮细胞功能受损，尿浓缩功能降低，产生多尿；原发性甲状旁腺功能亢进症患者，高钙血症可致口渴多饮，同时由于肾髓质组织间隙钙沉积影响肾小管浓缩功能，产生多尿。

2. 泌尿系统疾病　各种原因引起的肾小管功能不全，均可出现多尿症状。肾远曲小管和集合管的上皮细胞先天性缺陷或继发于各种肾脏病，如慢性肾盂肾炎、慢性间质性肾炎、失钾性肾炎、高钙尿症、多囊肾、先天性肾畸形造成肾小管对抗利尿激素反应降低，水的重吸收减少，造成多尿，这种多尿亦称为肾性尿崩症。肾小管功能不全性多尿，还见于肾小管酸中毒者，引起多尿的原因是近曲小管重吸收碳酸氢盐的功能缺陷，或远曲小管泌氢、泌氨功能障碍，导致钠、钙以及磷酸盐等从尿中排出增多，引起多尿。肾移植术后早期、急性肾功能衰竭恢复期除溶质性因素外，肾小管功能尚未完全恢复，重吸收功能较差，亦可导致多尿。此外，肾小动脉硬化、药物（如青霉素等）及重金属（如金、汞等）对肾小管的损害，以及糖尿病肾病、Fanconi 综合征等，均可出现多尿症状。

3. 溶质性利尿　血液中过多的溶质经肾脏排出时，由于小管液中渗透压升高而引起多尿，见于糖尿病患者血糖升高时。肾移植术后早期急性肾小管坏死患者的利尿期或肾功能不全患者的氮质血症期，血中大量代谢产物潴留，均会引起多尿。大量输注葡萄糖、甘露醇、左旋糖酐产生的利尿作用，亦属溶质性利尿，常用的利尿药也是通过增加尿中钠的排泄达到利尿效果的。

4. 其他　精神性多尿是由于精神性因素造成的大量饮水所致。患者在限制饮水后，尿量会逐渐减小，尿比重逐渐增高，高渗盐水滴注试验显示滴注后尿量明显减少，比重上升至 1.018 以上。排水性多尿是由于体内有过剩的水分需要排出，见于水肿消退期、心力衰竭恢复期、胸腹水吸收期等，均为暂时性多尿，一旦体内多余水分排出，尿量即恢复正常。

二、临床表现

多尿可伴随烦渴、多饮、脱水等症状，引起疲乏、食欲缺乏、黏膜及皮肤干燥、低血压等。夜尿增多可引起失眠，神疲乏力，面色不华。多尿还可引起高钠血症或低钾血症，易伴发泌尿系感染。因不同的原发病还可伴相关临床表现。

三、治疗原则

1. 治疗原发病　中枢性尿崩症者，给予抗利尿激素替代治疗，如鞣酸加压素油剂，为动物垂体制剂，作用时间长，5 U 肌内注射，2～3 d 1 次；抗利尿药物，如氢氯噻嗪 25 mg，2～3 次/d。肾性尿崩症氢氯噻嗪有一定疗效。溶质性利尿患者，如糖尿病，给予降糖药物或胰岛素进行治疗。

2. 维持水、电解质、酸碱平衡，防治各种并发症。

四、护理评估

1. 引起多尿的原因及相关因素

（1）病史：头部外伤、脑脓肿、脑炎等疾病，可引起脑垂体抗利尿激素释放减少，血中抗利尿激素低下等；各种肾间质疾病，包括肾盂肾炎、慢性肾小球肾炎、阻塞性肾病病变、急性肾功能衰竭、肾移植术后多尿期等；

（2）有无糖尿病的家族史；

（3）是否使用利尿药。

2. 排尿的形态　尿量、尿比重、尿液特征、排尿次数。

3. 伴随症状　是否伴随口渴、皮肤干燥、多饮、食欲差、疲乏、失眠等。

4. 辅助检查　尿常规、尿量、比重、颜色、气味等。血常规及血液生化检查、心电图、肾脏 B 超、头部 X 线或 CT、肾穿刺病理活检等。

5. 对患者心理的影响　是否出现焦虑、急躁的情绪，对治疗缺乏信心、悲观失望等反应。

五、护理目标

1. 未发生水、电解质紊乱等并发症。

2. 患者及家属了解多尿的原因、检查内容及治疗过程。

3. 患者及家属知道脱水症状，了解防治方法。

六、护理措施

1. 维持水及电解质平衡

（1）准确记录出入量：对于肾脏疾病引起的多尿，详细记录夜间尿量。

（2）监测生命体征、观察有无脱水征象：包括体温、脉搏、呼吸、血压、意识状态，是否出现口渴、唇舌干燥、皮肤弹性降低、眼窝凹陷、乏力、烦躁不安等。

（3）观察有无肌力减退、四肢肌肉麻痹、肌腱反射降低、肠麻痹、腹胀等低钾血症的表现。注意心电图有无出现 ST 段压低心率减慢。

（4）低钠、高维生素、高热量饮食，不限水的摄入。

2. 卧床休息，恢复期则可适当活动，但应合理安排生活，以免病情反复。

3. 用药护理

（1）使用抗利尿药（如氢氯噻嗪），按时准确给药，观察服药后尿量有无减少，是否出现低钾血症。

（2）使用抗利尿激素（如鞣酸加压素），油剂使用前充分混匀，深部肌内注射，以保证治疗效果。用药后观察尿量有无减少，限制水分摄入，观察是否出现头痛、恶心、呕吐等药物反应及有无水中毒的表现。

4. 心理护理　任何一种发病原因引起的多尿，病程长且反复，多不能根治，预后差。患者会产生悲观失望，对治疗缺乏信心。护理人员应鼓励患者说出自己的感受，倾听患者的诉说，给予患者心理支持。向患者介绍疾病治疗的最新进展，增强患者的信心。必要时教授缓解、减轻焦虑的方法，如散步、适当地宣泄、进行深呼吸、转移注意力等。

5. 健康教育　向患者和家属讲解引起多尿的原因和治疗手段，便于患者和家属与医护人员合作，取得最佳治疗效果。教会患者及家属识别脱水的表现，如出现极度口渴、唇舌干燥、眼窝凹陷、皮肤弹性下降、乏力、烦躁不安等症状．需要及时补充水分。学会观察肾功能和尿量，出院后门诊随访。

第二十二节　少尿及无尿

少尿指成人 24 h 尿量少于 400 mL 或每小时尿量持续少于 17 mL。无尿指 24 h 尿量少于 100 mL 或 12 h 内完全无尿。

一、病因与发生机制

尿液的生成与肾小球滤过率和肾小管、集合管的重吸收及排泌有关。正常情况下在原尿量与重吸收量之间维持着一定的比例，称为球—管平衡。通过这种调节每日尿量能够保持在 500 ~ 2500 mL 的正常范围，以维持机体的体液平衡。影响肾小球滤过率的因素有肾血流量、肾小球滤过膜的通透性（完整性）和面积、肾小球的内压力以及血浆胶体渗透压。肾小管功能的完整性，特别是远曲小管和集合管功能的完整性；肾小管液中溶质浓度以及抗利尿激素和醛固酮的作用等因素影响着肾小管、集合管重吸收的功能。当上述任何因素发生改变都会产生尿量的异常。

少尿、无尿的发生原因分为肾前性、肾性、肾后性3类。

1. 肾前性　各种肾前因素导致循环血量、肾血流量的减少，流经肾小管的原尿量减少、速度减慢，肾小球滤过率降低，肾小管对水重吸收增加，同时伴有醛固酮和抗利尿激素增多，使肾小管重吸收进一步加强，导致少尿，甚至无尿。常见于严重脱水、休克、低血压、严重创伤、烧伤、挤压综合征、腹泻、呕吐、心力衰竭、肝功能衰竭、重度低蛋白血症、肾动脉狭窄、肾血管栓塞等疾病。

2. 肾性　见于各种肾脏实质性疾病，如急性肾小球疾病，包括原发性和继发性肾小球疾病、妊娠肾病、溶血性尿毒症综合征等。由于肾小球的炎症致肾小球滤过率低下，而肾小管的重吸收功能相对较好，产生球—管失衡，导致高渗性少尿。急性肾小管疾病，由于肾实质缺血缺氧，肾小管上皮细胞水肿、坏死，管腔堵塞，原尿外渗入间质，同时肾小球内皮细胞肿胀，间质水肿，囊内压增高，导致肾小球滤过率降低，而致低渗性少尿、无尿。急性间质性疾病，如急性肾盂肾炎、肾乳头坏死、急性间质性肾炎等。肾间质出血、炎症渗出等使肾小球囊内压升高，滤过率降低，同时小管上皮细胞坏死，管腔堵塞，导致原尿外流不畅，引起少尿。肾血管炎性疾病，原发性或继发性肾小血管坏死性、过敏性血管炎及恶性肾硬化等，均可导致肾小球滤过率严重下降，发生少尿。其他如移植肾急性排斥反应，药物中毒等，导致肾脏功能减退，均可出现少尿、无尿。

3. 肾后性　由于尿路梗阻所致。见于肾盂或输尿管结石、肾结石、肿瘤、血块、脓块或坏死的肾组织堵塞尿路，膀胱肿瘤或腹腔肿瘤扩散、转移，或腹膜后纤维化所致的粘连，压迫输尿管以及肾下垂、肾扭转等。

二、临床表现

除外尿量的改变，依据原发病的不同，可伴随消化系统厌食、恶心、呕吐、黄疸等症状；心血管系统征象，如肺水肿、咳泡沫痰、高血压、心律不齐、心力衰竭、全身水肿等；呼吸系统如呼吸急促、缺氧、急性呼吸窘迫综合征等；其他，如感觉意识障碍、痉挛、贫血、出血、代谢性酸中毒、水肿等症状。

三、治疗原则

1. 治疗原发病　如急性肾功能衰竭少尿期主要纠正全身循环血流动力学障碍，以及避免应用和处理各种外源性或内源性肾毒性物质。外源性肾毒性物质主要有抗生素、磺胺类药、非甾体类消炎药、造影剂、重金属及顺铂等。产生内源性肾毒性物质的疾病主要有高尿酸血症、肌红蛋白尿、血红蛋白尿及高钙血症等。

2. 饮食治疗　限制水分摄入，原则上“量出为入”，入水量为前1 d尿量加500 mL。低钾、低钠、低蛋白［蛋白质0.7～1.0 g/（kg·d）］、高热量饮食。

3. 药物治疗　使用利尿药，如呋塞米可以用至200～400 mg静脉注射；降压药治疗肾性高血压。

4. 透析治疗　包括血液透析和腹膜透析。及时的透析治疗可以减少并发症的发生。当出现下列情况时应给予透析：

（1）急性肺水肿或充血性心力衰竭；

（2）高钾血症，血钾≥6.5 mmol/L以上或心电图出现明显异位心律，伴QRS波增宽；

（3）少尿或无尿2 d以上伴体液潴留；

（4）出现尿毒症症状，如呕吐、神志淡漠、烦躁、嗜睡；处于高分解代谢状态；

（5）pH 在 7.25 以下，二氧化碳结合力在 13 mmol/L 以下，血尿素氮 17.8 mmol/L（50 mg/dl），血肌酐 5 mg/dl 以上。

5. 手术治疗　如果为尿路梗阻引起的少尿、无尿，则视梗阻的具体情况进行手术治疗。

四、护理评估

1. 引起尿量异常的原因

（1）引起少尿、无尿的相关疾病，如休克、肾血管阻塞、肾脏疾病、尿路梗阻、前列腺肥大等；

（2）有无先天性尿道狭窄等家族史；

（3）用药史：如使用解热镇痛药后出汗增多造成少尿或无尿；利尿药使用的量、效果及不良反应。

2. 排尿的形态　如排尿的量、颜色、性质、频率，排尿时是否有合并症状（如腹部疼痛）。

3. 生命体征　判断意识状态，测量体温、脉搏、呼吸、血压的变化。

4. 伴随症状　是否出现水肿、血压高、头痛、恶心、呕吐以及原发疾病出现的症状，如休克、肺水肿、呼吸急促、皮肤瘙痒等。

5. 辅助检查　尿常规、血常规、血电解质、肾功能、肾脏 X 线、B 超、CT、心电图等检测结果，未明确原发病提供依据。

6. 患者心理状态　观察患者有无焦虑、烦躁等表现。

五、护理目标

1. 患者皮肤完整，未发生并发症。
2. 体液及电解质基本平衡。
3. 患者及家属掌握尿量测量、记录及异常的方法和相关知识。
4. 了解透析治疗意义和配合。

六、护理措施

1. 维持体液及电解质的平衡

（1）详细记录 24 h 出入量，平均尿量少于 30 ~ 50 mL/h 时，每小时测量尿量 1 次；

（2）每日早晨排尿后测量体重；

（3）监测生命体征；

（4）评估水肿程度，有无加重。

2. 病情和用药效果观察

（1）准确测量和记录每日尿量，判断病人个体对利尿药的敏感性，为准确使用利尿药的种类和剂量提供依据。

（2）注意利尿药的不良反应：如出现肌肉无力、四肢麻木感，恶心腹泻，心电图 T 波变窄、QRS 波变宽，心律不齐，心率减慢时，提示高钾血症。

3. 清洁口腔，预防口腔黏膜溃疡和感染。

4. 保持皮肤的完整性

（1）保持皮肤清洁：每日温水擦浴；全身水肿的患者应穿宽大柔软的衣服，定时更换体位，防止发生压疮及皮肤破溃。

（2）保持床单整洁、干燥、平整、无渣屑。

（3）避免抓碰伤。

5. 饮食护理　根据发生少尿、无尿的原因以及血液生化的结果，遵医嘱给予正确饮食，一般予以限钠低钾的饮食，适量补充优质蛋白，动物蛋白质应占1d摄入量的50%以上，限制水的摄入。

6. 心理护理　耐心倾听患者的诉说，给患者宣泄的机会。转移其注意力，患者情绪激动时教会其调整呼吸的方法，以缓解紧张情绪，减轻心理压力，给病人以信任和安全感。

7. 健康教育　指导患者及家属准确记录入量及尿量的意义与方法，遵医嘱按时按量服药，避免擅自减药或停药，指导利尿药的不良作用的预防和观察；讲解并发症的预防与先兆表现，及时就医。注意保持良好的日常生活习惯，避免到人多的场地，预防上呼吸道及皮肤感染，注意锻炼，加强机体抵抗力，出院后按时透析和复诊。

第二十三节　血尿

正常人尿常规检查，沉渣镜检每高倍视野红细胞不超过3个，若超过则为显微镜下血尿。1L尿含1 mL血即呈现肉眼血尿。尿沉渣Addis计数，12 h红细胞应少于50万。肉眼血尿根据血尿和排尿的关系可分为全程血尿、初始血尿和终末血尿。全程血尿提示病变的部位在膀胱或其以上；初始血尿是指血尿见于排尿初期，以后尿血色逐渐变淡或消失，提示病变在尿道或膀胱颈部；终末血尿是指排尿终末时才出现血尿，提示病变在后尿道、膀胱颈部或膀胱三角区。血尿好发于男性，男女发病比例约为24:5，高发于13～16岁，以无症状性肉眼血尿多见。

一、病因

1. 全身性疾病　包括血液病（如白血病）、感染性疾病（如败血症、流行性出血热）、心血管疾病（如充血性心力衰竭）、结缔组织病（如系统性红斑狼疮）、药物（如磺胺类、吲哚美辛、汞剂、甘露醇等）、毒物等。

2. 泌尿系统邻近器官疾病　如急性阑尾炎、急或慢性盆腔炎、结肠或直肠憩室炎症、恶性肿瘤及其他疾病侵犯或刺激尿路时，有时可产生血尿，但不常见。

3. 泌尿系统疾病　如各型肾炎、肾基底膜病、肾盂肾炎、畸形、结核、肿瘤及血管病变等。

4. 物理和化学因素　如食物过敏、放射线照射、药物、毒物、运动后等。

二、发生机制

1. 直接因素　感染、肿瘤、结石、外伤等直接损伤，导致血尿。

2. 免疫损伤　免疫复合物型、抗基膜抗体型、补体沉积型等造成泌尿系组织免疫损伤而出现血尿。

3. 心脏因素　左心衰竭，心排血量下降，肾血流量下降和（或）右心衰竭，回心血流量下降，肾脏淤血，两者共同造成肾脏缺血、缺氧致肾基膜损伤，通透性增加，形成血尿。

4. 血容量不足　由于重度脱水、大出血致全身血容量下降，肾脏血流量急剧下降，肾小动脉痉挛，肾皮质缺血，肾小管坏死形成血尿。

5. 血管因素　肾小动脉硬化造成动脉管腔狭窄以致肾单位缺血，肾小球基膜通透性改变；系统性红斑狼疮的炎症栓子可致肾小动脉栓塞，血管壁破坏；血栓形成后脱落，又可致肾组织梗死等诸因素引起血尿。

6. 凝血功能障碍　血液系统疾病如白血病、血友病，肝病致凝血因子合成减少，抗凝药物的应用，凝血功能障碍导致皮肤和黏膜出血引起血尿。

7. 先天性疾病　常见的为多囊肾，由于囊肿对肾组织的直接压迫致肾实质坏死，囊肿内感染以及囊肿对血管的牵拉作用致血尿形成。另外，遗传性肾炎、肾病等肾小球基膜断裂、分层、变薄，机械屏障被破坏，最终形成血尿。

三、临床表现

血尿可为单纯性血尿，也可伴蛋白尿、管型尿，如血尿伴较大量蛋白尿和（或）管型尿（特别是红细胞管型），多提示肾小球来源。肾小球病特别是肾小球肾炎，其血尿常为全程无痛性，可呈镜下或肉眼血尿，持续性或间歇性。尿路结石造成的血尿，常会合并有肾绞痛的症状。血尿不伴有疼痛者可能是因尿路肿瘤出血所造成。血尿同时可伴有尿频、尿急、尿痛等膀胱刺激征，以及水肿、高血压、蛋白尿、腰腹疼痛和腰腹部肿块等临床表现。血尿程度与疾病严重性不成正比。

血尿色泽因含血量、尿 pH 值及出血部位而不同。来自膀胱的血尿或尿呈碱性时，色较鲜艳。来自肾、输尿管的血尿或尿呈酸性时，色泽较暗。来自膀胱的血尿如出血较多时，可伴有大小不等的不规则形状血块，肾、输尿管排出的血块呈长条状。

四、治疗原则

1. 治疗原发病　寻找原发病的原因，对症治疗。

2. 卧床休息，待肉眼血尿消失后逐步增加活动量。

3. 药物治疗　如卡巴克洛（安络血）、酚磺乙胺（止血敏）、维生素 K，还可合用维生素 C。如血尿是由泌尿系统感染引起，可口服和注射抗生素及尿路清洁药，如氟哌酸、呋喃嘧啶、氨苄西林、青霉素、甲硝唑等药。泌尿系统结石引起的血尿常有剧烈腹痛，可口服颠茄片、山莨菪碱（654－2）、阿托品，解痉止痛。

4. 手术治疗　对于由肾结核和肾肿瘤引起的血尿，在明确诊断后可做一侧肾脏切除手术，以达到根治的目的。对于由泌尿系统结石引起的血尿，可采取体外震波碎石和手术取石治疗。

5. 中医中药。

五、护理评估

1. 是否为血尿

（1）有些食物及药物能使尿液呈红色、黄红色或褐色，如甜菜根、环磷酰胺、别嘌醇、利福平、卟啉、酚酞、酚红、大黄等。这些尿与血尿不同，多为均匀而不浑浊，无沉淀，震荡后不呈云雾状，镜检无红细胞，隐血试验阴性；

（2）除外邻近器官出血混入尿中，如月经、子宫、阴道或肛门出血污染尿液。邻近器官出血往往为尿的起始段血尿或终末段血尿，通过仔细体格检查及中段尿送检即可明确；

（3）排除因输血不当、严重感染性疾病、中毒、损伤等引起的大量红细胞或组织破坏所致的血红蛋白尿或肌红蛋白尿；

（4）因前尿道病变出血，血液自尿道口滴出所致尿道滴血，并非血尿。

2. 血尿原因　血尿同时伴有的症状、体征，血尿与活动的关系，血液色泽及血块形状和大小。

3. 血尿程度　评估血尿是血丝还是血块；是初始血尿、全程血尿还是终末血尿；是镜下血尿，还是肉眼血尿。肉眼血尿表示每升尿液中至少混入 1 mL 血液。血尿的程度和疾病的严重程度无关，常见的女性尿道膀胱炎常来势汹汹，排尿疼痛且大量血尿，却只要服药数日便完全治愈。而早期膀胱癌却毫无症状，只有间歇性地出现镜下血尿。所以一旦发现血尿，一定要彻底检查。

4. 区分血尿来源

（1）新鲜尿沉渣显微镜检查：变形红细胞血尿为肾小球源性，均一形态正常红细胞尿为非肾小球源性。

（2）尿红细胞容积分布曲线：肾小球源性血尿呈非对称曲线，非肾小球源性血尿呈对称曲线，混合性血尿同时具备以上两种曲线特征，呈双峰。

5. 血尿对患者的影响

（1）生理影响：观察生命体征的动态变化，包括血压、脉搏、呼吸、体温。观察患者的精神和意识情况。了解全身营养状况，有无消瘦、贫血。了解患者血尿的量、颜色及其性质。注意血尿伴随症状如膀胱刺激征、腰腹痛、腰腹部肿块、水肿、高血压和蛋白尿等。

（2）心理、社会的影响：对患者日常生活、工作的影响程度；患者及家属对疾病的性质、过程、预后、防治等知识的了解程度；有无紧张、恐惧、焦虑、抑郁等心理反应；血尿原因较复杂，一时难以明确，反复出现者恐惧、焦虑不安情绪有无加重。

六、护理目标

1. 血尿的次数及出血量减少或停止，尿液检查正常。
2. 生命体征正常。
3. 患者紧张、恐惧、焦虑等不良情绪缓解，对血尿相关知识能掌握。

七、护理措施

1. 休息　血尿严重时应卧床休息，尽量减少剧烈的活动。

2. 心理护理　血尿时患者可极度恐惧，应向患者解释和安慰，说明 1000 mL 尿中有 1 ~ 3 mL 血就为肉眼血尿，失血是不严重的。必要时可服用苯巴比妥、地西泮等镇静安眠药。

3. 饮食指导　以清淡蔬菜为主，如青菜、卷心菜、萝卜、冬瓜、番茄、菠菜等。忌食辛辣刺激食物，戒烟酒。长期血尿者可致贫血，应多吃含铁丰富的食物，如牛肉、肝、蛋黄、豆制品、菠菜、油菜、海带等。多饮水，每天饮水量应不少于2000 mL，大量饮水可减少尿中盐类结晶，加快药物和结石排泄。肾炎明显水肿者应少饮水。

4. 密切观察病情　每日测量脉搏、血压等生命体征。观察排尿中血色的变化，观察出血性质并记录尿量。肉眼血尿严重时，应按每次排尿的先后依次留标本，以便比色，并判断出血的发展。

5. 健康教育

（1）帮助患者及家属掌握有关疾病的知识，如病因、诱因、预防、治疗等，以便取得合作、协助治疗，避免诱因，减少再度出血的危险。

（2）发病期禁洗澡，严禁性生活，以防止发生和加重感染。

（3）合理安排生活起居：养成规律的生活习惯，避免长期精神紧张、过度劳累，应劳逸结合，保持乐观的情绪，保证身心休息。在平时生活工作中，不能经常使膀胱高度充盈，感觉尿意即要去排尿，以减少尿液在膀胱存留时间。养成多饮水习惯。

（4）饮食指导：少食刺激性食物，忌服辛辣、水产品（虾、蟹）、辣椒、蒜、生葱、香菜、狗肉、马肉、驴肉等；少抽烟或不抽烟。

（5）积极治疗相关疾病：如痔疮、糖尿病以及感冒等疾病，以免诱发本病。血尿病因复杂，应积极治疗泌尿系统的炎症、结石等疾病。病情严重者，应尽早去医院检查确诊，进行彻底治疗。

（6）慎用可导致血尿的药物，尤其是已患有肾脏病者。

第二十四节　感觉障碍

感觉是作用于感受器的各种形式的刺激在人脑中的直接反映。感觉分普通感觉和特殊感觉。普通感觉包括浅感觉、深感觉和复合感觉。皮肤、黏膜感受的外部感觉如痛觉、温度觉和触觉为浅感觉。来自肌肉、肌腱、骨膜和关节的本体感觉如运动觉、位置觉和振动觉是深感觉。实体觉、图形觉、两点辨别觉、皮肤定位觉和重量觉属复合感觉，又称皮质感觉。特殊感觉包括嗅觉、视觉、味觉和听觉。

一、病因

不同类型的感觉障碍引起的原因不同。末梢型感觉障碍常见于尺神经、桡神经、正中神经损害时，中毒性神经炎、末梢神经炎、股外侧皮神经炎、多发性神经炎等均可引起；后根型感觉障碍常见于椎间盘脱出、脊髓空洞症、脊髓外肿瘤、外伤等；脊髓型感觉障碍常见于横贯性脊髓炎、视神经脊髓炎、外伤、亚急性联合变性、脊髓空洞症、脊髓血管病、脊髓肿瘤、髓外肿瘤、脊髓压迫症等；皮质型感觉障碍常见于脑血管病变、肿瘤、感觉型癫痫发作、炎症、外伤等；内囊型感觉障碍常见于脑血管病变；肿瘤等；脑干型感觉障碍常见于脑干炎症、脑干血管病、先天性畸形、外伤、脑干肿瘤、脑桥小脑角病变、脑干空洞症等；丘脑型感觉障碍常见于脑血管病变、肿瘤、癫痫等；癔症感觉障碍常见于精神创伤、精神刺激过度敏感的人的感觉障碍。

二、发生机制

1. 感觉传导通路　感觉从末梢特有的感受器接受刺激开始，分别经后根神经节、脊髓后角细胞及延髓薄束核、楔束核、丘脑外侧核传向中枢，其传导通路由三级感觉神经元组成，一般在第二级进行交叉，所以中枢与外周的关系与运动系统一样是对侧性支配的。

2. 感觉的节段性支配　每一脊神经后根的输入纤维支配一定的区域，这种节段性支配现象在胸段明显。体表标志是乳头平面为胸4、肋弓平面为胸8、脐平面为胸10、腹股沟平面为胸12及腰1支配。其他部位神经分布比较复杂，在颈部自耳前线至锁骨和胸骨上缘由颈2~4分布，上肢为颈5~胸2、下肢前面为腰1~腰5、肛周鞍区为骶4~骶5分布。每个感觉神经根或脊髓节段支配一定范围皮肤的感觉，称为皮节。绝大多数皮节由2~3个后根或节段重叠支配，故当确定脊髓损害的真正上界时，必须比脊髓损害水平高出1~2个节段来计算。

3. 髓内感觉传导束的排列层次　脊髓丘脑束的纤维排列由外向内依次为骶、腰、胸、颈部的纤维，即外侧部传导来自下部节段的感觉，而内侧部传导来自上部节段的感觉，这与锥体束的排列相同。后束内的纤维排列由内向外依次为骶、腰、胸、颈部的纤维，正好与脊髓丘脑束相反。这种排列规律，特别在痛、温觉感觉障碍时鉴别髓内外肿瘤有特别重要意义。如颈段的髓内肿瘤浅感觉障碍自病灶水平开始自上而下发展，即按颈、胸、腰、骶顺序发展；颈段的髓外肿瘤浅感觉障碍的发展顺序正好相反。前者患者多为双侧对称性，后者在病变初期多为病灶的对侧。

三、临床表现

1. 感觉障碍　依其病变性质可表现为刺激性症状和抑制性症状。刺激性症状由感觉径路刺激性病变引起。

（1）感觉过敏：是指轻微的刺激即起强烈的感觉，如较强的疼痛感。

（2）感觉倒错：指非疼痛性刺激却诱发疼痛感觉。

（3）感觉过度：一般发生在感觉障碍的基础上，感觉刺激阈增高，达到阈值时可产生一种强烈的不适感，且持续一段时间，见于丘脑和周围神经损害。

（4）感觉异常：在无外界刺激的情况下出现的麻木感、肿胀感、沉重感、痒感、蚁走感、针刺感、电击感、束带感和冷热感等。

（5）疼痛：依病变部位及疼痛特点分为几种。①局限性疼痛。如神经炎所致的局部神经痛。②放射性疼痛。神经干、神经根及中枢神经刺激性病变时，疼痛可由局部扩展到受累感觉神经的支配区，如脊神经根受肿瘤或突出的椎间盘压迫引起的疼痛，脊髓空洞症引起的痛性麻木等。③扩散性疼痛。疼痛由一个神经分支扩散到另一神经分支支配区产生的疼痛，如手指远端挫伤，疼痛扩散到整个上肢。④牵涉性疼痛。牵涉性疼痛实质上属于一种扩散性疼痛，是由于内脏和皮肤的传入纤维都汇聚到脊髓后角神经元，故内脏病变的疼痛冲动可扩散到相应的体表节段而出现感觉过敏区。如心绞痛时引起左胸及左上肢内侧角疼痛，胆囊病变引起右肩痛。抑制性症状为感觉径路受破坏时出现的感觉减退或缺失，如深、浅感觉减退。

2. 病变部位不同其临床表现各异

（1）周围神经型：①障碍局限于某一周围神经支配区，如尺神经、桡神经、腓总神经、股外侧皮神经等受损；②神经干或神经丛病变可致多个部位的感觉障碍。如三叉神经第三支（下颌支）受损时，下颌（下颌角除外）、舌前2/3、口腔底部、下部牙齿和牙龈、外耳道及鼓膜等处皮肤及黏膜感觉障碍，同时伴有咀嚼肌瘫痪及张口时下颌偏向患侧。

（2）末梢型：肢体远端对称性完全性感觉消失，呈手套、袜套样分布，可伴有相应区域内运动及自主神经功能障碍。

（3）传导束型：①脊髓半切综合征。表现病变平面以下同侧深感觉丧失及上运动神经元瘫痪，对侧痛、温觉丧失；②脊髓横贯性损害。病变平面以下传导束性感觉障碍，伴有截瘫或四肢瘫、大小便障碍。见于急性脊髓炎、脊髓压迫后期。

（4）节段型：①单侧节段性完全性障碍（后根型）。见于一侧脊神经根病变（如脊髓外肿瘤），出现相应支配区的节段性、完全性感觉障碍，可伴有后根放射性疼痛即根性痛。如果累及前根还可以出现节段性运动障碍。②单侧节段性分离性感觉障碍（后角型）。见于一侧后角病变。表现为相应节段内痛、温度觉丧失，而触觉、深感觉存在。③双侧对称性节段性分离性感觉障碍（前连合型）。见于脊髓中央部病变（如髓内肿瘤早期及脊髓空洞症）是前连合受损，表现双侧对称性节段性分离性感觉障碍。

（5）单肢型：因大脑皮质感觉区分布较广，一般病变仅损伤部分区域，故常表现为对侧上肢或下肢感觉缺失，有复合感觉障碍为其特点。皮质感觉区刺激性病灶可引起局部性感觉性癫痫发作。

（6）偏身型：脑桥、中脑、丘脑及内囊等处病变均可导致包括面部在内的对侧偏身感觉减退和丧失，可伴肢体瘫痪或面舌瘫痪等。一侧脑桥或中脑病变可出现受损平面同侧脑神经下运动神经元瘫。丘脑病变时深感觉重于浅感觉、远端重于近端，常伴有自发性疼痛和感觉过度，止痛药无效，抗癫痫药可能缓解。内囊受损可伴有对侧偏瘫、偏身感觉障碍和同向性偏盲的三偏症状。

（7）交叉型：表现为同侧面部、对侧偏身痛、温觉减退或丧失，并伴有其他结构损害的症状和体征。如小脑后下动脉闭塞所致的延髓背外侧综合征，病变累及三叉神经脊束、脊束核及对侧已交叉的脊髓丘脑侧束。

四、治疗原则

1. 积极治疗原发病　对因原发病所致的感觉障碍，要及早治疗。

2. 当病情平稳后应尽快进行感觉功能恢复。周围神经病损后，出现的感觉障碍主要有局部麻木、灼痛，感觉过敏，感觉缺失。不同症状采用不同治疗方法。

（1）感觉过敏：采用脱敏疗法。皮肤感觉过敏是神经再生的常见现象。可能的原因有不成熟的神经末梢的敏感度增加、感觉器官容易受刺激。病人常为皮肤敏感而困扰，不愿活动，很难接受脱敏治疗。事实证明反复刺激敏感区可以克服敏感现象。脱敏治疗包括两方面：一是教育病人使用敏感区；二是在敏感区逐渐增加刺激。具体方法有漩涡浴、按摩、振动、叩击等。

（2）局部麻木感、灼痛：有非手术疗法和手术疗法。前者包括药物如镇静、镇痛药，维生素等，交感神经节封闭、物理疗法如干扰电疗法、超声波疗法、磁疗、激光照射、直流电药物离子导入疗法、电针灸等。对非手术疗法不能缓解者，可以选择手术治疗，而对保守治疗无效和手术失败者，可采用脊髓电刺激疗法。

（3）感觉丧失：在促进神经再生的治疗基础上，采用感觉重建方法治疗。周围神经损伤后，特别是尺神经和正中神经损伤后，很难完全恢复原来的感觉。它不仅是由于轴索生长不完全或错误连接，也可能是由于大脑皮质未能正确识别已改变的输入信息。这就需要大脑的重新认识，对新的刺激模式做出相应反应。用不同物体放在病人手中而不靠视力帮助，进行感觉训练。开始让病人识别不同形状、大小的木块，然后用不同织物来识别和练习，最后用一些常用的家庭器皿，如肥皂、钥匙、别针、汤勺、铅笔等来练习。

五、护理评估

1. 感觉障碍的程度及类型

（1）浅感觉的检查方法：①触觉。用棉签在皮肤或黏膜上轻轻擦过，在有毛发的区域可轻触其毛发。②痛觉。用大头针的针尖均匀轻触皮肤，并注意两侧对比。③温度觉。用装有冷水（5 ℃～10 ℃）及热水（40 ℃～50 ℃）的试管，交替接触皮肤，让患者报出冷热。判断是否正常、过敏、减退、消失。

（2）深感觉的检查：①运动觉。移动患者的手指和足趾，让患者说出移动的方向。②振动觉。用振动的音叉置于患者的骨突处，询问有无振动的感觉。③关节位置觉。活动患者的关节询问其肢体所处的位置，或让患者用对侧肢体模仿。④压觉。用钝物交替轻触和下压皮肤，让患者鉴别。⑤深痛觉。挤压肌肉或肌腱，询问有无痛感，观察有无痛苦表情。

（3）复合感觉的检查：是大脑综合分析的结果，又称皮质感觉，须在浅感觉和深感觉正常的前提下进行。①两点辨别觉：患者闭眼，将钝脚分规的两脚分开到一定距离，接触患者皮肤，逐渐缩小双脚距离，直至患者两接触点被感觉到是一点时，测量其距离。正常时全身各处敏感程度不同，指间最敏感，背部最差。正常时指间 2～4 mm，手掌 8～12 mm，手背 2～3 cm，前臂和上臂 7～8 cm。②实体觉。患者闭眼用单手触摸熟悉的物体，如钢笔、钥匙、硬币等，让其触摸并说出该物品的名称。③定位觉。患者闭眼，检查者以手指轻触患者皮肤后，让患者指出刺激部位。④体表图形觉。患者闭目，在其皮肤上画图形或写简单的字，观察能否识别。

（4）检查患者有无感觉异常、感觉过敏、感觉过度、感觉倒错或疼痛以及疼痛的部位、性质、持续时间、缓解方式等。

2. 患者有无其他伴随症状　如锥体外系症候群、步态不稳、共济失调、失用、失语。也可因骶尾神经丛或上运动神经元障碍，而造成排便、排尿困难。

3. 辅助检查　末梢型感觉障碍应选择肌电图、腰穿脑脊液常规及动力学检查，必要时做神经活检。后根型和脊髓型应根据感觉平面选择脊髓 CT 或 MRI、脊髓椎管造影等。脑干型、丘脑型、内囊型、皮质型等应选择脑 CT 或 MRI、脑电图、脑血管造影等检查。

六、护理目标

1. 感觉障碍得以改善并无损伤。
2. 住院期间患者不发生护理并发症。
3. 降低或缓解患者因感觉功能丧失引起的生活不便。

七、护理措施

1. 抑制性感觉障碍的护理

（1）注意患者肢体的保暖。

（2）使用热水时，先用健侧肢体测试水温；热水袋保暖时，温度较一般低，防止烫伤。

（3）用冷水、温水刺激患部，用针尖刺激痛觉，用砂纸、毛线等刺激触觉，进行知觉训练。用手或粗布刺激患肢，促进其感觉功能恢复。

（4）每日按摩或摩擦患肢，以增加其感觉。

2. 刺激性感觉障碍的护理 病室内温度不宜过高或过低，不放置危险及锋利物品，保证患者所处环境安全。可使用眼罩或窗帘遮挡阳光，避免强光直射，减少视觉刺激。保持病室安静，减少噪音刺激。

3. 感觉障碍的护理

（1）每日用温水擦洗感觉障碍的患部，促进血液循环，利于感觉的恢复。

（2）保持床铺清洁、平整、干燥，协助患者翻身，预防压疮的发生。

（3）患者练习行走时，清除障碍物，保持地面清洁干燥，防止跌倒。

4. 心理护理 周围神经病损病人，担心病损后不能恢复、就诊的经济负担、病损产生的家庭和工作等方面的问题。往往有急躁、焦虑、忧郁、躁狂等心理问题。采用心理咨询、集体治疗、病人示范等方式来减轻病人的心理障碍，使其发挥主观能动性，积极进行康复治疗。

5. 健康宣教 指导家属、患者经常做肢体主动活动和被动活动。注意感觉丧失部位的保护，无感觉区容易被灼伤、外伤，教导患者避免用无感觉的部位去接触危险的物体，如运转中的机器、搬运重物、火炉等。在煮饭、烧水时，注意保护，避免被烫伤。

第二十五节 意识障碍

意识在医学中指大脑的觉醒程度，是机体对自身和周围环境的感知和理解的功能，并通过人们的语言、躯体运动和行为等表现出来；或被认为是中枢神经系统对内、外环境的刺激所作出的应答反应的能力，该能力的减退或消失就意味着不同程度的意识障碍。意识障碍是指人体对周围环境及自身状态的识别和察觉能力障碍的一种精神状态，表现为嗜睡、意识模糊、昏睡，严重的意识障碍表现为昏迷。

一、病因

1. 感染性因素

（1）全身严重感染：如败血症、中毒性肺炎、中毒型细菌性痢疾等。

（2）颅内感染：各种脑炎、脑膜炎、脑脓肿等。

2. 非感染性因素

（1）物理性及缺氧性损害：如触电、溺水、高温中暑、日射病等。

（2）中毒：如安眠药、有机磷杀虫药、乙醇、一氧化碳、氢化物等中毒。

（3）心血管疾病：心律失常所致 Adams-Stokes 综合征、严重休克等。

（4）内分泌与代谢性疾病：甲状腺功能亢进、甲状腺功能减退、糖尿病酮症酸中毒、低血糖昏迷、肝性脑病、肺性脑病、尿毒症等。

（5）颅脑疾病：脑血管疾病，如蛛网膜下腔出血、高血压脑病、脑出血、脑栓塞、脑血栓形成等；脑肿瘤；脑外伤，如脑挫裂伤、脑震荡、颅骨骨折等；癫痫。

二、发生机制

意识由意识内容及其“开关”系统组成。意识为高级神经系统活动，其内容包括定向力、感知力、注意力、记忆力、思维、情感和行为等精神活动，以及通过视、听、语言和复杂运动等与外界保持密切联系的能力。意识的“开关”系统包括经典的感觉传导通路-特异性上行投射系统及脑干网状结构-非特异性上行投射系统。影响意识最重要的结构是脑干上行性网状激活系统，它发放的兴奋向上传至丘脑的非特异性核团，再由此弥散地投射至整个大脑皮质，对皮质的诱发电位产生易化作用，而使皮质不断地维持觉醒状态。任何原因导致大脑皮质弥漫性损害或脑干网状结构损害，均可发生意识障碍。

三、临床表现

1. 意识水平下降的意识障碍

（1）嗜睡：嗜睡是意识障碍的早期表现，为觉醒的减退。患者精神萎靡，动作减少，表情淡漠，常处于持续睡眠状态，可被唤醒，醒后能正确回答问题和做出各种反应，当刺激停止后很快又入睡。

（2）昏睡：昏睡是接近人事不省的意识状态，为中度意识障碍。患者处于熟睡状态，不易唤醒，虽经压迫眶上神经、摇动身体等强烈刺激可被唤醒，但很快又入睡。醒时答话含糊或答非所问。

（3）昏迷：为最严重的意识障碍，按程度不同又可分为浅昏迷、中昏迷和深昏迷。浅昏迷：意识大部分丧失，无自主运动，对声、光刺激无反应，对疼痛刺激尚可出现痛苦表情或肢体退缩等防御反应。角膜反射、瞳孔对光反射、眼球运动和吞咽反射可存在，血压、脉搏、呼吸等生命体征一般无明显变化，可有排便排尿失禁。深昏迷：意识完全丧失，全身肌肉松弛，对各种刺激全无反应，深、浅发射均消失。血压、脉搏、呼吸等生命体征常有不同程度变化，伴排便和排尿失禁。中昏迷介于浅昏迷和深昏迷之间。昏迷程度的鉴别见表8。

表8　昏迷程度的鉴别

昏迷程度	疼痛刺激反应	无意识自发动作	腱反射	瞳孔对光反射	生命体征
浅昏迷	有反应	可有	存在	存在	无变化
中昏迷	重刺激可有	很少	减弱或消失	迟钝	轻度变化
深昏迷	无反应	无	消失	消失	明显变化

2. 伴意识内容改变的意识障碍

（1）意识模糊：又称朦胧状态，表现为意识范围缩小，常有定向力障碍，突出表现是错觉。

（2）谵妄：为一种以兴奋性增高为主的高级神经中枢急性功能失调状态。较意识模糊更为严重，定向力和自知力均有障碍，注意力涣散，与外界不能正常接触。部分患者可康复，部分可发展至昏迷。

3. 特殊类型的意识障碍　即醒状昏迷或称睁眼昏迷。

（1）去皮质综合征：患者能无意识地睁眼闭眼，光反射、角膜反射存在，对外界刺激无反应，无自发性言语及有目的动作，呈上肢屈曲、下肢伸直姿势，可有病理征。因中脑及脑桥上行网状激活系统未受损，故可保持觉醒睡眠周期，可有无意识咀嚼和吞咽动作。见于缺氧性脑病、大脑皮质广泛损害的脑血管疾病及外伤等。

（2）无动性缄默症：患者对外界刺激无意识性反应，四肢不能活动，也可呈不典型去大脑强直状态，可有无目的睁眼或眼球运动，睡眠—觉醒周期可保留或有改变，伴有自主神经功能紊乱，如呈睡眠过度状态、体温高、心跳或呼吸节律不规则、多汗、皮脂腺分泌旺盛、尿便潴留或失禁、肌肉松弛、无锥体束征。为脑干上部或丘脑的网状激活系统及前额叶－边缘系统损害所致。

四、治疗原则

1. 积极治疗原发病。

2. 给予对症处理　意识障碍患者应给予紧急治疗，以防止中枢神经系统的功能进一步恶化，同时须维持其生命体征。

3. 预防并发症。

五、护理评估

1. 意识障碍的原因　了解患者既往史和现病史、发病经过，有无外伤、癫痫、高血压和代谢性疾病，有无有害气体或毒物接触史，以利进一步采取正确的护理措施。

2. 意识障碍的程度　通过与患者交谈，了解其思维、反应、情感活动、定向力等，必要时做痛觉试验、角膜反射、瞳孔对光反射等检查，判断意识障碍的程度，也可按格拉斯哥昏迷评分表（Glasgow coma scale，GCS，表 9）对意识障碍的程度进行评估。评分项目包括睁眼反应、活动反应和语言反应。GCS 总分为 14～15 分为正常，8～13 分为意识障碍，≤7 分为浅昏迷，3 分为深昏迷。评估中刺激部位应以上肢为主，并以最佳的反应记分。

表 9　格拉斯哥昏迷评分量表

评分项目	反应	得分
睁眼反应	正常睁眼	4
	呼叫后睁眼	3
	疼痛刺激后睁眼	2
	任何刺激无睁眼反应	1
运动反应	可按指令动作	6
	对疼痛刺激能定位	5
	对疼痛刺激有肢体退缩反应	4
	疼痛刺激时肢体过屈（去皮质强直）	3
	疼痛刺激时肢体过伸（去大脑强直）	2
	对疼痛刺激无反应	1

续表 9

评分项目	反应	得分
语言反应	能准确回答时间、地点、人物等定向问题	5
	能说话，但不能准确回答时间、地点、人物等定向问题	4
	用字不当，但字意可辨	3
	言语模糊不清，字亦难辨	2
	任何刺激无语言反应	1

3. 生命体征的变化

（1）体温：如有高热，可能提示有严重的感染中暑如败血症、肺炎等；体温过低可能与休克或一些药物的应用有关。

（2）脉搏：有高热或严重感染时，脉搏可增快，而中毒和休克时脉搏可快可慢，要依具体情况而定，脑干损害时，脉搏不规则，颅内压升高时，脉搏减慢。

（3）呼吸：呼吸的频率、节律、深度，呼出气体有无异味。

（4）血压：血压过高或过低均是病情危重的一个信号。

4. 意识障碍的伴随症状　意识障碍者感知能力、对环境的识别能力及日常生活自理能力均发生改变，尤其是昏迷者，由于意识部分或完全丧失所致无自主运动、不能经口进食、咳嗽与吞咽反射减弱或消失，排便与排尿控制能力丧失及留置导尿等，除血压、脉搏、呼吸等生命体征可有改变外，易发生肺部及尿路感染、口腔炎、结膜炎、角膜炎、角膜溃疡、压疮、营养不良及肢体挛缩畸形等并发症。

六、护理目标

1. 患者的生命体征平稳。
2. 患者的意识与精神状态能最大限度地恢复。
3. 患者的身体活动与功能不受损害或受损害程度降至最低
4. 并发症的发生减低到最小的程度。

七、护理措施

1. 评估意识障碍的程度，严密监测生命体征　昏迷初期应每隔 0.5 ~ 1 h 观察体温、脉搏、呼吸、血压、瞳孔、意识状态，持续地观察与评估 GCS 评分及反应程度的变化，病情稳定后间隔时间可改为 2 ~ 4 h。当出现昏迷加深、瞳孔进行性散大、呼吸不规则、血压不稳定时，应及时报告医生。保持呼吸道通畅，有气管切开者按气管切开后护理。根据医嘱积极地降颅内压，禁忌灌肠，避免精神刺激，保持环境安静。

2. 维持合理的营养供给和水分与电解质的平衡　不能进食者可给予鼻饲，鼻饲饮食的内容和数量应根据患者消化能力及热量需要而定，注意纤维素及水的供给。

3. 预防并发症的发生

（1）维持适当的肢体活动，保持肢体功能位，定时、定量、循序渐进地给予患者被动运动，按摩瘫痪肢体 2 ~ 3/d，每次 15 ~ 30 min，预防足下垂和肌肉萎缩。

（2）维持身体的清洁与舒适，尤其注意保持皮肤清洁、干燥，定时翻身拍背，必要时吸痰，保持口腔清洁、无异味，做好泌尿道、肠道护理，预防压疮、口腔炎、肺部感染和泌尿道感染。

(3) 保护眼睛，预防角膜受刺激。有接触镜者，取出浸入保护液中。

4. 记忆力与情感恢复　意识障碍患者经常有记忆力与情感障碍。经常评估情绪和情感，以及在环境和情境中可引起情绪或情感变化的因素。鼓励患者和家属参与制订护理计划，为其提供熟悉的物品，给以觉醒的刺激如呼唤、听音乐，帮助恢复记忆。鼓励患者及家属表达自己的想法或感受，纠正错误概念或定向力错误，使用日历、电视、钟表等帮助恢复定向力，使用“你”或“我”代替“我们”，增强定向力。

5. 健康教育

(1) 思维和情绪改变的患者，健康教育最好的方法是经常与其进行鼓励式沟通。鼓励摄入充足的营养和液体，并进行身体活动，以预防便秘；

(2) 进行有关的药物知识宣教；

(3) 对有肢体瘫痪或语言障碍的患者，教育患者及家属坚持肢体的功能锻炼和语言训练；

(4) 对长期留置胃管尿管等管道者，教会患者或其照顾者相关的管道护理知识；

(5) 对长期卧床患者，还需要教会家属掌握预防压疮及肺部感染的方法。

第二十六节　睡眠障碍

睡眠障碍指的是睡眠或清醒状态的紊乱，但不是深眠状态。睡眠和觉醒是人一生中反复交替的两种生理状态，睡眠占据人类生命中大约 1/3 的时间，是人类生存的必要条件。它受接近地球自转周期的“昼夜节律”的影响，同时也受人类自身“生物钟”的调控。据世界卫生组织调查，27% 的人有睡眠问题。目前，睡眠与健康问题不再是个人的问题，而是全社会应该共同关注的问题，已引起国内外医学界、科学界的高度重视。

一、病因

1. 睡眠环境　舒适、安全、熟悉的环境较易入睡，如床的硬度、房间温度、明暗、噪声等可能影响睡眠。环境刺激的心理反应也会影响睡眠，如母亲对小孩的哭声、对别人叫自己的名字、值班时对呼叫器的声音均特别敏感。

2. 生活方式　睡前进食或晚饭较晚造成满腹食物尚未消化、大量吸烟、白天的活动量太小、睡前剧烈的体力活动、睡前过度的精神活动或夜班工作、白天小睡、上床、起床时间不规律等，都容易导致睡眠障碍。

3. 心理因素　不良的心理反应，如抑郁、焦虑、恐惧、烦躁不安、情绪低落或不愉快等也都是引起睡眠障碍的重要因素，其中抑郁占第 1 位。典型的原因包括对健康的过分担忧、对睡眠的过高期望和对失眠的恐惧，增加了睡眠的压力；生活事件的打击，如亲人的健康、婚姻问题、学习和工作的紧张、厌倦、经济压力、社会环境变化导致在社交生活中受到孤立或活动空间受到限制等应激都会使人产生心理和生理反应，导致神经系统的功能异常，造成大脑的功能障碍而引起睡眠障碍。

4. 食物和药物　许多食物或药物的成分可能导致失眠。茶叶、咖啡、可乐等饮料中含有咖啡因，在傍晚以后饮用使人兴奋而无法入睡，即使入睡也容易清醒，且睡眠总时间也会缩短。少量乙醇具有兴奋作用，多量可使人欲睡，但却又抑制脑干维持睡眠的作用，干扰睡眠结构，使睡眠变浅。镇静催眠药、解热镇痛药等均可引起睡眠障碍。

5. 身心疾病

（1）身体疾病：疾病本身以及因为病痛所引发的担心、焦虑、抑郁等，均容易导致睡眠障碍。一些疾病的症状，如心悸、呼吸困难、咳嗽、尿频、疼痛、发热等使人不适，可引起失眠。伴发失眠的身体疾病有心脏病、原发性高血压、哮喘、睡眠呼吸暂停综合征、胃肠溃疡、肝炎、慢性肾病、甲状腺功能亢进、关节炎、癌症、神经科疾病（帕金森病）及过度肥胖等。

（2）精神障碍疾病：80%的失眠和精神疾病有关，失眠也是许多精神疾病所呈现的主要症状之一。精神疾病如神经衰弱、精神分裂症、焦虑症、抑郁症、反应性精神病等，可伴有中枢交感和胆碱能活动平衡紊乱，影响大脑对睡眠的调节能力。

二、发生机制

正常人的睡眠—觉醒周期约为24 h，其中2/3为觉醒期，1/3的时间用于睡眠。人们所需睡眠的时间各不相同，睡眠时间随年龄的增大而减少。睡眠是一种周期发生的知觉的特殊状态，由于脑的功能活动引起生理活动低下，对周围的环境可相对的不做出反应，而给予适当的刺激可使之完全清醒。睡眠状态分为两种：非快速眼动睡眠（non rapid eye movements，NREM；又称正相睡眠、慢波睡眠等）和快速眼动睡眠（rapid eye movements，REM；又称异相睡眠、快波睡眠等）。睡眠的过程必须先经NREM睡眠才能进入REM睡眠。NREM睡眠时，人的呼吸变浅、变慢而均匀，心率变慢，血压下降，全身肌肉松弛，但肌肉仍保持一定的紧张度。经过大约90 min的安静睡眠后，大脑进入到REM睡眠。这一阶段人体的感觉功能比在NREM睡眠时进一步减退，肌肉张力极度降低，更加松弛，身体部分肌肉群可出现轻微的抽动，梦多发生于这一阶段中。REM睡眠时，体温和血压较NREM睡眠时升高，呼吸稍快且不规则，心率加快，体内各种代谢功能都明显增加，以保证脑组织蛋白的合成和消耗物质的补充，使神经系统正常发育，并为第2天的活动积蓄能量。

在一晚的典型睡眠中，REM睡眠与NREM睡眠交替出现4～6次，大约90 min变换1次。前半夜主要为REM睡眠，后半夜NREM睡眠出现较多。第1次REM睡眠通常仅5～10 min，以后逐渐延长，持续15～30 min。时至今日，睡眠和觉醒仍是困惑人类的基本课题之一，关于睡眠和觉醒机制的研究已涉及神经生理学、神经解剖学、神经生化学等多个领域及学科。觉醒的激活系统除了脑干网状结构以外，还应包括前脑基底部、下丘脑后部和底丘脑。它们接受网状结构的上行传入冲动，投射至大脑皮质。前脑基底部似乎还具有在脑干网状结构长时间无传入冲动的情况下保持大脑皮质兴奋的作用。而睡眠的产生则与延髓网状结构背侧的神经细胞、孤束核和前脑睡眠诱导系统相关。觉醒和睡眠的神经化学机制非常复杂，已经知道许多神经递质（儿茶酚胺、乙酰胆碱、组胺、谷氨酸）均参与其中，脑脊液中的多种肽类和血中的肾上腺素及组胺也调节着人的睡眠和觉醒状态。睡眠的生理作用至今也未完全明了。研究发现脑干尾端与睡眠有非常重要的关系，被认为是睡眠中枢之所在，该部位各种刺激性病变可引起过度睡眠，而破坏性病变则引起睡眠减少。一般认为睡眠能使疲劳的脑细胞恢复正常的生理功能，精神和体力都得到明显恢复。长期剥夺睡眠将出现进行性疲劳、易激动、注意力涣散、主动性或积极性减低等。

睡眠障碍是失眠或过度睡眠的疾病，睡眠呼吸暂停综合征也属此范畴。根据病因，睡眠障碍可分为：内源性睡眠疾患、外源性睡眠疾患和昼夜节律睡眠疾患。深眠不是以觉醒状态异常为主，而表现为睡眠期间的骨骼肌活动或自主神经系统异常。深眠有以下 4 种类型：觉醒障碍（如夜游症、睡眠惊吓）、睡眠清醒转换障碍（如睡眠说话、睡眠跳起）、常与快速眼动睡眠相关的深眠（如梦魇）和其他深眠（如睡眠磨牙、睡眠遗尿等）。

三、临床表现

1. 失眠　内源性失眠包括神经生理性失眠、睡眠状态知觉错乱和特发性睡眠。

（1）神经生理学失眠：常见于长期睡眠浅生活史的女性。当遭遇挫折时出现焦虑、担忧和紧张等情绪，这些不良情绪直接渗透到每日生活的各个方面，突出表现为失眠。当睡不着时又强迫自己入睡而更加清醒，导致恶性循环，最终逐渐发展为永久性睡眠紊乱。当焦虑被控制，失眠也随之消失。

（2）睡眠状态知觉错乱：多见于青、中年女性。主诉为失眠，而多导睡眠监测显示无睡眠紊乱。表现为睡眠潜伏期、质量和结构均正常，总睡眠时间超过 6.5 h。白天可维持一定的警觉性。

（3）特发性失眠：开始于儿童早期，这种终身性失眠是负责睡眠—觉醒的神经基质缺乏所致。可引起注意力障碍、运动过度和朗读困难，严重的患者需依赖于药物帮助睡眠。

2. 过度睡眠

（1）发作性睡病：以过度嗜睡、发作性猝倒、睡眠瘫痪和入睡后幻觉表现的特点。过度嗜睡表现为全身疲倦、频繁打盹，不可预料和不可抗拒的睡眠发作。短时打盹后可暂时缓解睡意，也可出现夜间反复觉醒、睡眠中断、自主的或不正常的行为和记忆损害。

（2）复发性嗜睡症：青少年早期起病，男性多见。有两种表现形式，以嗜睡为唯一表现或伴有贪食和性欲亢进（Kleine-Levin 综合征）的嗜睡症。常被急性发热性疾病或身体应激所激发，患者反复发作嗜睡，嗜睡期间，每天的睡眠时间可超过 18 h，典型者可持续 3d ~ 3 周，每天发作约 2 次，可能与认知障碍、行为改变和体重增加相关。短暂失眠、兴奋和运动过度可终止发作，发作期间睡眠正常。

（3）特发性嗜睡症：20 ~ 30 岁前开始加重，男女患病率相等，持续一生。主要表现为睡眠时间超过 8 h，以及打盹超过 1 ~ 2 h，白天长期倦困，有阵发性睡眠发作，醒后可出现定向力障碍、头痛、晕厥、直立性低血压和雷诺现象。

（4）创伤后嗜睡症：中枢神经系统的损伤可导致过度嗜睡，伴有疲乏、头痛、认知损害等，几周后症状逐渐缓解，但部分患者睡眠紊乱持续存在。

3. 睡眠呼吸暂停综合征

（1）阻塞性睡眠呼吸暂停综合征：好发于中年肥胖者，肢端肥大、头面部结构异常（如扁桃体肥大、巨舌或小颌）者也可出现，男性多于女性。表现为打鼾、睡眠时被憋醒、白天嗜睡、晨起头痛、记忆力减退、高血压、肺动脉高压、肺心病，严重者甚至发生心律失常而在睡眠中死亡。少数患者可有失眠、胃食管反流、行为障碍、夜尿、睡眠大汗、醒后口干舌燥和性功能减退等表现。由于睡眠过程中维持上气道开放的肌肉紧张性消失，引起上气道阻塞，导致阻塞性呼吸暂停反复发作。

（2）中枢性睡眠呼吸暂停综合征：男性多见，患病率随年龄增加和患有心或脑疾病而增高。可无临床症状或表现为失眠、反复夜间憋醒、白天嗜睡、醒后头痛、情绪变化、认知障碍或性功能减退等。这是由于睡眠期间呼吸驱动力下降或丧失使气流停止，出现血氧饱和度降低，呼吸变浅和发绀。

（3）中枢性肺泡低通气综合征：又称为肥胖低通气综合征，强调与肥胖相关，但也有特发性变异的非肥胖患者，特点是失眠和睡眠结构紊乱。这是由于在睡眠期间潮气量降低，导致高碳酸血症和低氧血症，血气紊乱反过来引起觉醒。

四、治疗原则

1. 失眠的治疗

（1）确定是否存在失眠：对睡眠时间的需求量存在着个体差异，睡眠质量比时间更重要。

（2）积极寻找失眠的原因：针对原因，给予处理。

（3）药物治疗：符合下列情况时，可选择药物治疗：①失眠的原因已经明确，应用药物治疗是最佳选择；②由于睡眠困难导致不能完成日常活动；③患有睡眠相关的抑郁，即将进行行为疗法者；④暂时性失眠或短期性失眠；⑤可预期的失眠，或者在已知的医疗或生物学状态（如经前症候群）下发生的失眠，或由于某种事件而出现的失眠（如在进行1次演讲前或者跨越时区时所出现的失眠）。

药物治疗应遵循的原则；①开始时，尽可能使用最小有效剂量；②如果在晚上用药，药效时间要短；③需长期用药者，应采取间断用药的方法；④用药与培养良好的睡眠习惯、行为疗法相结合。

短期治疗是药物治疗失眠的公认原则，但长期使用催眠药的现象还是很常见。建议的使用期限为4周。安眠药虽然有效，但大多数睡眠专家都认为有睡眠问题的人不应长期使用药物来辅助睡眠。安眠药的长期疗效尚有待进一步研究。

2. 睡眠过度

（1）多数情况下可通过治疗、有规律的小睡和建立良好睡眠习惯来控制嗜睡症状。

（2）嗜睡：服用甲苯盐或右旋安非他命等兴奋药；白天安排有规律的小睡。三环抗抑郁药可治疗猝倒和睡眠瘫痪。

（3）心理咨询：适用于自尊或感情支持欠缺的患者。

五、护理评估

1. 一般资料　患者的性别、年龄、职业、受教育程度、婚姻状态、作息时间和习惯。

2. 引起睡眠障碍的原因　了解环境、社会心理因素与睡眠障碍的关系，有无充血性心力衰竭、支气管哮喘、睡眠呼吸暂停综合征等病史，特别是神经、精神、心理疾病和心肺疾病史。家庭成员的睡眠疾病，如家族性的疾患和与遗传有关的疾病对患者睡眠疾病诊断也有重要影响。有无不良的生活习惯如过度烟酒或吸毒，饮酒的种类、量及饮酒时间等。

3. 睡眠障碍的程度　根据入睡的难易程度、入睡后觉醒的次数和时间，以及是否自然醒；睡醒后是清晰、困倦，还是疲劳，有无头痛的感觉等；有无睡眠多梦、日间嗜睡等。

4. 伴随症状　有无打鼾、气短、呼吸暂停，有无下肢抖动、瘫痪的感觉，以及有无梦游、说梦话、尖叫、暴力行为、尿床等。

5. 治疗过程、用药及效果　了解治疗的方式和目前用药情况，如药物治疗、物理治疗、睡眠卫生，以及药物名称、用药时间，用量、用法及效果等。

六、护理目标

1. 能掌握导致睡眠障碍的原因。
2. 能掌握改善睡眠障碍的有效方法。
3. 睡眠状态与质量能满足自己生理需求。

七、护理措施

1. 观察睡眠形态、伴随症状及程度。
2. 指导患者纠正引起睡眠障碍的心理、环境、生活等习惯。
3. 帮助建立良好的睡眠习惯

（1）合理调整作息时间：午间可安排小睡，晚间定时就寝。

（2）改善睡眠环境：减轻声音的干扰，调整适宜的光线与温度，保持卧室的舒适与整洁。

（3）入睡前的准备，有助于入眠，如就寝前沐浴、温水泡脚、刷牙等，使自己放松。

（4）祛除不良的睡眠习惯：如非睡眠的时间躺在床上；睡前 2 h 过度的饮食与过度的活动；睡前饮用刺激性饮料如咖啡、茶、可乐等。

（5）夜间醒后避免强光照射。

（6）合理安排治疗护理活动时间，减少或避免睡眠期间的干扰。

4. 用药护理　指导患者遵医嘱按时服药，观察服药后睡眠形态的变化。

5. 心理护理　多与患者交谈，耐心倾听主诉，建立相互信任关系，消除患者睡前的精神紧张和不安，嘱其深吸气慢呼气，让全身放松，利于入睡。鼓励积极治疗原发病，增强战胜疾病的信心。指导学习放松技巧，例如渐进性肌肉放松、冥想、自我暗示、听音乐、做手工活等，以增加放松与舒适感。

6. 健康教育

（1）帮助病人及家属掌握睡眠的重要因素：睡眠环境、舒适度、安静程度、空气质量、温度及光线等，找出适应个体的睡眠环境、温度等，是治疗失眠非常有效的环节。

（2）纠正不良的睡眠卫生习惯。

（3）养成规律的起居和良好的睡前准备，过多或过少的睡眠，都可以干扰睡眠节律引起失眠。

（4）45 岁以上的失眠人群，减少白天的小睡，适当地增加室外活动。

（5）睡前禁止吸烟，停止饮用含有咖啡因的饮料。

（6）睡眠过度的患者如果药物不能控制嗜睡症状，则应避免驾车、高空作业等有一定危险性的活动，以免受伤。

（张桂花　苏维芳　吴彦茹）

第二章　呼吸内科疾病护理

第一节　肺炎的护理

肺炎是由多种病原菌引起的肺实质或间质内的急性渗出性炎症。

一、分类及特点

肺炎目前尚无统一的分类法，常用的有以下几种。

（一）按解剖位置分类

1. 大叶性肺炎。
2. 小叶性肺炎。
3. 间质性肺炎。

（二）按病因学分类

细菌性肺炎最为常见，其次为病毒、支原体、真菌、立克次体、衣原体均可引起肺炎。细菌性肺炎最常见的病原菌是肺炎球菌，其次为葡萄球菌、肺炎杆菌。

（三）根据感染来源分类

1. 社区获得性肺炎　在医院外罹患的感染性肺实质炎症。主要病原菌为肺炎链球菌、肺炎支原体、肺炎衣原体等。

2. 医院获得性肺炎　病人入院时不存在，也不处于感染潜伏期，而在入院 48 h 后在医院内发生肺炎。常见病原菌为革兰阴性杆菌，包括绿脓杆菌、肺炎杆菌、肠杆菌等。

二、肺炎链球菌肺炎的护理

肺炎链球菌肺炎是由肺炎链球菌所引起的肺炎，典型病变呈大叶性分布，临床表现以寒战、高热、咳嗽及咳铁锈色痰为特点。

（一）病因

本病在全身及呼吸道抵抗力降低时，感染发病。如上呼吸道感染、COPD、受凉、糖尿病、心力衰竭、醉酒、全身麻醉等诱因存在时，细菌被吸入下呼吸道在肺泡内繁殖而发病。病人多见于既往健康的男性青壮年。

（二）临床表现

1. 全身症状　本病起病急骤，多数病人有高热、寒战、体温可达 39 ℃以上，老年体弱者体温可不高，提示病情严重。此外可有头痛、全身不适、食欲欠佳。肺炎链球菌肺炎病人口角和鼻周常可出现单纯性疱疹。

2. 呼吸系统症状

（1）胸痛：多发生于患侧，咳嗽时加剧。

（2）咳嗽、咳痰：痰由黏稠逐渐变为脓性。肺炎链球菌肺炎因肺泡内浆液渗出和红细胞浸润，痰可呈典型的铁锈色。

（3）呼吸困难：病变范围较广时可因缺氧出现呼吸困难和发绀。

3. 体征　病变早期或病变在肺叶深部，体检可无明显异常体征，或仅有少量湿性啰音。病变范围较广可出现实变体征，语颤增强，叩诊呈浊音，病变处可闻及管状呼吸音及湿性啰音。

4. 中毒型（休克型）肺炎　肺炎伴末梢循环衰竭，称为中毒性肺炎或休克性肺炎。

（三）有关检查

1. 血白细胞计数可达（10～20）$\times 10^9$/L，中性粒细胞比例增至0.8以上，并有核左移和细胞内中毒性颗粒。

2. X线胸片示病变早期肺纹理增多或局限于一个肺段或肺叶的淡薄、均匀阴影，实变期可见大片均匀致密的阴影。

（四）治疗原则

1. 肺炎链球菌肺炎　首选青霉素治疗。青霉素过敏者，可用红霉素。抗生素疗程一般为7天，或热退后3天即可停药。

2. 尽量不用退热药，避免大量出汗而影响临床判断。有低氧血症者，应予以吸氧，如发绀明显且病情不断恶化者，可进行机械通气。

3. 休克型肺炎　首先应注意补充血容量，可根据中心静脉压调整；使用适量的血管活性药物，维持收缩压在90～100 mmHg；宜选用2～3种广谱抗生素联合、大剂量、静脉给药。对病情严重者可考虑使用糖皮质激素；纠正水、电解质及酸碱失衡，但输液速度不宜太快，防止心力衰竭和肺水肿的发生。

（五）护理措施

1. 缓解不适，促进身心休息

（1）病人应卧床休息，给予高蛋白质、高热、高维生素、易消化的流质或半流质，鼓励多饮水，每日饮水量在1500～2000 mL。

（2）高热者于头部、腋下、腹股沟等处置冰袋，或酒精擦浴降温，或按医嘱给予小剂量退热剂。退热时需补充液体，以防虚脱。

（3）胸痛时嘱病人患侧卧位。

2. 促进排痰，改善呼吸。

3. 密切观察生命体征和神志、尿量的变化，下列情况应考虑有中毒型肺炎的可能：①出现精神症状；②体温不升或过高；③心率，140次/分；④血压逐步下降或降至正常以下；⑤脉搏细弱，四肢厥冷，冷汗多，发绀，一般情况衰竭；⑥白细胞过高（$>30\times 10^9$/L）或过低（4×10^9/L）。

4. 中毒型肺炎的抢救与护理

（1）病人应平卧，头部抬高15°，保温、给氧。

（2）迅速建立两条静脉通道，保证液体及药物输入，输液速度不宜过快。

（3）进行抗休克与抗感染治疗：①纠正血容量：补充水分，一般先静脉输给5%葡萄糖氯化钠溶液或低分子右旋糖酐，以维持血容量，减低血液黏度，预防血管内凝血；②按医嘱给以血管活性药物（如异丙基肾上腺素等），使收缩压维持在12～13.3 kPa左右，或用血管扩张药改善微循环；严密监测血压变化；③注意水电解质和酸碱失衡；输液不宜太快，以免发生心力衰竭和肺水肿，如血容量已补足而24小时尿量仍少于400 mL，应考虑有肾功能不全；④监测血气及电解质；⑤抗感染治疗：按医嘱定时给予抗生素，并注意其副作用。

第二节　肺结核的护理

一、病因和发病机制

结核菌属分枝杆菌，染色具有抗酸性，对人类致病的主要是人型菌，其次是牛型菌。

二、临床类型

1. Ⅰ型肺结核（原发型肺结核）　人体初次感染结核菌后在肺内形成病灶，并引起淋巴管炎和淋巴结炎。肺内原发病灶、淋巴管炎和肺门淋巴结炎，统称为原发综合征。多见于儿童，或边远偏僻山区的成人，症状多轻微而短暂，有微热、咳嗽、食欲减退、体重减轻等，数周好转。

2. Ⅱ型肺结核（血行播散型肺结核）　急性粟粒性肺结核，由一次大量结核菌侵入血循环引起。急性粟粒性肺结核起病急，全身中毒症状重，可有高热、呼吸困难，常伴发结核性脑膜炎。亚急性或慢性血行播散型肺结核由多次少量结核菌入血所致，临床上可无明显中毒症状，病情发展也较缓慢，病人常无明显感觉。

3. Ⅲ型肺结核（浸润型肺结核）　临床上最常见的继发性肺结核。其来源多由于原发感染后潜伏在肺内的结核菌，当机体抵抗力减弱时结核菌重新繁殖，亦可由于与排菌的结核病病人密切接触，反复经呼吸道感染引起。多为成年病人，临床症状轻者仅在健康检查时发现，一般可有低热、盗汗等，X线检查可见片状、絮状阴影，边缘模糊，病灶干酪样坏死；液化可形成空洞。

4. Ⅳ型肺结核（慢性纤维空洞型肺结核）　肺结核未及时发现或治疗不当，空洞长期不得闭合，洞壁逐渐变厚、病灶广泛纤维化；随着机体免疫力高低的变化，病灶吸收、修补与恶化、进展交替发生而形成。常有反复的支气管播散、病程迁延、症状起伏，痰中常有结核菌，为结核病的重要传染源。

5. Ⅴ型肺结核（结核性胸膜炎）。

三、临床表现

（一）症状

1. 全身毒性症状　表现为乏力、午后低热伴颧部潮红、食欲减退、体重减轻、盗汗等。当肺部病灶急剧进展播散时，可有高热。妇女可有月经失调或闭经。

2. 呼吸系统症状

（1）咳嗽、咳痰：早期为干咳或仅有少量黏液痰。病灶发展时痰量增多，伴继发感染时，痰呈黏液脓性或脓性。

（2）咯血：近半数病人可发生不同程度咯血。炎性病灶的毛细血管扩张，通透性增加可引起痰血；小血管损伤或结核空洞内血管瘤破裂，则可致中等量以上的咯血。咯血后常伴数天低热，常因小支气管内血液吸收引起；高热则往往提示病灶播散。

（3）胸痛：炎症波及壁层胸膜可引起相应部位的刺痛，随咳嗽、呼吸而加重。

（4）呼吸困难：慢性重症结核病人，因肺组织破坏较广泛，肺功能明显减损，或胸膜广泛粘连，胸廓活动受限，可出现呼吸困难，并日益加重。并发气胸或大量胸腔积液时，可突然出现明显的呼吸困难。

（二）体征

早期可无任何体征。病变范围较大时可出现患侧呼吸运动减弱，叩诊呈浊音，听诊可有支气管呼吸音和湿啰音。因肺结核好发于肺尖，故在肩胛间区或锁骨上下部位于咳嗽后闻及湿啰音时，对诊断具有重要意义。

四、有关检查

1. 痰结核菌检查　痰结核菌检查是确诊肺结核最特异的方法。痰菌阳性说明病灶是开放的。

2. X线检查　X线检查是早期诊断肺结核的主要方法，且可观察病情变化及治疗效果。

五、治疗原则

（一）抗结核化学药物治疗（简称化疗）

1. 杀菌剂　异烟肼（INH）、利福平（RFP）、链霉素（SM）、吡嗪酰胺（PZA）。

2. 抑菌剂　乙胺丁醇（EMB）、对氨基水杨酸（PAS）、氨硫脲（TB1）、卡那霉素（KM）。

3. 抗结核药物的使用方法

（1）标准化疗：分强化治疗和巩固治疗两个阶段。强化治疗一般为3个月，需选用2种杀菌剂加一种抑菌剂，经强化治疗后痰菌转阴性或病灶吸收好转则进入巩固治疗。巩固治疗一般为9~15个月，可选用1种杀菌剂加1种抑菌剂。

（2）短程化疗：为6~9个月，联用高效杀菌剂：一般认为前2个月联用异烟肼、利福平、乙胺丁醇，后7个月减去乙胺丁醇。

4. 常用抗结核药物的剂量及主要副反应（表10）。

表10　常用抗结核药物的剂量及主要副反应

药名	缩写	成人每日用药量（s）	主要副反应
异烟肼	INH	0.3~0.4	偶有末梢神经炎，肝功能损害
利福平	RFP	0.45~0.6	肝功能损害，变态反应

续表 10

药名	缩写	成人每日用药量（s）	主要副反应
链霉素	SM	0.75～1.0	听力障碍，眩晕，肾功能损害
吡嗪酰胺	PZA	8～12	尿酸血症，肝功能损害
乙胺丁醇	EMB	0.75～1.0	视神经炎
对氨基水杨酸	PAS	8～12	胃肠道不适，变态反应
氨硫脲	TB1	0.1～0.15	胃肠道不适，肝损害，造血抑制
卡那霉素	KM	0.75～1.0	听力障碍，眩晕，肾功能损害

（二）对症处理

1. 毒性症状　如Ⅱ型肺结核、结核性脑膜炎、结核性心包炎有高热等严重毒性症状时，可在有效抗结核药的基础上短期用糖皮质激素。

2. 咯血　年老体弱肺功能不全者要慎用强镇咳药，以免抑制咳嗽反射发生窒息。咯血较多时应取患侧半卧位，轻轻将气管内积血咯出，并给予垂体后叶素 5 U 加入 50% 葡萄糖 40 mL 中，缓慢静注。此药同时引起冠状动脉和子宫平滑肌收缩，故高血压、冠心病及孕妇禁用此药。

咯血窒息是咯血致死的原因之一，需注意防范，伴失血性休克时需及时纠正。

六、护理措施

（一）补充营养，促进身心恢复

1. 肺结核　它是一种慢性消耗性疾病，饮食宜高热量、富含维生素、高蛋白质，以增强抵抗力，促进病灶愈合。

2. 注意休息　轻症及恢复期病人，不必限制活动；有高热、中毒症状明显及咯血者应卧床休息。

（二）病情观察

1. 密切观察有无咯血窒息先兆表现，一旦发现应及时抢救。

2. 用药过程要注意观察并询问病人用药后的副反应，以便及时发现与医师联系，修改治疗方案。

（三）预防传染

1. 控制传染源　加强卫生宣教，早期发现病人，保证病人合理用药，治愈肺结核。

2. 消毒隔离　嘱病人不随地吐痰，将痰吐在纸上用火焚烧。

3. 接种卡介苗　可以使人体产生针对结核菌的特异性免疫力，减少肺结核的发生。

第三节 支气管哮喘的护理

一、病因和发病机制

（一）发病机制

哮喘发病与气道的变应性炎症有关，包括速发型及迟发型哮喘反应。在哮喘发病中，多种炎症细胞参与此过程，如肥大细胞、嗜酸性粒细胞、巨噬细胞、中性粒细胞等。这些炎症细胞释放炎症介质和细胞因子，使支气管平滑肌痉挛，气道黏膜水肿，腺体分泌增多，而引起支气管广泛狭窄与阻塞及哮喘发作。

（二）病因和诱因

1. 过敏原　以吸入性为主，如花粉、尘螨、动物的毛等。一些过敏体质者在接触过敏原后哮喘立即发作，为速发型哮喘反应，属 IgE 介导的 I 型变态反应。另一些病人在接触抗原数小时后哮喘才发作或再次发作、加重，称迟发型哮喘反应，一般认为是气道变应性炎症的结果。

2. 感染呼吸道　感染（尤其病毒感染）是哮喘急性发作常见的诱因。

3. 其他　环境、气候因素；某些食物，如鱼、虾蟹、蛋类、牛奶等；某些药物，如阿司匹林、β 受体阻滞剂（普萘洛尔）等；精神因素；剧烈运动均可诱发哮喘。

二、临床表现

发病前多有鼻咽痒、打喷嚏、流清涕和咳嗽等先兆症状，随即突感胸部紧闷，继而出现呼气性呼吸困难，伴有哮鸣音。痰黏稠、不易咳出，病人常被迫坐起。严重发作时，张口用力喘气，额部出汗，精神烦躁，出现发绀。

三、有关检查

1. 血象检查　嗜酸性粒细胞常升高；血清 IgE 在外源性哮喘时增高；并发感染时白细胞计数和中性粒细胞比例增高。

2. 胸部 X 线检查　发作时可见两肺透亮度增加，缓解期无明显异常。

3. 血气分析　早期 PaO_2 下降，$PaCO_2$ 亦下降；重症哮喘气道严重阻塞，$PaCO_2$ 升高。

四、治疗要点

防治原则为消除病因、控制发作及预防复发。

（一）消除病因

去除过敏原及引起哮喘的刺激因素。

（二）应用支气管解痉剂

1. β_2 受体激动剂　沙丁胺醇为轻度哮喘的首选药，平喘效果迅速，可口服制剂或气雾剂吸入。

2. 茶碱类　有松弛支气管平滑肌作用，是中效支气管扩张剂。常用口服，必要时用葡萄糖注射液稀释后静脉注入或滴注。本药有较强的碱性，局部刺激性强，不宜肌内注射。

3. 抗胆碱药物　主要抑制分布于气道平滑肌的迷走神经释放乙酰胆碱，使平滑肌松弛，如异丙基阿托品雾化吸入。

（三）抗炎药物

1. 糖皮质激素　用于中、重度哮喘，其作用是抑制气道变应性炎症，降低气道高反应性。

2. 色甘酸钠　可稳定肥大细胞膜，对预防运动和过敏原诱发的哮喘最有效。

3. 抗生素　伴有呼吸道感染者，可应用磺胺类药物或青霉素等。

五、护理措施

1. 改善通气，缓解呼吸困难

（1）为病人调整舒适的坐位或半坐位，或于床上放置一横跨病人腿部的小桌，令其伏于桌上，以减少疲劳。

（2）协助排痰：指导病人咳嗽时坐起，身体前倾，尽量将痰咯出。痰液黏稠时多饮水，每日进液量至少为2500 mL，或使用蒸气吸入，或遵医嘱给予祛痰药物，并定期为病人翻身、拍背，促使痰液排出。哮喘持续状态者每日宜静脉补液2500 ~ 3000 mL以稀释痰液，滴速为40 ~ 50滴/分。

（3）给氧：呼吸困难明显者遵医嘱给病人低流量鼻导管持续吸氧，注意湿化吸氧。

（4）按医嘱使用支气管解痉药物和抗炎药物。

2. 放松身心消除恐惧

（1）环境保持：病室湿度在50% ~ 60%；定期空气加湿；室温维持在18 ~ 22 ℃，不摆放花草，不使用羽毛制品。

（2）注意禁用吗啡和大量镇静剂，以免抑制呼吸。

（3）休息及饮食：嘱病人卧床休息，哮喘发作时勿讲话及进食，缓解时给予营养丰富、高维生素的清淡流质或半流质饮食，多吃水果和蔬菜，避免进食可能诱发哮喘的食物，如鱼、虾、蛋等。

3. 预防哮喘复发

（1）避免接触过敏源及非特异性刺激物。

（2）应用色甘酸钠预防发作。

（3）应用免疫增强剂，如哮喘菌苗在发作季节前开始使用。有效时应坚持1 ~ 2年。

（4）避免精神紧张和剧烈运动；充分休息、合理饮食、增强体质、预防感冒。

（5）发作季节前3个月在医生指导下使用增强免疫力的制剂，如哮喘菌苗等。

第四节　支气管扩张症的护理

一、病因和发病机制

1. 支气管－肺组织的感染和支气管阻塞　如儿童期的麻疹、百日咳、肺炎等导致支气管－肺组织的炎性感染，使支气管壁的平滑肌纤维和弹性纤维遭到破坏，管壁抵抗力减弱，大量分泌物长期积存于气管腔内，加重支气管壁的炎症和破坏，并逐渐形成支气管扩张。

2. 肺结核和慢性肺脓肿多伴有支气管的慢性炎症，可损伤支气管壁和分泌物阻塞管腔，肺结核因纤维组织增生和收缩的牵引等导致支气管扩张。

3. 肿瘤的压迫引起支气管部分或完全阻塞，导致通气和引流不畅，促使支气管管壁破坏而形成支气管扩张。

二、临床表现

1. 慢性咳嗽和大量脓性痰　将痰放置数小时后可分三层，上层为泡沫黏液，中层为浆液，下层为脓性物和坏死组织，如合并有厌氧菌感染，则痰及呼气具有臭味。

2. 咯血　反复咯血为本病的特点。咯血量多少不等，可由痰中带血到大咯血。咯血主要由于支气管小动脉压力较高而破裂所致。少数病人平时无明显咳嗽、咳痰，而以咯血为唯一症状，临床称此类型为“干性支气管扩张”。

3. 体征　病变严重或有继发感染者可病变部位，尤其在肺下部听到湿性啰音。长期反复感染多伴有营养不良和肺功能障碍，并可见发绀和杵状指（趾）。

三、治疗原则

1. 控制感染　急性感染时应根据病情、痰培养及药物敏感试验选用合适抗生素。常用阿莫西林、环丙沙星或头孢类抗生素口服，或青霉素或庆大霉素肌内注射，每日2次。

2. 痰液引流　痰液引流和抗生素治疗同样重要，它可保持气道通畅，减少继发感染和减轻全身中毒症状。

（1）祛痰剂：常用复方甘草合剂10 mL或氯化铵0.3 g，溴己新16 mg，每日3次，口服。痰液黏稠加用超声雾化吸入，每日2～3次。有喘息者加入支气管扩张剂以提高祛痰效果。

（2）体位引流：应根据病变部位采取相应体位进行引流。引流时，尤其是进行头低脚高位引流时，要密切观察病人的心肺功能及咳痰的情况，以防发生意外。

四、护理措施

1. 清除痰液　可先用生理盐水超声雾化吸入或蒸汽吸入使痰变稀，并辅以叩背，指导做有效咳嗽；或遵医嘱给予祛痰药物。

2. 体位引流

（1）引流前向病人解释引流目的及配合方法。

（2）依病变部位不同而采取痰液易于流出的体位。

（3）引流时间可从每次5～10分钟加到每次15～30分钟，嘱病人间歇做深呼吸后用力咳痰，同时用手轻拍患部以提高引流效果，引流完毕给予漱口。

（4）记录排出的痰量及性质。

（5）注意事项：①引流宜在饭前进行。②为痰量较多的病人引流时，应注意将痰液逐渐咳出，以防发生痰液过多涌出而窒息。③引流过程中注意观察，若病人出现咯血、发绀、头晕、出汗、疲劳等情况，应及时终止引流。④患有高血压、心力衰竭及高龄病人禁止体位引流。

3. 增强抗病能力　急性感染期病人要卧床休息，有大咯血者应绝对卧床。饮食宜高热量、高蛋白质、富含维生素，以补充消耗。保持口腔清洁，要勤漱口，以减少感染并增进食欲。

第五节　原发性支气管肺癌的护理

一、病因

1. 吸烟　吸烟是肺癌的重要危险因素。纸烟中含有多种致癌物质，与肺癌有关的主要是苯并芘。

2. 职业因素　如从事石棉、砷、烟尘和沥青等职业者发病率高。

3. 空气污染　污染主要来自汽车尾气、工业废气、公路沥青等。小环境污染如烹调时的烟雾、室内用煤、装修材料的污染也是肺癌的危险致病因素。

4. 电离辐射　大剂量电离辐射可引起肺癌。

5. 饮食与营养　食物中维生素 A 含量低或血清维生素 A 低，得肺癌的危险性高。

二、分类

1. 按解剖学分类　分为中央型肺癌和周围型肺癌。

2. 根据细胞分化程度和形态特征

(1) 鳞状上皮细胞癌（鳞癌）：最常见的肺癌，多见于老年男性，与吸烟的关系最密切。鳞癌细胞生长缓慢，转移较晚，手术切除机会相对较多。但对化疗、放疗不如小细胞未分化癌敏感。

(2) 小细胞未分化癌（小细胞癌）：肺癌中恶性度最高的一种。小细胞癌对化疗、放疗较其他类型敏感。

(3) 大细胞未分化癌（大细胞癌）：恶性度较高，但转移较小细胞癌晚，手术切除机会相对较大。

(4) 腺癌：女性多见，出现症状相对较晚，恶性度介于鳞癌与小细胞癌之间，对化疗、放疗敏感性较差。

三、临床表现

1. 呼吸系统症状

(1) 咳嗽：常以阵发性刺激性呛咳为早期首发症状。无痰或有少许白色黏液痰，肿瘤肿大引起支气管狭窄，咳嗽呈高金属音。继发感染时痰量增多。

(2) 咯血：多为持续性痰中带血，当癌肿侵犯大血管可引起大咯血。

(3) 胸痛：病变累及胸膜或胸壁时，病人出现持续、固定、剧烈的胸痛。

(4) 呼吸困难：多与癌肿阻塞气道及并发肺炎、肺不张或胸腔积液等有关。

2. 全身症状

(1) 发热：多由继发感染引起，肿瘤坏死也可引起癌性发热。

(2) 食欲减退、消瘦、明显乏力。

3. 癌肿压迫与转移 如压迫喉返神经使声音嘶哑；侵犯或压迫食管引起吞咽困难；肝转移出现黄疸等。其他：如上腔静脉压迫综合征、Honner 综合征、臂丛神经压迫综合征、异位内分泌综合征、神经肌肉综合征及肥大性骨关节病、高钙血症等。

四、有关检查

1. X 线检查 X 线检查是发现肺癌的重要方法之一。中央型肺癌主要表现为单侧性不规则的肺门肿块；周围型肺癌表现为边界毛糙的结节状或团块状阴影。

2. 痰脱落癌细胞检查 痰脱落癌细胞检查是简单有效的早期诊断肺癌的方法之一。

3. 纤维支气管镜检查 纤维支气管镜检查可直接观察并配合活检等手段诊断肺癌。

4. 淋巴结活组织检查等 淋巴结活检、胸腔积液细胞学检查等有助于确诊。

五、治疗原则

1. 早期肺癌首选手术治疗。

2. 化学药物治疗对小细胞未分化癌最敏感，鳞癌次之，腺癌治疗效果最差。常用的抗癌药物有环磷酰胺、盐酸氮芥、阿霉素、长春新碱、顺铂等。

3. 放射治疗主要用于不能手术的病人，同时配合化疗，小细胞未分化癌效果最好，鳞癌次之，腺癌效果最差。

六、护理措施

1. 加强心理护理。

2. 补充营养 良好的营养状态是保证完成治疗计划的前提，供给病人能耐受的富含营养的饮食，不能进食者给予鼻饲，或静脉补充营养。

3. 对症护理 提高晚期肺癌病人的生活质量。肺癌病人晚期最突出的病症是疼痛和呼吸困难。

（1）疼痛：与病人共同寻找减轻疼痛的方法，如采取舒适的体位、避免剧烈咳嗽、局部按摩、局部冷敷、使用放松技术、分散注意力等，或遵医嘱使用止痛药物。肺癌止痛应个体化。

①WHO 三阶段止痛方案用药：

一阶段：非阿片类，阿司匹林、布洛芬。

二阶段：弱阿片类，可待因、曲马朵、布桂嗪。

三阶段：强阿片类，吗啡，以能控制病人痛苦的最小剂量为宜。

②24 小时内按钟点给药，而不是在病人疼痛已发作或加重时才给药，其目的是使疼痛处于持续被控制状态。

③首选口服，必要时采用非肠胃给药，尽量避免肌内注射，必要时也可采用病人自控给药。

（2）呼吸困难：给予病人高斜坡卧位，遵医嘱吸氧，据病情鼓励病人下床活动以增加肺活量，大量胸腔积液者，协助医生进行胸腔穿刺抽积液。

第六节 呼吸衰竭的护理

呼吸衰竭（简称呼衰）是由于各种原因引起的肺通气和（或）换气功能严重损害，

以致不能进行有效的气体交换，导致缺氧和（或）二氧化碳潴留，从而出现一系列生理功能和代谢紊乱的临床综合征。静息条件下呼吸大气压空气时，动脉血氧分压（PaO_2）<8.0 kPa（60 mmHg）或/动脉血二氧化碳分压（PaO_2）>6.7 kPa（50 mmHg）即为呼吸衰竭。

根据血气的变化将呼衰分为低氧血症型（Ⅰ型）和高碳酸血症型（Ⅱ型）。前者仅有PaO_2下降，$PaCO_2$正常；后者为$PaCO_2$升高，同时有PaO_2下降。根据呼衰发生的缓急分为急性呼衰和慢性呼衰。

一、病因和发病机制

（一）病因

1. 呼吸道病变　喉水肿、支气管痉挛、呼吸道分泌物或异物阻塞等。

2. 肺组织病变　COPD、各种肺炎、重症肺结核等。

3. 胸廓病变　胸廓畸形、外伤、手术创伤、大量气胸、胸腔积液等。

4. 神经肌肉疾病　脑血管病变、脑炎、脑外伤、脊髓灰质炎、多发性神经炎及重症肌无力等。

5. 其他肺水肿、肺栓塞等。

（二）发病机制

1. 肺泡通气不足　正常情况下，肺泡通气量约需 4 L/min 才能维持正常的肺泡氧、二氧化碳分压和肺泡毛细血管之间的分压差，使氧和二氧化碳能有效地进行交换。若肺泡通气量减少或肺泡中氧分压降低，二氧化碳分压上升，必将妨碍肺泡与毛细血管间的气体交换，其后果是缺氧和二氧化碳潴留。阻塞性和限制性通气功能障碍均可引起肺泡通气不足。

2. 通气/血流比例失调　正常通气/血流比例为 0.8，若通气/血流比例大于正常，如慢性阻塞性肺疾病时，部分肺泡壁毛细血管床总面积减少，血流灌注不足，造成无效腔通气，其结果是缺氧。肺末梢支气管阻塞，通气/血流比例小于正常，虽有血流通过，但由于通气减少，造成生理性动-静脉分流，其结果也是缺氧。

3. 气体弥散障碍　肺组织广泛破坏、间质水肿、肺泡内有渗出物等，都可使肺泡毛细血管膜增厚，导致气体弥散障碍。由于氧的弥散力仅为二氧化碳的1/20，所以弥散障碍主要影响氧的交换。

二、临床表现

除原发病症状外，其临床表现主要与缺氧和高碳酸血症有关。

1. 呼吸困难　是最早、最突出的表现，表现为呼吸浅速、出现“三凹征”，严重者有呼吸节律的改变。呼吸中枢受损时，呼吸频率变慢且常伴节律的变化，如潮式呼吸。

2. 发绀　是缺氧的典型表现，可见口唇、指甲等处发绀。如同时肢端皮肤厥冷，常提示周围循环不良；如上肢青紫而温暖、湿润，则多属肺泡通气不足，二氧化碳潴留产生的血管扩张所致。

3. 精神神经症状　缺氧早期脑血流量增加，可出现搏动性急性头痛；轻度缺氧可出现注意力分散，定向力减退；缺氧程度加重，出现烦躁不安、神志恍惚、嗜睡、昏迷。

轻度二氧化碳潴留表现兴奋症状，如多汗、烦躁、白天嗜睡、夜间失眠；中等二氧化碳潴留表现颜面发红、肿胀、球结膜水肿、四肢及皮肤温暖潮湿，二氧化碳潴留严重时可对中枢神经系统抑制，表现神志淡漠，间歇抽搐、昏睡、昏迷等二氧化碳麻醉现象，称为肺性脑病。

4. 心血管系统症状 早期血压升高、心率加快，晚期心率减慢、血压下降、心律失常甚至心脏停搏。

5. 肾功能损害 慢性呼吸衰竭如果呼吸性酸中毒失代偿，肾血管痉挛，肾血流量减少，可引起肾功能损害，表现为蛋白尿、红细胞尿、管型尿、氮质血症及少尿。

三、有关检查

血气分析显示 PaO_2 <8.0 kPa，$PaCO_2$ >6.7 kPa，动脉血氧饱和度<75%；血 pH 常降低。

四、治疗原则

呼衰治疗的基本原则是：氧疗迅速纠正严重缺氧和 CO_2 潴留，积极处理原发病或诱因，维持心、脑、肾等重要脏器的功能，预防和治疗并发症。

五、护理措施

1. 病情判断 根据血气分析及发绀程度、神志改变，将呼吸衰竭分为下列三度（表11）。

表11 呼吸衰竭程度

项目	轻度	中度	重度
氧饱和度（动脉血）	>0.85	0.75~0.85	0.75
PaO_2（kPa）	>6.7	5.3~6.7	5.3
$PaCO_2$（kPa）	6.7	>9.3	>12
发绀	无	有或明显	严重
神志	清醒	嗜睡、谵妄	昏迷

2. 通畅气道，改善通气。

3. 合理用氧 对Ⅱ型呼吸衰竭病人应给予低浓度（25%~29%）、低流量（1~2 L/min）鼻导管持续吸氧，以免缺氧纠正过快引起呼吸中枢抑制。如配合使用呼吸器和呼吸中枢兴奋剂可稍提高给氧浓度。给氧过程中若呼吸困难缓解、心率减慢、发绀减轻，表示氧疗有效；若呼吸过缓或意识障碍加深，须警惕二氧化碳潴留。

4. 用药护理

（1）按医嘱选择使用有效的抗生素控制呼吸道感染。

（2）按医嘱使用呼吸兴奋剂（如尼可刹米、洛贝林等），必须保持呼吸道通畅。注意观察用药后反应，防止药物过量；对烦躁不安、夜间失眠病人，慎用镇静剂，以防引起呼吸抑制。

（张桂花 苏维芳 吴彦茹）

第三章　心血管内科疾病护理

第一节　冠状动脉粥样硬化性的护理

冠状动脉粥样硬化性心脏病（简称冠心病，又称缺血性心脏病），是指冠状动脉粥样硬化后造成管腔狭窄或阻塞，导致心肌缺血、缺氧引起的心脏病。

动脉粥样硬化的病因尚未完全明了，可能与下列因素有关：①年龄：40 岁以上。②性别：男性高于女性，女性在绝经期后发病率与男性接近，女性雌激素有保护作用。③血脂异常：总胆固醇、三酰甘油、低密度脂蛋白增高，高密度脂蛋白降低。④血压增高。⑤吸烟：损伤血管内膜、促进动脉粥样硬化形成，使冠脉腔变小而导致冠心病。⑥糖尿病及糖耐量异常者。⑦肥胖、脑力活动紧张，加之缺乏体力活动和遗传等因素。⑧少活动，缺少体力活动，冠心病发病的危险增加。

一、心绞痛

心绞痛是指在冠状动脉粥样硬化的基础上发生的冠状动脉供血不足导致的心肌短暂、急剧缺血、缺氧所引起的临床综合征。

（一）病因和发病机制

冠状动脉粥样硬化所致的冠脉管腔狭窄和痉挛是心绞痛发生的最主要原因。劳累、情绪激动、饱食、受寒、急性循环衰竭是其发生的诱因。

（二）临床表现

症状：发作性胸痛或胸部不适是典型心绞痛的特点。

1. 疼痛部位　以胸骨体中段或上段之后常见，其次为心前区，可波及约手掌大小范围，可放射至左肩、左臂内侧，甚至可达左手无名指和小指，向上可放射至颈、咽部和下颌部。

2. 持续时间　多在 3 ~5 分钟内，很少超过 15 分钟。

3. 疼痛性质　压迫性、发闷、紧缩性或烧灼感，病人可因疼痛而停止原来的活动。

4. 诱发因素　多于体力劳动时或情绪激动、饱餐、受冷、吸烟、心动过速等情况而诱发。

5. 缓解因素　休息或含服硝酸甘油后可缓解。

（三）治疗原则

1. 心绞痛发作期治疗　即刻休息，硝酸甘油 0.3 ~0.6 mg 舌下含化，1 ~2 分钟起效，作用持续 30 分钟左右；硝酸异山梨醇酯 5 ~10 mg 舌下含化，2 ~5 分钟起效，作用持续 2 ~3小时。硝酸酯类药物是最有效、作用最快终止心绞痛发作的药物，可扩张冠脉，增加冠脉血流量，同时扩张外周血管，减轻心脏负担而缓解心绞痛。

2. 缓解期治疗　去除诱因，使用硝酸酯制剂，β受体阻滞剂，可减慢心率、降低心肌收缩力、减少耗氧量而预防心绞痛的发作。钙离子拮抗剂如普萘洛尔、阿替洛尔等能抑制钙离子进入心肌细胞，从而抑制心肌收缩及阻止钙离子进入冠脉及周围血管壁的平滑肌细胞内而扩张冠脉和周围血管。

预防发作：用抑制血小板聚集的药物如肠溶阿司匹林。

（四）护理措施

1. 一般护理

（1）休息：心绞痛发作时应立即就地休息，停止活动。舌下含服硝酸甘油。必要时给予镇静剂，如安定等。

（2）饮食：给予高维生素、低热量、低脂肪、低胆固醇、适量蛋白质、易消化的清淡饮食，少量多餐，避免过饱及刺激性食物与饮料，禁烟酒，多吃蔬菜、水果。

（3）心理护理。

（4）保持大便通畅。

2. 心电监护。

3. 病情观察

（1）观察疼痛的部位、性质、范围、放射性、持续时间、诱因及缓解方式。

（2）若有条件进行心电监护的病人，于心绞痛发作时，检测心电图观察其改变。

（3）含服硝酸甘油后应平卧，以防低血压发生，服药后可有头胀、面红、头晕、心悸等血管扩张的表现。

二、急性心肌梗死

急性心肌梗死是冠状动脉血供急剧减少或中断，使相应的心肌发生严重持久的缺血导致心肌坏死。

（一）病因和发病机制

在冠状动脉严重狭窄的基础上，心肌需血量猛增或冠脉血供锐减，使心肌缺血达1小时以上，即可发生急性心肌梗死。

（二）临床表现

1. 先兆表现　约半数病人发病数日或数周有新发生的心绞痛，或原有心绞痛发作频繁且程度加重、持续时间长、硝酸甘油效果不好，或有乏力、胸闷、心悸，发作时伴恶心、呕吐、大汗、血压波动、心律失常等症状。

2. 主要表现

（1）疼痛：为最早出现、最突出的症状，疼痛可持续数小时或数天，经休息和含服硝酸甘油无效。

（2）心源性休克：疼痛时血压可下降，如疼痛缓解时，收缩压80 mmHg，同时病人烦躁不安、面色苍白或青紫、皮肤湿冷、脉搏细速、尿量减少、反应迟钝，则为休克表现，常于心肌梗死后数小时至1周内发生。

（3）心律失常：是急性心肌梗死病人死亡的主要原因。多发生于病后1～2天内，而以24小时内发生率最高，也最危险。前壁心肌梗死，易发生快速室性心律失常，如室性心动过速，频发性、多源性室性期前收缩等。心室颤动常是急性心肌梗死致死原因。下壁心肌梗死易发生慢性心律失常，如房室传导阻滞等，并伴有血压下降。

（4）胃肠道症状：可有恶心、呕吐、上腹胀痛，严重者可有呃逆。

（5）发热：于发病24～48小时起有发热，体温38 ℃左右，由于坏死组织吸收引起，多在1周内恢复正常。

（三）辅助检查

1. 心电图改变

（1）特征性改变：面向坏死区的导联，出现宽而深的异常Q波；在面向坏死周围损伤区的导联S－T段抬高，呈弓背向上型；在面向损伤区周围心肌缺氧区的导联，出现T波倒置。

（2）动态性改变：起病数小时后S－T段弓背向上抬高，与T波连接成单向曲线，出现病理性Q波；数日后S－T段恢复至基线水平，T波低平、倒置或双向；数周后T波可逐渐恢复，病理性Q波永久遗留。

2. 血清心肌酶测定　门冬氨酸氨基转移酶、肌酸磷酸激酶、肌酸磷酸激酶同工酶及乳酸脱氢酶升高，其中肌酸磷酸激酶是出现最早、恢复最早的酶。肌酸磷酸激酶同工酶（CPK－MB）为心肌所特有，故具特征性。

（四）治疗原则

治疗原则是保持和维持心脏功能，防止梗死面积扩大，缩小缺血范围，并及时处理各种并发症。具体措施包括：

1. 急性期心电监护1周，如有并发症应延长监护时间。

2. 解除疼痛　哌替啶50～100 mg肌内注射或吗啡5～10 mg皮下注射，或罂粟碱30～90 mg肌内注射。

3. 心肌再灌注　溶栓疗法（尿激酶或链激酶静脉滴注）、经皮腔内冠状动脉成形术等。

4. 心律失常处理　室性心律失常应立即给予利多卡因静脉注射；发生室颤时立即实施电复律；对房室传导阻滞，可用阿托品、异丙肾上腺素，严重者需安装人工心脏起搏器。

5. 控制休克。

6. 治疗心力衰竭　使用哌替啶、呋塞米为主，辅以血管扩张剂以减轻心脏负荷。小剂量多巴酚丁胺有较好的疗效。急性心肌梗死24小时以内禁止使用洋地黄制剂。

（五）护理措施

1. 一般护理

（1）休息：急性心肌梗死病人第1周前三天绝对卧床休息；第4天可进行关节主动运动，坐位洗漱、进餐；第2周坐椅子上进餐，洗漱；第3周逐步离床在室内缓步走动。

（2）饮食：基本上同心绞痛病人，但第1周宜流质或半流质饮食。心功能不全及有高血压史者限制钠盐摄入。

（3）保持大便通畅：切忌用力排便，以防诱发心律失常、心脏破裂和猝死等，故应给予缓泻剂，或用开塞露塞肛。

2. 心电监护。

3. 病情观察。

4. 对症护理

（1）疼痛护理：就地停止活动，绝对卧床休息，注意保暖，严重者给予半卧位；禁忌刺激性饮料和食物。

（2）心源性休克护理：应将病人头部及腰部分别抬高30°～40°；高流量吸氧；密切观察生命体征；神志、尿量；必要时留置导尿管，保证静脉输液通畅；有条件者可通过肺动脉楔压（或称肺毛细血管楔压）进行监测；按时翻身，做好口鼻腔护理，预防褥疮，肺炎等并发症。

第二节 心律失常的护理

各种原因引起心脏冲动起源或冲动传导的异常导致心脏的节律和频率的改变，称为心律失常。正常的冲动由窦房结产生，沿结间束、房室结、希斯束、左右束支及浦肯野纤维传导，最终到达心室而产生一次完整的心动周期。

一、期前收缩

期前收缩是异位起搏点兴奋性增高，过早发出冲动引起的心律失常。根据异位起搏点部位的不同，可分为房性、交界区性和室性期前收缩。

（一）临床表现

偶发性期前收缩大多无症状，可有心悸或感到一次心跳加重或有心跳暂停感。频发期前收缩使心排血量降低，引起乏力、头晕、胸闷等。脉搏检查可有脉搏不齐，或脉搏短绌。

（二）心电图主要特征

1. 房性期前收缩　提早出现P波，其形态与窦性P波不同；P－R间期≥0.12秒，QRS波群形态与正常窦性心律的QRS波群相同，期前收缩后有不完全代偿间歇。

2. 室性期前收缩　QRS波群提前出现，形态宽大畸形，QRS时限＞0.12秒，其前无相关的P波；T波常与QRS波群的主波方向相反；期前收缩后有完全代偿间歇。

（三）治疗

偶发期前收缩无重要临床意义，一般不需特殊治疗，亦可用小量镇静剂（如地西泮）或β受体阻滞剂如普萘洛尔等。对反复发生、呈联律的期前收缩需应用抗心律失常药物治疗，如频发房性、交界区性期前收缩常选用维拉帕米、胺碘酮等；室性期前收缩常选用利多卡因、美西律等。洋地黄中毒引起的室性期前收缩应立即停用洋地黄，并给予补钾和苯妥英钠治疗。

二、阵发性心动过速

（一）临床表现

1. 阵发性室上性心动过速　突发突止，持续数分钟至数小时或数天不等。发作时有心悸、胸闷、乏力、头痛等。心脏听诊心率快而规则，常达 150 ~ 250 次/分。

2. 阵发性室性心动过速　由于快速心率及心房、心室收缩不协调而致心排出量降低，血流动力学明显障碍，心肌缺血，可出现呼吸困难、心绞痛、血压下降和晕厥。心脏听诊心率增快，心律可有轻度不齐，第一心音强弱不等。

（二）心电图主要特征

1. 阵发性室上性心动过速　连续 3 次或以上快而规则的房性或交界区性期前收缩（QRS 波群形态正常），频率每分钟在 150 ~ 250 次，P 波不易分辨。

2. 阵发性室性心动过速　连续 3 次或 3 次以上室性期前收缩（QRS 波群宽大畸形，>0.12 秒，T 波常与 QRS 波群主波方向相反），心室率 100 ~ 250 次/分，节律可略不规则。

（三）治疗

1. 阵发性室上性心动过速

（1）采取兴奋迷走神经的方法：刺激咽部引起呕吐反射、屏气法、按压颈动脉窦等。

（2）如上述方法无效则可选用药物治疗，如升压药物（常用间羟胺、去甲肾上腺素）、三磷腺苷、维拉帕米、β 受体阻滞剂等，但对于合并心力衰竭的病人，洋地黄可作首选。发作控制后，可继续服用控制发作的药物。

2. 阵发性室性心动过速　发作时治疗首选利多卡因静脉注射，其他药物有普鲁卡因胺、苯妥英钠、胺碘酮等。如上述药物无效，或病人已出现低血压、休克、心绞痛、充血性心力衰竭、脑血流灌注不足时，可用同步直流电复律。洋地黄中毒引起的室速，不宜应用电复律。

三、颤动

（一）心房颤动

心房内产生极快的冲动，心房内心肌纤维极不协调地乱颤，心房丧失有效的收缩。

1. 临床表现　房颤多发生于有器质性心脏病病人。心室率不快者，病人仅有心悸、气促、心前区不适等；心室率极快者（>150 次/min），可因心排血量降低而发生晕厥、急性肺水肿、心绞痛或休克。心脏听诊时心律绝对不规则、第一心音强弱不一致，脉搏亦快慢不均、强弱不等，发生脉搏短绌现象。持久性房颤，易形成左心房附壁血栓，若脱落可引起动脉栓塞。

2. 心电图主要特征　为窦性 P 波消失，代之以大小、形态及规律不一的基线波动（f 波），频率 350 ~ 600 次/min，QRS 波群形态正常，R－R 间期完全不规则，心室率极不规则，通常在 100 ~ 160 次/min。

3. 治疗原则　急性期应首选电复律治疗。心室率不快，发作时间短暂者无须特殊治疗；如心率快且发作时间长，可用洋地黄减慢心室率，维拉帕米、地尔硫卓等药物也可终止房颤。对持续性房颤病人，如有恢复正常窦性心律指征时，可用同步直流电复律或药物复律。

（二）心室颤动

心室内心肌纤维发生快而微弱的、不协调的乱颤，心室完全丧失射血能力，是最严重的心律失常。

1. 病因　最常见于急性心肌梗死，洋地黄中毒、严重低血钾、心脏手术、电击伤等也可引起。

2. 临床表现　室颤一旦发生，表现为意识丧失、发绀、抽搐，体检心音消失、脉搏触不到，血压测不到，继而呼吸停止、瞳孔散大甚至死亡。

3. 心电图改变　QRS 波群与 T 波消失，呈形状、频率、振幅高低各异，完全无规则的波浪状曲线。

4. 治疗原则　室颤可致心搏骤停，一旦发生应立即作非同步直流电除颤，同时配合胸外心脏按压和口对口人工呼吸，及经静脉注射复苏药物和抗心律失常药物等抢救措施。

四、房室传导阻滞

1. 临床表现

（1）第一度房室传导阻滞：病人多无自觉症状。

（2）第二度房室传导阻滞：第二度Ⅰ型（文氏型房室传导阻滞）病人常有心悸和心搏脱落感；第二度Ⅱ型（又称莫氏Ⅱ型）病人心室率较慢时，可有心悸、头晕、气急、乏力等症状，脉搏可不规则或慢而规则。

（3）第三度房室传导阻滞：如心率 30～50 次/分，则病人心跳缓慢，脉率慢而规则，出现心力衰竭和脑供血不全表现，有心悸、头昏、乏力的感觉，当心率 20 次/分，可引起阿－斯综合征，甚至心跳暂停。

2. 心电图主要特征

（1）第一度房室传导阻滞：P－R 间期 >0. 20 秒，无 QRS 波群脱落。

（2）第二度房室传导阻滞：文氏型房室传导阻滞的特征为：P－R 间期逐渐延长，直至 P 波后 QRS 波群脱落，之后 P－R 间期又恢复以前时限，如此周而复始；莫氏Ⅱ型的特征为 P－R 间期固定（正常或延长），每隔 1、2 个或 3 个 P 波后有 QRS 波群脱落。

（3）第三度房室传导阻滞（完全性房室传导阻滞）：心房和心室独立活动，P 波与 QRS 波群完全脱离关系，P－P 距离和 R－R 距离各自相等，心室率慢于心房率。

3. 治疗原则

（1）原发病治疗，如为洋地黄中毒引起者应停药，第一度及第二度文氏型房室传导阻滞，如病人无症状，心室率不慢者，一般不需治疗。心室率 40 次/分或症状明显者，可选用阿托品、麻黄碱或异丙肾上腺素提高心室率。

（2）第二度Ⅱ型房室传导阻滞和完全性房室传导阻滞病人，心室率缓慢，伴有血流动力学障碍，出现阿-斯综合征时，应立即按心搏骤停处理。反复发作者应及时安装人工心脏起搏器。

五、心律失常病人护理措施

心脏骤停是指心脏突然停止有效的排血、血液循环突然中断，引起全身严重缺氧，其临床表现如下。

（1）突然意识丧失、昏迷或抽搐。

（2）大动脉搏动消失（颈动脉、肱动脉、股动脉）。

（3）心音消失、血压测不到。

（4）呼吸停止或发绀。

（5）瞳孔放大及发绀。

引起猝死危险的心律失常：

（1）潜在引起猝死危险的心律失常有频发、多源、成对 RonT 室性期前收缩，室上性阵发性心动过速，心房扑动与心室颤动，较重的Ⅱ度型房室传导阻滞等。

（2）随时有猝死危险的严重心律失常是室性阵发性心动过速、心室扑动、心室颤动与Ⅲ度房室传导阻滞等。

出现上述心源性休克、阿－斯综合征、心脏骤停、心律失常应予以相应护理。

第三节　原发性高血压的护理

1999 年 10 月中国高血压联盟将高血压定义为：18 岁以上成年人在未服降压药的情况下，收缩压≥140 mmHg 和（或）舒张压≥90 mmHg，并能除外继发性高血压者，可诊断原发性高血压。目前采用的是 1999 年 WHO/ISH（世界卫生组织/国际高血压联盟）血压分级（表 12）。

表 12　1999 年 WHO/ISH 血压分级

类别	收缩压（mmHg）	舒张压（mmHg）
理想血压	120	80
正常血压	130	85
正常高限	130－139	85～89
Ⅰ级高血压（轻型）	140～159	和（或）90～99
Ⅱ级高血压（中型）	160－179	和（或）100～109
Ⅲ级高血压（重型）	≥180	和（或）≥110
单纯收缩期高血压	≥140	和＜90
亚组：临界高血压	140～149	和＜90

一、病因和发病机制

（一）病因

可能的发病因素有：遗传因素、年龄增大、脑力活动过度紧张、环境因素、摄入钠盐较多及体重超重等。

（二）发病机制

1. 高级神经中枢功能失调　在高血压发病中占主导地位，反复过度紧张与精神刺激引起交感神经兴奋、儿茶酚胺分泌增加，使心排出量和外周血管阻力增加。

2. 肾素－血管紧张素系统　肾小球入球小动脉的球旁细胞分泌肾素，可作用于肝合成的血管紧张素质原而生成血管紧张素Ⅰ，经血管紧张素转换酶的作用转为血管紧张素Ⅱ。

3. 内分泌因素　肾上腺髓质分泌去甲肾上腺素增多，引起外周小血管收缩；肾上腺素增多增加心排血量，均可使血压升高。

4. 血管内皮功能异常　正常情况下，血管舒张物质和收缩物质保持平衡。

（1）舒张物质：依前列醇内皮依赖舒张因子等，均可舒张血管。

（2）收缩物质：内皮素、血管收缩因子、血管紧张素Ⅱ等，均可收缩血管。

5. 胰岛素抵抗　大多数病人空腹胰岛素水平增高，可能与血压升高有关。

二、临床表现及预后

（一）一般表现

头晕、头痛、耳鸣、眼花、乏力、失眠等，有时有心悸和心前区不适感。

（二）并发症

血压持续性升高，可导致脑、心、肾、眼底等靶器官受损的表现。

1. 脑血管意外　长期血压升高使血管硬化，在此基础上可发生脑动脉血栓形成和微小动脉瘤，血压骤然升高可引起破裂而致脑出血。

2. 心力衰竭　长期血压升高使左心室后负荷加重，心肌肥厚与扩大，逐渐进展可出现心力衰竭。长期血压升高有利于动脉粥样硬化的形成而发生冠心病。

3. 肾衰竭　长期血压升高使肾小动脉硬化，肾实质缺血。可出现蛋白尿、肾功能损害。

4. 视网膜改变　视网膜动脉狭窄、出血、渗出。

5. 血管疾病　夹层动脉瘤、症状性动脉疾病。

（三）预后

根据高血压水平和危险性分层决定预后（表13）。

表13　原发性高血压预后

	Ⅰ级高血压	Ⅱ级高血压	Ⅲ级高血压
一层（无危险因素）	低危	中危	高危
二层（1～2个危险因素）	中危	中危	很高危
三层（>3个危险因素）	高危	高危	很高危
四层（靶器官损害）	很高危	很高危	很高危

（四）高血压病危险因素

用于危险性分层的危险因素：

1. 收缩压与舒张压水平（Ⅰ～Ⅲ级）。
2. 年龄　男>55岁，女>65岁。
3. 胆固醇>6.5 mmol/L。
4. 家族早发心血管病史　男>55岁，女>65岁。

影响预后的其他危险因素有：HDL下降、LDL升高、肥胖、糖尿病伴微量蛋白尿、糖耐量异常、缺乏体力活动、高纤维蛋白原血症等。

靶器官损害：①左室肥厚（心电图、超声心动、X线）；②蛋白尿和（或）血浆肌酐浓度轻度增高（106～177 μmol/L）；③超声波或X线证实有动脉粥样斑块（位于颈、髂、股或主动脉）；④视网膜动脉普遍或灶性狭窄。

三、治疗原则

（一）非药物治疗

适合于各级高血压病人　限制钠盐摄入、减少膳食脂肪、补充适量蛋白质、运动、减轻体重，保持健康心态、减少精神压力、戒烟等。

（二）药物治疗

1. 利尿剂　抑制钠、水重吸收，减少血容量，降低心排出量而降压。常用呋塞米，主要副作用有电解质紊乱和高尿酸血症。
2. α受体阻滞剂　减慢心率、降低心排出量，抑制肾素释放、降低外周阻力而达降压目的。常用阿替洛尔，主要副作用有心动过缓和支气管收缩，阻塞性支气管疾病病人禁用。
3. 钙通道阻滞剂　阻止钙离子进入心肌细胞，从而降低心肌收缩力，阻滞钙离子进入血管壁的平滑肌细胞内致平滑肌松弛（但不影响钙离子进入骨骼），扩张外周血管而降压。常用硝苯地平，主要副作用有颜面潮红、头痛，长期服用硝苯地平可出现胫前水肿。
4. 血管紧张素转化酶抑制剂　抑制血管紧张素Ⅱ的生成，松弛血管，降低血压。常用卡托普利，或同类药如福辛普利等，主要副作用有干咳、味觉异常、皮疹等。
5. α_1受体阻滞剂　选择性阻断突触后α_1受体而扩张外周血管，降低血压。常用哌唑嗪，主要副作用有心悸、头疼、嗜睡。

四、护理措施

（一）一般护理

1. 休息　早期病人宜适当休息。对血压较高、症状较多或有器官损害表现者应充分休息。
2. 饮食　注意饮食调节，以低盐、低动物脂肪饮食为宜，摄入钠盐<6g/d，避免高胆固醇食物，多食含维生素和蛋白质食物，食油选用豆油、菜油、麻油或玉米油，避免进食

花生油和椰子油。对体重超标准者饮食宜清淡、适当控制食量和总热量。不酗酒，不吸烟。

（二）病情观察

1. 要在固定条件下测量血压，测前静坐（或卧）30分钟。

2. 当收缩压超过200 mmHg，应及时与医师联系给予必要处理。

3. 如发现血压急剧升高，病人出现头痛、呕吐等症状、应考虑发生高血压脑病或高血压危象之可能，于通知医师的同时，准备快速降压药物、脱水剂和止惊剂备用。

（三）用药护理

药物一般从小量开始，可联合数种药物，以增强疗效，减少副作用，应遵医嘱调整剂量，不得自行增减和撤换药物，一般病人需长期服药；降压不宜过快过低，因可减少组织血液供应，尤其老年人，可因血压过低而影响脑部供血；当出现头晕、眼花、恶心、眩晕时，应立即平卧，以增加回心血量，改善脑部血液供应。

第四节 心脏瓣膜病的护理

风湿性心瓣膜病与甲族乙型溶血型链球菌反复感染有关，感染后病人对链球菌产生免疫反应，使心脏结缔组织发生炎症病变。急性炎症的修复过程中，心脏瓣膜增厚、变硬、畸形、相互粘连致瓣膜的开放受到限制，阻碍血液正常流通，称为瓣膜狭窄；如心脏瓣膜因增厚、缩短而不能完全闭合，称为关闭不全。最常受累者为二尖瓣，其次为主动脉瓣。

一、常见临床类型临床表现

（一）二尖瓣狭窄

1. 病理生理

（1）左房衰竭期：在心室舒张时，由于二尖瓣狭窄，使左心房不能正常排空，引起左心房压力增高，左心房通过扩张和肥厚来代偿，一旦失代偿便发生左房衰竭。

（2）右心衰竭期：随着左房压力增高，肺静脉及肺毛细血管压力亦升高，引起肺淤血，严重时可致肺水肿、肺动脉高压及右心室压力增高、右心室肥大至右心衰竭。同时因通过二尖瓣口的血流减少，心排出量降低导致冠状动脉及外周动脉灌注减少。

2. 临床表现　劳力性呼吸困难为最常出现的早期症状，伴有咳嗽、咯血，随着瓣膜口狭窄加重，出现阵发性夜间呼吸困难，严重时可致急性肺水肿，此时咳大量粉红色泡沫痰。因心律失常（尤其是房颤）可致心悸。因心功能减退，心排出量减少可致乏力、疲劳。右心衰竭时，可因胃肠道淤血和体循环淤血，出现食欲减退、腹胀、肝区疼痛、下肢浮肿。

3. 体检　在心尖区可触及舒张期震颤；心尖部可闻及舒张期隆隆样杂音，是最重要的体征；心尖区第一心音亢进及二尖瓣开放拍击音；肺动脉瓣区第二心音亢进、分裂；此外，尚可出现面颊紫红、口唇轻度发绀，称“二尖瓣面容”。

（二）二尖瓣关闭不全

1. 病理生理　当心室收缩时，由于二尖瓣不能完全关闭，大部分血液进入主动脉时，部分血液返流到左心房，使左心房的充盈度和压力增加，而左心室的排血量降低。心室舒张时，由于左心房流入左心室的血量较正常增多。导致左心房和左心室肥大，最后引起左心衰竭，左心衰竭使左心室舒张末期压力增高，左心房压力进一步增高，以致肺淤血和肺动脉压力增高，引起右心室肥大和衰竭，最后发展为全心衰竭。

2. 临床表现　轻者可无症状，较重者出现疲倦、心悸、劳力性呼吸困难等左心功能不全的表现，后期可出现右心功能不全的表现。

3. 体检　心尖区全收缩期粗糙吹风样杂音是最重要的体征；心尖搏动增强并向左下移位；第一心音减弱；肺动脉瓣区第二心音亢进。

（三）主动脉瓣关闭不全

1. 病理生理　主动脉瓣关闭不全时，左心室在舒张期不仅接受左心房流入的血液，还要接受由主动脉反流回来的血液，使左心室负荷增加，肥厚扩张，产生左心衰竭，继后可引起右心衰竭。若反流量大，主动脉舒张压显著降低，可引起冠状动脉灌注不足而产生心绞痛。

2. 临床表现　早期因心排出量增加，病人常主诉心悸，头部强烈的震动感，亦可出现心绞痛，病情发展到最后可发生全心衰竭。

3. 体检　第二主动脉瓣区可听到舒张早期叹气样杂音，颈动脉搏明显，脉压增大而产生周围血管征，如毛细血管搏动征、水冲脉、大动脉枪击音等。

（四）主动脉瓣狭窄

1. 病理生理　由于主动脉瓣狭窄，排血受阻，使左心室后负荷加重，久之使右心室肥大，导致左心功能不全。

2. 临床表现　因左心室排血量显著降低，使冠状动脉及脑的血流量减少，可出现心绞痛、眩晕、昏厥甚至猝死。当左心功能不全时，出现疲乏、劳力性呼吸困难。

3. 体检　主动脉瓣区可听到响亮、粗糙的收缩期吹风样杂音是主动脉瓣狭窄最重要的体征，可向颈部传导。主动脉瓣区触及收缩期震颤。

二、并发症

1. 充血性心力衰竭　风湿性心瓣膜病最常见的并发症，是本病就诊和致死的主要原因。常因风湿活动、妊娠、感染、心律失常、洋地黄使用不当和劳累而诱发。

2. 心律失常　以心房颤动最多见，并发心房颤动后常诱发或加重心力衰竭。

3. 亚急性感染性心内膜炎　可见于主动脉瓣关闭不全病人，常见致病菌为草绿色链球菌。临床上常有发热、寒战、皮肤黏膜瘀点、进行性贫血，病程长的病人可出现脾大、杵状指等全身感染的表现。心内膜赘生物脱落引起周围动脉栓塞，其中以脑动脉栓塞最多见。

4. 栓塞　多见于二尖瓣狭窄伴有房颤的病人，血栓脱落引起周围动脉栓塞，以脑动脉栓塞最为常见。此外，长期卧床的心力衰竭病人有下肢静脉血栓形成时，如血栓脱落可导致肺栓塞。

三、治疗原则

治疗本病的根本方法是手术，如二尖瓣交界分离术、人工心瓣膜置换术等，内科治疗以保持和改善心脏代偿功能、积极预防及控制风湿活动及并发症发生为主。

四、护理措施

1. 减轻心脏负担

（1）按心功能分级安排活动量。

（2）合并主动脉瓣病变应限制活动，风湿活动时卧床休息。

2. 预防和护理风湿热复发　风湿热复发时应注意休息，病变关节应制动、保暖，并用软垫固定、避免受压和碰撞，可用局部热敷或按摩，增加血液循环，减轻疼痛，遵医嘱使用止痛剂。

3. 预防和护理心衰　严格控制入量及输液滴速、预防呼吸道感染及风湿活动、保持大便通畅、注意休息，如发生心力衰竭安置病人半卧位同时吸氧；给予低热量、易消化饮食，宜少量多餐，心衰缓解后可适量补充营养，提高机体抵抗力。

4. 防止栓塞发生

（1）腿部活动保持肌肉张力，以防发生下肢静脉血栓形成。

（2）合并房颤者服阿司匹林，防止附壁血栓形成。

（3）避免剧烈运动和突然改变体位，以免诱发附壁血栓脱落、栓塞动脉。

（4）观察栓塞发生的征兆　脑栓塞可引起偏瘫，四肢动脉栓塞可引起剧烈疼痛，肾动脉栓塞可引起剧烈腰痛，肺动脉栓塞可引起突然剧烈胸痛和呼吸困难等。

第五节　心力衰竭的护理

心力衰竭是各种心脏疾病导致心功能不全的一种综合征，主要是心排血量不足而导致肺循环或体循环淤血的表现，又称充血性心力衰竭。心力衰竭是指出现临床症状的心功能不全，但心功能不全不一定伴有心力衰竭。心力衰竭临床类型分急性和慢性两种，其中慢性居多。按其部位分左心衰竭和右心衰竭、全心衰竭。

一、慢性心力衰竭

慢性心力衰竭又称充血性心力衰竭，是心血管疾病的最终归宿。

（一）评估要点

1. 病因与心血管病病史　诱因、感染、心律失常、劳累、水电解质紊乱、妊娠和分娩、情绪激动。

2. 主要症状和体征

（1）左心衰竭主要是肺淤血及心排血量降低：劳力性呼吸困难、阵发性夜间呼吸困难、端坐呼吸、严重时急性肺水肿；咳嗽、咳痰和咯血；乏力、头晕、心悸；少尿及肾功能不全症状。

（2）右心衰竭主要表现为体循环淤血：食欲减退、恶心呕吐、尿少、腹胀、颈静脉怒张、肝大、水肿。

3. 实验室及辅助检查 ①胸部X线：左心衰竭可有肺门阴影增大、肺纹理增加；右心衰竭可见右心室增大；②心电图检查：左心室肥厚劳损、右心室肥大等改变。

（二）护理要点

1. 护理问题 气体交换受损，体液过多，活动无耐力，潜在并发症。

2. 护理措施

（1）取半卧位、吸氧、控制输液量及输液速度；鼓励病人在心功能改善后尽早活动，增加肺活量。

（2）遵医嘱给强心、利尿、扩血管药物，并观察药物疗效及不良反应。

（3）限制钠盐摄入，每天少于5 g，控制液体入量。注意水肿消退情况，每日测体重。

（4）注意观察用药效果及不良反应，特别观察低血钾及高血钾的发生。

（5）根据病人心功能状态决定其活动量：①心功能Ⅰ级：不限制病人一般体力活动，但要避免剧烈运动和重体力劳动；②心功能Ⅱ级：体力活动应适当限制，增加午休，强调下午多休息，做轻体力工作和家务劳动；③心功能Ⅲ级：一般的体力活动应严格限制，每天休息时间要充分，日常生活可自理或协助自理；④心功能Ⅳ级：绝对卧床休息，生活由他人照顾。当病情好转后，鼓励病人不要延长卧床时间，应尽早做适量的活动，避免长期卧床导致静脉血栓形成、肺栓塞、便秘、虚弱、直立性低血压。

（6）病人活动中有呼吸困难、心悸、疲劳等不适时应停止活动，以此作为限制最大活动量的指征。

（7）洋地黄类药的治疗量接近中毒量，故应严密观察洋地黄中毒反应。如脉搏低于60次/min时应暂停服药；胃肠道反应、神经系统反应，如黄绿视等亦即停药。

（8）一旦发现中毒，立即处理。停用洋地黄及排钾利尿剂，补钾，纠正心律失常。

（三）健康教育

1. 指导病人积极治疗原发病，维护心脏功能；避免诱发因素，如感染、过度劳累、情绪激动、钠盐摄入过多等；育龄妇女应避孕。

2. 饮食宜清淡、低盐、易消化、富含营养、含适量纤维素，每餐不宜过饱，多食蔬菜、水果，防止便秘。

3. 严格遵医嘱服药，强调不随意增减或撤换药的重要性。服洋地黄者应会识别中毒反应并及时就诊；用血管扩张剂者，改变体位时动作不宜过快，防止直立性低血压。

4. 合理安排休息，避免劳累，活动量要适宜，以不出现心悸、气急为原则。适当活动有利于提高心脏储备力和活动耐力，改善心功能及生活质量。嘱病人定期门诊、防止病情发展。

二、急性心力衰竭

急性心力衰竭是指由于急性心脏病变引起心排血量显著、急骤降低导致组织器官灌注不足和急性淤血综合征。急性左心衰竭临床上常见急性肺水肿。

（一）评估要点

1. 了解既往心脏病史及引起急性心力衰竭的诱发因素，如急性弥漫性心肌损害和急性心肌排血量受阻或舒张受限、严重心律失常及静脉输液量过速或过量。

2. 突然起病，进展迅速，严重呼吸困难，端坐呼吸，烦躁不安，大汗淋漓，咳粉红色泡沫痰。

3. 心率增快，心尖可闻及舒张期奔马律，两肺布满湿性啰音及哮鸣音。动脉压早期升高，随后下降，严重时出现心源性休克。

（二）护理要点

1. 护理问题　气体交换受损；清理呼吸道无效。

2. 护理措施

（1）立即端坐位，双腿下垂。减少回心血量，减轻肺水肿。

（2）高流量吸氧，6～8 L/min，通过20%～30%的乙醇湿化，以降低肺泡内表面张力，使泡沫消散，增加气体交换面积。病情特别严重者给面罩，用麻醉机加压给氧。

（3）迅速建立静脉通道，遵医嘱正确用药，观察药物不良反应。吗啡5～10 mg静脉注射，10 min推完。快速利尿，呋塞米20～40 mg静推2 min推完。硝普钠应现用现配，避光滴注，注意血压。

（4）应观察病人咳嗽情况，痰液性质和量，协助病人咳嗽，及时清除口鼻分泌物，必要时吸痰。

（三）健康教育

向病人及家属讲明急性心力衰竭的诱因，积极治疗原有心脏病。在静脉输液时嘱病人主动告诉护士自己有心脏病史，以便输液控制速度及输液量。

（张桂花　苏维芳　吴彦茹）

第四章　消化内科疾病护理

第一节　胃、十二指肠溃疡的护理

胃、十二指肠溃疡是男性青壮年常见疾病，其特点是位于十二指肠肠壁的局限性圆形的缺损及发生在邻近于幽门两侧的慢性溃疡。

一、护理评估

1. 病因

（1）胃酸过多激活胃蛋白酶，发生“自家消化”。

（2）胃黏膜屏障破坏非类固醇性抗炎药引起胃黏膜水肿、出血、糜烂而导致溃疡。

（3）精神遗传因素，持续强烈的精神紧张、忧虑与溃疡发病有一定关系。

2. 症状及体征　隐痛、消化不良、呕吐、呃逆、大便潜血。若持续便血可出现面色苍白，巩膜无血色等贫血征象。易出现急性穿孔、大出血，幽门梗阻及癌变。

3. 实验室及辅助检查

（1）血常规检查部分病人红细胞计数和血细胞比容下降。

（2）X 线钡餐检查可见溃疡龛影。

（3）纤维胃镜检查可见病变部位，还可吸取病变组织检查，以鉴别出血原因。

二、护理要点

1. 护理问题　体液不足与营养失调，潜在并发症如出血、穿孔、幽门梗阻。

2. 护理措施

（1）术前护理：①术前根据病人情况制定饮食计划，给予高营养、高维生素、高热量、易消化饮食，以纠正营养失调。②穿孔或急性出血病人需进行急诊手术，病人常有恐惧心理，应给予必要的解释和安慰。同时行胃肠减压、输血、补液。诊断明确者可适当给止痛药。③幽门梗阻病人术前应进流质饮食或禁食，以减少胃内容物滞留。术前盐水洗胃，可使胃黏膜水肿减轻。

（2）术后护理：①术后严密监测生命体征，保持胃肠减压通畅，维持水电解质平衡。②病人血压平稳后可采取半卧位，以保持腹肌松弛，改善呼吸和循环。③鼓励病人深呼吸，有效咳嗽排痰，防止肺部并发症。④病人疼痛时可适当给予止痛药。⑤术后 48 ~ 72 h 肠功能恢复后，可拔除胃管。拔管后可给少量饮水。术后 2 天进半量流质、3 天进全量流质、4 天进半流质、10 ~ 14 天可进软食。进食应注意少量多餐，一般需要 6 个月到 1 年才能恢复每天 3 餐饮食。⑥术后并发症的观察和护理。

三、健康教育

1. 向病人及家属介绍溃疡病的病因、诱发因素。

2. 讲解有规律的生活和饮食调理及规范化治疗的意义。

3. 使病人了解手术治疗的必要性，手术的疗效可靠。

4. 增强病人战胜疾病的信心，出院后有不适应立即就诊。

第二节 胃癌的护理

早期胃癌是指所有局限于黏膜或黏膜下层的胃癌。进展期胃癌在临床上分为块状型、溃疡型和弥漫型；从组织学上分腺癌、腺鳞癌、鳞状细胞癌、未分化癌和未分化类癌。其转移途径有直接蔓延、淋巴转移、血行转移及腹腔种植。

一、护理评估

1. 病因

（1）饮食因素：进食熏烤食物、腌制食物及添加防腐剂食物，可诱发胃癌。

（2）环境因素：胃癌发病率在不同国家之间有明显差异。

（3）遗传因素：胃癌常见于近亲，同时 A 型血的人胃癌发病率高于其他血型。

（4）疾病因素：胃息肉、胃溃疡等可发生癌变。

2. 症状及体征　早期胃癌症状不明显，表现为模糊的上腹不适、食欲减退、轻度贫血。随病情发展，上述病情加重，消瘦，出现幽门梗阻。癌肿破溃或侵袭血管可致隐血和黑便，也可突发上消化道出血。晚期病人贫血明显成恶病质。查体可有上腹肿块、肝大、腹水。

二、护理要点

1. 护理问题　营养失调，潜在并发症如出血、穿孔、梗阻。

2. 护理措施

（1）给予高蛋白、高热量、高维生素、易消化饮食，注意少量多餐。术前 1 天进流质饮食。

（2）病人营养情况差者，术前应给予纠正，必要时静脉补充血浆或全血，以提高病人手术耐受力。

（3）术前 12 h 禁食、4 h 禁饮，术前安置胃管，必要时放置尿管。

（4）术后应注意肺部并发症的预防及营养支持。如经胸全胃切除者，要注意胸腔闭式引流的通畅。

（5）观察术后化疗期间出现的不良反应如恶心、呕吐等消化道症状，应给予对症处理。

三、健康教育

1. 让病人及家属了解胃癌发生的相关因素，指导合理饮食，防止与胃癌有关的疾病。

2. 讲解术后并发症的表现及预防。

3. 讲解化疗的有关事项。

4. 定期随访，检查血象、肝功能等。

第三节　胃炎的护理

一、急性胃炎

急性胃炎系指各种病因所致的胃黏膜的急性炎性病变。主要病变是黏膜糜烂和出血，故又称为急性糜烂出血性胃炎。

（一）评估要点

1. 急性应激及某些药物如非甾体抗炎药、肾上腺糖皮质激素及酗酒等所致。
2. 幽门螺杆菌感染史。
3. 有上腹部不适、疼痛、恶心、呕吐等症状；糜烂性胃炎可有上消化道出血；伴发肠炎时可有腹泻、大便呈水样，故又称急性胃肠炎。

（二）护理要点

1. 向病人说明病因，帮助去除发病因素，控制病情进展。
2. 指导病人正确用药、合理膳食。
3. 让病人休息，给予心理护理。

（三）健康教育

根据病人具体情况进行指导，避免使用对胃黏膜有刺激的食物、药品。消除病因、及时治疗、预防复发是防止发展成慢性胃炎的主要手段。

二、慢性胃炎

慢性胃炎是指不同病因引起的慢性胃黏膜炎性病变。按组织学变化分为浅表性、萎缩性和肥厚性；按解剖部位分为胃窦炎（B 型）、胃体炎（A 型）和全胃炎。

（一）评估要点

1. 慢性经过，病程迁延，可反复发作。
2. 上腹部饱胀不适，无规律性腹痛，嗳气、泛酸、恶心、呕吐、食欲减退。
3. 可有反复小量上消化道出血，由急性糜烂所致。胃体胃炎可伴发缺铁性贫血。
4. 胃镜检查和胃黏膜活检是可靠的诊断方法，同时可检测幽门螺杆菌。

（二）护理要点

1. 护理问题　疼痛，营养失调。
2. 护理措施

（1）急性发作时卧床休息，可采取针灸、去除精神紧张等方法减轻病人疼痛，亦可服颠茄等药。

（2）消除病因，戒烟酒，避免对胃有刺激的食物及药物，纠正不良饮食习惯。

（3）遵医嘱服制酸药和抑酸药、促胃功能药、助消化药、抗菌药或贫血药，并观察疗效。

（4）鼓励病人晨起、睡前、进食后刷牙、漱口，保持口腔卫生。

（三）健康教育

1. 向病人说明病因，饮食习惯应规律、卫生。避免使用对胃有刺激的药及食物。

2. 嘱病人按时服药，有异常时定时复诊。

第四节　肝硬化的护理

肝硬化是以广泛的肝细胞变性坏死、再生结节形成、结缔组织增生、假小叶形成为病理特点，肝功能损害和门静脉高压为主要临床表现的慢性进行性弥漫性肝病。

一、评估要点

1. 病史　有病毒性肝炎、血吸虫、长期酗酒或营养不良等病史。

2. 代偿期　可有乏力、食欲减退、恶心、腹胀，肝轻度肿大、质偏硬；脾轻度或中度肿大；肝功正常或轻度异常。

3. 失代偿期　肝功能减退；消瘦，疲乏，低热，水肿，皮肤干枯、肝性面容；食欲明显减退，上腹饱胀，恶心呕吐，腹泻，黄疸。常有出血倾向和贫血及蜘蛛痣和肝掌。肝性脑病病人精神异常、意识障碍，甚至昏迷。

4. 门静脉高压症　脾大，侧支循环建立与开放，食管下端和胃底静脉曲张，破裂时可引起上消化道大出血。腹壁静脉曲张。痔静脉曲张，形成痔核，破裂时有便血。

5. 其他　腹水，失代偿期，转氨酶增高，血清胆红素增高，白蛋白球蛋白比例倒置。

二、护理要点

1. 护理问题　营养失调，体液过多，活动无耐力，有皮肤完整性受损的危险。

2. 护理措施

（1）饮食治疗原则为高热量、高蛋白、高维生素、易消化饮食。血氨高时限制或禁食蛋白质；有腹水者应低盐或无盐饮食，限制进水量；食管胃底静脉曲张者应软食，以防损伤曲张静脉导致出血。

（2）多卧床休息，可抬高下肢，减轻水肿。教育病人控制水和钠的入量，准确记录出入量。

（3）遵医嘱应用利尿剂，放腹水后密切观察有否水电解质紊乱、酸碱平衡失常的情况，防止肝性脑病及功能性肾衰竭的发生。

（4）腹腔穿刺放腹水时。术前应测量体重、腹围、生命体征、排空膀胱免误伤；术中及术后监测生命体征；术毕用无菌敷料覆盖穿刺部位，有溢液时用明胶海棉处理；术后缚紧腹带，以免腹内压骤然下降；记录抽出水量、性质、颜色，标本及时送检。

（5）代偿期病人做轻工作，避免过度劳累；失代偿期则以卧床休息为主，活动量以不感到疲劳、不加重症状为度。

（6）大量腹水采取半卧位，减轻呼吸困难。

（7）应保持皮肤清洁，衣着宽大，床铺平整洁净，定时更换体位，防止褥疮或皮肤感染。

三、健康教育

1. 指导病人及家属掌握本病的知识和自我护理方法，保持心情愉快。

2. 保持身心不疲劳，有足够睡眠，活动量以不加重疲劳感为度。注意个人卫生，防感染，加强营养。

3. 遵医嘱服药，以免服药不当而加重肝脏负担及肝功损害。教会病人观察药物疗效和不良反应。如服利尿药时出现软弱无力，心悸及低钠、低钾血症时应及时就医。

4. 家属应理解和关心病人，给予精神及生活照顾。细心观察病情变化。

第五节 肝性脑病的护理

肝性脑病又称肝昏迷，是严重肝病引起的以代谢紊乱为基础的中枢神经系统综合征，临床以意识障碍和昏迷为主要表现。

一、评估要点

1. 常见诱因　严重肝病，伴上消化道出血、感染，大量排钾利尿，大量放腹水，高蛋白饮食，使用安眠镇静药、便秘药。

2. 神经改变精神　早期性格改变、行为异常；二期出现意识错乱、行为及睡眠失常；三期发昏睡神志不清、精神错乱；四期昏迷期。

3. 明显肝功能损害　血氨增高，急性肝性脑病血氨可正常，血氨增高与病情不一致。

二、护理要点

1. 护理问题　感知改变。

2. 护理措施

（1）严密观察病人思维、认知的变化，判断意识障碍的程度。加强对生命体征的监测；定期查肝、肾功能及电解质变化。

（2）消除诱因，控制感染及上消化道出血，及时纠正水、电解质及酸碱平衡紊乱。禁用镇静药。保护脑细胞功能，防止脑水肿。

（3）合理饮食，饮食以糖类为主，限制蛋白摄入，开始数日禁食蛋白质，随着病情改善，逐步增加蛋白质。

（4）减少肠内毒物的生成和吸收。①灌肠或导泻清除肠内积血，用生理盐水或弱酸液灌肠，忌用碱性肥皂水。可口服硫酸镁导泻；②抑制肠内细菌生长减少氨的形成，清洁肠道可用新霉素 2 ~4 g/d 口服；酸化肠道可用乳果糖 45 ~60 g/d，分次服。

（5）促进有毒物质代谢，清除及纠正氨基酸代谢紊乱，如除氨药物应用。

三、健康教育

1. 指导病人及家属掌握引起及防治肝性脑病的基本知识，防止和减少肝性脑病的发生。

2. 指导家属给病人以精神和生活照顾。家属学会观察病情，避免诱发因素。发现性格及行为改变，应及时就医。

第六节 原发性肝癌的护理

原发性肝癌是自肝细胞或肝内胆管细胞发生的癌肿，在我国占恶性肿瘤的第三位，仅次于胃癌和食管癌。

病理按大体形态分型：①巨块型：最多见，癌块＞10 cm。可呈单个、多个或融合成块，多为圆形、质硬、容易发生坏死，引起肝破裂；②结节型：大小和数目不等的癌结节，直径在5 cm左右，结节多数在肝右叶，常伴有肝硬化；③弥漫型：米粒至黄豆大小的癌结节散布全肝，肝大不明显，甚至可缩小；④小癌型：孤立的直径小于3 cm的癌结节称为小癌型。

按组织学分型：①肝细胞癌最多见，约占肝癌的90%。分化差者常有巨核及多核；②胆管上皮癌较少见，其组织结构多为腺癌或单纯癌；③混合型：上述二型同时存在，或呈过渡形态，不完全像肝细胞或胆管细胞，此型更少见。

一、护理评估

1. 病史 了解病人有无乙型、丙型病毒性肝炎感染史，肝硬化病史，感染时间长短以及治疗情况；了解病人生活习惯及生活环境，是否长期食用发霉粮食或霉制品，是否长期饮用被致癌物污染的沟塘水；了解病人职业，是否长期接触有机氯农药、亚硝胺类、酒精等致癌因素。

2. 主要临床表现 本病起病隐匿，早期缺乏典型症状，常经AFP普查检出的早期肝癌可无症状和体征，一旦症状明显，则多属中晚期。

（1）肝区疼痛：肝区疼痛是常见症状，约半数以上病人有肝区疼痛，呈持续性胀痛或钝痛，与肿瘤增长快速，肝包膜被牵拉有关。肿瘤生长缓慢，可无痛或轻微钝痛，如病变侵犯膈，疼痛可牵涉右肩，如肝表面癌结节破裂，可引起剧烈腹痛，产生急腹症表现，出血量大，会引起晕厥和休克的表现。

（2）肝大：肝进行性肿大、质坚硬，凸凹不平、有大小不等的结节或巨块、边缘钝而不整齐，有压痛。癌肿在膈面者可使膈明显抬高。癌肿在右肋弓下或剑突下时，上腹可呈局部隆起或饱满。位于肝下缘的癌结节最容易触到。

（3）黄疸：晚期出现，可因肝细胞损害或肿瘤压迫侵犯肝门附近胆管或癌组织和血块脱落引起胆道梗阻所致。

（4）肝硬化征象：肝癌伴肝硬化门脉高压者有脾大，腹水，静脉侧支循环等表现。腹水迅速增多，一般为漏出液、血性腹水多因癌肿侵犯肝包膜或向腹腔内破溃而引起，或因腹膜转移癌引起。

（5）全身性表现：进行性消瘦、发热、食欲缺乏、乏力、营养不良和恶病质等。少数肝病病人由于癌肿本身代谢异常，而致病人的内分泌或代谢异常，产生特殊的全身表现，如低血糖症、红细胞增多症较常见；高血钙、高血脂、类癌等罕见。对肝大且伴有上述表现的病人，应警惕肝癌的存在。

（6）转移灶表现：肿瘤通过血行，淋巴和种植途径转移，以血行转移最常见。肺部转移几乎达半数，其次为肾上腺、骨、肾、脑等部位。如胸腔转移可有胸水征，骨骼或脊柱转移可有局部压痛或神经受压表现。

3. 心理社会评估　由于原发性肝癌是恶性肿瘤之一，一旦确诊，病人表现恐惧、惊慌感，产生恐惧、悲观心理。

4. 护理体检　慢性重病容，面色晦暗，上腹可呈现局部隆起或饱满，肋下可触及肿块，质坚硬，表面凹凸不平，有压痛。皮肤、巩膜可见黄染，部分病人有腹部膨隆，移动性浊音，脾大。有感染者体温可升高。

5. 辅助检查

（1）甲胎蛋白（AFP）测定：是诊断肝细胞肝癌最特异的标志物。肝细胞癌 AFP 阳性率为 70% ~90%，诊断标准为 AFP 定量 >500 μg/L 持续 4 周；AFP 由低浓度逐渐升高不降者；AFP >200 μg/L 以上的中等水平持续 8 周，并排除假阳性者。

（2）γ 谷氨酰转肽酶同工酶（GGT－Ⅱ）：GGT－Ⅱ在原发性和转移性癌的阳性率可提高到 90%，特异性达 97.1%。在 AFP 低浓度时 GGT－Ⅱ也可有较高的阳性率，在小细胞肝癌中 GGT－Ⅱ阳性为 78.6%。

（3）异常凝血酶原（AP）：肝癌细胞本身有合成和释放谷氨酸羧化不全的异常凝血酶原的功能，用放免法测定 AP 以 >300 μg/L 为阳性，肝细胞癌病人的阳性率为 67%。而良性肝病、转移性肝癌时，仅少数呈阳性，因此对亚临床肝癌有早期诊断价值。

（4）肝穿刺活体组织检查、腹腔镜检查可确诊，必要时可行剖腹探查。

（5）B 超、CT、磁共振，以及选择性肝动脉造影等对肝癌定性、定位诊断均很有价值。

二、护理诊断

（1）舒适的改变：肝区疼痛，与癌肿增大牵拉肝包膜有关。

（2）恐惧：与确诊原发性肝癌有关。

（3）营养失调：低于机体需要量，与食欲缺乏长期消耗有关。

（4）知识缺乏：与对疾病缺乏了解有关。

（5）医护合作性问题：潜在并发症：上消化道出血、肝性脑病、继发感染、癌结节破裂出血。

三、护理目标

（1）病人主诉肝区疼痛缓解或程度减轻。

（2）病人能保持乐观精神，正确认识疾病，克制焦虑、悲观等不良情绪。

（3）病人进食量逐渐增加，营养改善。

（4）病人能够了解肝癌的发病因素、疾病过程及有关治疗。

（5）病人能配合治疗与护理，避免或减轻并发症发生。

四、护理措施

1. 缓解疼痛护理　根据病情合理安排休息，给予舒适体位。有大量腹水、呼吸困难时应半卧位和氧气吸入。观察腹痛部位、疼痛性质、有无放射等，病人往往因疼痛剧烈而影响睡眠、进食、情绪等，护士应尽一切可能减轻病人痛苦。创造安静、舒适的休养环境，避免和减少刺激；指导病人采用放松技术，如疼痛时做深呼吸、全身肌肉放松、变换体位；或转移注意力等，腹痛持续剧烈时，可适当应用止痛剂和小量镇静剂，应鼓励病人尽量发挥自身潜力缓解疼痛，不能完全依赖止痛剂。

2. 心理护理　护士应主动关心、体贴，帮助病人，多与病人交谈，了解病人的心理活动和对治疗护理要求，有针对性的作好身心护理。对病人的心理状态、承受能力、文化修养进行全面的调查、评估后，根据不同的心理类型给予疏导和鼓励。应安慰和关心家属，保持稳定的情绪，在有限时间内，多带给病人亲情、温情，使病人能顺利接受治疗和护理。

3. 饮食　宜选用高蛋白、高维生素、高热量、促进组织修复和易消化的食物。对食欲差、消化道反应明显的病人，应供给病人平时喜爱的食品，并注意饮食的色、香、味调配，以促进病人食欲，提高抵抗力，有利化疗、放疗的顺利进行。

4. 治疗与护理

（1）手术治疗：手术切除是目前根治原发性肝癌的最好治疗方法。早期肝癌作肝叶切除有可能治愈。如果肿瘤不宜切除，可考虑作肝动脉插管进行局部化学药物灌注治疗，效果优于全身化疗；还有肝动脉结扎或门静脉分支结扎，以减少肝癌的血流供应；采用液氮冷冰或激光治疗、有条件者可作肝移植术。护士应作好术前、术后护理。

（2）放射治疗：对放射治疗不够敏感，近年常用放射能源为^{60}Co 直线加速器，以及技术改进，一些病灶较为局限、肝功能较好的早期病人，如能耐受 40Gy（400rad）以上的放射剂量，疗效显著提高。

（3）化学抗癌药物治疗

①肝动脉栓塞化疗：采用肝动脉栓塞化疗，效果明显优于全身化疗。经皮穿刺股动脉，在 X 线透视下将导管插至肝固有动脉及其分支，然后注射抗癌药和栓塞剂，阻断肿瘤血供，肝脏局部可获得较高的化疗药物浓度，现多采用抗癌药加明胶海棉或抗癌药加碘化油。一般每 4 ~6 周重复肝动脉栓塞化疗 1 次，经 2 ~ 5 次治疗，使肝癌明显缩小，可获得手术切除机会。肝动脉栓塞化疗后病人有伤口处出血、消化道反应、发热，右上腹疼痛等不良反应；应作好对症护理，如穿刺部位以沙袋压迫 12 小时，病人绝对平卧 12 小时，卧床休息 24 小时，定时观察伤口渗血情况及体温、脉搏、呼吸、血压变化；呕吐时，保持呼吸道通畅，做好口腔护理；发现体温持续升高，剧烈腹痛等，应考虑有无肺部感染、急性胰腺炎等并发症发生。

②经皮穿刺乙醇注射疗法：用无水乙醇直接注射到肿瘤中，使癌细胞脱水变性，肿瘤血管凝固、栓塞而产生疗效。

③生物和免疫治疗：如用干扰素、肿瘤坏死因子、白介素 2 进行治疗。主要通过激活体内杀伤细胞起攻击肿瘤细胞的作用。

（4）联合化疗：如顺氯氨钠 20 mg + 氟尿嘧啶 750 ~ 1000 mg 静脉滴注 5 天，每月 1 次，3 ~4 次为一疗程。阿霉素 40 ~60 mg 第 1 天，继以氟尿嘧啶 500 ~ 750 mg 静脉滴注 5 天，每月 1 次，连续 3 ~4 次为一疗程。

5. 并发症的观察与护理　观察病人呕吐物、排泄物颜色，发现有呕血、黑粪应立即配合医师按上消化道出血原则处理；在观察中发现病人有性格改变，行为异常，提示有肝性脑病，应做好安全护理和给予降氨药物。发现病人突发右上腹剧痛，体温升高等，应考虑有无癌结节破裂出血、感染等并发症，应及早作有关检查和处理。

五、健康教育

1. 心理指导　说明原发性肝癌早期发现做手术切除可能治愈，另外还有肝动脉栓塞、化疗等多种治疗方法，使病人树立治疗信心，保持乐观精神，消除焦虑、悲观心理，促进康复。

2. 饮食指导　注意饮食饮水卫生，养成良好饮食习惯，不吃霉粮和霉制品，戒除饮酒嗜好，多吃新鲜蔬菜、水果，以提高机体抵抗力，降低癌症发病率。

3. 活动休息指导

（1）掌握活动原则避免剧烈运动，提拿重物，防止外力对肝区撞击，以免诱发出血。

（2）长期卧床的重症病人，应指导床上活动，防止肌肉萎缩。

（3）生活应有规律，劳逸结合，保证充足的睡眠。

4. 用药指导　避免应用对肝损害的药物，应在医生指导下用药。化疗药物有消化道反应、静脉炎等，可在实施化疗前先口服止吐药，减慢输液速度等可减轻反应。

5. 出院指导

（1）坚持饮食原则，保证营养摄入，提高机体抗病能力。

（2）适当进行体育锻炼如散步、下棋等，切忌剧烈活动、劳累。

（3）注意保暖，防止受凉，以免诱发感染等。

（4）对 HBsAg 阳性者，指导其家属应检测血中乙型和丙型肝炎标志物，阴性者应注射乙肝疫苗。

六、护理评价

1. 病人主诉肝区疼痛缓解。

2. 病人能够有效调整自身情绪，主诉恐惧、悲观心理消失或减轻，主动配合治疗、护理。

3. 病人营养状况好转，食欲增加，未出现恶病质。

4. 病人及家属能回答原发性肝癌的基本知识。

5. 病人对疾病有了正确的认识，提高了自护能力，未发生并发症。

第七节　急性胰腺炎的护理

急性胰腺炎是指胰腺及其周围组织被胰腺分泌的消化酶自身消化的化学炎症。临床以急性腹痛、发热伴恶心、呕吐、血与尿淀粉酶增高为特点。

一、评估要点

1. 有肠道疾患或大量饮酒和暴饮暴食病史。

2. 腹痛位于上腹中部，疼痛性质为持续性刀割样或钻痛、绞痛伴恶心呕吐、腹胀、发热、呼吸急促、血压下降。腰部两侧或脐周皮肤青紫。

3. 实验室检查　血、尿淀粉酶 6 ~ 12 h 开始升高，病情进展尿淀粉酶 48 h 开始下降与病情不成正比。血象，白细胞增多，粒细胞核左移，血糖上升，血钙降低。

二、护理诊断

疼痛：有体液不足的危险。

三、护理要点

（1）严密观察疼痛部位、性质及程度，若给解痉止痛药应观察疼痛效果。禁用吗啡。若疼痛不缓解，腹肌紧张、压痛、反跳痛明显，提示腹膜炎，应及时通知医师。

（2）病人卧床休息，协助其选择舒适的体位，如弯腰、屈膝仰卧以减轻疼痛。

（3）注意呕吐物的量、性质，胃肠减压者应保持引流管通畅。记录出入量，定时留标本，监测血尿淀粉酶、血钾、血钠、血钙、血糖变化。做好酸碱平衡的测定，观察失水程度。

（4）定时测量体温、脉搏、呼吸、血压、神志及尿量变化。如出现低血容量性休克的表现，立即通知医师，配合抢救。

四、健康教育

1. 帮助病人及家属了解本病的诱因及疾病过程，积极治疗胆道疾病。

2. 指导病人掌握卫生知识，养成饮食规律习惯。食用低脂、无刺激食物，防复发。

第八节　溃疡性结肠炎护理

溃疡性结肠炎又称非特异性溃疡性结肠炎，是一种原因不明的直肠和结肠黏膜与黏膜下层的炎症性病变。此病可发生在任何年龄，多见于20～40岁，儿童和老年少见。男女发病率无明显差异。

一、护理评估

（一）病史

了解病人有无慢性腹泻史、家族史；有无长期精神紧张等病史。

（二）主要临床表现

1. 腹泻　为最主要的症状，腹泻程度轻重不一，轻者每天排便2～3次，或腹泻、便秘交替出现；重者排便频繁，可每1～2小时1次。多为糊状便，混有黏液、脓血，常有里急后重。腹泻因炎性刺激使肠蠕动增加及肠内水钠吸收障碍所致。

2. 腹痛　腹痛限于左下腹或下腹部，性质为阵发性痉挛性痛。痛后有便意，便后疼痛暂缓解。炎症波及腹膜或有中毒性结肠扩张时，有持续性腹痛剧烈。部分病人有腹胀，食欲缺乏，恶心，呕吐等消化道症状。

3. 全身症状　急性期或急性发作期有低到中度发热，重症者高热，心率增快等全身中毒症状及水、电解质平衡紊乱，衰弱、消瘦、贫血、营养障碍等表现。此外还可有关节炎、皮肤黏膜及眼部等肠外病变表现。

（三）心理社会评估

由于该病病因不明，反复发作，给病人带来痛苦，因此易产生忧虑、恐惧心理。

（四）护理体检

急性重病容，贫血貌，体温低或中度升高，左下腹轻度压痛，重症者鼓肠，腹肌紧张，腹部压痛反跳痛；部分病人可触及痉挛或肠壁增厚的乙状结肠或降结肠。

（五）辅助检查

1. 血液检查　贫血、由慢性失血与营养不良引起。中性粒细胞增多，血沉加速。病程长者血浆总蛋白及白蛋白降低。

2. 粪便检查　黏液脓血便，镜检见大量红、白细胞和脓细胞。作培养排除沙门菌属、痢疾杆菌等感染。

3. 结肠镜检查　发作期黏膜呈细颗粒状，充血、水肿、糜烂、溃疡，附有黏液和脓性渗出物。晚期肠腔狭窄，假性息肉形成。

4. X 线钡剂灌肠检查　早期黏膜皱襞粗大紊乱，呈锯齿状。晚期结肠袋消失，肠壁变硬，肠管缩短变窄，可见充盈缺损。

5. 免疫学检查　活动期 IgG、IgM 常增高。部分病人抗大肠黏液抗体阳性；淋巴细胞毒试验阳性（正常大肠上皮细胞被病人血淋巴细胞毒素破坏）。

二、护理诊断

（1）排便异常：与结肠炎症刺激肠蠕动增加有关。

（2）营养失调：低于机体需要量，与频繁腹泻、纳差、呕吐有关。

（3）疼痛：与结肠炎症、痉挛、梗阻有关。

（4）忧虑：与病情反复发作进行性加重有关。

（5）医护合作性问题：潜在并发症——中毒性巨结肠、直肠、结肠癌变，其他如感染、结肠大出血、急性肠穿孔、肠梗阻。

三、护理目标

（1）病人主诉腹泻次数减少，程度减轻。

（2）病人营养状况改善，食欲增加，四肢无水肿，体重增加或保持稳定。

（3）病人主诉腹痛缓解或减轻。

（4）病人能够采用应对方式减轻或消除焦虑情绪。

（5）病人能配合治疗护理，避免或减轻并发症。

四、护理措施

1. 缓解腹泻，腹痛护理

（1）休息，轻症者注意休息，减少活动量，防止劳累，重症者应卧床休息，保证睡眠，以减少肠蠕动，减轻腹泻、腹痛症状。

（2）观察腹泻次数、颜色、量，如腹泻次数频繁、脓血便，应及时留取标本送检，排除继发感染，并与医生联系，给予静脉输液，补充电解质，防止水、电解质紊乱。病情危重者应监测体温、脉搏、呼吸、血压等变化。注意保暖，加强肛周皮肤清洁护理，防止局部皮肤糜烂。

（3）观察腹痛部位、性质、时间，以及腹部体征变化，腹痛明显者，可给予腹部热敷，抗胆碱能药物，但应避免大剂量应用诱发中毒性巨结肠。如发现持续性剧烈腹痛，应警惕发生中毒性巨结肠、急性穿孔等并发症，应配合医生作好紧急处理。

2. 饮食　宜选用高热量、高蛋白、丰富维生素、低渣易消化饮食，少食多餐，避免辛辣食物。急性期宜流质或无渣半流质。

3. 药物治疗与护理

（1）重症、暴发型病人应给予输液、输血、输注白蛋白，纠正贫血和维持水、电解质平衡。为控制继发感染可选用庆大霉素、氨苄西林，或加甲硝唑治疗。

（2）水杨酸制剂：柳氮磺胺吡啶（SASP）作为首选药物，适用于轻、中型或重型经肾上腺激素治疗已有缓解者。本药在结肠内经肠菌分解为5－氨基水杨酸（5－ASA）与磺胺吡啶，前者是主要的有效成分，可抑制由黄嘌呤氧化酶或白细胞介导的氧自由基形成，能消除炎症。发作期每天4～6 g，分4次口服，病情缓解后改为每天2 g，分次口服，维持1～2年。其副作用有恶心、呕吐、皮疹、白细胞减少、溶血反应等。病变限于直肠、乙状结肠者，可用5－ASA 1～2 g灌肠，每天1次，或同时加肾上腺糖皮质激素灌肠。因5－ASA灌肠液药物不稳定，须用前新鲜配制。

（3）肾上腺糖皮质激素：适用于暴发型或重症型。可抑制中性粒细胞趋化作用，防止氧自由基形成，控制炎症，还可抑制自身免疫过程，减轻毒性症状。常用氢化可的松200～300 mg或地塞米松10 mg，静脉滴注，每天1次，一周后可改用泼尼松每天40～60 mg，分次口服。病情控制后，药量递减为每天10～15 mg，可维持月余或数月，逐渐减量至停药。

病变在直肠、左半结肠者，可用半琥珀酸钠氢化可的松100 mg，21－磷酸泼尼松龙20 mg或地塞米松5 mg加生理盐水100 mL，作保留灌肠，每天1次，病情好转后改为每周2～3次，疗程1～3个月。

（4）其他免疫抑制剂：如硫唑嘌呤，可减少结肠黏膜炎症，每天1.5 mg/kg，分次服，疗程1年，可有胃肠道反应，白细胞减少。

（5）手术治疗：并发肠穿孔、癌变、脓肿与瘘管、中毒性巨结肠需手术治疗者，应立即做好术前准备。

4. 心理护理　护士应关心、体贴病人，尽量安排在有厕所的单人房间，多与病人交谈，并介绍有关溃疡性结肠炎的发病过程，治疗效果及预后，提高病人对治疗的信心，减轻忧虑、恐惧心理。

5. 并发症观察与护理　重症病人容易发生并发症，应密切观察腹痛、腹部体征，全身状况，有无进行贫血等，及时发现中毒性巨结肠、肠穿孔、肠梗阻、癌变等，以利及时手术治疗。

五、护理评价

1. 病人主诉腹泻次数减少，程度减轻。
2. 病人营养改善，进食量增加，贫血纠正，体重增加。
3. 病人主诉腹痛缓解或消失。
4. 病人能保持乐观精神，主诉忧虑、恐惧感消失或减轻。
5. 病人能正确认识疾病配合治疗，未发生并发症。

（张桂花　苏维芳　吴彦茹）

第五章　泌尿内科疾病护理

第一节　急性肾小球肾炎病人的护理

一、评估要点

（一）病史

注意询问近期（1～3周）内有无急性呼吸道或皮肤感染病史，尿量、颜色有无改变及全身症状。

（二）主要临床表现

1. 全身症状有疲乏、精神不振、腰酸、头痛、恶心等。
2. 眼睑及面部水肿，以后逐渐波及全身。
3. 80%～90%病人可出现轻至中度高血压，多呈一过性，少数病例出现持续性高血压，超过4～8周提示病情严重，有演变成慢性肾小球肾炎的可能。
4. 血尿和蛋白尿为常见的初发症状，几乎所有病例均有明显镜下血尿，肉眼血尿约40%～70%，呈混浊洗肉水样或棕褐色呈酱油样。出现血尿症状时多兼有蛋白尿。
5. 肾功能检查　为暂时性血尿素氮和肌酐轻度升高。随尿量增多，肾功能恢复。

（三）常见的严重并发症

1. 急性心力衰竭。
2. 高血压脑病。
3. 急性肾功能衰竭。

（四）心理社会评估

因起病较急，全身不适，突然见到血尿后，十分恐惧，心理负担重，尤其诊断明确后，担心变为慢性，不能治愈，易产生焦虑心理。

（五）护理体验

注意观察水肿部位及严重程度，尿液改变情况及尿量；有无贫血貌。

（六）辅助检查

1. 抗链球菌溶血素“O”滴度增高。
2. 血沉增快。
3. 血清补体 C_3 浓度降低。

二、护理诊断

（1）体液过多：与肾小球滤过率降低、水钠潴留有关。
（2）舒适的改变：疼痛，与炎症反应及感染有关。
（3）焦虑：与全身症状明显，病人缺乏疾病的有关知识有关。

三、护理措施

1. 急性期让病人卧床休息，有利于增加尿量，在肉眼血尿消失、水肿消退、血压恢复正常后可逐渐增加活动。

2. 遵医嘱给利尿剂、抗高血压药及抗生素治疗，并观察药物疗效，准确记录24小时出入量。

3. 尽量避免肌肉和皮下注射，因水肿常致药物吸收不良。注射后需按压较长时间，以免药液自针孔处向外渗出，并注意局部清洁，防止继发感染。

4. 给易消化富含维生素的低盐饮食，出现高血压、肾衰竭或心衰症状时，限制液体入量；出现氮质血症、少尿时限制蛋白质入量，可给予优质蛋白。

四、健康教育

1. 心理指导　向病人讲解疾病的过程，耐心解答病人的疑问，解除病人思想顾虑。

2. 活动、休息指导　注意休息，避免劳累及受凉，防止呼吸道感染，尽量不去公共场所。

3. 饮食指导　给予高热量、富含维生素的食物。对于肾衰竭应给予低盐、优质低蛋白饮食。

4. 用药指导　向病人讲解利尿剂、抗高血压药物及抗生素的作用和不良反应，并注意观察药物疗效。

5. 出院指导

（1）育龄女性病人近期不宜妊娠，防止疾病复发。
（2）指导病人及家属在家时的自我护理，控制出入量平衡，监测血压。
（3）对反复发作的扁桃体炎，在病情稳定期可行扁桃体摘除术。

五、护理评价

1. 病人维持正常液体量。
2. 病人主诉疼痛减轻或缓解。
3. 病人能够叙述疾病过程和治疗方案。

第二节　慢性肾小球肾炎病人的护理

一、评估要点

（一）病史

注意询问本次发病前的健康情况，既往有无急性肾炎病史，其发病时间及治疗情况；

病前有无上呼吸道感染、皮肤感染等病史；对病情急骤进展的病人还应询问有无感染、劳累、高血压、脱水、使用肾毒性药物等因素。

（二）主要临床表现

慢性肾炎可以发生于任何年龄，但以青、中年为主，男性多于女性。多数病例起病缓慢、隐袭。其临床表现包括：

1. 蛋白尿　尿蛋白量常在 1 ~ 3 g/d。
2. 血尿　多为镜下血尿，有的病人可出现肉眼血尿。
3. 水肿　晨起眼睑、颜面水肿明显，下午及晚上下肢明显，卧床休息后可减轻，一般无体腔积液。
4. 高血压　肾功能不全时易出现高血压，肾衰竭时，90% 以上病例有高血压。
5. 肾损害　呈慢性进行性损害，进展快慢主要与病理类型相关。肾衰竭时常出现贫血。

（三）并发症

1. 心脏并发症　由于高血压、动脉硬化、贫血等因素所致。表现为心脏扩大、心律失常，严重时出现心力衰竭。
2. 感染　尿中长期丢失蛋白，引起低蛋白血症，使机体抵抗力降低，容易并发感染，尤以泌尿道及呼吸道感染为多见。其临床症状不明显，诊断与治疗均较困难。
3. 高血压脑病　可因血压骤然升高，产生头痛、呕吐、抽搐，甚至昏迷。

（四）心理社会评估

由于疾病呈慢性过程，病程长，加之长期药物治疗，加重病人的经济负担，病人易产生焦虑、悲观的情绪。

（五）护理体检

体检时注意观察水肿和贫血表现。主要体征有面色苍白，不同程度的水肿、高血压，也可有心脏损害体征。

（六）辅助检查

1. 尿常规检查　可出现不同程度蛋白尿，尿沉渣中常有颗粒管型，肉眼或镜下血尿，肾浓缩功能不良时可出现尿比重偏低。
2. 血液检查　可有红细胞及血红蛋白降低，血浆蛋白减少。肾功能检查可出现内生肌酐清除率降低，血尿素氮、肌酐升高。
3. 肾穿刺活检　可确定慢性肾炎的病理类型，为制订治疗方案提供依据。

二、护理诊断

（1）焦虑：与长期卧床失去正常工作学习条件，经济负担加重，又因水肿、高血压影响，病人感到明显不适有关。

（2）营养失调：低于机体需要量，与摄入量减少，蛋白尿引起蛋白损失，代谢紊乱有关。

(3) 体液过多：与肾功能减退、肾小球滤过率降低、水钠潴留增多、低蛋白血症有关。

(4) 知识缺乏：与病人缺乏对本病相关的危险因素，如感染、高血压、劳累等因素有关。

(5) 医护合作性问题：①潜在药物毒副作用。②潜在感染。③潜在心肾功能不全。

三、护理目标

1. 病人主诉身心不适减轻。
2. 病人营养状况良好。
3. 病人体液平衡，体重达到要求。
4. 病人无感染和其他并发症的发生。
5. 病人及家属能说出本病的基本知识和自我护理方法。

四、护理措施

1. 卧床休息　能增加肾血流量和尿量，减少尿蛋白，改善肾功能，对明显水肿、大量蛋白尿、血尿、高血压或急性发作期病人，护士应指导其卧床休息，并为病人创造一个安静、舒适的环境。

2. 合理膳食　向病人解释合理膳食的重要性，高蛋白饮食能加重肾小球过度滤过，促进肾小球硬化，应当限制（每天每千克体重 0.5～0.8 g），尽早采用含必需氨基酸多的优质蛋白。每克蛋白质饮食中约含磷 15 mg，因此，限制蛋白质入量后亦可达到低磷饮食的目的（每天小于 600～800 mg）。饮食中增加糖的摄入，保证足够热量，以减少自体蛋白质分解。如有水肿或高血压应限制钠盐摄入。

3. 维持体液平衡　轻度水肿病人通过适当休息、低盐饮食，水肿可消退或减轻。重度水肿伴少尿时应限制液体摄取量，每天约 1500 mL 左右或按 24 小时液体出入量记录，补充每天所排出的液体量，必要时按医嘱应用利尿剂或间歇补充白蛋白制剂，提高血浆胶体渗透压，以加强利尿效果。

4. 观察药物疗效及不良反应

(1) 利尿剂：常用氢氯噻嗪 25 mg，每日 2～3 次。应注意有无低钠、低钾血症和血尿酸、血糖增高等不良反应出现。也可与氨苯蝶啶合用，效果不佳时可选用呋塞米 20～60 mg/d 口服或静脉注射，用药期间观察利尿效果，并防止低钠、低钾血症及血容量减少等不良反应的产生。

(2) 降压药：大部分病人经休息、限盐、利尿剂的应用，可使血压降低 10% 左右，若利尿效果不佳时可加服降压药物，常用的有钙拮抗剂硝苯地平 20～40 mg/d，分次口服和血管紧张素转换酶抑制卡托普利。此类药物有降低肾小球高压作用，但不影响肾小球滤过率，可减慢病情发展。在用药过程中应定时观察血压变化，降压不宜过快或过低，以免影响肾灌注。对有头痛、头晕的病人，应嘱其缓慢改变体位，以防跌倒摔伤；洗澡时水不宜过热，以减少对迷走神经刺激；服用降压药会伴有消化道刺激症状，应嘱病人在餐中或餐后服药。另外药物要在固定时间服用，服药期间饮酒或情绪激动都会使不良反应加剧。肾功能不全病人服用血管紧张素转换酶抑制剂时要谨防高血钾。

五、健康教育

1. 心理指导　做好病人的疏导工作，与家属一道使病人保持良好的心态，减轻心理负担。

2. 饮食指导

（1）宜进富含维生素的新鲜蔬菜、水果。

（2）出现氮质血症时应限制蛋白质的入量，每天每公斤体重 0.5 ~ 0.8 g 优质蛋白，多食动物蛋白如牛奶、鱼类、蛋类等。低蛋白饮食可减轻肾小球内高压、高灌注及高滤过状态，延缓肾小球硬化。

（3）高血压、少尿、浮肿者限制水、盐（3 g/d）的摄入。

3. 活动、休息指导　慢性肾炎急性发作及有并发症时应卧床休息。病情稳定后可起床活动，以不感到疲劳为宜。

4. 用药指导

（1）服用降压药物应严格按规定剂量，血压不宜降的过快、过低。同时嘱病人起床时先在床边坐几分钟，然后缓慢站起，以防眩晕及体位性低血压。

（2）服用利尿剂的病人应同时服用氯化钾，并讲解服用氯化钾的必要性。

5. 出院指导

（1）适当进行体育锻炼，保持愉快的心情，保证充足的休息和睡眠。

（2）坚持药物及饮食治疗，不可随意中断。

（3）避免增加肾损害的因素。如感染、劳累、妊娠等。

（4）定期复查，发现异常，及时就诊。

六、护理评价

1. 病人主诉能得到充分身心休息，并感到舒适。
2. 病人能遵守饮食原则，营养状况良好。
3. 病人体重达到标准要求，体液平衡，水肿消退。
4. 病人无感染和其他并发症发生。
5. 病人能说出如何预防并发症，保护肾功能，及时发现药物的主要不良反应。

第三节　肾盂肾炎病人的护理

肾盂肾炎是尿路感染中的一种重要临床类型，是由细菌（极少数为真菌、病毒、原虫等）直接引起的肾盂肾盏和肾实质的感染性炎症，又称上尿路感染，上尿路感染易合并下尿路感染。

本病为细菌直接引起的感染性肾脏病变。致病菌以大肠杆菌为最多，其次为副大肠杆菌、葡萄球菌、铜绿假单胞菌，偶见厌氧菌、真菌、病毒和原虫感染。糖尿病和免疫功能低下时常伴发尿路真菌感染。近年来，变形杆菌、铜绿假单胞菌和革兰氏阳性球菌引起的肾盂肾炎也逐渐增多。感染途径有四条：①上行感染：为最常见的感染途径，细菌由尿道、膀胱、输尿管逆行到达肾脏。②血行感染：致病菌从身体内的病灶经血流播散至肾脏，首先侵犯皮质，然后沿肾小管向下扩展至肾盂。③淋巴管感染：盆腔部位有炎症或肠道感染时，致病菌可经淋巴道侵犯肾脏。④直接蔓延：少数情况下，肾周围组织器官的感染可直接蔓延至肾脏。其病理改变主要以肾间质炎症为主的化脓性炎症，病变可累及一侧或双侧。

本病的易感因素有：①尿流不畅。如各种原因引起的尿路梗阻如结石、肿瘤、尿路狭窄、前列腺肥大、泌尿系统某些先天畸形等，可使尿流不畅易患本病。妊娠期子宫对输尿管的压迫和黄体酮使输尿管张力松弛；神经性膀胱无力造成尿潴留，肾下垂造成输尿管扭曲等，均可由于尿液排泄不畅，细菌容易生长繁殖而易患本病。②膀胱输尿管反流。常导致反复发作不易治愈。③机体抵抗力降低。如糖尿病、肝硬化、各种疾病造成的营养不良，以及长期应用肾上腺皮质激素等，均可使机体抵抗力降低而易患本病。④女性由于解剖生理的特殊，如尿道短、尿道口与阴道、肛门靠近，月经期和性生活后易使尿道黏膜损伤，使上行感染的机会显著多于男性。⑤接受导尿或尿道的器械检查。

一、评估要点

1. 病史　询问病人是否有尿路梗阻如结石、肿瘤等病史，是否有糖尿病、肝硬化，是否应用肾上腺皮质激素等病史。了解病人个人卫生情况，是否接受过导尿或尿道的器械检查等。

2. 主要临床表现

（1）急性肾盂肾炎：①全身感染症状：多为急骤起病，有寒战、高热（体温可达 39℃以上）、伴有头痛、全身酸痛、恶心、呕吐等。②泌尿系统表现：出现全身症状前常有腰痛，为钝痛或酸痛，常有尿频、尿急、尿痛等尿路刺激症状，肾区有压痛或叩击痛。③尿液变化：外观混浊，可见脓尿或血尿。

（2）慢性肾盂肾炎：大多数由急性肾盂肾炎发展而来，病人经常反复发生尿路刺激症状，伴有菌尿，全身症状相对较轻。有些慢性肾盂肾炎病人临床表现隐匿，仅有低热、疲倦、无尿路感染症状，但经多次尿细菌培养均为阳性，称为“无症状菌尿”。有的病人既往可有尿路感染史，主要表现以头昏、头痛、高血压和间歇性菌尿为临床特征。慢性肾盂肾炎后期可有肾功能减退的表现。慢性肾盂肾炎常见下列五型：①复发型。②低热型。③血尿型。④隐匿型。⑤高血压型。

（3）并发症：常见于严重的急性肾盂肾炎，尤其并存易感因素而发病者，更易引起并发症。主要为肾脓肿、败血症及肾周围炎。

3. 心理社会评估　急性期因症状明显、躯体不适，常引起病人烦躁不安，涉及外阴部诊询，使病人有害羞感和精神负担；慢性期病情迁延不愈，需长期服药和反复检查，同时体质逐渐下降，病人易产生焦虑和消极情绪。

4. 护理体检　进行护理体检时应重点检查有无泌尿系统体征，如急性期有无肾区叩击痛，膀胱区压痛；慢性期有无急性炎症发作的体征，如体重减轻、贫血、高血压、水肿等。

5. 辅助检查

（1）尿液检查：①尿常规检查：急性期尿镜检见大量白细胞或成堆脓细胞，有时可见白细胞管型，尿沉渣中，红细胞稍增多，肉眼血尿少见，尿蛋白含量不多。慢性期尿镜检白细胞数常在 5 个/高倍视野以上。②尿细菌培养和菌落计数：菌落计数大于 10^5/ mL 为阳性，小于 10^4/ml 为污染，介于 10^4 ~ 10^5 mL 应结合病情考虑其价值，或重新检查。

（2）肾功能检查：急性期无改变；慢性期可出现氮质血症。

（3）血常规检查：急性期白细胞计数和中性粒细胞升高，慢性期红细胞、血红蛋白降低。

（4）其他检查：慢性肾盂肾炎久治不愈时可作静脉肾盂造影及B超检查。

二、护理诊断

（1）焦虑：与急性期起病急骤、全身和泌尿系统症状明显，病人缺乏疾病的有关知识而精神紧张有关。慢性期病人则与治疗效果差、反复发作、肾功能受到影响有关。

（2）舒适的改变：与急性期发热和尿路刺激症状引起的全身不适及慢性期体力下降、肾功能不全有关。

（3）知识缺乏：与缺乏疾病发生发展过程的知识有关。

（4）医护合作性问题：潜在药物毒副作用、潜在肾功能损害。

三、护理目标

1. 病人主诉身心不适减轻或消除。
2. 病人尿量维持在每日1500～2000 ml以上。
3. 病人尿培养3次均为阴性。
4. 病人能叙述防病保健知识。
5. 病人无并发症及肾功能损害。

四、护理措施

1. 合理休息　急性期卧床休息，慢性期避免劳累。向病人解释病情和预后，消除焦虑不安。

2. 鼓励多饮水保持每日液体摄入量在2500 ml以上，并督促病人每两小时排尿一次，加速细菌、毒素和炎性分泌物排出。

3. 抗生素的使用

（1）常用药物为：①磺胺类如磺胺甲硝唑（SMZ），1 g，每日2次口服；②氟喹酮类如环丙沙星0.25 g，每日2次；③氨基甙类如庆大霉素0.08～0.12 g，每日2次，肌内注射或静脉滴注；④半合成青霉素如羧苄西林1～2 g，每日4次肌内注射；⑤头孢类如头孢唑啉0.5 g，每8小时肌内注射依次。

（2）选用抗生素的原则：①根据尿培养及药敏试验选药，无培养条件时，应首选对革兰氏阴性杆菌有效的药物；②调整尿液酸碱度以增强抗菌药疗效；③对肾功能减退者要选用非肾毒性药并调整剂量；④对孕妇应避免对胎儿有影响的药，如氨基甙类等；⑤对严重感染或治疗无效者应联合用药。

（3）抗菌疗法方案：上行感染可选用磺胺类、氟喹酮类，血行感染宜选用氨基甙类，头孢类或半合成青霉素。

4. 预防肾功能损害　①积极防治急性肾盂肾炎；②消除体内急慢性病灶；③积极治疗高血压，注意保暖、休息，饮食限盐；④观察有无肾功能损害早期表现，并注意采取保护肾功能措施。

5. 正确采集尿标本　进行尿细菌培养和菌落计数检查收集尿标本时应注意：①在病人使用抗生素之前或停药5日以上收集尿标本；②要用清晨第一次尿，保证尿在膀胱停留

6～8 小时，提高阳性率；③采标本前充分清洗会阴部、包皮及清洗尿道口，留取中段尿；④尿标本在 1 小时内送检。

五、健康教育

1. 心理指导　向病人宣教本病发生、发展和治疗护理特点，耐心向病人解答提出的有关问题。克服病人急躁情绪，保持良好心态，树立信心，愉快接受和配合各种检查和治疗。

2. 饮食指导

（1）给予高热量、高蛋白、富含维生素、易消化的饮食，不必限制钠盐。

（2）鼓励病人多饮水，每日入量应在 2500 ml 以上，以增加尿量，冲洗尿道，促进细菌和炎性物质的排出。

3. 活动、休息指导　急性肾盂肾炎或慢性肾盂肾炎急性发作期应卧床休息。恢复期可适当活动，劳逸结合，保证充足的休息和睡眠。

4. 用药指导　肾盂肾炎的防治原则是消灭病原体，清除感染源，控制症状，去除诱因和防止再发，关键在于合理使用抗生素。向病人详细说明正规应用抗生素是治疗成功与否的关键必须按医嘱坚持完成疗程，不可擅自换药、减量或过早停药。注意观察药物的作用及不良反应，发现异常及时报告医护人员。

5. 出院指导

（1）注意外阴部清洁，女性病人忌盆浴，搞好月经期、妊娠期、产褥期卫生。女婴要注意尿布的清洁。育龄女性病人急性期治愈后一年内避免妊娠。与性生活有关的反复发作病人，应在性生活后立即排尿和用高锰酸钾坐浴。

（2）积极防治全身性疾病如糖尿病、重症肝病等易感因素。

（3）多饮水、增加排尿是最简便有效的预防措施。

（4）加强营养、锻炼身体，按时服药，定期复查尿常规和细菌培养，出现症状立即就医。

六、护理评价

1. 病人得到充分的身心休息。
2. 尿路感染已控制，尿培养 3 次均为阴性。
3. 全身症状已缓解，尿路刺激征消失。
4. 病人懂得本病发生的经过，掌握个人卫生防护。
5. 慢性期病人明确遵医嘱服药，定期复查。

第四节　肾功能衰竭病人的护理

一、评估要点

（一）病史

询问病人是否有慢性肾小球肾炎、慢性肾盂肾炎、高血压肾小动脉硬化症、糖尿病肾病、系统性红斑狼疮性肾病等病史。了解是否存在感染、摄入过多蛋白质、水盐代谢紊乱、有效循环血量减少；使用肾毒药物、严重高血压或降压过速过低，及心功能不全诱发因素。

（二）主要临床表现

慢性肾衰竭的病变颇为复杂，可累及人体各脏器、系统代谢，并构成尿毒症的临床表现。

1. 胃肠道表现　是本病最早和最常见的症状。初期表现为畏食，上腹饱胀等胃部不适症状，然后可发展为恶心、呕吐、腹泻，舌和口腔黏膜溃烂，口腔可闻尿臭味，甚至可有消化道出血等，消化道症状的产生与体内潴留和产生的毒性物质刺激胃肠黏膜，以及水、电解质、酸碱代谢紊乱等有关。

2. 血液系统表现　主要表现为贫血，为正色素正细胞型贫血。贫血程度与肾功能下降程度密切相关，原因为肾脏产生促红细胞生成素减少，毒素抑制红细胞生成素的活性和红细胞成熟，导致红细胞损伤，寿命缩短。尿毒症引起消化系统病变，不能进食和吸收障碍，使造血原料不足，加重贫血。另一表现是出血倾向，可表现为皮下出血、鼻出血、月经过多或外伤后严重出血。出血倾向可能与下列因素有关：出血时间延长；由于外周血小板破坏增多，血小板数量降低；血小板功能异常、血小板聚集和黏附能力下降。透析常能迅速纠正出血倾向，所以认为可能是被透析出的某些尿毒症毒素引起的。

3. 心血管系统症状

（1）高血压：约80%以上病人有高血压。与水钠潴留、肾素增高、前列腺素分泌减少有关。高血压可引起左心扩大、心力衰竭、动脉硬化以及加重肾损害。少数患者可发生恶性高血压。

（2）心力衰竭：与水、钠潴留及高血压有关，但也有部分病人与尿毒症性心肌病有关。

（3）尿毒症性心包炎：常伴心包摩擦音，严重者可出现心包填塞。

（4）冠心病：主要表现为心绞痛、心肌梗死、心力衰竭。

4. 神经、肌肉系统症状　早期有疲乏、失眠、注意力不集中，后期会出现性格改变、抑郁、记忆力减退、判断错误、对外界反应淡漠，还可出现精神异常、谵妄、幻觉、昏迷等。肾衰竭晚期常有周围神经病变，最常见呈肢端袜套样分布的感觉丧失，与毒素、水、电解质、酸碱平衡失调及高血压有关。

5. 呼吸系统表现　酸中毒呼吸深而长。代谢产物潴留可引起尿毒症性支气管炎、肺炎、胸膜炎，甚至有胸腔积液。

6. 皮肤症状　常见皮肤瘙痒，有时难以忍受。面部肤色常较深并失去光泽，有轻度浮肿感，称为尿毒症面容。尿素随汗从皮肤排出，可形成尿素霜。

7. 水、电解质、酸碱平衡失调　尿毒症时有多种紊乱，表现为高血钾、代谢性酸中毒、低钠、低钙或低钙血症，血磷增高，水肿等，与肾脏对水、电解质、酸碱平衡的调节能力明显下降有关。

8. 易并发感染　与机体免疫功能低下、白细胞功能异常、抵抗力降低等因素有关。多次输血易感染乙型或丙型肝炎。

9. 代谢失调　可出现体温过低、碳水化合物代谢异常、高尿酸血症。

10. 泌尿系统表现　早期为多尿，夜尿增多、水肿，晚期出现少尿，甚至无尿，出现明显水肿。

（三）心理社会评估

慢性肾衰竭病人由于病程长、愈后差，给病人带来巨大身心痛苦，故易出现情绪低落，甚至悲观、绝望心理。另外，沉重的经济负担与病人的强烈求医愿望之间也产生巨大的矛盾，所以要求护理人员要评估病人及家属心理、家庭经济情况，对疾病的认识和对病人的关怀支持程度。

（四）护理体检

重点检查尿毒症特有体征和危急体征，如病人面色萎黄、色素沉着、面部浮肿、表情呆滞，形成尿毒症特有的面容。皮肤常出现白色尿素霜及多处瘀斑。当心功能不全、肺淤血时，肺底可闻及湿啰音，出现尿毒症性心包炎时可听到心包摩擦音，有心律失常时可呈相应体征。重症酸中毒时呼吸深而长，呼气带有氨味。

（五）辅助检查

1. 血常规　血红蛋白常低于80 g/L，红细胞数量减少，白细胞、血小板偏低或正常。感染时白细胞增多。

2. 尿常规　尿比重低而固定，后期尿蛋白反而减少，尿沉渣出现管型、红细胞、白细胞等。

3. 血液生化检查　血钾、钠随时变化，血钙偏低，血磷升高，血 pH 降低，血浆白蛋白常低于60 g/L，血肌酐、尿素氮、尿酸增高，血气分析有代谢性酸中毒。

4. 其他　X 线示双肾缩小，肾图示肾功能明显降低。

二、护理诊断

（1）无能为力：与由于病程长、住院时间久、病情逐渐恶化、治疗无效、后期需依赖透析治疗维持生命有关。

（2）营养失调：低于机体需要量，与厌食、呕吐、代谢障碍，透析以及限制蛋白质摄入有关。

（3）体液过多：与液体及钠摄入量过多，肾脏调节机制受损有关。

（4）活动无耐力：与贫血、营养不良、心脏病变、电解质平衡失调有关。

三、护理目标

1. 病人主诉身心不适减轻，不发生意外事故。
2. 病人遵守饮食原则，维持水、电解质和酸碱平衡。
3. 病人无感染、心脏损害发生。
4. 病人主诉基本需要得到满足。
5. 病人可复述出疾病相关知识，配合医疗及护理工作。

四、护理措施

1. 提高生活质量　慢性肾衰病人因病情迁延难治，症状日趋加重，病人住院时间长或长期待在家中，抑郁与恐惧心理与日俱增，护士应给予理解和同情，关心体贴病人，用通俗易懂的语言向家属和病人耐心讲解疾病有关知识，使他们正确对待疾病，积极参与治疗护理，争取使病情得到缓解。肾功能不全代偿期病人可起床活动，但应避免劳累和受凉，失代偿期病人应卧床休息，尽可能减轻病人思想苦闷和躯体不适，加强床旁护理和人际沟通，提高病人治疗信心，防止意外发生。

2. 饮食治疗　慢性肾衰的饮食管理应越早越好。病人营养状态是改善生命质量及预后的关键因素之一。

（1）限制蛋白质饮食：减少饮食中蛋白质含量可使尿素氮下降，尿毒症症状减轻；控制蛋白质摄入量还有利于降低血磷和减轻酸中毒。但如饮食中蛋白质太少，则会发生营养不良，因此要求60%以上的蛋白质是优质蛋白，如鸡蛋、瘦肉和牛奶等。尽可能少食含植物蛋白的物质，如花生、黄豆及其制品。

（2）摄入高热量：为摄入足够热量，可多食用人造黄油、植物油和食糖。热量每日约需 125.5 kJ/kg，多食富含维生素 B 族、维生素 C 和叶酸的食物。

（3）其他：水肿、高血压和少尿的病人要限制钠摄入。尿量每日超过 1000 mL，一般不需限制饮食中的钾；在氮质血症期，即应采用低磷饮食，每日不超过 600 mg；对尿少、水肿、心力衰竭者应严格控制进液量。但对尿量 >1000 ml 而又无水肿者，则不宜限制水的摄入。

（4）饮食治疗：可使尿毒症症状改善，对已开始透析治疗者，应立即改为透析时的饮食疗法。

3. 准确记录 24 小时出入量　让病人了解限制水的重要性，由于病人少尿，甚至无尿，除不显性失水及大便排出部分水分外，摄入的水基本潴留于体内，血液透析的病人直至下次透析时才能将潴留的水排出体外，病人口渴较明显，护士必须告诉病人透析间期体重增加不超过 2.5 kg，否则长期水负荷过重，会导致严重心血管并发症。指导病人如何饮水，少尿、无尿病人以进食干饭为主，不能喝汤，每天测体重。对尿量多无明显水肿、高血压及心肾功能不全者要多饮水，以利代谢产物排出，以饮茶水较好。

4. 对症护理

（1）消化系统：①注意口腔护理：于早晚及餐后协助病人漱口，保持口腔清洁湿润，去除口臭，减轻恶心感，防止口腔细菌及真菌生长。

②减少恶心、呕吐：宜少量多餐，晚间睡前饮水 1 ~ 2 次，以免夜间脱水使血尿素氮相对增高，而致晨起发生恶心呕吐。

③观察呕吐物和粪便颜色：如发现消化道出血，应给予相应护理。

（2）神经系统：如有头痛、失眠、躁动，应安置病人于光线较暗的病室，保持安静，注意安全，使用镇静剂需防止蓄积中毒。注意观察有无颅内压增高的症状与体征。

（3）心血管系统：严密观察血压、心律和神志变化及降压药物不良反应，有心功能不全时，应及时与医生联系作必要处理。

（4）血液系统：贫血严重者起坐、下床动作宜缓慢，并给予必要的协助，有出血倾向者应避免使用抑制凝血药物及纤溶药物，并注意防止皮肤黏膜受损。

（5）呼吸系统：观察病人有无咳嗽、胸闷等表现，其可提示上呼吸道感染或严重氮质血症，若出现深大呼吸伴嗜睡，提示代谢性酸中毒，应及时与医师联系作必要处理。

（6）加强皮肤护理：因尿素霜沉积对皮肤有刺激，病人常有瘙痒不适，并影响睡眠，且抓破皮肤后极易感染，故应勤用温水擦洗，保持皮肤清洁，忌用肥皂和酒精。勤换衣裤、被服。对严重水肿的卧床病人，应定时翻身、更换卧位，并按摩受压部位，预防压疮。

5. 并发症的预防及护理

（1）预防感染：最常见呼吸道和尿路感染，其次是皮肤和消化道感染。因病人抵抗力低，反应性差，常无感染后的发热等表现，而感染常导致病情恶化，甚至死亡。故应注意感染征象，如观察体温变化、咳嗽、咳痰和尿液改变。一旦发现，及时按医嘱积极控制，加强预防措施，注意保暖和室内清洁、消毒，减少探视，避免交叉感染。

（2）防止心脏继续受损：由于长期高血压、动脉硬化、贫血、电解质紊乱以及继发性甲状旁腺素升高，使心肌受损，易继发心脏扩大、心律失常和心功能不全。在积极治疗高血压和贫血基础上，应注意减轻病人心脏负担，给予适量吸氧。按医嘱应用心肌营养药物。密切观察心率、心律、血压和心功能情况，出现异常及时处理。

五、健康教育

1. 心理指导　耐心向病人讲解疾病的有关知识，解除病人的思想负担，保持良好的心态，愉快地接受各种治疗，提高生活质量。

2. 饮食指导

（1）蛋白质限制在 20～30 g/d，多进食优质动物蛋白，如瘦肉、牛奶等。少食花生、黄豆等植物蛋白。

（2）给予高热量饮食，每日需 125. 5 kJ/kg，以减少蛋白质的分解。

（3）有少尿、水肿、高血压和心力衰竭者，限制水、盐摄入。

3. 活动、休息指导　有严重贫血、出血倾向、心力衰竭及骨质疏松时，要卧床休息。缓解期可适当活动，以不感到疲劳为宜。

4. 用药指导　讲解药物的作用，不良反应，使病人了解坚持疗程的意义。忌用对肾脏有毒作用的药物，如庆大霉素、卡那霉素等。

5. 出院指导

（1）注意休息，避免劳累，防止骨折、跌伤。

（2）注意个人卫生、长期卧床者鼓励坐起或被动运动。

（3）增加自我保健意识，预防感染，避免各种应激因素。

（4）能准确监测血压、体重的变化，警惕腹泻、腹水、高血钾等症状出现。

（5）了解尿、血液生化指标变化的意义，定期门诊复查，发现异常情况及时就诊。

六、护理评价

1. 病人及家属可叙述出疾病及自我保健知识，保持心理状态稳定，正确对待病情及治疗，无意外事故发生。

2. 病人明确饮食治疗的重要性，愿意长期接受合理饮食，机体营养状况有一定改善。

3. 病人能很好接受指导，增强参与意识，按医嘱服药，能注意药物不良反应，懂得不用肾毒性药物。

4. 病人各系统主要症状消失或改善，肾功能较为稳定，无并发症发生。

第五节 透析疗法的护理

一、腹膜透析

腹膜透析是指灌入腹腔内的透析液与腹膜毛细血管内的血液之间水和溶质的交换过程。腹膜透析与血液透析不同，它是利用人体自身的结构达到血液净化的目的，具有方法简单、方便、所需费用少、适合家庭透析等特点，是治疗急、慢性肾衰竭和某些急性药物、毒物中毒的有效方法。另外也可用于治疗急性胰腺炎，纠正水、电解质紊乱等。对于休克、中毒等所致的急性肾衰竭，由于血压低和循环系统不稳定，选用腹膜透析可能更容易耐受。慢性肾衰竭发病率高，仅靠血液透析治疗远远不能满足需求，尤其在经济不发达地区和广大农村，开展和推广腹膜透析具有实际的临床应用价值。不少患者经短期训练，可自行操作，进行家庭透析。

（一）透析效能

成人腹膜面积为2.2 m^2，较两侧肾小球毛细血管表面积1.5 m^2或一般人工肾透析面积为大。但腹膜透析无负压超滤，透析效率也较血液透析差，尿清除率仅相当于标准平板型透析器的1/3～1/4，但对大分子物质如菊、淀粉则较易透过。但若腹膜下血管有病变，如糖尿病、红斑狼疮和硬皮病，透析效果可显著降低。

影响透析效能的因素：

1. 透析物质的浓度　某种透析物质在腹膜两侧的浓度梯度差越大，该物质通过腹膜速率就越快，因此，改变透析液浓度就可调节其透析速度，如高钾血症使用无钾透析液可排出钾。

2. 透析液量和流速　透析液灌注腹腔，开始时血液中代谢废物向透析液扩散的速度最快，增加单位时间流量和流速可提高清除率。

3. 透析液温度　以37 ℃～38 ℃为宜，温度过低，腹膜血管收缩，清除率降低。温度过高可引起出汗、发热。

4. 透析液在腹腔内停留时间　腹膜透析液与血浆之间各溶质交换速率不一，尿素最快，钾、钠、肌酐和磷酸盐次之，尿酸和碳酸盐较慢，钙和镁最慢。一般主张留置1小时为宜，它可使60%～80%的尿素排出，但欲快速脱水可以适当缩短停留时间，若病情稳定，亦可留置90～120分钟。

5. 腹膜与透析液接触面积　腹膜粘连、腹腔充气、呼吸困难和低血压等均可影响腹膜透析有效面积。连续使用高渗灌注或腹膜感染可使腹膜毛细血管通透性增高，蛋白质漏出增多，影响透析效果。

6. 附加剂作用　在透析液中加入某些药物可提高某些特定物质的清除率。透析液中白蛋白可提高与蛋白结合的物质，如水杨酸盐、巴比妥等的清除率，加三羟甲基氨基甲烷可促使某些巴比妥盐类及弱酸的排出。

7. 腹膜血管的病变　系统性红斑狼疮、结节性多动脉炎等引起肾衰竭，透析效果常不理想，可能与腹膜血管炎症有关，影响透析效果。

（二）适应证

1. 急性肾衰竭　目前认为，早期预防性透析可减少急性肾衰发生感染、出血和昏迷等威胁生命的并发症。所谓预防性透析，系指在出现并发症之前施行透析，这样可迅速清除体内过多代谢产物，维持水、电解质和酸碱平衡，从而有利于细胞生理功能和机体内环境稳定，治疗和预防原发病的各种并发症。透析指征为：①急性肺水肿；②高钾血症，血钾在6.5 mmol/L以上。③高分解代谢状态。④无高分解代谢状态，但无尿2天或少尿4天以上。⑤二氧化碳结合力在13 mmol/L以下。⑥血尿素氮21.4～28.6 mmol/L（60～80 mg/dl）或血肌酐442 μmol/L以上。⑦少尿2天以上，并伴有：体液过多、持续呕吐、烦躁或嗜睡、血钾6 mmol/L以上、心电图疑有高钾图形等任何一种情况。

2. 慢性肾衰竭　透析指征为：①血尿素氮为35.7 mmol/L（100 mg/dl）；②血肌酐达884 μmol/L（或≥10 mg/dl）；③内生肌酐清除率低于10 ml/min；④充血性心力衰竭用常规治疗无效或有尿毒症心包炎者；⑤明显神经系统症状。

3. 急性药物或毒物中毒　能通过透析膜的药物或毒物，如巴比妥类、水合氯醛、海洛因、乙醇、甲醇、扑热息痛、异烟肼、砷、汞、铜、氨、内毒素、链霉素等有肾毒和耳毒性的氨基糖甙类抗生素过量等所致急性中毒，均可施行透析治疗。

4. 其他　高胆红素血症、顽固性充血性心力衰竭等。

关于血液透析或腹膜透析的选择，应根据医疗设备、经验和患者病情决定。血液透析的效果优于腹膜透析。但对不宜做血液透析者，如明显贫血或出血、创伤、血压偏低或急性心肌梗死伴肺水肿等，多用腹膜透析为宜，对急性肺水肿的治疗有时可起到挽救生命的作用。

（三）禁忌证

1. 绝对禁忌证　各种腹部病变导致的腹膜清除率低、腹膜缺陷、严重的慢性呼吸衰竭。

2. 相对禁忌证　广泛腹膜粘连、腹腔内脏外伤、近期腹部大手术有引流者、结肠造瘘、膈疝、腹壁感染、腹腔内有弥漫性恶性肿瘤或病变性质不明者、妊娠。

（四）操作方法

一般在脐与耻骨联合线上1/3分层切开腹膜，用卵圆钳夹持透析管前端徐徐送入膀胱直肠陷凹内（约15 cm），腹膜荷包缝合，手术结束后即可进行透析。开始透析时，透析液流入腹腔，每次1～2 L，灌入时间为5～20 min，留置时间为1小时（45～120 min），流出速度一般控制在每分50～70 ml，放液过快可造成过大负压，使大网膜堵塞腹透管侧孔，每日灌注次数视病情而增减。一般为6～8次。高钾血症、肺水肿或药物、毒物中毒者，应连续透析。慢性持续性透析病情稳定者，可做非卧床持续性腹膜透析：每天交换4次，每次2 L，每4～6小时一次，夜间一次为8～12小时。

透析时注意事项：①术前灌肠排便可减少腹胀或直肠损伤机会。②腹壁瘢痕附近不要作切口，以免损伤内脏。③护士在透析操作过程中要严格保证无菌。④透析过程中应严密注意水、电解质平衡，准确记录灌入和流出液量、色泽等，若引流量显著少于灌注量，应暂停透析，寻找原因。

（五）并发症与常见问题

1. 急件并发症　急性并发症包括透析开始及透析过程中突然出现的并发症，需迅速处理。①腹痛：发生原因有灌注或排出液体速度过快；用高渗性透析液；透析液温度过低；腹腔灌注量过多或空气过多；腹腔感染；透析液向腹膜外渗漏；透析液酸碱度不适当等等。在处理上，去除原因外，可在透析液中加1% ~2%普鲁卡因或利多卡因3 ~5 ml。无效时酌情减少透析次数。②失衡综合征：表现同血液透析。③水、电解质紊乱及酸碱失衡：可出现高钠血症、低钾或高钾血症、代谢性酸中毒或碱中毒、水过多和肺水肿等。④低血压：多是由于不适当地采用高渗透析液在短期内大量除水，导致低血容量所致。⑤急性血糖水平变化：可出现低血糖或高血糖。⑥肺部并发症：可出现肺部感染、急性胸腔积液。⑦腹膜炎：发生原因有伤口感染、手术操作及透析液污染，应在手术及透析过程中严格执行无菌操作，严密观察病情及定期作腹透液常规检查、细菌培养。⑧急性腹部并发症：偶可发生切口裂开、气腹、血腹、急性胰腺炎。

2. 慢性并发症　①腹背部并发症：反复向腹腔内灌入透析液可引起腹内压增加，使腹壁、腰骶部和膈肌结构发生各种变化，产生三种主要的腹背部并发症，即透析液外漏、腹壁疝及背痛。②心血管并发症：长期透析可出现慢性低血压、下肢坏疽。③代谢并发症：可发生蛋白质、氨基酸丢失，糖负荷增加、维生素丢失等。

（六）护理措施

1. 指导病人用高热量、高生物效价、优质蛋白、高维生素、低钠低钾饮食。

2. 反复示教腹膜透析管道的护理方法、操作方法及注意事项，使病人出院后能顺利进行自我透析。如保持室内环境清洁，正确的洗手技术，操作时戴口罩，检查透析液有效期、葡萄糖含量、有无渗漏和杂质。按正确步骤进行腹透，夹闭管道或打开透析液时要执行无菌操作技术。

3. 根据病情适当限制液体入量；尽量集中静脉给药，以减少液体摄入量。抬高水肿肢体，增加静脉回流、减轻水肿。建议病人穿宽松的衣服，避免穿紧身衣裤，防止静脉淤血。经常变换体位以利引流，抬高床头并协助病人翻身，引流不完全可引起膈肌上升导致肺部并发症。如出现低血钾应中断透析报告医生。

4. 当病人出现体液不足症状时提醒医生注意透析液浓度，输入低渗透析液，以免病人出现严重脱水。如病人体重增加1 kg以上，明显浮肿，出现肺水肿或脑水肿症状，提示水分过多，需增加透析液渗透压。

5. 进行透析时严格执行无菌技术，保持引流袋低于腹部，以防引流液倒流。透析液在腹腔内停留期间，要夹闭透析管道。保持透析管皮肤出口处清洁干燥，用无菌纱布覆盖，并注意消毒。向病人讲解感染的诱发因素及其症状体征，告诉病人出现感染症状时及时就医。怀疑有腹腔感染时，遵医嘱应用敏感抗生素加肝素作腹膜腔灌洗，如果应用氨基甙类抗生素，应监测血浓度，注意其肾毒性及耳毒性。

6. 对腹痛病人，在床旁透析时，注意排净空气，以免空气进入腹膜腔，引起不适，保持透析液适当的温度，凉的透析液易引起痉挛性疼痛。

7. 嘱病人定期来院复查。

二、血液透析

血液透析是安全、易行和应用广泛的一种血液净化方法。它是一种以半透膜的界面，将血液与透析液分置于半透膜两侧，利用弥散原理进行交换的治疗方法。所谓弥散，是指半透膜两侧凡是小于膜孔的溶质分子，均可按从高浓度向低浓度方向扩散的原理进行自由交换。溶质弥散的动力来自于溶质分子的自身运动。而溶质弥散的速率则取决于半透膜的通透性、有效透析面积、溶质在膜两侧形成的浓度差以及溶质的分子量等因素。

基于上述原理，在透析治疗时，根据每个患者的不同情况，将透析液配置成与正常人体血清电解质和碱基大致相仿的各种配方。这样，在弥散透析过程中，患者血液中的小分子量代谢产物即不断向透析液侧扩散，而患者本身的电解质和酸碱失衡情况又可在血与透析液的相互弥散之中逐步得到纠正。其次，如果提高血液侧的正压或在透析液侧造成负压，又可驱使血浆中的水分移向透析液侧，造成一种脱水过程。通过上述过程，我们取得以下三个主要的治疗效果：①排除患者体内以小分子量为主的各种代谢废物。②纠正电解质与酸碱平衡。③排除体内潴留的水分，从而达到部分替代肾脏功能的作用。所以，从本质上来说，血液透析是肾功能不全的一种替代疗法。俗称“人工肾”。透析器、透析液配比装置、血液和透析液监控装置总称为血液透析装置，即“人工肾”。

（一）适应证

同腹膜透析。对于慢性肾衰患者，如果能在肾外脏器明显损害之前或全身情况恶化之前开始透析，可以明显改善患者的生存质量，提高透析存活率。

（二）禁忌证

随着血透技术的提高和净化方法的增多，严格地说没有绝对禁忌证，相对禁忌证有：

1. 老年高危患者，不合作的婴幼儿。
2. 由心肌病导致的肺水肿和心力衰竭。
3. 明显出血倾向，颅脑出血和颅压很高。
4. 近期大手术后。
5. 休克或收缩压 80 mmHg。
6. 肿瘤等全身性疾病导致的肾衰竭。

（三）血液透析的过程

透析开始时，将血液从病人体内导出，引入动脉管道、去泡器，进入透析器内的血液侧；而透析液供给装置侧把具有一定温度、压力和流量的透析液送入透析液侧。血液和透析液借助于半透膜进行逆向的弥散交换。经过“净化”的血液从透析器静脉端流出，经过去泡器、静脉管道再经血管通路返回病人体内。而经过弥散交换过的透析液则被弃至废液槽。血液透析就是这样一种持续不断的“清洗”过程。每次透析约需 4 ~ 6 h。透析结束时，用生理盐水或 5% 葡萄糖制剂 200 ml 将体外管道和透析器内残留血液全部驱回病人体内。可见，在整个透析过程中，包含着密切相关的两个方面，即：透析装置和病人。

（四）透析过程中的监护

1. 每次透析前应该测定病人的体重、体温、脉搏、呼吸、血压。在透析过程中，对于长期透析病人应每隔 30～60 min 重复上述监测，而对于急症透析病人，此间隔应缩短为 15～30 min 一次。这样即能及时发现透析中可能出现的并发症又能不断调整透析状态使之更适合于病人的治疗。

2. 血流量变化　透析时的血流量通常保持在 200 ml/min 左右。当血流量降至 100 ml/min 甚至更低时往往可见到管道系统中血液分层现象以及透析器色泽变成暗紫色。这不但会大大降低透析效率而且往往导致凝血。

3. 静脉压变化　正常情况下，静脉压常在 30～60 mmHg 之间。静脉压升高常见于肝素用量不足而致静脉管路或静脉端去泡器有血块或纤维蛋白形成，妨碍了血流或静脉管路有扭曲及存在周围阻力增高因素，如病人出现寒战、呕吐、血压升高等症状时。静脉压降低则常内见于低血压、休克，体外管路系统有滑脱或破损造成大出血，动脉管道有扭曲或动脉血流不畅等原因。

4. 透析液温度　透析液温度应根据室温和病人具体情况作相应调节。一般控制在 37 ℃～40 ℃之间。如果 >43 ℃有溶血危险。反之 35 ℃病人自身热量丧失过多，可出现寒战，也影响弥散效率。

5. 透析液流量　一般调节在 200 ml/min 左右。流量过高是一种浪费，而流量过低则会明显降低弥散速率。

6. 透析负压　在透析过程中，透析负压应根据病人的脱水需要而不断作相应调节。过高时由于脱水速率加快，可造成病人有效血容量下降。一旦负压过高超过透析半透膜所承受的跨膜压时，可造成半透膜破损。负压过低时则影响脱水过程。

7. 破膜　透析过程中，偶尔会出现半透膜破损的情况。发生破膜时，不但会造成病人失血，而且未经灭菌的透析液会通过破损处污染血液。一旦破膜，应立即阻断血液管路并同时调换新透析器。原透析器中血液应丢弃。如估计失血较多，应予输血。

8. 凝血　在透析过程中，有时会发生凝血。这种情况多见于急性肾衰竭病人以及采用局部肝素化或小剂量肝素化时。其原因通常是肝素量不足或病人有高凝状态。初期用大量肝素可望改善，如已出现部分凝结则应更换透析器及管道。

（五）危急情况及处理

1. 失血　透析的过程也是一种体外循环的过程。由于透析器以及管道系统接头众多，加之血量较大，所以一旦任何部位发生滑脱都可以造成大出血而致病人在数分钟内迅速死亡。在透析过程中一旦发现有上述危急情况出现时；应迅速用血管钳阻断血流，随之关闭血泵，只要处理及时，病人可脱险。

2. 空气栓塞　在透析过程中由于输液时操作不慎，或结束时回血不慎，可造成空气逸入静脉内而造成栓塞。如发现空气逸入静脉，应立即用血管钳阻断静脉管道。如大量空气逸入，病人可迅速死亡。如空气逸入不多，病人可出现呼吸困难、胸闷、烦躁、心动过速等。此时可立即将病人置于头低足高位，左侧卧位，以防脑栓塞。并按急性心力衰竭处理。

3. 溶血　常由以下原因造成：①透析液配制失误，浓度低于正常。②透析液温度过高。在透析过程中，如果发现静脉管道中的血流变成半透明状，或者成为红葡萄酒样，则应高度怀疑溶血，此时，应立即阻断血流，停止透析。如证实为溶血，除立即去除直接因素外，还应输新鲜血并给予5%碳酸氢钠静脉滴注。

4. 心脏骤停 在透析过程中，如出现心力衰竭、严重心律失常、休克等情况时可发生心脏停搏，一旦出现心脏停搏这一危急情况，应立即按复苏要求抢救，其次才是停止透析、回血。

（六）透析过程常见并发症及处理

1. 热源反应 通常在开始透析30～75 min左右，病人有畏寒不适，此时血压可稍有下降，接着可出现寒战，随之体温逐渐上升，病人感到头痛伴有呕吐，血压也开始升高。如无特殊处理，体温在一小时后达到高峰（有时可达40 ℃以上），随后病人寒战消失，并感到发热、出汗、体温也逐渐下降。引起热源反应的主要原因有透析器反复使用，无法彻底清除干净，以致变性的血液蛋白释放进入血液循环。

2. 失衡综合征 失衡综合征的原理尚未完全明了。传统的看法是因透析造成细胞外液的渗透压暂时低于细胞内液的渗透压，从而产生脑水肿所致。这种情况常常发生在病人初次接受透析治疗或者使用高清除率透析器的时候。临床表现为头痛、恶心、呕吐，严重时可出现视力模糊、肌肉阵挛、意识障碍、昏迷甚至死亡。防治措施包括：①开始接受透析治疗时，最初几次透析时间应4 h。②脱水速率不宜过快。③出现症状者可给予高渗葡萄糖或高渗盐水静脉注射，可缓解症状。④试用含钠量较高的透析液配方。

3. 症状性低血压 是一种与透析相关的低血压。其发生原因是多因素的。可能包括：①脱水减少了有效血容量，而透析时血浆中小分子代谢产物迅速被清除，使得血浆渗透压暂时低于细胞间隙组织液的渗透压，这又使血浆水分进一步移向间质，更加重有效血容量不足。②透析液中醋酸盐对周围血管的张力有抑制作用。基于以上原因，防治措施如下：①控制透析间期体重的增加。一般认为两次透析之间体重增长如果低于自身体重的3%，则能减少症状性低血压的发生。②采用含钠量较高的透析液配方。③改醋酸钠为碳酸氢钠。④透析中出现低血压时可补充生理盐水或白蛋白、血浆等。必要时加用升压药。

（七）内瘘的护理

1. 护士及病人均应知道不在造瘘侧肢体测血压和采集血标本，禁止在插管处近端结扎肢体，以保证血液正常流动。指导病人预防血栓形成，如睡眠时不要压迫术侧肢体，术侧肢体不穿过紧衣服；不用术侧上肢背包、扛行李及提取重物；术侧上肢不过度活动、运动；保持术侧肢体体位舒适。

2. 术后早期教会病人锻炼术侧肢体，促进内瘘愈合。教会病人如何在瘘部位触脉搏和震颤，以检查动－静脉血流是否通畅，如果脉搏和震颤消失可能是通路堵塞，需要立即就医。

3. 告知病人有感染的症状和体征时立即就医，如通路部位触痛、发热、红肿、渗出液、出现红线。

4. 指导病人任何时候都要保持通路敷料清洁和干燥，洗澡时不要弄湿敷料（可用皮肤保护膜覆盖），只能盆浴或擦澡，不要淋浴及游泳。

（张桂花 苏维芳 吴彦茹）

第六章　血液内科疾病护理

第一节　贫血的护理

一、缺铁性贫血

缺铁性贫血是体内用来制造血红蛋白的储存铁缺乏、血红蛋白合成量减少而引起的一种小细胞低色素性贫血。

（一）评估要点

1. 铁摄入不足　婴幼儿、青少年、育龄妇女铁需量增加。

2. 失血过多　成年人慢性失血，如月经量多、痔疮、溃疡出血及慢性胃肠道功能紊乱、如腹泻、胃酸缺乏等。

3. 临床表现　有贫血症状，如疲乏无力、面色苍白、心悸、气短、头昏眼花。症状与贫血程度有关。黏膜损害较常见如口角炎、舌炎、舌乳头萎缩。儿童发育迟缓，智商低，易兴奋烦躁，异食癖和吞咽困难。部分病人有反甲、脾脏轻度增大。

4. 实验室检查　红细胞体积小，形态不一，中心淡染区扩大，网织红细胞正常或略高。骨髓查可有红细胞系增生活跃，中晚幼为主，体积小、胞质少。

（二）护理要点

1. 护理问题　活动无耐力，营养失调。

2. 护理措施

（1）轻者适当休息与活动，以不感到疲劳、不加重病情为度。重度贫血伴缺氧者应卧床休息，抬高床头，给吸氧，保持适宜室温，防止因寒冷加重缺氧。

（2）遵医嘱输全血或浓缩红细胞以及补铁剂。

（3）饮食应进高蛋白、高维生素、高热量、含铁丰富的易消化食物；消化不良者应少量多餐；伴口腔炎或舌炎者避免刺激性食物。

（4）口服铁剂应饭后服，减少对胃肠刺激，可小剂量开始。避免与浓茶、牛奶、咖啡、磷酸盐等同服，以免影响铁剂吸收。铁剂宜深部肌肉注射，经常更换注射部位，减少疼痛，促进吸收。注射时备肾上腺素，并观察不良反应。

（5）观察用药后的效果。

（三）健康教育

1. 指导病人学习防治贫血基本知识，说明病因及根治的意义。预防慢性肠道炎症是根治贫血的有效措施。

2. 在易患人群中开展缺铁性贫血的预防措施，合理膳食，如妊娠期、哺乳期妇女除多食含铁食物外，可服少量铁剂。多食动物肝、瘦肉、蛋黄、鱼、豆类、紫菜、海带及木耳。建议病人用铁锅炒菜，可增加无机铁。

二、巨细胞性贫血

巨细胞性贫血是由叶酸和（或）维生素 B_{12}缺乏，导致细胞核 DNA 合成障碍而引起的贫血。

（一）评估要点

1. 病史既往有慢性胃炎、肠炎、肿瘤、肝病、甲亢等，有偏食习惯，有妊娠、哺乳、胃肠手术史等。

2. 临床表现大多呈中、重度贫血，头晕，乏力，活动后心悸气短，2% 病人伴有白细胞和血小板减少，少数病人肝脾大；食欲减退，腹胀，腹泻或便秘；舌痛，色红，舌表面光滑（牛肉舌）；由于蛋白营养不良可发生眼睑水肿，下肢呈凹陷性水肿，重者有腹水。

3. 实验室检查血象　血红蛋白低于 60 g/L，红细胞平均体积增大，并呈大卵圆形，白细胞及血小板减少；骨髓增生活跃，以红系为主。各系细胞均有“巨幼变”；叶酸和维生素 B_{12}测定：血清维生素 B_{12}浓度低于 74 μmol/L，血清叶酸浓度低于 6. 8 mmol/L。

（二）护理要点

活动无耐力。

（三）护理措施

1. 重症贫血合并神经系统症状病人，应卧床休息，适当运动，以不感疲劳为度。

2. 叶酸缺乏时多食绿色新鲜蔬菜、水果、谷类，烹煮不宜过度，防止叶酸破坏。维生素 B_{12}缺乏者多食动物肝、肾、瘦肉、禽蛋及海产品等。

3. 用药护理　叶酸 5 ~ 10 mg 口服直到血象完全恢复正常。维生素 B_{12} 100 μg 肌肉注射直到血象恢复正常，维生素 B_{12}偶尔有过敏反应，应注意观察。

（四）健康教育

1. 贫血纠正后坚持合理膳食，积极治疗原发病。一般病人预后良好，应增强其治疗信心。

2. 加强营养，养成良好卫生习惯，防止感染。

三、再生障碍性贫血

再生障碍性贫血是由多种原因引起的骨髓造血组织显著减少，导致骨髓造血功能衰竭，以外周血全血细胞减少为特征的疾病。临床主要表现为贫血、出血、感染等。

（一）评估要点

1. 病因　①药物史：起病前数日或数周内用过引起再障的药物如氯霉素、合霉素、磺胺、阿司匹林及抗肿瘤药。②接触史：工作环境及社区是否有有害物质如 X 线、放射性核素、苯及其衍生物（杀虫剂、涂料等）。③感染史：呼吸道感染、慢性病毒性肝炎。

2. 临床表现　①急性再生障碍性贫血：起病急，发展快，严重出血与感染，严重贫血，多次输血难以维持血红蛋白，常见出血部位为皮肤黏膜，口腔血疱，呼吸道、消化道出血。可引起多种感染，以肺炎、败血症为常见，治疗难以控制；②慢性再生障碍性贫血：起病慢、发展慢、贫血是首发和主要表现，出血轻以皮肤、黏膜为主。合并感染以呼吸道为多见。

3. 实验室检查 血象全血细胞减少，血小板减少、出血时间延长，贫血呈正细胞正色素性，白细胞计数多减少，以中性粒细胞减少为主。

4. 骨髓检查 ①急性型：骨髓穿刺骨髓液稀薄、油滴增多，涂片中核细胞减少，粒、红系幼稚细胞极度减少，无巨核细胞，淋巴、单核、浆、网状、组织嗜酸细胞分类增高。②慢性型：造血组织呈“向心性萎缩”及灶性增生，不同部位骨髓象一致，共同点为巨核细胞减少或缺如，受损部位造血细胞明显减少。

（二）护理诊断

活动无耐力，有感染的危险，有损伤的危险。

（三）护理措施

1. 急性再生障碍性贫血应卧床休息，减少内脏出血，中、轻度者应适当休息，减少氧耗。必要时应吸氧。饮食宜进高热量、高蛋白、高维生素、易消化食物。

2. 遵医嘱输血或输红细胞，严重贫血者输入速度为每小时 1 ml/kg。

3. 观察感染的征象，出现发热应查找感染灶及时应用抗生素，控制感染。

4. 定期对室内空气消毒、限制探视、预防院内感染。严格无菌操作。注意饮食卫生。

5. 不用手挖鼻孔、用力擤鼻涕、牙签剔牙、用力抓皮肤等。减少注射药。血小板低于 20×10^4/L 的病人应卧床休息。禁食，头部不宜剧烈活动，防止颅内出血。若发现颅内出血，头部置冰袋，高流量吸氧，迅速建立静脉通道。

6. 用药护理 用免疫抑制剂时，应观察其不良反应（超敏反应、血清病、出血加重），给予保护性隔离，加强支持疗法，防止出血及感染。慢性病人用雄激素治疗 3~6 个月后见效，鼓励病人坚持完成疗程。丙酸睾酮为油剂注射部位不易吸收，故需深部注射，并轮换部位。雄激素长期用可出现痤疮、须毛增多、女性闭经、男性化、肝损害、水肿等不良效应，应加强观察，做好心理疏导。

（四）健康教育

1. 向病人、家属介绍本病的病因，不可随便用药，特别是对造血系统有害的药，如氯霉素、保泰松、安乃近等。如因职业关系接触造血毒物如 X 线，农药等，应做好防护工作，定期体检，注意血象变化。

2. 指导病人坚持用药，并说明其重要性。教病人学会自我护理，如预防出血、感染，并定期复查。

四、溶血性贫血

溶血性贫血是指红细胞破坏增多、增速、超过造血补偿能力范围时发生的一种贫血。红细胞寿命虽然缩短、破坏增加，但骨髓造血尚能代偿而不出现贫血，若出现红细胞破坏增多，而产生贫血现象，称为溶血性贫血。

（一）评估要点

1. 临床表现 ①急性型：起病急骤、寒战、高热、头痛乏力、腰背及四肢酸痛；恶心、呕吐、腹泻、腹痛；贫血、黄疸；如有血管内溶血可有血红蛋白尿，尿呈浓茶色；贫血重时可导致缺氧，呼吸急促，心率加快，烦躁不安，甚至心力衰竭，休克、昏迷、急性肾功能衰竭；②慢性型：起病缓慢，症状轻，乏力，苍白，头晕，气促。患者有贫血、黄疸及肝脾大三大特点。

2. 实验室检查 红细胞和血红蛋白下降，血胆红素增高，尿胆素增加。血清结合球蛋白降低，血浆游离血红蛋白增多。红细胞代偿性增生，如网织红细胞增多、骨髓幼红细胞增加。红细胞脆性试验，抗人球蛋白试验、酸溶血试验有助于确诊。

（二）护理诊断

活动无耐力；潜在并发症，如周围循环衰竭、急性肾衰竭等。

（三）护理措施

见贫血章节。

（四）健康教育

1. 阵发性睡眠性血红蛋白尿病人应忌酸性食物和药物，如维生素 C、阿司匹林、磺胺等。葡萄糖 6－磷酸脱氢酶缺乏者禁食蚕豆及蚕豆制品和氧化性药物，如伯氨喹、奎宁、磺胺、氯霉素、维生素 K 等，以免诱发溶血。

2. 指导病人观察判断巩膜黄染及尿色改变，怀疑病情加重应立即去医院检查。注意休息和营养，进食高蛋白、高维生素。

第二节 白血病的护理

白血病是一类造血干细胞的克隆性恶性疾病。其克隆的白血病细胞失去进一步分化成熟的能力而停滞在细胞发育的不同阶段。在骨髓及其他造血组织中白血病细胞大量增生积聚，并浸润其他器官和组织，同时正常造血功能受到抑制。

一、急性白血病

（一）评估要点

1. 病因 病毒、化学因素、遗传因素等。

2. 症状 贫血进行迅速而明显；发热：由于感染和免疫抑制剂的应用而致。出血：部位可遍及全身，但以皮下、口腔、鼻腔较多见，合并 DIC 时，出血更甚；若颅内出血，常为致死原因。

3. 实验室检查 血象多有白细胞计数增多，部分病人可不高。分类：早幼细胞占 30%～90%。半数病人血小板低于 $60\times10^9/L$，晚期血小板极度减少。骨髓增生极度活跃，核细胞显著增多。正常的幼红细胞和巨核细胞减少。

（二）护理诊断

有感染的危险，活动无耐力，潜在并发症。

（三）护理措施

1. 化疗期间易感染，应保护性隔离，定时空气消毒，谢绝探视。加强皮肤、口腔护理。密切注意观察感染征象，若有感染应遵医嘱用强有力抗生素。

2. 嘱病人进高蛋白、高热量、高维生素、易消化的食物，少量多餐，细嚼慢咽；避免在化疗前后一小时进食，让病人进食前做深呼吸及吞咽动作，进食后坐位或半卧位，减轻恶心呕吐。

3. 根据病人情况适当减少活动量，以不感疲劳为宜。若活动后心慌、气短，应立即停止活动卧床休息。

4. 减少局部刺激，保护静脉。化疗药对组织刺激大，多次注射或药液渗漏会引起静脉周围组织坏死。鞘内注射化疗药推注宜慢。

5. 化疗中定期查血象，疗程结束时查骨髓象，以便观察疗效及骨髓受抑制情况。化疗中加强预防感染的措施。

6. 消化道反应，饮食宜清淡、可口、少量多餐。肝肾功能是否有损害，应严密观察。鼓励病人多饮水，每日 2000 ~ 3000 ml。

（四）健康教育

1. 长期接触放射核素或苯类等化学物质的工作者，应严格遵守劳动保护制度，定期查血象。

2. 出院时向病人及家属解释，坚持巩固强化治疗是争取长期缓解或治愈的重要手段。定期门诊复查血象，发现出血、发热及骨骼疼痛应及时到医院检查。

3. 适当健身活动，提高抗病能力，保证营养，注意个人卫生，避免受凉感染。

二、慢性白血病

慢性白血病按细胞类型分为慢性粒细胞白血病、慢性淋巴细胞白血病。

（一）评估要点

1. 慢性粒细胞白血病

（1）发病原因同急性白血病。

（2）慢性粒细胞白血病脾大为突出体征，可达脐平或入盆腔。肝脏可中度肿大。

（3）血象检查：白细胞数增加 $>20\times10^9/L$。中性粒细胞增多，晚期血小板及血红蛋白减少。

（4）骨髓增生或极度活跃，以粒细胞为主，红系相对减少。巨核细胞增多，晚期少。

2. 慢性淋巴细胞白血病

（1）起病慢，以颈部、腋下、腹股沟淋巴结为主。肿大的淋巴结无压痛，坚实可移动。5% ~7% 病人有肝脾轻、中度肿大，食欲减退，低热和盗汗、出血、感染、贫血、皮肤结节等。

（2）血象：淋巴细胞计数多在（15～100）$\times 10^9$/L，淋巴细胞占60%～75%以上，晚期血红蛋白、血小板减少。

（3）骨髓有核细胞增生明显活跃，红系、粒系及巨核细胞减少。

（二）护理诊断

有感染的危险。

（三）护理措施

1. 注意观察无原因的发热、体重下降、关节痛、脾区压痛以及逐渐出现贫血和出血。贫血较重的病人（血红蛋白60 g/L以下），应卧床休息至症状体征消失。慢性期适当活动，以不感到疲劳为限。

2. 饮食给予高蛋白、高维生素食物，如瘦肉、鸡肉、新鲜蔬菜及水果，保证营养，每日饮水1500 ml以上，防尿酸性肾病。预防呼吸道及皮肤感染。注意用药的用量及不良反应。

（三）健康教育

1. 向病人及家属讲解疾病知识，慢性粒细胞白血病是慢性经过，争取缓解期延长。病人能主动自我护理。

2. 定期门诊复查，如出现发热、骨痛、贫血、出血加重及脾脏迅速肿大，若有以上任何一项变化应及时就诊、及早治疗。

第三节 出血性疾病的护理

一、特发性血小板减少性紫癜

血小板减少性紫癜是指外周血小板减少，引起皮肤、黏膜甚至内脏出血。血小板常有明显的自发性出血倾向。该病也称自身免疫性血小板减少性紫癜，是常见的一种血小板减少症。

（一）评估要点

1. 病史　起病前1～3周有病毒感染史，如上呼吸感染、风疹等。女性40岁前发病率高。

2. 出血　主要表现为皮肤黏膜大小不等的瘀点、瘀斑，可有鼻、牙龈、黏膜出血、女性月经过多。急性型出血严重者可因视网膜出血而失明，甚至因出血而危及生命。急性较慢性预后好。

3. 实验室检查　血小板减少，束臂试验阳性，出血时间延长，血块回缩不良。骨髓巨核细胞增加，形成血小板的巨核细胞减少，血小板相关的免疫球蛋白增高。

（二）护理诊断

组织完整受损。

（三）护理措施

1. 注意观察出血情况，出血量及出血是否停止，监测血小板计数，若低于 $20\times10^9/L$ 应警惕脑出血的发生，卧床休息，避免外伤。

2. 避免使用阿司匹林、双嘧达莫（潘生丁）、保泰松、右旋糖酐等。饮食应根据病情选择高蛋白、高维生素流质或半流质少渣饮食。

3. 用药护理：常用激素类药易出现感染、高血压、血糖升高等。应定期检查血压、尿糖、白细胞计数等。用长春新碱药应注意有无骨髓造血功能抑制和末梢神经炎，用环磷酰胺应多饮水，每日饮水在 3000 ml 以上。

（四）健康教育

1. 向病人及家属介绍本病知识，注意保暖，预防感染。血小板在 $50\times10^9/L$ 以下时，不做体力活动。

2. 禁止使用可能引起血小板减少或抑制其功能的药物，如阿司匹林、双嘧达莫（潘生丁）、消炎痛、保泰松等。定期到门诊复查血小板、血糖。

二、过敏性紫癜

过敏性紫癜是一种常见的血管变态反应性出血性疾病。其主要表现为皮肤紫癜、黏膜出血、腹痛、皮疹、关节病及血尿。多见于儿童及少年，男性多于女性。

（一）评估要点

1. 主要病因为食物、药物过敏或感染，如起病前常有上呼吸道感染史。

2. 表现为紫癜、恶心、呕吐、腹痛腹泻及血便、关节痛、血尿等。

3. 实验室检查，毛细血管脆性试验阳性，束臂试验阳性，出血时间延长。血尿、蛋白尿、管型尿。

（二）护理诊断

组织完整性受损。

（三）护理措施

1. 观察病人出血情况，如腹痛、血便、血尿及关节疼痛等。腹型病病人若便血时应定时测血压、脉搏、肠鸣音，记录便血量。

2. 遵医嘱给予抗过敏药、维生素 C 及肾上腺皮质激素等，并观察药物疗效及不良反应。

（四）健康教育

向病人说明本病常见诱因如感染、食物、花粉及药物过敏等，发现可疑应避免接触。感染为发病诱因之一，应加强锻炼、增强体质，预防感染，发现症状及时就诊。

三、弥散性血管内凝血

弥散性血管内凝血是许多疾病发展过程中可能出现的一种复杂的病理过程。其特点是微循环中形成广泛的微血栓，消耗大量血小板和凝血因子，继发性纤维蛋白溶解和微循环障碍而导致出血、休克、器管损害等变化。

（一）评估要点

1. 主要病因　感染性疾病，如败血症、流行性出血热、内毒素血症、恶性肿瘤、大面积烧伤、严重创伤和广泛性手术；病理产科，如胎盘早剥、羊水栓塞等。

2. 观察原发病病情　如出现咯血、呕血、便血、头痛、腹痛、腰痛、意识蒙眬、烦躁、抽搐和昏迷、血压下降、心率减慢、呼吸急促、皮肤、黏膜有片状瘀斑等症状和体征。

3. 实验室检查　血小板减少，凝血酶原时间延长，纤维蛋白原含量逐渐减低。

（二）护理诊断

1. 护理问题　有损伤的危险，组织灌注量改变。

（三）护理措施

1. 注意病人出血情况　皮肤黏膜出血及消化道、呼吸道、泌尿道出血。

2. 预防出血　静脉或肌肉注射后局部加压，操作轻柔，避免损伤。

3. 用药护理　遵医嘱给肝素治疗，一般首次静脉滴注肝素 25 mg，以后每 4 ~ 6 h 6 mg（1 mg 相当于 125 U），用药 5 ~ 7 天，使用时注意观察出血减轻或加重情况，定期测凝血时间。

4. 应定期监测生命体征，注意意识状态变化，记录尿量及性质；有无器官栓塞的症状，如皮肤颜色、温度和末梢感觉等。

（四）健康教育

向病人讲解疾病有关知识，如药物、输血治疗的目的及氧气吸入的重要性，使患者主动配合治疗。指出易诱发 DIC 的疾病。对于感染性疾病的病人要积极预防 DIC 的发生。

第四节　淋巴瘤病人的护理

淋巴瘤是原发于淋巴结或其他淋巴组织中的恶性肿瘤。临床以无痛性淋巴结肿大最为典型，肝脾常肿大，晚期有恶病质、发热及贫血。

淋巴瘤的病因与发病机制尚不清楚。目前认为人类淋巴瘤和病毒感染有关。EB 病毒可能是 Burkitt 淋巴瘤的病因。近年来发现遗传性或获得性免疫缺陷伴发淋巴瘤者较多，如干燥综合征、器官移植后长期应用免疫抑制药发生淋巴瘤比一般人为高。淋巴瘤典型淋巴结病理学特征为正常滤泡性结构、被膜周围组织、被膜及被膜下被大量异常淋巴细胞或组织细胞所破坏，可分为霍奇金病和非霍奇金淋巴瘤两大类：①霍奇金病。在肿瘤组织中存在里 - 斯细胞为特征。②非霍奇金淋巴瘤。按照组织学特点将可分为结节型和弥漫型两大类，再按肿瘤细胞类型分为几种亚型。在我国弥漫型占绝对多数。1985 年我国病理学家参照国际专家组分类，拟订了我国自己的工作分类方案，分为低度、中度和高度恶性三大类。

一、评估要点

1. 病史 了解病人是否患有其他疾病，如干燥综合征、病毒感染性疾病，是否进行器官移植、用过免疫抑制性药物等。

2. 主要临床表现 由于病变部位和范围不同，临床表现很不一致。原发部位可在淋巴结，也可在结外的淋巴组织，如扁桃体、鼻咽部、胃肠道、骨骼等。结外淋巴组织原发病变多见 NHL。

（1）淋巴结肿大：多以无痛性的颈部或锁骨上的淋巴结肿大为首见症状，其次是腋下、腹股沟等处的淋巴结肿大，以 HD 多见。深部淋巴结如纵隔、腹膜后、腹腔等淋巴结肿大可引起压迫邻近器官的症状。

（2）全身症状：可有持续或周期性发热，发热后常有盗汗、疲乏及消瘦。部分病人有局部或全身皮肤瘙痒，也可发生带状疱疹，以 HD 常见。

（3）全身各组织器官受累：脾大不常见。肝受累可引起肝大和肝区疼痛，少数可发生黄疸。胃肠道和肾脏损害以 NHL 为多见，出现腹痛、腹泻、肿块、肾肿大、高血压、尿素氮潴留等。还可见肺实质浸润、胸腔积液、脑膜脊髓浸润、骨髓浸润及口、鼻咽部等处受累。

根据病变范围不同，可将淋巴瘤分为四期。多采用 1970 年 Ann Arbor 会议推荐的临床分期法：

Ⅰ期：病变仅限于一个淋巴结区或淋巴结以外单一器官。

Ⅱ期：病变累及膈同一侧两个或两个以上淋巴结区。

Ⅲ期：病变累及膈上下两侧，可同时伴有脾累及。

Ⅳ期：病变已侵犯多处淋巴结及淋巴结以外的部位。

所有各期又可按病人有无全身症状，如发热、盗汗、体重减轻等可分为 A、B 两组，A 组表示无全身症状，B 组表示有全身症状。

3. 心理社会评估 淋巴瘤为恶性肿瘤，病程长、治疗效果差，反复放、化疗和疾病的折磨、经济上的拮据等，给病人带来沉重的身体和精神上的打击，病人常出现焦虑、恐惧或悲伤、失望等不良情绪反应。

4. 护理体检 发现有淋巴结肿大时，应注意其大小、部位、有无压痛及压迫引起的相应症状，注意肝脾有无肿大、肝区有无压痛。病人有无发热、消瘦等。

5. 辅助检查

（1）血象、骨髓象：HD 血象变化较早，常有轻或中度贫血，骨髓象多为非特异性。NHL 白细胞多正常，伴淋巴细胞绝对值相对增多。

（2）其他检查：HD 活动期有血沉增进、血清乳酸脱氢酶活力增加。NHL 可并发抗人球蛋白试验阳性的溶血性贫血，原免疫细胞或弥散性原淋巴细胞型常有多克隆球蛋白增高。

二、护理诊断

（1）体温升高：与 HD 或感染有关。

（2）有皮肤受损的危险：与放疗引起局部皮肤烧伤有关。

（3）有感染的危险：与放、化疗使机体免疫力低下有关。

（4）营养失调低于机体需要量：与持续高热或放、化疗有关。

（5）恐惧：与治疗反应及疾病预后不良有关。

（6）医护合作性问题：潜在并发症与放疗、化疗不良反应有关。

三、护理目标

1. 病人学会自测体温，体温保持在正常或接近正常范围内。
2. 病人放疗局部皮肤完整。
3. 病人能描述引起感染的危险因素，积极采取预防措施。
4. 病人体重维持正常，并能参与和接受为其制定的饮食计划。
5. 病人自述焦虑、恐惧的程度减轻。
6. 病人主动配合治疗和护理，减少不良反应的发生。

四、护理措施

1. 注意休息和营养　放化疗期间注意休息，高热期应卧床休息，减少消耗，进食高蛋白、高维生素、高热量饮食，以增强机体抵抗力。

2. 病情观察观察体温变化，是持续性还是周期性发热，注意全身或局部有无感染灶。

3. 预防感染　做好皮肤和口腔清洁。病人出汗较多，应随时保持皮肤清洁、干燥，及时擦洗、更衣，避免受凉；保持室内空气新鲜，定期紫外线消毒；限制陪伴，告诉病人尽量少外出或去人多的地方。

4. 放疗、化疗的护理

（1）放射护理：^{60}Co 较为有效，但最好应用直线加速器照射病变部位。有扩大及全身淋巴结照射两种。放射治疗适用于Ⅰ、Ⅱ期病例，HD 疗效较好，NHD，对放射敏感但易复发。Ⅲ、Ⅳ期以化疗为主，必要时局部放疗。放疗病人应经常检查局部皮肤有无发红、瘙痒、灼热感等反应，发现后应及早涂油膏以保护皮肤。保持局部皮肤清洁，避免用手搔抓。

（2）化疗方案：多采用联合化疗，争取首次治疗获得缓解，有利于病人长期存活。HD 常用方案为 MOPP（氮介、长春新碱、甲基苄肼、泼尼松），至少 6 个疗程或至完全缓解，再用药 2 个疗程。对 MOPP 耐药者可采用 ABVD（阿霉素、博莱霉素、长春新碱、甲氮咪胺）方案。NHL 按病理分类及恶性程度选择化疗方案，基本化疗方案为 COP（环磷酰胺、长春新碱、泼尼松）或 CHOP（环磷酰胺、阿霉素、长春新碱、泼尼松）。恶性程度高者可分别在化疗方案中加入博莱霉素、甲氨蝶呤。

五、健康教育

1. 心理指导　向病人及家属讲述有关疾病的知识和治疗原则，化疗、放疗的不良反应，指出近几年由于治疗方法的改进，使淋巴瘤缓解率大大提高，鼓励病人坚持来院放疗或化疗，并与医护人员积极配合，克服治疗中的不良反应。

2. 缓解期或全部疗程结束后，仍要保证充分休息、睡眠，加强营养，心情舒畅，以提高免疫力。

3. 有身体不适或发现肿块应及早来医院检查。

六、护理评价

1. 病人能描述发热的症状和体征，维持体温在正常或接近正常范围内。
2. 病人放疗局部皮肤无发红、灼热感，皮肤保持完整。
3. 病人能描述引起感染的危险因素，积极采取防止感染的措施。
4. 病人体重正常，能主动参与和接受为其制定的饮食计划。
5. 病人认识自己的焦虑、恐惧，并能采用有效的应付方式。
6. 病人主动配合治疗和护理，减少不良反应的发生。

第五节　骨髓移植病人的护理

骨髓移植是指病人的骨髓造血系统经超大剂量化疗和放疗去除后，通过植入异体或自体骨髓来重建造血的过程。通过植入外周血或脐血造血子细胞来实现骨髓移植这一技术又称为造血干细胞移植。造血干细胞移植可广泛用于血液系统及非血液系统疾病的治疗。主要用于治疗再障、白血病、放射病、严重免疫缺陷及很多实体肿瘤。按骨髓的来源可分为异体骨髓移植（同种异基因和同基因骨髓移植）和自体骨髓移植。

一、评估要点

1. 病史　了解病人目前所患疾病及曾患疾病；是否输血及次数；曾使用过什么药物；所用的化疗方案及目前是第几次化疗，病人反应如何；有无过敏史等。

2. 心理社会评估　了解病人、家属对所患疾病及骨髓移植重要性的认识，对骨髓移植方法、过程的了解程度，是否有充分的思想准备；病人的经济状况如何。因骨髓抑制病人需居住于无菌层流室近 1 个月，与外界隔离，加之严重的治疗反应，病人常常出现紧张、恐惧、孤独和失望等心理反应。

3. 护理体检　病人的营养状况及体重，有无消瘦、水肿；全身皮肤黏膜有无出血、破损及感染灶，如有无咽部发痒、疼痛、咳嗽、咳痰，肺部啰音等；病人的体温是否正常；肝、脾及淋巴结有无肿大等。

4. 辅助检查　移植前需全面进行检查，如复查血象、骨髓象、血型，检查心、肺、肝和肾功能，做咽部、体表和肛周细菌培养等。

二、护理诊断

（1）知识缺乏：对 BMT 的程序、治疗方案、并发症及出院后的护理不了解。
（2）有感染的危险：与大剂量放、化疗及免疫缺陷、骨髓抑制有关。
（3）有损伤的危险：与血小板减少有关。
（4）营养失调：低于机体需要量，与放、化疗的不良反应及移植物抗宿主病有关。
（5）孤独的危险：与出血、感染及缺乏娱乐和交流有关。
（6）医护合作性问题：潜在并发症——移植物抗宿主反应。

三、护理目标

1. 病人能描述骨髓移植的过程及如何配合治疗及护理。

2. 病人降低了感染的危险因素，感染时能及时发现、报告。

3. 病人能描述损伤的危险因素，无损伤发生。

4. 病人体重维持在正常范围。

5. 病人自述恐惧或孤独程度减轻。

6. 病人能够描述移植物抗宿主反应的临床表现。

四、护理措施

1. 移植前的护理

（1）供者准备：异基因骨髓移植应选择供者，供、受者抽血作组织配型，混合淋巴细胞培养，选择组织相容的亲属为供者来源。移植前 2 周对供者进行循环采血，其目的是保证骨髓移植手术时有足够的新鲜血液提供给供者，以避免发生失血性休克，另外可以刺激骨髓造血干细胞生长。

（2）无菌层流室的准备：室内一切用物需经清洁、消毒、灭菌处理。室内不同空间采样行空气细菌学监测合格后方可进病人。

（3）病人准备：①心理护理：给病人介绍骨髓移植的有关知识、无菌层流室的基本环境及规章制度，以消除病人疑虑、恐惧感，使其处于接受治疗的最佳生理、心理状态。②移植前应对病人进行全面身体检查。③入室前 3 天开始食用肠道不易吸收的抗生素，进食消毒饮食，五官给药。④入室前一天剪指（趾）甲、剃毛发（头发、腋毛、阴毛）。入室当天清洁灌肠，淋浴后用 1∶2000 洗必泰液药浴毕做病人皮肤皱折处的细菌培养，再更换无菌衣裤，包裹大单送入无菌室。⑤移植前一天行颈外静脉或锁骨下静脉置管术备用。⑥预处理：其目的是清除病人的骨髓细胞（正常及异常细胞）和去除病人的免疫功能。常用方案是环磷酰胺：移植前 1、2 或 5 天静脉滴注。接受大剂量化疗和照射，病人常有恶心、呕吐、发热、腹泻、面潮红、腮腺肿胀等反应，鼓励病人多饮水，预防尿酸性肾病的发生。

2. 术中的护理

（1）采集方法

1）骨髓液采集：在无菌室操作，给供者行硬膜外麻醉。自髂前、髂后多部位采集骨髓，采集量 2×10^6/kg（单个核细胞）。采集的骨髓需立即置入含有肝素的保养液中，并充分混合后，过滤后装入血袋。

2）外周血干细胞采集：首先给供者肌肉注射粒细胞集落刺激因子或其他动员剂进一步体内扩增造血干细胞后进行采集。采集量外周血单个核细胞数（MNC）$>3\times10^9$/kg；白细胞分化抗原：$>2\times10^6$/kg；单一巨噬细胞系祖细胞：$>2\times10^5$/kg。

（2）骨髓液回输：在无菌层流室进行，经静脉插管处输入，6 小时输完，每袋骨髓液输至最后 5 ml 时应留在袋中弃去，以防脂肪颗粒引起肺栓塞。

3. 移植后的护理

（1）感染的预防：感染是最常见的合并症之一，也是移植成败的关键。移植早期是感染危险期，感染率 50%，细菌感染，尤以革兰氏阴性杆菌感染常见，常可致败血症，真菌感染可为霉菌肺炎。移植中期，病毒感染为全身合并症，常见单纯疱疹、口腔炎、巨细胞病毒性肺炎。移植后期，与感染有关，肺炎病毒感染多见。

1）无菌环境的保持：①控制入室人员，医护人员入室前应淋浴，更换清洁衣服。先用肥皂洗手，清水冲净后，再用 0.2% 洗必泰液泡手 5 分钟，按无菌操作要求穿戴无菌洗手衣、裤，帽子、口罩，更换无菌拖鞋进入风淋室，经风淋 3 分钟后进入无菌层流室。②地板、墙壁、门窗、室内物品每天用 1% 过氧乙酸擦拭。各室用臭氧消毒，每天 3 次，每次 30 分钟。③拖鞋、痰盂、便器用后分别浸泡入 0.2% 洗必泰液中 30 分钟后方可使用。④定期细菌监测：物体表面、空气采样培养，每周 1 次。

2）病人的无菌护理：①注意皮肤护理：用煮沸后开水配制 1∶2000 洗必泰液每日擦澡。静脉置管处隔日换药 1 次。②庆大霉素或卡那霉素眼药水滴眼，0.2% 洗必泰液清洗外耳道、鼻前庭，每日 2 次。③口腔护理：根据口腔 pH 测定酌情选定漱口液：口泰、呋喃西林液、3% 碳酸氢钠液、3% 硼酸水等，可选用其中一种或两种于餐前后漱口或交替漱口。④用 1：5000 高锰酸钾液便后、睡前坐浴，保持肛周及外阴部清洁，女病人月经期间增加外阴冲洗次数。⑤病人饮食需经微波炉消毒。食可削皮的水果，食前用 0.2% 洗必泰液浸泡 30 分钟。

3）病情观察及护理：①每天要询问病人主诉，监测生命体征变化及精神状态。骨髓移植后病人白细胞总数一般在 1 周内降到（0～0.1）$\times 10^9/L$，到第 3 周左右白细胞总数可上升达 $1\times 10^9/L$。②注意观察有无局部感染灶的存在，如咽部、痰液、大小便、肛周、皮肤、穿刺处有无异常等，必要时及时做血、尿、粪以及分泌物的细菌学培养和药敏试验，以利于有效抗生素的选择。

（2）心理护理：护士要满足病人的生理需要，运用骨髓移植的知识、护理技能，对病人进行认真的护理，同时多与病人密切接触、交谈，倾听病人的诉说，调节病人情绪，传递家属信息，以调动病人积极性。

（3）预防出血的护理：每日监测血小板计数，观察有无出血倾向，如出血点、瘀斑、口腔黏膜及牙龈有无出血，胃肠道以及颅内出血等，此时除一般止血外，输注浓缩血小板是非常必要的。

（4）预防排异反应和移植物抗宿主病的护理：①排异反应：异体骨髓细胞输注后，病人细胞免疫系统产生排除异体细胞的反应称为排异反应。主要表现为移植后病人的血细胞逐渐上升而又降低，骨髓造血细胞由增生好转又返回移植前水平，故移植后每天或隔天需作血常规检查，通常第 2 周开始血象上升，第 4 至 6 周内血象恢复迅速，骨髓象转为正常。②移植物抗宿主病（GVHD）的预防及观察：植入的供者造血干细胞含有免疫活性，从而使病人的白细胞或组织细胞发生免疫反应，产生 GVHD，临床表现有急、慢性两种。急性 GVHD 在骨髓移植后 3 个月内发生，在 10 天内发生又称为超急性 GVHD，主要表现为广泛性斑丘疹、皮疹、腹泻、肝功能异常等。3 个月以后发生的称为慢性 GVHD，表现为局限性或全身性硬皮病、眼或口腔干燥、关节挛缩、吸收不良等。发生 GVHD 后病死率较高，应密切观察，及时作相应处理。为预防 GVHD 的发生，血液制品需用 X 射线 10～30Gy 照射后才能输注，以免带入免疫活性细胞，同时可用环孢素和甲氨蝶呤。用环孢素应经常做肝、肾功能及尿常规检查。

（5）饮食护理：鼓励病人进食，增加营养。以高蛋白、高维生素、易消化、无渣、清淡饮食为宜。

（6）防止损伤：注意病人安全，必要时加床档。

五、健康教育

1. 休息与活动指导　出院后仍应保证充足的休息和睡眠，适宜的活动与锻炼：如散步、听音乐、太极拳等活动，每日睡眠保证在8小时以上。

2. 饮食指导维持饮食平衡，食富含营养的食物，保证足够的液体。

3. 预防感染的指导

（1）避免接触患病的人和家畜及其分泌物。

（2）避免在公共游泳池游泳。

（3）避免去人多云集的地方。

（4）注意保暖，预防感冒。

（5）注意饮食卫生，不食隔夜食物。

4. 定期门诊复查血象和骨髓象　出现头晕、乏力、咽喉疼痛、咳嗽、腹泻、皮疹、发热及皮肤黏膜出血等症状或体征应及时就医。

六、护理评价

1. 病人能陈述BMT的过程、可能出现的并发症及如何配合治疗和护理。
2. 病人降低了感染的危险因素，感染时能及时发现和报告。
3. 病人能描述损伤的危险因素，无损伤发生。
4. 病人能主动少量多次摄取营养食物，体重恢复在正常范围。
5. 病人自述恐惧或孤独程度减轻。能积极配合治疗和护理。
6. 病人能描述GVHD的临床表现，能及时发现和报告病情的变化。

第六节　骨髓穿刺病人的护理

骨髓穿刺术是采取骨髓液的一种常用诊断技术，检查内容包括细胞学、原虫和细菌学等几个方面，其目的是采取骨髓液做骨髓象检查，以协助诊断血液病、传染病和寄生虫病；了解骨髓造血情况，以作化疗和应用免疫抑制剂的参考；经骨髓穿刺作骨髓腔输液、输血、给药或骨髓移植。

一、方法

1. 选择穿刺部位髂前上棘穿刺点、髂后上棘穿刺点、胸骨穿刺点、腰椎棘突穿刺点。

2. 常规消毒皮肤，戴无菌手套、铺无菌洞巾，用2%利多卡因作局部皮肤麻醉。

3. 将骨髓穿刺针固定器固定在一定长度，右手持针向骨面垂直刺入，当针尖接触骨质后则将穿刺针左右旋转，缓缓钻刺骨质，穿刺针进入骨髓腔后，拔出针芯，接上干燥的10 ml或20 ml注射器，用适当力量抽吸骨髓液0.1～0.2 ml滴于载玻片上，迅速作有核细胞计数及涂片，如需作骨髓液细菌检查，再抽取1～2 ml。

4. 抽吸完毕，用无菌纱布置于针孔处，拔出穿刺针按压1～2分钟后，用胶布固定纱布。

二、护理措施

1. 术前准备

（1）向病人说明穿刺目的和过程，以消除其顾虑，取得病人合作。

（2）作出血及凝血时间测定。如用普鲁卡因作局部麻醉，需做皮试。

（3）用物准备：治疗盘、骨髓穿刺包（含骨髓穿刺针、2 ml 和 20 ml 注射器、7 号针头、洞巾、纱布等）、棉签盒、2% 利多卡因或 1% 普鲁卡因、无菌手套、玻片、培养基、酒精灯、火柴、胶布等。

2. 术中配合协助病人摆好体位。病人体位根据穿刺点不同而不同，如于胸骨、髂前上棘作穿刺点者取仰卧位，前者需用枕头垫于背后，以使胸部稍突出；如于髂后上棘穿刺者取侧卧位或俯卧位。

3. 术后护理

（1）注意观察穿刺部位有无出血。

（2）嘱病人穿刺当天勿沐浴，以避免感染。

（张桂花　苏维芳　吴彦茹）

第七章　神经内科疾病护理

第一节　脑梗死的护理

脑梗死或称缺血性脑卒中，是指局部脑组织由于缺血而发生坏死所致的脑软化，在脑血管病中最常见，占60% ~90%。引起脑梗死的主要原因，是供应脑部血液的颅内或颅外动脉中发生闭塞性病变而未能建立及时、充分的侧支循环，使局部脑组织的代谢需要与可能得到的血液供应之间发生超过一定限度的供不应求现象。根据我国六城市调查，脑梗死的年发病率为93/10 万，患病率为459/10 万。临床上最常见的有脑血栓形成和脑栓塞。

脑血栓形成是脑血管疾病中最常见的一种。颅内外供应脑组织的动脉血管壁发生病理改变，血管腔变狭窄，或在狭窄的基础上形成血栓，造成脑局部急性血流中断、缺血、缺氧、软化坏死，出现相应的神经系统症状，常出现偏瘫、失语。

一、病因

脑血栓形成最常见的病因是脑动脉粥样硬化，它多与主动脉弓、冠状动脉、肾动脉及其他外周动脉粥样硬化同时发生。但脑动脉硬化的严重程度并不与其他部位血管硬化完全一致。高血压常与脑动脉硬化并存，两者相互影响，使病变加重。高脂血症、糖尿病等则往往加速脑动脉硬化的进展。其次为脑动脉炎，如钩端螺旋体感染引起的脑动脉炎。少见的病因有结缔组织病、先天性血管畸形、巨细胞动脉炎、肿瘤、真性红细胞增多症、血浆高凝状态等。颈动脉粥样硬化的斑块脱落引起的栓塞称为血栓栓塞。

二、临床表现

本病好发于中老年人，多见于50 ~60 岁以上的动脉硬化者，且多伴有高血压、冠心病或糖尿病。年轻发病者以各种原因的脑动脉炎为多见，男性稍多于女性。通常病人可有某些未引起注意的前驱症状，如头昏、头痛等；约有25%的病人病前曾有TIA 史。多数病人在安静休息时发病，不少病人在睡眠中发生，次晨被发现不能说话，一侧肢体瘫痪。通常在1 ~3 天内病情发展达到高峰。多数病人意识清楚，少数病人可有不同程度的意识障碍，持续时间较短。神经系统体征视脑血管闭塞的部位及梗死的范围而异，常见为各种类型的失语、偏瘫。临床类型有以下几种。

1. 可逆性缺血性神经功能缺失　此型病人的症状和体征持续时间超过24 h，但在1 ~3 周内完全恢复，不留任何后遗症。可能原因是缺血未导致不可逆的神经细胞损害，侧支循环迅速而充分代偿，发生的血栓不牢固，伴发的血管痉挛及时解除等。

2. 完全型　起病6 h 内病情达高峰，为完全性偏瘫，病情重，甚至出现昏迷，多见于血栓栓塞。

3. 进展型　局灶性脑缺血症状逐渐进展，阶梯式加重，可持续6 h 至数日。临床症状因血栓形成的部位不同而出现相应动脉支配区的神经功能障碍。可出现对侧偏瘫、偏身感觉障碍、失语等，严重者可引起颅内压增高、昏迷、死亡。

4. 缓慢进展型　病人症状在起病2周以后仍逐渐发展。多见于颈内动脉颅外段血栓形成，但颅内动脉逆行性血栓形成亦可见。多与全身或局部因素所致的脑灌流减少有关。此类型病例应与颅内肿瘤、硬膜下血肿相鉴别。

三、护理措施

1. 躯体移动障碍的护理措施

（1）心理护理：提供有关疾病、治疗及预后的可靠信息；关心尊重病人，避免刺激和损伤病人自尊的言行；指导病人正确面对疾病，克服急躁心理和悲观情绪，避免过分依赖心理；增强病人自我照顾的能力与信心。

（2）生活护理：将日常用品和呼叫器置于病人健侧随手可及处，方便病人随时取用；指导和协助病人洗漱、进食、如厕、穿脱衣服及搞好个人卫生；保持床单整洁、干燥；帮助定时翻身、拍背，饭后漱口，保持口腔清洁，早晚温水全身擦拭，促进患肢血液循环和感觉舒适；指导病人学会配合和使用便器，保持大小便通畅和会阴部清洁。

（3）康复护理：与病人及家属共同制订康复训练计划，告知病人保持床上、椅上的正确体位摆放及正常运动模式的重要性，指导病人早期进行肢体被动和主动运动的方法，鼓励病人每天数次“十指交叉握手”的自我辅助运动及“桥式运动”训练，并辅以理疗、按摩、针灸，促进肢体功能早日康复。

（4）用药护理：脑血栓形成病人常联合应用溶栓、抗凝、血管扩张药及脑代谢活化剂等治疗，护士应了解各类药物的作用、不良反应与使用注意事项，按医嘱正确用药。由于甘露醇结晶易阻塞肾小管引起血尿或无尿等肾损害，应注意尿常规检查，心、肾功能不良者应慎用。使用地塞米松等糖皮质激素时应警惕继发感染和消化道出血。使用溶栓、抗凝药物时应严格掌握药物剂量，监测出凝血时间、凝血酶原时间，观察有无皮肤及消化道出血倾向，如黑便、皮下出血等；如果病人再次出现偏瘫或原有症状加重，应考虑是否并发颅内出血；同时要观察有无栓子脱落引起的小栓塞，如肠系膜上动脉栓塞可引起腹痛，下肢静脉栓塞可出现皮肤肿胀、发红及肢体疼痛、功能障碍。使用血管扩张药尤其是尼莫地平等钙通道阻滞剂时，滴速应慢，同时应监测血压变化。低分子右旋糖酐可引起发热、皮疹甚至过敏性休克，应密切观察。

2. 吞咽障碍的护理措施

（1）评估吞咽障碍的程度：观察病人能否自口进食，进食和饮水时有呛咳以及进食的量和速度。

（2）饮食指导：鼓励能吞咽的病人进食，少量多餐；吃饭或饮水时抬高床头，尽量端坐，头稍前倾；选择软饭、半流质或糊状食物，避免粗糙、干硬、辛辣等刺激性食物；给病人提供充足的进餐时间，每次进食要少，让病人充分咀嚼；如有食物滞留口内，鼓励病人用舌的运动将食物后送以利吞咽。

（3）防止窒息：注意保持进餐环境的安静、舒适，减少进餐时环境中分散注意力的干扰因素，如电视、收音机、护理活动等。告诉病人进餐时不要讲话，以避免呛咳、误吸等。如病人反呛、误吸或呕吐，应注意保持呼吸道通畅和口腔清洁。床旁备吸引装置。

（4）鼻饲饮食的护理：病人不能吞咽时给予鼻饲饮食。教给病人及照顾者饮食的原则、内容、胃管鼻饲的方法及注意事项。饮食原则与内容为进食高蛋白质、高维生素、无刺激性的流质，如牛奶、蒸鸡蛋、豆奶、鱼汤、菜汤等，应供给足够的热量。

3. 语言沟通障碍　护理措施参见“言语障碍”。

四、健康教育

1. 告知本病的康复治疗知识与自我护理方法，鼓励病人做力所能及的家务，日常生活活动不要依赖家人，多参加朋友聚会和一些有益的社会活动。

2. 生活起居有规律，克服不良嗜好，合理饮食，多吃芹菜、山楂、香蕉、海带、鱼、芝麻、大枣、豆类、食醋等。

3. 病人起床起坐或低头系鞋带等体位变换时动作要慢，转头不宜过猛，洗澡时间不宜过长，平日外出时多加小心，防止跌倒，气候变化时注意保暖，防止感冒。

4. 积极防治高血压、糖尿病、高脂血症、冠心病、肥胖病。

第二节　脑出血的护理

脑出血系指非外伤性脑实质内的出血。据我国六城市的调查，脑出血的患病率为112/10万，年发病率为81/10万。脑出血为高病死率和高致残率的疾病。

一、病因

1. 高血压和动脉粥样硬化　为脑出血最常见的病因，多数病例高血压和动脉硬化同时并存。

2. 颅内动脉瘤　主要为先天性动脉瘤，少数是动脉硬化性动脉瘤和外伤性动脉瘤。动脉瘤经血流漩涡和血压的冲击，常使其顶端增大、破裂。

3. 脑动静脉畸形　因管壁发育异常，常较易出血。

4. 其他病因　脑动脉炎、血液病（白血病、再生障碍性贫血、血小板减少性紫癜、血友病等）、抗凝及溶栓治疗、淀粉样血管病、脑肿瘤细胞侵袭血管或肿瘤组织内的新生血管破裂出血。

脑出血的发病主要是在原有高血压和脑血管病变的基础上，用力和情绪改变等外加因素使血压骤升所致，其发病机制可能与以下因素有关：

（1）高血压使脑小动脉形成微动脉瘤，后者可能破裂引起出血。

（2）高血压引起脑小动脉痉挛，可能造成其远端脑组织缺氧、坏死、发生点状出血和脑水肿。这一过程若严重和持久，其坏死、出血融合扩大而大片出血。

（3）脑动脉的外膜及中膜在结构上远较其他器官的动脉薄弱，可能是脑出血比其他内脏出血多见的一个原因。

（4）大脑中动脉与其所发生的深穿支——豆纹动脉呈直角，后者又由动脉主干直接发出一个小分支，所以豆纹动脉接受的压力高，且此处也是微动脉瘤多发的部位。因此，当血压骤然升高时，此区最易出血。

二、临床表现

高血压性脑出血以50岁以上的高血压病人最多见。由于高血压发病有年轻化趋势，因此脑出血也可能有年轻化倾向。发病前常无预感，少数有头昏、头痛、肢体麻木和口齿不清等前驱症状。多在情绪紧张、兴奋、排便、用力时发病，少数在静态发病，气候变化剧烈时发病较多。起病突然，往往在数分钟至数小时内病情发展至高峰。急性期多表现为突然头痛、呕吐、偏瘫、失语、意识障碍、大小便失禁等。呼吸深沉带有鼾声，重者则呈潮式呼吸或不规则呼吸。深昏迷时四肢呈弛缓状态，局灶性神经体征不易确定，此时需与其他原因引起的昏迷相鉴别；若昏迷不深，查体时可能发现轻度脑膜刺激症状以及局灶性神经受损体征。由于出血的部位不同，临床表现各异，现分述如下。

1. 壳核出血　最常见，约占脑出血的60% ~65%。壳核出血最常累及内囊而出现偏瘫（92%）、偏身感觉障碍（42%）及偏盲，优势半球出血可有失语。出血量小（30 ml）时，临床症状轻，预后较好；出血量较大（ >30 ml）时，临床症状重，可出现意识障碍和占位效应，也可引起脑疝，破坏丘脑下部及脑干，出现相应症状，甚至死亡。

2. 丘脑出血　占脑出血的15% ~24%。有些病人出现对侧偏身感觉障碍，内囊后肢的视放射受累时可引起对侧同向偏盲，优势半球可发生失语，非优势半球损害可出现自身疾病认识不能或对侧忽视。出血可压迫中脑顶盖，产生双眼上视麻痹而固定向下注视，瞳孔缩小、对光反射消失，这与脑桥出血时瞳孔缩小对光反射存在不同。出血时入第三脑室可堵塞中脑导水管而产生脑积水。

3. 尾状核出血　较少见，占脑出血的1.5% ~8%，为大脑前、中动脉深部的脑室旁穿通支的破裂。发病突然，有头痛、呕吐、颈项强直、行为异常、精神错乱、短时记忆丧失、貌似蛛网膜下腔出血。血液可注入侧脑室前角。预后良好，无严重神经功能缺失。

4. 脑叶出血　脑叶出血又称皮质下白质出血，应用CT以后发现脑叶出血并不少见，约占脑出血的15%。年轻人多由血管畸形（包括隐匿性血管畸形）、淀粉样血管病引起老年人常见于高血压硬化，脑叶出血的部位从顶叶多见，以后依次为颞、枕、额叶，40%为跨叶出血。临床症状大致可分为以下3类：

（1）无瘫痪及躯体感觉障碍：约占25%，出现头痛、呕吐、脑膜刺激征及血性脑脊液，应与蛛网膜下腔出血鉴别。仔细检查可发现偏盲及象限盲，各类不全失语、强握以及精神异常等症状。

（2）有瘫痪和（或）躯体感觉障碍：约占65%，出血多位于颞、顶区。

（3）发病后立即昏迷：约占10%，见于出血量大时。脑叶出血多数预后良好，病死率约为10%。

5. 脑桥出血　占脑出血的10%左右，常突然发病，剧烈头痛、头昏、复视、呕吐，一侧面部麻木等。出血常先从一侧开始，表现为交叉性瘫痪，头和眼转向非出血侧，呈“凝视瘫肢”状。脑桥出血多迅速波及两侧，出现双侧面部和肢体瘫痪。双侧病理反射阳性，头和双眼回到正中位置，两侧瞳孔极度缩小，系交感神经纤维受损所致，故对光反射存在。由于破坏了联系丘脑下部调节体温的纤维而出现中枢性高热，同时呼吸不规则，病情常迅速恶化，多数在24 ~48 h内死亡。

6. 小脑出血　约占脑出血的10%，多见于一侧半球，尤以齿状核处出血多见。常开始为一侧枕部的疼痛、眩晕、呕吐、病侧肢体共济失调，可有颅神经麻痹、眼球震颤、两眼向病变对侧同向凝视，可无肢体瘫痪。由于临床表现并不具备明显特征，诊断存在一定困难。凡高血压病人突出一侧后枕部剧痛、呕吐、严重眩晕、凝视麻痹、意识障碍逐渐加重、无明显瘫痪者须考虑小脑出血的可能，头部CT检查可明确诊断。

7. 脑室出血　原发性脑室出血是脑室侧壁脉络丛或室管膜血管破裂出血流入脑室，并不涉及邻近的脑组织。以前认为这种情况罕见，CT应用于临床后发现其占脑出血的3%

~5%。继发性脑室出血多由于丘脑出血后破入到侧脑室，以致血液充满整个脑室和蛛网膜下腔系统。小脑出血和脑桥出血也可破入到第四脑室，这种情况非常严重。

原发性脑室出血发病急骤，头痛、立即昏迷，迅速出现下丘脑及脑干症状。当出血量大，出现四肢阵发性强直性痉挛、去脑强直、高热、呼吸不规则、脉搏与血压不稳定时，病情凶险，多迅速死亡。若出血量小，仅部分脑室有血，意识清楚或仅有轻度障碍，酷似蛛网膜下腔出血，预后良好，可以完全恢复正常。

三、护理措施

1. 意识障碍的护理措施

（1）休息与安全：急性期绝对卧床休息，抬高床头15°~30°，以减轻脑水肿；谵妄、躁动病人加床栏，适当约束；环境安全，严格限制探视，避免各种刺激，各项治疗护理操作应集中进行。

（2）生活护理：给予高蛋白、高维生素的清淡饮食；发病3天后神志仍不清楚、不能自口进食者，应予鼻饲流质；定时翻身、拍背，保持床单整洁、干燥；协助做好口腔护理、皮肤护理和大小便护理；保持肢体功能位置。

（3）保持呼吸道通畅：参见“意识障碍”的护理。

（4）病情监测：严密观察病情变化，定时测量体温、脉搏、呼吸、血压、神志、瞳孔并详细记录；使用脱水降颅压药物时注意监测尿量与水、电解质的变化。

2. 潜在并发症——脑疝的护理措施

（1）评估有无脑疝的先兆表现：严密观察病人有无剧烈头痛、喷射性呕吐、躁动不安、血压升高、脉搏减慢、呼吸不规则、一侧瞳孔散大、意识障碍加重等脑疝的先兆表现，一旦出现，应立即报告医生，及时抢救。

（2）配合抢救：迅速给予吸氧和建立静脉通路，遵医嘱给予快速脱水、防颅压药物，如使用甘露醇应在15~30 min内滴完；立即清除呕吐和口鼻分泌物，防止舌根后坠，保持呼吸道通畅，防止窒息；备好气管切开包，气管插管和脑室穿刺引流包。

3. 潜在并发症——消化道出血的护理措施

（1）病情监测：注意观察有呃逆、上腹部饱胀不适、胃痛、呕血、便血、尿量减少等症状、体征。插胃管鼻饲的病人，注意定时回抽胃液，观察胃液的颜色是否为咖啡色或血性。观察有无黑便，监测大便隐血试验结果。

（2）饮食护理：给予清淡、易消化、无刺激性、营养丰富的食物，少量多餐，防止损伤胃黏膜。

（3）用药护理：按医嘱给予保护胃黏膜的药物，如雷尼替丁、氢氧化铝凝胶等，观察用药后反应。

四、健康教育

1. 保持情绪稳定，避免过分喜悦、愤怒、焦虑、恐惧、悲伤、惊吓等不良刺激。

2. 合理饮食，戒烟酒，忌暴饮暴食。

3. 生活有规律，保证充足睡眠，适当锻炼，避免过度劳累、用脑过度和突然用力过猛，保持大便通畅。

第三节 蛛网膜下腔出血

蛛网膜下腔出血是指由各种原因所致出血、血液直接流入蛛网膜下腔的总称。临床上通常将蛛网膜下腔出血分为自发性和外伤性两大类。自发性又分为原发性和继发性两种。因软脑膜血管破裂血液直接流入蛛网膜下腔，称为原发性蛛网膜下腔出血。脑实质出血，血液穿破脑组织流入蛛网膜下腔者，称为继发性蛛网膜下腔出血。以下仅介绍自发性的原发性蛛网膜下腔出血。据我国六城市调查，本病患病率为31/10万，年发病率为4/10万。

一、病因

蛛网膜下腔出血最常见的病因为先天性动脉瘤（70%左右）破裂，其次是脑血管畸形（动脉畸形和高血压动脉硬化），还可见于血液病、各种感染所致的脑动脉炎、脑基底异常血管病、肿瘤破坏血管、抗凝治疗的并发症等。

由于SAH的病因不同，其发病机制也不一样。一般来说，脑动脉瘤好发于动脉分叉处，80%位于基底动脉环前部，特别是颈内动脉与后交通动脉、大脑前动脉与前交通动脉分叉处最为多见。由于该处动脉内弹力层和肌层的先天性缺陷，在血液涡流的冲击下渐向外突出而形成动脉瘤；脑血管畸形的血管壁常为先天性发育不全、变性、厚薄不一；脑动脉硬化时，脑动脉中纤维组织替代了肌层，内弹力层变性断裂和胆固醇沉积于内膜，加上血流的冲击，逐渐扩张而形成动脉瘤。因此，在脑血管已形成上述病变的基础上，当重体力劳动、情绪变化、血压突然升高，饮酒，特别是酗酒时，脑底部及脑表面血管发生破裂，血液流入蛛网膜下腔。

颅内脑动脉瘤破裂，血液进入网膜下腔，可引起颅内压突然升高，甚至因脑推移压迫脑干以致骤死。血液刺激可发生无菌性脑膜炎，血凝块和血液刺激分泌大量渗出液，可出现蛛网膜粘连，阻碍脑脊液循环和吸收，出现不同程度的正常颅内脑积水。当血液进入蛛网膜下腔后，直接刺激血管或血细胞破坏产生多种血管的收缩物质5－羟色胺、肾上腺素、去甲肾上腺素，氧合血红蛋白等刺激血管，使部分病人发生血管痉挛，这种痉挛多为局限性，也可为广泛性，严重时可导致脑梗死。

二、临床表现

各个年龄组均可发病，先天性动脉瘤破裂者多见于20～40岁的年轻人，50岁以上发病者以动脉硬化多见。起病急骤，由于突然用力或情绪兴奋等诱因，出现剧烈头痛、呕吐、面色苍白、全身冷汗，数分钟至数小时内发展到最严重程度。半数病人有不同程度的意识障碍，有些病人可伴有局灶性和全身性癫痫发作。少数病人出现精神症状，头昏、眩晕、颈背及下肢疼痛等。

查体可发现最具特征性的颈项强直等脑膜刺激征。脑神经中最常见的是一侧动眼神经麻痹，提示可能为该侧后交通动脉的动脉瘤破裂。亦偶见其他脑神经受累。少数病人可有短暂性或持久的局限性神经体征，如偏瘫、偏盲、失语等。眼底检查可见玻璃体下片状出血，约10%的病人可有视盘水肿。上述症状和体征的出现与出血引起的脑水肿、出血破入脑实质直接破坏和压迫脑组织以及由于合并脑血管痉挛导致脑梗死有关。

老年人蛛网膜下腔出血临床表现不典型，头痛、呕吐、脑膜刺激征等都可不明显，而精神症状及意识障碍较重。个别重症病人可很快进入深昏迷，出现去大脑强直，因脑疝形成而迅速死亡。

三、实验室及其他检查

蛛网膜下腔出血最具诊断价值和特征性的检查是腰椎穿刺脑脊液检查，其压力增高（$>200mmH_2O$），肉眼观察为均匀一致血性，镜检可见大量红细胞。由于应激可见白细胞略增高，但若出血时间较长，多数红细胞呈皱缩状或溶血，离心后上清液呈黄褐色，此时白细胞增加。若无再出血，约1周后脑脊液内的红细胞大部分溶解，2～3周后黄变现象亦消除，但可找到较多的含铁血黄素吞噬细胞。

CT检查通常不易显示出动脉瘤，但大多数病例可显示局限的出血块，可提供出血部位的线索。少量蛛网膜下腔出血，CT检查常不能发现，仍需腰椎穿刺确诊。

确定蛛网膜下腔出血的病因诊断，脑血管造影是最有意义的辅助检查。目前多采用数字减影全脑血管造影（DSA）。螺旋CT血管显像（CTA）和磁共振血管显像（MRA）也可发现动脉瘤或动、静脉畸形。

四、护理措施

1. 头痛

（1）心理支持：告知病人头痛是因为出血、脑水肿致颅内压增高，血液刺激脑膜或脑血管痉挛所致，随着出血停止、血肿吸收，头痛会逐渐缓解，消除病人紧张、恐惧、焦虑心理，增强战胜疾病的信心。

（2）采用缓解疼痛的方法：指导病人使用放松技术，如听轻音乐、缓慢深呼吸及引导式想象等方法减轻疼痛，必要时给予脱水、止痛药物。

（3）用药护理：按医嘱使用甘露醇等脱水剂快速静脉滴入，记录24 h尿量。使用尼莫地平等缓解脑血管痉挛的药物时，可能出现皮肤发红、多汗、心动过缓或过速、胃肠不适等反应，应控制输液速度，密切观察有无不良反应发生。

2. 潜在并发症——蛛网膜下腔再出血

（1）休息：蛛网膜下腔出血的病人应绝对卧床休息4～6周，卧床期间禁止起坐、洗头、沐浴、如厕及其他下床活动，应加强护理，满足病人的日常所需。应为病人提供安静、舒适的环境，减少探视，避免声、光刺激和频繁接触、打扰病人，治疗护理活动应集中进行。

（2）避免诱因：指导病人避免精神紧张，情绪波动，用力排便、屏气，剧烈咳嗽及血压过高等诱发因素。

（3）病情监测：蛛网膜下腔出血再发率较高，以首次出血后1个月内再出血的危险性最大，2周内再发率最高，再出血的原因多为动脉瘤、动静脉畸形、大脑基底异常血管网症。其症状特别为首次出血后病情稳定或好转情况下，突然再次出现剧烈头痛、呕吐、抽搐发作、昏迷甚至去大脑强直及脑膜刺激征明显加重等，应密切观察。

五、健康教育

1. 保持情绪稳定，避免剧烈活动和重体力劳动。
2. 给予高蛋白、富含维生素的饮食，多吃水果蔬菜，养成良好的排便习惯。

3. 告知本病治疗与预后的有关知识，指导病人配合检查，明确病因和尽早手术，解除顾虑。

4. 女性病人 1 ~2 年内避免妊娠和分娩。

第四节　周围神经疾病护理

一、三叉神经痛

三叉神经痛是一种原因未明的三叉神经分布区内反复发作、难以忍耐的阵发性剧痛，历时短暂，数秒钟至 2 min，又称为原发性神经痛。1982 年中国 6 城市调查病患病率为 35. 1/10 万。

（一）病因

原发性三叉神经痛的病因仍不清楚，多数学者认为系脑干三叉神经感觉主核或半月神经节细胞发作性放电，也有学者认为是半月神经节附近的动脉硬化的小血管压迫三叉神经根等原因引起。继发性三叉神经痛多为脑桥小脑角占位病变压迫三叉神经以及多发性硬化等所致。

（二）临床表现

约 3/4 的病例发生在 40 岁以上，女性稍多于男性，多为一侧发病。以面、三叉神经分布区内突发的剧痛为特点，似触电、刀割、火烫样疼痛，每次发作从数秒至 2 min 不等。其发作来去突然，间歇期完全正常。可固定累及某一分支，尤以第二、三支多见，也可同时累及两支，同时三支受累者少见。以面颊部、上下颌或舌疼痛最明显；口角、鼻翼、颊部和舌等处最敏感，轻触、轻叩即可诱发，故有“触发点”或“扳机点”之称。严重者洗脸、刷牙、谈话、咀嚼都可诱发，以致不敢做这些动作。发作时病人常双手紧握拳或握物，或用力按压痛处，或用手擦痛处，以减轻疼痛。因此，病人多出现面部皮肤粗糙、色素沉着、眉毛脱落等现象。神经系统检查无阳性体征。

原发性三叉神经痛者常为开始时发作次数较少，间歇期长，随着病程进展使发作逐渐频繁，间隙期缩短，甚至整日疼痛不止。本病可缓解，但极少自愈。继发性三叉神经痛，多伴有其他脑神经及脑干受损的症状和体征。

（三）护理措施

1. 心理支持　由于本病为突然、反复发作的阵发性剧痛，病人非常痛苦，易出现精神抑郁和情绪低落等表现，护士应关心、理解、体谅病人，帮助病人减轻心理压力，增强战胜疾病的信心。

2. 减少刺激因素　指导病人生活有规律，合理休息、娱乐；鼓励病人运用指导式想象、听音乐、阅读报纸杂志等分散注意力，消除紧张情绪。

3. 用药护理　指导病人按医嘱正确服用止痛药，注意观察药物的不良反应，如卡马西平可导致头晕、嗜睡、口干、恶心、步态不稳、皮疹和白细胞减少；哌米清可于治疗后 4 ~6 周出现手颤、记忆力减退、睡眠中出现肢体不随意抖动等。

（四）健康教育

1. 帮助病人及家属掌握本病的有关知识与自我护理方法。
2. 遵医嘱合理用药。
3. 生活有规律，洗脸、刷牙动作宜轻柔，食物宜软，忌生硬。
4. 服用卡马西平者每月查血象1次。
5. 出现眩晕、步态不稳或成疹时及时就医。

二、面神经炎

面神经炎是一种病因未明、急性发病的周围性面神经麻痹，又称为特发性面神经麻痹，或称贝耳（Bell）麻痹，是一种最常见的面神经瘫痪疾病。

（一）病因

面神经炎的病因与发病机制尚未完全阐明。受凉、感染、中耳炎、茎乳孔周围水肿及面神经在面神经管出口处受压、缺血、水肿等均可引起发病。其病理改变除局部神经水肿外，严重者并发髓鞘脱失、轴突变性。

（二）临床表现

本病任何年龄、任何季节均可发病，男性比女性略多。一般为急性发病，常于数小时或1～3天内症状达高峰。多为起床后刷牙时从病侧口角漏水而发现，也有病人自己不知道已患病，被别人发现口角斜才就诊。病初可有麻痹侧耳后或下颌角后疼痛。主要症状为一侧面部表情肌瘫痪，额纹消失，不能皱额蹙眉，眼裂闭合不能或闭合不完全。病侧鼻唇沟变浅，口角歪向健侧（露齿时更明显），吹口哨及鼓腮不能等。少数病人可有茎乳孔附近及乳突压痛。面神经病变在中耳鼓室段者可出现说话时回响过度和病侧舌前2/3味觉缺失。影响膝状神经节者，除上述表现外，还出现病侧乳突部疼痛，耳廓与外耳道感觉减退，外耳道或鼓膜出现疱疹，称为Hunt综合征。

面神经传导检查对早期（起病后5～7天）完全瘫痪者的预后判断是一项有用的检查方法。如病侧诱发的肌电动作电位M波波幅为对侧正常的30%或以上者，则可望在2个月内完全恢复；如为10%～29%者则需要2～8个月才能恢复，且有一定程度的并发症；如为10%以下者则需6～12个月才有可能恢复，并常伴有并发症（面肌痉挛等），如病后10天内出现失神经电位，恢复时间将延长。

根据急性发病的周围性面瘫可做出本病的诊断。

（三）护理措施

1. 心理护理　观察病人有无心理异常的表现，鼓励病人表达对面部形象改变的自身感受和对疾病预后担心的真实想法，告诉病人本病大多预后良好，并列举患有本病现已治愈的病例，指导他们克服急躁情绪和害羞心理，正确对待疾病，积极配合治疗，同时护士在与病人谈话时应语言柔和、态度亲切，避免伤害病人自尊的言行。

2. 生活护理　指导病人保持口腔清洁，饭后及时漱口，清除口腔患侧滞留的食物；眼睑不能闭合者予以眼罩、眼镜及眼药等保护；外出时可戴口罩、围巾或使用其他改善自身形象的恰当修饰。

3. 功能训练 指导病人尽早开始面肌的主动与被动运动。只要患侧面部能活动，就应进行面肌功能训练，可对着镜子做皱眉、举额、闭眼、露齿、鼓腮和吹口哨等动作，每日数次，每次 5 ~ 15 min，并辅以面肌按摩，以促进早日康复。

（四）健康教育

1. 让病人掌握本病的康复治疗知识及自我护理方法，如每天面肌功能训练，保持口腔清洁，防止眼部并发症。

2. 保持心情愉快，树立信心，积极主动地配合治疗。

3. 防止受凉、感冒，注意保暖和适当修饰。

三、多发性神经病

多发性神经病主要表现为四肢对称性末梢型感觉障碍、下运动神经元瘫痪和（或）自主神经障碍的临床综合征，亦称为多发性神经炎、周围神经炎或末梢神经炎。

（一）病因

无论是周围神经的轴突变性、神经元病或节段性脱髓鞘，只要累及全身，特别是四肢的周围神经，都表现为多发性神经病。本病可由多种原因引起，主要原因如下：

1. 中毒 如异烟肼、呋喃类药物，有机磷农药，重金属（铅、砷、汞等）以及白喉毒素等。

2. 营养缺乏或代谢障碍 各种营养缺乏如 B 族维生素、慢性乙醇中毒、妊娠、慢性胃肠道疾病或手术后等；代谢障碍如糖尿病、尿毒症、血卟啉病、黏液性水肿、淀粉样变、恶病质等。

3. 炎症性或血管炎 可见于急性炎症性脱髓鞘性神经病、急性过敏性神经病、结缔组织病（如类风湿关节炎、结节性多动脉炎、系统性红斑狼疮、结节病）等。

4. 遗传性 遗传性运动性、感觉性神经病、遗传性共济失调多发性神经病。

5. 其他 癌性远端轴突病、癌性感染神经元病、亚急性感染神经元病以及 POEHS 综合征（多发性神经病、脏器肿大、内分泌病变、M 蛋白及皮肤损害）等。

（二）临床表现

由于本病为多种病因引起，故其发病形式、病情、病程各不相同。临床主要表现为肢体远端对称性分布的感觉、运动和（或）自主神经障碍。

无论是感觉、运动、自主神经障碍的症状和体征，其程度总是随病情发展而加重，受累区域亦随之由远端向近端扩展，当病情缓解时则自近端向远端恢复，程度亦减轻。

（三）护理措施

1. 饮食护理 给予高热量、高维生素、清淡易消化的饮食，多吃新鲜水果、蔬菜，补充足够的 B 族维生素；对于营养缺乏者要保证各种营养物质的供给，规劝病人戒酒、戒烟。

2. 生活护理 对于肢体麻木、乏力、步态不稳及急性起病需卧床休息者，应予以进食、洗漱、大小便及个人卫生等生活上的照顾，保证生活需要；对于多汗或皮肤干燥、脱屑等自主神经功能障碍者要勤换衣服、被褥，保持床单整洁和皮肤清洁。

3. 康复护理　指导病人进行肢体的主动和被动运动，并辅以针灸、理疗、按摩，防止肌肉萎缩和关节挛缩，促进知觉恢复；鼓励病人在能够承受的活动范围内坚持日常生活活动锻炼，并为其提供必要的辅助设施和保护措施，防止受伤。

（四）健康教育

1. 合理饮食，多吃富含 B 族维生素的食物，如绿叶蔬菜、新鲜水果、大豆、谷类、蛋、瘦肉、肝等。

2. 坚持功能锻炼和适当运动。防止摔伤和烫伤。

3. 按医嘱正确服药。

四、急性炎症性脱髓鞘性多神经根病

急性炎症性脱髓鞘性多神经根病又称吉兰－巴雷综合征，为急性或亚急性起病的大多可恢复的多发性脊神经根（可伴脑神经）受累的一组疾病。主要病理改变为周围神经广泛炎症性节段性脱髓鞘，部分病例伴有远端轴索变性。病前可有非特异性病毒感染或疫苗接种史，部分病人病前有空肠弯曲菌感染。

（一）病因

本病的病因及发病机制不明，但众多的证据揭示为免疫介导的周围神经病。一般认为本病属一种迟发性自身免疫性疾病，病理及发病机制类似于 T 细胞介导的实验性变态反应性神经病，其免疫致病因子可能为存在于病人血液中的抗周围神经髓鞘抗体或对髓鞘有害性细胞因子等。支持自身免疫学说的理由有：①本病发病前有上呼吸道、肠道感染史；有些局部地区当肠道感染流行时本病有流行倾向；预防流感的疫苗接种后，本病发生率增加。②实验性变态反应性神经病的临床症状与本病极为类似。

（二）临床表现

世界各地、各种年龄都有可能发病，一年四季均有本病发生。多数病人病前 1 ~ 4 周有上呼吸道或消化道感染症状，少数有疫苗接种史。首发症状常为四肢对称性无力，可自远端向近端发展或相反，亦可远端、近端同时受累，并可累及躯干，严重病例可因累及肋间肌及膈肌而致呼吸麻痹。瘫痪为弛缓性，腱反射减低或消失，病理反射阴性。早期肌肉萎缩不明显，严重者可因继发性轴突变性而出现肌肉萎缩。可有肢体远端感觉异常和（或）手套袜子型感觉减退。脑神经损害以双侧面瘫多见，尤其在成年人；延髓麻痹以儿童多见。偶见视盘水肿。自主神经症状有多汗、皮肤潮红、手足肿胀。严重病例可有心动过速、直立性低血压。括约肌功能多无影响。

（三）护理诊断与措施

1. 低效性呼吸形态与呼吸肌麻痹有关。

（1）给氧：持续给氧，并保持输氧管道的通畅。

（2）准备抢救用物：床边备吸引器、气管切开包及机械通气设备，以利随时抢救。

（3）病情监测：严密观察呼吸困难的程度，注意肺活量及血气分析的改变。当病人出现呼吸费力、烦躁、出汗、口唇发绀等缺氧症状，肺活量降至每千克体重20～25 ml以下，血氧饱和度降低，动脉血氧分压低于70 mmHg（9.3 kPa），宜及早使用呼吸机。一般先用气管内插管，如24 h以上无好转，则行气管切开，外接呼吸机。

（4）呼吸机的管理：使用呼吸机期间需根据临床表现及血气分析的结果调节通气量和通气压力，通气量不足或过大均会影响气体的正常交换；定时检查呼吸机各连接部位有无漏气或阻塞，管道有无受压或扭曲；定时气管内滴药和气道雾化；定时翻身、拍背和及时吸痰，确保呼吸道通畅。

2. 躯体移动障碍与四肢肌肉进行性瘫痪有关。

（1）心理支持：本病起病急，进展快，恢复期较长，病人常产生焦虑、恐惧心理及急躁情绪，而长期的情绪低落不利于康复。护士应及时了解病人的心理状况，主动关心病人，耐心倾听病人的感受，帮助分析、解释病情，告知本病经积极治疗和康复锻炼大多预后好，使病人增强信心，去除烦恼，充分配合治疗。

（2）饮食护理：延髓麻痹不能吞咽进食者应及时插胃管，予以高蛋白、高维生素、高热量且易消化的流质食物，保证机体足够的营养供给，维持正氮平衡。进食时和进食后30 min应抬高床头，防止窒息。

（3）生活护理：帮助病人正确摆放体位，采取舒适卧位，向病人及家属说明翻身及肢体运动的重要性，2～3 h协助翻身一次，保持床单整洁干燥；每日口腔护理2～3次，并行温水全身擦拭，保持口腔和皮肤的清洁，以促进肢体血液循环。

（4）用药护理：按医嘱正确给药，注意药物的作用、不良反应。某些镇静安眠类药物可产生呼吸抑制，不能轻易使用，以免掩盖或加重病情。

（四）健康教育

1. 帮助病人及家属掌握本病有关知识及自我护理方法。
2. 坚持肢体被动和主动运动，加强肢体功能锻炼和日常生活活动训练。
3. 注意营养均衡，增强体质和机体抵抗力，避免淋雨、受凉、疲劳和创伤等诱因。

第五节　急性脊髓炎的护理

急性脊髓炎为急性非特异性局限于数个节段的脊髓炎症。常在感染后或疫苗接种后发病，表现为病变水平以下肢体运动障碍，各种感觉缺失以及自主神经功能障碍。当病变迅速上升波及高颈段脊髓或延髓时，称为上升性脊髓炎；若脊髓内有两个以上散在病灶，称为播散性脊髓炎。

一、病因

本病确切的病因未明，多数为病毒感染或接种疫苗后引起的机体自身免疫反应。脊髓血管缺血和病毒感染后，抗病毒抗体所形成的免疫复合物在脊髓血管内沉积也可能是本病的发病原因。脊髓全长均可累及，但以胸3～5节段最多见，因为此段脊髓供血较差而易发生。其次为颈段和腰段，骶段少见。肉眼观察脊髓可见病变部位软膜充血或有炎性渗出物，脊髓肿胀，严重者质地变软。切面可见白质与灰质分界不清，有点状出血。镜检可见软膜和脊髓血管扩张、充血，血管周围出现以淋巴细胞和浆细胞为主的浸润和水肿，灰质内神经细胞肿胀，尼氏小体溶解，甚至细胞溶解消失。白质内髓鞘脱失，轴突变性，大量吞噬细胞和胶质细胞增生。脊髓严重破坏时，可软化形成空腔。

二、临床表现

任何年龄均可发病，以青壮年多见，无性别差异，一年四季散在发病。病前 1～2 周多有呼吸道感染、腹泻等症状，或有疫苗接种史。受凉、过劳、外伤等常为发病诱因。起病较急，多数病人在 2～3 天、部分病人在 1 周内症状发展至高峰。双下肢麻木、无力为首发症状。由于受累脊髓的肿胀和脊膜受牵拉，常出现病变部位有背痛、病变节段束带感。典型的临床表现为病变以下肢体瘫痪、感觉缺失和括约肌功能障碍。严重者多出现为断联休克（脊髓休克），即瘫痪肢体肌张力降低，腱反射消失，病理反射引不出，尿潴留等。也可有其他自主神经功能障碍，如多汗或少汗，皮肤营养障碍等。休克期一般为 2～4 周，并发肺炎、泌尿系感染或压疮者，可延长至数月。若无并发症，可 2 周后进入恢复期，表现为瘫痪肢体肌张力增高，腱反射亢进，病理反射出现。肌力恢复常自远端开始，感觉障碍的平面逐渐下降。上升性脊髓炎起病急，病情发展迅速，可出现吞咽困难，构音障碍，呼吸肌麻痹，甚至死亡。

三、护理诊断与措施

1. 躯体移动障碍与脊髓病变所致截瘫有关。

（1）心理护理：病人常因突然瘫痪、生活不能自理而感到沮丧，因担心自己能否重新站起来、能否回归社会继续工作、害怕自己成为家庭的包袱，而产生出不良情绪。护士应善于观察病人的心理反应，关心、体贴、尊重病人，多与他们交谈，倾听他们的感受，帮助他们了解本病的治疗、护理及预后等相关知识，肯定和表扬他们的每一点进步，使他们获得成功感，增强战胜疾病的信心。

（2）饮食指导：给予高蛋白、高维生素且易消化的饮食，供给足够的热量与水分，多吃蔬菜、水果，以刺激肠蠕动，减轻便秘和肠胀气。

（3）预防并发症：保持肢体功能位置，并辅以理疗、针灸、按摩等，防止关节变形和肌肉萎缩；全身温水擦拭，每 2～3 h 翻身一次，保持床单整洁干燥，避免皮肤的机械性刺激和骨突处受压，防止压疮；鼓励咳嗽和深呼吸，协助饭后漱口，保持口腔清洁，预防口腔和肺部感染。

（4）病情监测：评估病人运动和感觉障碍的平面是否上升；观察病人是否存在呼吸费力、吞咽困难和构音障碍；注意有无药物治疗所致不良反应。

（5）康复护理：与病人及家属共同制订康复训练计划；提供必要的康复器械和安全防护设施；指导病人早期进行肢体的被动与主动运动；评估病人日常生活活动的依赖程度，鼓励循序渐进、持之以恒的肢体功能锻炼，促进早日康复。

2. 排尿异常与自主神经功能障碍有关。

（1）评估排尿情况：急性脊髓炎的病人早期脊髓休克，常出现尿潴留（无张力性神经源性膀胱）；进入恢复期后感觉障碍平面逐渐下降，膀胱容量开始缩小，尿液充盈到 300～400 ml 时即自动排尿（反射性神经源性膀胱）；护士应观察排尿的方式、次数与量，了解膀胱是否膨隆，区分是尿潴留还是充溢性尿失禁。

（2）对症护理：对于排尿困难的病人可给予膀胱区按摩、热敷或行针灸、穴位封闭等治疗，促使膀胱肌收缩；充溢性尿失禁的病人要保持床单整洁、干燥、勤换、勤洗，保护会阴部和臀部皮肤免受尿液刺激，必要时行体外接尿或留置导尿管。

（3）留置尿管的护理：留置尿管的病人要防止上行感染。①严格无菌操作。定期更换尿管和接尿袋；每天进行尿道口的清洗和消毒。②观察尿的颜色、性质与量，注意有无血尿、脓尿或结晶尿。③每 4 h 开放尿管一次，以训练膀胱排尿功能。④鼓励病人多喝水，2500 ~ 3000 ml/d，以稀释尿液，促进代谢产物的排泄。

四、健康教育

1. 告知病人和照顾者膀胱充盈及尿路感染的表现，鼓励病人多喝水，保持会阴部清洁。
2. 加强营养，适当进行体育锻炼，增强体质。
3. 加强肢体功能锻炼和日常生活动作的训练，做力所能及的家务和工作。
4. 注意安全，防止受伤，避免受凉、疲劳等诱因。

第六节　发作性疾病的护理

一、癫痫

癫痫是一组反复发作的神经元异常放电所致的暂时性中枢神经系统功能障碍的临床综合征。根据大脑受累的部位和异常放电扩散的范围，痫性发作可表现为不同程度的运动、感觉、意识、行为、自主神经障碍或兼而有之。每次发作或每种发作称为痫性发作，我国癫痫的发病率为1‰左右，而患病率为0.5% ~1%。

（一）病因

1. 病因分类　依据现有的检查方法，按照病因分为特发性癫痫和症状性癫痫两大类。

（1）特发性癫痫，也称原发性癫痫：这类病人的脑部并无可以解释症状的结构变化或代谢异常，多数病人在儿童或青年首次发病，与遗传因素有较密切的关系。

（2）症状性癫痫：由脑部器质性病变和代谢疾病所引起，占癫痫的大多数，各个年龄组均可发病。

①脑部疾病：a. 脑部先天性疾病：如脑穿通畸形、小头畸形、脑积水、各种遗传代谢性脑病，以及母亲在妊娠期药物毒性反应及放射线照射所引起的获得性发育缺陷。b. 颅脑外伤：颅脑产伤（如产钳、吸引助产和第二产程延长等）是新生儿或婴儿期癫痫的常见病因。成人闭合性颅脑外伤的癫痫发生率为0.5% ~5%，开放性损伤为20% ~50%，癫痫多在伤后两年内发生，由脑挫伤、硬膜下血肿、脑内出血等脑组织软化和瘢痕形成所致。c. 颅内感染：各种脑炎、脑膜炎、脑脓肿的急性期，充血、水肿、毒素和渗出物都可引起癫痫发作，而痊愈后的瘢痕和粘连也为癫痫的病因。脑寄生虫病如猪囊虫、血吸虫、弓形虫等感染也常有癫痫发作。d. 脑血管病：脑血管畸形所致癫痫多见于年轻人，而脑动脉硬化所致癫痫则多见于中老年人。急性脑血管病中以脑栓塞和蛛网膜下腔出血较为多见。颅内静脉或静脉窦血栓形成亦可引起癫痫。e. 颅内肿瘤：是成年期开始发作的癫痫的

常见原因，幕上肿瘤多见，其中少突胶质细胞瘤最易发生癫痫；其次为脑膜瘤和星形细胞瘤，各种转移瘤也可继发癫痫。f. 脑部变性病：如 Alzheimer 病和 Pick 病等。

②全身性疾病：a. 脑缺氧，如窒息、一氧化碳中毒、休克和急性大出血等，由于缺氧造成神经元的坏死和胶质细胞的增生形成致病灶，这在婴幼儿期较为多见。b. 儿童期的高热惊厥。c. 遗传代谢病如家族性黑蒙性痴呆、异染性白质脑病、苯丙酮尿症等。d. 中毒，包括药物中毒、食物和农药中毒以及乙醇戒断等。e. 内科疾病的神经系统并发症，如尿毒症、阿—斯综合征、肝性脑病、甲状旁腺功能减退、胰岛细胞瘤等。

2. 发病机制　癫痫的发病机制复杂，迄今为止尚未完全阐明。神经系统具有复杂的调节兴奋和抑制的机制，通过反馈活动，使任何一组神经元的放电频率不会过高，也不会无限制地影响其他部位，表现为维持神经细胞膜电位的稳定。不论是何种原因引起的癫痫，其电生理改变是一致的，即发作时大脑神经元出现异常的、过度的同步性放电。其原因为兴奋过程的过盛、抑制过程的衰减和（或）神经膜本身的变化。脑内最重要的兴奋性递质为谷氨酸和天门冬氨酸，其作用是使钠离子和钙离子进入神经元，在发作前，病灶中都发现这两种递质显著增加。

影响癫痫发作的因素概括为遗传因素和环境因素。

（1）遗传因素：在特发性癫痫的近亲中，癫痫的患病率为 1% ~6%，高于普通人群。在症状性癫痫的近亲中，癫痫患病率为 1.5%，也高于一般人。近年有 3 种呈常染色体显性遗传的特发性癫痫的基因已被克隆，这些基因均是编码离子通道蛋白的。如伴热性发作的全身性癫痫与编码电压门控钠通道 β 亚单位（SCNIβ）基因的突变有关。常染色体显性遗传夜间发作性额叶癫痫是由于位于 20q13.2 的神经元烟碱型乙酰胆碱受体 α-4 亚单位编码配体门控钙离子通道基因（CHRNA4）突变所致。而良性家族性新生儿惊厥是位于 20q13.3 和 8q24 编码钾通道的 KCNQ2，KCNQ3 基因突变所致。

（2）环境因素：年龄、内分泌、睡眠等环境因素均与癫痫的发生有关，饥饿、过饱、饮酒、疲劳、感情冲动以及各种一过性的过敏反应和代谢紊乱都可以诱发癫痫。部分病人仅在特定条件下发作，如闪光、音乐、下棋、阅读、沐浴、刷牙，这一类癫痫统称为反射性癫痫。

（二）临床表现

癫痫的临床表现多样，但都具有短暂性、刻板性、间歇性和反复发作的特征，可分为痫性发作的癫痫症两方面。癫痫病人有多种发作类型，每一例癫痫病人可只有一种发作类型，也可有多种发作类型。如单纯部分性发作可发展为复杂部分性发作或出现全面性强直-阵挛发作。因此，痫性发作和癫痫症是两个不同概念，痫性发作为临床表现；有一种或数种发作类型且反复发作者即为癫痫症。

二、痫性发作

临床上大多数痫性发作源于大脑皮质的局限部位，所表现的系列症状是由局灶性放电扩散至邻近区域以及远隔部位所致。根据国际抗痫联盟分类方案，痫性发作的分类准则为：①痫性发作的异常放电源于一侧脑部还是两侧脑部。②病人意识是否保存。据此分类准则，痫性发作分为两个类型：部分性和全面性。部分性发作起于一侧脑部，也可扩及两侧；全面性发作则同时起于两侧脑部。部分性发作有三种类型：部分性发作不伴有意识障碍为单纯部分性发作；若发作向两侧扩散，伴意识障碍则为复杂部分性发作；单纯部分性发作和复杂部分性发作均有广泛性扩散，继发全面性发作。

1. 部分性发作　为痫性发作的最常见类型，发作起始症状和脑电图特点均提示起源于一侧脑结构。

（1）单纯部分性发作：可分为四种类型，即部分性运动性发作、体觉性发作或特殊感觉性发作、自主神经性发作和精神性发作等。

部分性运动性发作指肢体局部的抽搐，大多见于一侧眼睑、口角、手指或足趾，也可涉及整个一侧面部或一侧肢体远端。若发作自一处开始后，按照大脑皮质运动区的分布顺序缓慢地移动，例如从一侧拇指沿手指、腕部、肘部、肩部扩展，称为 Jackson 癫痫。部分运动性发作后，如果遗留暂时性肢体瘫痪，称为 Todd 麻痹。如果局部抽搐持续数小时或数日，则称为持续性部分性癫痫。

体觉性发作常表现为肢体的麻木感或针刺感。多数发生于口角、舌部、手指或足趾，病灶在中央后回体感觉区。特殊感觉性发作包括：视觉性、听觉性、嗅觉性和眩晕性发作。

自主神经性发作如多汗、苍白、潮红、呕吐等，很少是痫性发作的唯一表现。精神性发作的症状包括各种类型的遗忘症，虽可单独发作，但常为复杂部分性发作的先兆症状。

（2）复杂部分性发作：主要特征有意识障碍，于发作起始出现各种精神症状或特殊感觉症状，随后出现意识障碍或自动症和遗忘症，有时一开始即有意识障碍，常称为精神运动性发作。由于大多数为颞叶病变所引起，故又称颞叶癫痫。

如果先兆之后，无其他发作性症状，则纳入单纯部分性发作；复杂部分性发作是在先兆之后，病人出现部分性或完全性对环境接触不良，做出一些似有目的的动作，即为自动症。

（3）部分性发作继发为全面性强直－阵挛发作：清醒时若能记得部分性发作的某个症状，即为先兆。

2. 全面性发作

（1）失神发作：意识短暂丧失，持续约 3～15 s，无先兆或局部症状，发作和停止均突然，每日发作数次或数十次不等。发作时病人停止当时的活动，呼之不应，两眼瞪视不动，可伴有眼睑、眉或上肢的 3 次/s 的颤抖，也可有简单的自动性活动，手中持物可跌落，事后立即清醒，继续原先之活动，对发作无记忆。脑电图示较慢而不规则的棘－慢波和尖－慢波，背景活动异常，典型改变为规律和对称的 3 周/s 棘－慢波组合。

（2）肌阵挛发作：为突然、短暂、快速的肌肉收缩，累及全身，也可仅限于面部、躯干和肢体。脑电图为多棘－慢波、棘－慢波或尖－慢波。

（3）阵挛性发作：为全身重复性阵挛发作，恢复多较强直－阵挛发作快，脑电图可见快活动、慢波，偶有棘－慢波。

（4）强直性发作：全身性肌痉挛，肢体伸直，头眼偏向一侧，常伴自主神经症状如苍白、潮红、瞳孔散大等。躯干的强直性发作造成角弓反张。脑电图见低电位 10 周/s 波，振幅逐渐增高。

（5）强直－阵挛发作：全身性强直－阵挛发作（GTCS）。为最常见的发作类型之一，过去称为大发作，以意识丧失和全身对称性抽搐为特征。发作分 3 期。

①强直期：所有骨骼肌呈现持续性收缩，双眼球上窜，神志不清，喉肌痉挛，发出尖

叫，口先强张后突闭，可咬破舌尖，颈部和躯干先屈曲后反张。上肢自上举、后旋，转为内收、前旋，下肢自屈曲转为强直。常持续10～20 s转入阵挛期。脑电图见弥漫性10周/s波。

②阵挛期：不同肌群强直和松弛相交替，由肢端延及全身。阵挛频率逐渐减慢，松弛期逐渐延长，此期持续0.5～1 min。最后一次强烈痉挛后，抽搐突然终止。以上两期中，可见心率增快，血压升高，汗、唾液和支气管分泌物增多，瞳孔扩大等自主神经征象。呼吸暂时中断，皮肤由苍白转为发绀，瞳孔对光反射和深、浅反射消失，跖反射阳性。脑电图为弥漫性慢波，附有间歇性成群棘波。

③惊厥后期：阵挛期后尚有短暂的强直痉挛，造成牙关紧闭和大小便失禁。呼吸首先恢复，口鼻喷出泡沫或血沫。心率、血压和瞳孔回至正常。肌张力松弛，意识逐渐清醒。脑电图呈低平记录。从发作开始至意识恢复约经历5～10 min。醒后觉头痛、疲劳，对抽搐过程不能回忆。部分病人进入昏睡，少数在完全清醒前有自动症和意识模糊。GTCS在短期内频繁发生，以致发作间歇期意识持续昏迷者，称为癫痫持续状态。

（6）无张力性发作：部分或全身肌肉的张力突然降低，造成张口、垂颈、肢体下垂和跌倒。脑电图示多棘慢波或低电位活动。

三、癫痫症

1. 部分性癫痫症

（1）特发性：发病与年龄有关，多为儿童期癫痫。有部分性发作和局灶性脑电图异常，无神经系统体征和智能缺陷，常有家族史，脑电图背景活动正常。痫性表现不尽相同，但每个患儿的症状相当固定。①良性儿童期癫痫有中央颞部棘波者，多于3～13岁发病，男性多见，表现为口部、咽部和一侧面部的阵挛性抽搐，常伴舌部僵硬感、言语和吞咽困难，偶尔累及同侧上肢。意识清楚，但发作偶扩散成GTCS发作，多在夜间，使患儿易惊醒，发作稀疏，约数月至数年发作1次。大多在16岁前痊愈。②儿童期癫痫有枕部脑电阵发者，以视觉症状如视物模糊、闪光和幻视等为先兆，继以偏侧阵挛发作或自动症。脑电图见一侧或两侧枕区和后颞区棘波或尖波。

（2）症状性：不同的病灶部位可出现不同类型的发作。如大多数癫痫病人，起源于海马和杏仁核，表现为复杂部分性发作，病因多为海马回硬化、良性肿瘤和血管畸形等。各种症状性部分性癫痫均可继发为GTCS。

2. 全面性癫痫症

（1）特发性：与发病年龄有关，临床症状和脑电图变化开始即为双侧对称，无神经系统阳性体征。①良性婴儿期阵挛癫痫：于出生第一年或第二年出现短促的全身肌阵挛，脑电图可见阵发性棘－慢波。青春期可有GTCS发作。②儿童期失神癫痫：常于六七岁间发病，女性较多，每日频繁发作，可达数十次。常有家族史，青春期可转化为GTCS。③青春期失神癫痫：发病年龄较迟，发作也较稀疏。常伴有GTCS。脑电图常见棘-慢波。④青春期肌阵挛癫痫：表现为短促的不规律的肌阵挛，若累及全身，则导致倾跌，但无意识丧失。可有家族史，常与失神发作和GTCS并发。

（2）症状性：根据有无特异性病因分为：①无特异性病因者，如早期肌阵挛脑病，于出生后3个月内发病，有肌阵挛发作和肌强直发作，伴智能障碍，预后不良。②有特异性病因者，脑发育畸形如缺脑回－巨脑回综合征可致婴儿痉挛症；先天性代谢障碍如苯丙酮尿症可表现为婴儿痉挛症和GTCS。Lafora病多于6~19岁发病，表现为严重肌阵挛发作和进行性痴呆。

（3）特发性或症状性：包括特发性和症状性病因均可产生的综合征，以及尚未明确病因者。①West综合征：也称婴儿痉挛症，均于出生后1年内发病，以3~7个月婴儿多见，发病以前已表现出发育迟缓和神经系统体征，仅少数病例病前无异常。发作表现为短促的强直性痉挛，以屈肌为明显，常呈突然的屈颈、弯腰动作，也可涉及四肢，每次发作持续约10~15 s，可连续发作数次至数十次，以睡前和醒后最为密集。一般在2~5岁停止发作，但半数以上转化为GTCS、不典型失神发作和精神运动发作。②Lennox-Gastaut综合征：发病多在学前期；多伴有智能发育异常，发作形式多样，如不典型发作、强直性发作、肌阵挛发作和GTCS等。脑电图为不规则1~2周/s棘－慢波和尖－慢波。

四、护理措施

1. 有窒息的危险　与癫痫发作时意识丧失、喉头痉挛、口腔和支气管分泌物增多有关。

（1）保持呼吸道通畅和供氧：全面性强直阵挛发作，尤其是癫痫持续状态的病人，应取头低侧卧或平卧头侧位，下颌稍向前，解开领扣、领带和腰带，取下活动性义齿，防止舌后坠阻塞呼吸道，及时清除口鼻分泌物等，以利呼吸道通畅。癫痫持续状态者插胃管鼻饲，防止误吸。必要时备床旁吸引器和气管切开包。及时给氧。

（2）病情监测：严密观察生命体征及神志、瞳孔变化，注意发作过程有无心率增快、血压升高、呼吸减慢或暂停、瞳孔散大、牙关紧闭、大小便失禁等；观察发作的类型，记录发作的持续时间与频率；观察发作停止后病人是否意识完全恢复，有无头痛、疲乏或自动症。

2. 有受伤的危险　与癫痫发作时突然意识丧失或精神失常、判断障碍有关。告知病人有前驱症状时立即平卧；惊厥时切勿用力按压病人的肢体，防止骨折、脱臼；将压舌板或筷子、纱布、手绢、小布卷等置于病人口腔一侧上、下臼齿之间，防止舌、口唇和颊部咬伤；癫痫持续状态的病人应专人守护，床加护栏，极度躁动的病人必要时给予约束带适当约束；对于发作时易受擦伤的关节部位，应用棉垫或软垫加以保护，防止擦伤；对于发作停止后，意识恢复过程中有短时严重躁动的病人，应加强安全保护，防止自伤或他伤。

3. 无能为力　与癫痫突然、反复发作以致无法正常工作和生活有关。

（1）心理支持：告知病人疾病相关知识和预后的正确信息及药物治疗知识，帮助掌握自我护理的方法，尽量减少发作次数，避免成为难治性癫痫和发生癫痫持续状态。癫痫病人尤其是难治性癫痫常因突然、反复多次发作而变得消沉、忧郁、冷漠、愤怒、失望，应关心、理解尊重病人，避免采用强制性措施等损伤病人自尊心的言行；鼓励病人表达生气、焦虑或无能为力的心理感受；告诉病人紧张、疲劳、感情冲动、缺觉可致诱发；指导病人保持平衡心态，树立战胜疾病的信心，配合长期治疗。

（2）用药指导：有效的抗癫痫药物治疗可使80%的病人发作得到控制。告诉病人抗癫痫药物治疗的原则以及药物疗效与不良反应的观察，指导病人按医嘱坚持长期正确服药。

①服药注意事项：根据发作类型选择药物；药物一般从小剂量开始，逐渐加量，以尽可能控制发作、又不致引起毒性反应的最小有效剂量；坚持长期有规律地服药，完全不发

作后还需根据发作类型、频率，再继续服药 2～3 年，然后逐渐减量至停药，切忌服药控制发作后就自行停药；间断不规则服药不利于癫痫控制，易导致癫痫持续状态发生。

②药物不良反应的观察与处理：每种抗癫痫药物均有多种不良反应。苯妥英钠常见复视、牙龈增厚、毛发增多、乳腺增生、眼球震颤、粒细胞减少等；卡马西平可致眩晕、复视、皮疹、白细胞减少、共济失调、骨髓抑制、胃肠道反应和皮肤过敏反应（荨麻疹、斑丘疹等）；丙戊酸钠可引起食欲不振、恶心、呕吐、消化不良、腹泻、便秘、血小板减少和肝损害；苯巴比妥、扑痫酮可致嗜睡、烦躁等情绪改变。不良反应轻者一般不需停药，从小剂量开始逐渐加量或与食物同服可以减轻，严重反应时应减量或停药、换药。服药前应做血、尿常规和肝、肾功能检查，服药期间定期做血药浓度监测，复查血象和生化检查。

（3）避免促发因素：癫痫的诱因有疲劳、饥饿、缺觉、便秘、经期、饮酒、感情冲动、一过性代谢紊乱和过敏反应。过度换气对于失神发作、过度饮水对于强直性阵挛发作、闪光对于肌阵挛发作也有诱发作用。有些反射性癫痫还应避免如声光刺激、惊吓、心算、阅读、书写、下棋、玩牌、刷牙、起步、外耳道刺激等特定因素。癫痫持续状态的诱发因素常为突然停药、减药、漏服药及换药不当；其次为发热、感冒、劳累、饮酒、妊娠与分娩；使用异烟肼、利多卡因、氨茶碱或抗抑郁药亦可诱发。

五、健康教育

1. 生活有规律，适当参加体力与脑力劳动，避免过劳、便秘、睡眠不足和情感冲动。

2. 合理饮食，给予清淡无刺激性富于营养的饮食，避免饥饿或过饱，戒除烟酒。

3. 按医嘱坚持长期有规律服药，避免突然停药、减药、漏服药及自行换药；定期复查，每月做血常规和每季度做肝肾功能化验。

4. 避免淋雨、过度换气、过度饮水、声光刺激等，预防感冒。

5. 禁止从事攀高、游泳、驾驶等工作以及在炉火旁、高压电机旁作业，以免发作时危及生命。

6. 随身携带示有姓名、住址、联系电话及病史的个人资料，以备发作时及时联系与处理。

（张桂花　苏维芳　吴彦茹）

第八章　精神病护理

第一节　精神障碍患者的住院康复护理

精神障碍患者的康复可在各种场合中进行，如病房、日间医院、家庭和工作单位等。按目前我国的现状，急性发病、病情严重者及大部分慢性精神病患者居住于各种精神病医院、精神病疗养院内，由于患者的病程多半迁延和往往不能痊愈，除了精神病症状外，在行为能力上都存在不同程度的心理与社会功能障碍或缺陷，加上社会上还遗留对精神病的偏见和歧视，因而出院回归社会比较困难，以致通常住院时间较长。同时，医院采用的管理方法大多属于看管式照护，患者的活动范围往往局限于病房，脱离家庭和社会生活，在这种封闭式监管下会形成社会剥夺，久而久之使长期住院者的人格衰退并易发生继发性残疾。

因此，精神病院除了进行常规的诊治工作外，需要在医院内开展康复工作以尽可能促进患者康复，防止精神衰退。从现代精神病学和康复医学的发展来看，精神病院开展“医院康复”是一项必不可少的重要工作。当前，不少医院建立了康复管理机构，如设立专门性的精神康复中心、康复科、康复病房及有关的研究部门。在管理先进的医院中还有由精神病学家、精神科医生、精神科护士、心理学家、社会学家及作业疗法专业人员等组成的管理小组，因人而异地进行分类管理，由浅入深地开展康复工作。

一、住院期间的社会生活

目前，国内外都有不少精神病院实施了开放管理，逐渐扩大病人的自由度，以使其人身权利得到最大限度的恢复。创造开放性的生活环境、为住院患者提供较宽容的活动空间，接近现实生活的设施以及有利于促进社会生活能力的条件。允许病人穿着自己的服装，让病人自己管理个人的日常物品，帮助他们重建能力。根据病情不同阶段，实施不同的开放度，可在医院内开放性环境中或公共场所自由活动，可去医院小卖部购物，甚至可在规定时间内单独或集体到院外活动，周末可回家等。在住院生活中，为病人制定有规律的作息时间与活动内容，每天为病人安排合理的工娱疗法，如开展丰富多彩的文体娱乐活动、音乐治疗、绘画、书法、手工劳作等技能训练，使患者置身于健康的活动之中，以转移患者的注意力，减轻病态体验，改善患者与周围环境的接触。提高病人的交往能力。

精神障碍病人住院期间，应加强病人与家庭成员及社会的交往，通过较多的探望，增进家属与病人间的联系和情感交流，其本身就是心理治疗的内容之一。病人出院前可回家短期住一段时间，给病人和亲属提供相互了解和相互适应的机会。这种与亲属和社会生活保持密切联系并参加社会劳动，对慢性精神病人的社会康复十分重要。

二、恢复期病人的康复措施

恢复期病人的康复训练是为重返社会作准备，因此，所有精神病患者从医院内到医院外，均需按不同要求接受各种康复训练。当前我国常用的院内康复训练措施有：生活行为的技能训练、学习行为的技能训练及就业行为的技能训练等。

（一）生活行为的技能训练

生活行为的各种技能训练就是训练患者逐步掌握其生活技能。就生活技能的水平而言，则有高低之分，较低者为基本维持“日常生活活动”的能力，而较高者乃是“文体娱乐活动”的能力以及“社会交往”的能力。对于精神障碍者日常生活技能训练，应根据不同病情采取不同方法。对部分病期较长的慢性衰退患者，由于他们行为退缩、情感淡漠、活动减少、生活懒散、仪表不整，有的完全不能生活自理。则着重训练个人卫生、饮食、衣着等活动，甚至坚持每日数次手把手督促教育。据实践经验，除少数已达到严重衰退缺损者外，大多有效，但必须持之以恒，如一旦放松即可恢复原状。对于其他未达到衰退程度的患者，由于急性期过后尚残留某些精神障碍。表现为被动、对事物不关注等。就应在各方面多加督促与引导。

为了能有效地矫正缺陷和传授新的技能，近年来也做了不少探索。如用代币制管理病房，当病人的行为符合要求时发给筹码，病人就可用他所得到的筹码，换取物品或做一些想做的事情，如定期到病房外面走走、打电话、周日回家或使用厨房等；不符合要求时则收回筹码，这样病人就可通过这种方式学习到适当的行为，对改善病人继发性精神残疾起一些促进作用。病人一旦建立了合适的行为，筹码就应逐渐收回，使行为成为对环境的一种自然反应。

对各类精神障碍者，均需实行社交娱乐方面的技能训练，即“娱乐疗法”。其目的在于培养社会活动能力、提高情绪和兴趣，促进身心健康。因此，这是贯彻“康复”原则的一项重要措施和手段，也是综合性行为康复训练的组成部分。一般在开展过程中，应由专业人员担任组织和训练工作，娱乐活动应按患者的具体情况选择适当的内容。除游乐与观赏活动外，可逐渐增加带有学习提高和竞技性质的娱乐内容，如唱歌、跳舞、绘画、书法、乐器演奏及各种体育竞赛等等，均可循序渐进地进行技能训练。

精神障碍病人的社会交往能力往往因脱离社会生活而削弱，尤其慢性患者可严重削弱以至丧失。目前对慢性精神病患者已重视社会交往技能的训练，从如何正确地表达自己的感受开始，直至如何正确地做出积极寻求帮助和社交礼节等技能，以期改善患者对付应激情况的能力及提高社会适应能力。

（二）学习行为的技能训练

这项训练目的是为训练精神障碍者处理和应付各种实际问题的行为技能，这对于长期不能回归社会者尤为重要。训练的主要内容包括文化知识教育和一般技能学习等，故又称为“教育疗法”。

在住院期间普遍地进行各种类型的教育活动，如时事形势教育、卫生常识教育和科技知识教育等，以提高其常识水平及培养学习新知识和新事物的能力。学习内容可选用趣味性强、易于接受的题材，可采取上课或讨论等集体形式进行。还可设置各种培训课程，每日安排 1 ~2 h 进行类似课堂教学的活动，授以简单的文化知识、绘画及劳作等。

经过医院康复阶段，大多数患者将回归社会。这些患者在回归前学习有关的技能，如清洗衣物、家庭布置、物品采购、烹饪技术、园艺操作等等。对改善其家庭职能、家庭关系和提高社会适应能力可起重要作用。

在以上技能训练中，应循循善诱、耐心教育、不厌其烦地示范，且应反复缓慢地进行，不宜操之过急以增加患者的应激。

（三）就业行为的技能训练

各种功能障碍的康复都必须开展作业疗法，即实行劳动作业方面的技能训练，在精神医学的领域内，又简称为“作业疗法”、“工疗”等，是住院期间一种重要的康复手段，这种训练是为了使精神障碍者也具有一定的工作就业的行为技能，为重新回归社区做好准备，尽可能为社会发展和经济建设做出应有的贡献。从生活、学习和工作就业三方面来看，就业行为训练更具有实际意义。现行的训练内容，大致可分为三种：简单作业训练、工艺制作训练及职业性劳动训练。

1. 简单作业训练是目前医院内普遍进行的较简单的劳动作业训练，如粘贴信封、折叠纸盒等，形式比较单一，适合于大多数患者集体活动。尽管如此，具体安排时仍应根据病情特点，不同职业和文化水平特点，尽可能个体化地对各类患者进行粗略的分组训练。比如对文化水平高一些的人，可安排抄写或整理文件之类的工作。对于职业妇女和家庭主妇在工疗安排上就应有差别，因为后者的康复目标大多是管理家务，而那些抑郁症患者，由于他们存在自责自罪及情绪低落等精神症状，宜安排鼓励其信心的工疗品种，也可指派某些适当的劳动任务，以满足其要求补偿“罪孽”的欲望。至于精神分裂症患者，因主要存在孤独、淡漠和脱离现实的倾向，可安排他们从事能提高兴趣的活动和工作。使之集中注意，以减少各种精神症状的干扰；并尽可能促使其增加与周围环境的接触，如逐步参加需要集体配合的操作工序等。

2. 工艺制作活动又称“工艺疗法”系训练患者进行手工艺术性操作，如各种编织、工艺美术品制作、玩具和装饰品制造等。通常是较多艺术性及技能性的活动。参加对象则以病残程度较轻及有志于学习技艺者为主。由于工艺制作活动可激发创造力、增强才能。提高兴趣及稳定情绪等，往往具有较大的吸引力而使精神残疾者较主动地投入，对心理社会功能的康复起着颇为有利的影响。在训练中应配备有相当工艺水平的专业人员进行耐心细致的带教。

3. 职业性劳动训练　是为回归社区工作就业做好准备。这种劳动训练内容尽可能安排与回归后从事的职业相类同，但实际上往往不能达到，而只能按具体条件选择相近似的工种或所谓的“替代性活动”。与此同时，还应重视培训患者胜任工作的其他行为技能，如调整与领导、同事间的人际关系及与就业有关的各种应付技能等。

第二节　精神分裂症患者的康复护理

精神分裂症患者在恢复期需要进行精神上的调理。很多在一般人看来不值一提的生活能力、交往能力，对于精神病人而言，都需要重新学习和掌握。这种康复过程是渗透到病人的一言一行当中的。病人需要像小孩学走路一样，重新学习和锻炼。

1. 生活自理　有些病人在病好之后就变懒了，不注意个人卫生，不打扫房间，也不洗衣做饭。这有可能是病情本身的残留症状，也可能是药物反应，还有可能是家属对病人过分照顾，不让他做家务。不论是哪一种原因，病人的生活过于懒散，或者过于依赖他人的照顾，对他的康复都是很不利的。精神病不同于躯体疾病，在恢复期不需要充分的体力休养，适当的活动可以增加病人身体的灵活性和协调性，提高他的生活独立性，为他进一步参加社会生活打下基础。对病人来讲，要提高认识，主动做家务，自己来安排自己的生活；对家属来讲，要多加督促和鼓励。

2. 情感交流　人的情感活动包括内心体验和面部表情两方面。正常人对外部事物都会有喜、怒、哀、乐等情感反应，然后再通过表情表达出来。恢复期病人常常给人一种表情呆板、反应迟钝的印象，因此就需要训练。首先，要提高兴趣，兴趣越大，情感的投入越多，愉快感也就越强；其次，要设身处地地体谅和关心他人，理解了别人的情感，才能唤起自己的情感；再次，要充实生活内容，聊天、看电视、听广播、读报纸等等日常生活中非常简单的小事，都可以充实病人的信息来源，整日呆坐少语、无所事事，自然难以产生丰富的情感；最后，要善于适时、适度地表达情感，情感的交流在人际交往中至关重要，这种交流往往并不需要过多的语言，有时一个眼神、一次点头、一次微笑，就足以让对方感受到你的存在。这种表达需要一定的技巧，病人要有意识地在实践中学习和摸索，也需要家属耐心的帮助。

3. 注意力　恢复期病人的注意力往往难以集中或不能持久，这对病人的生活、工作会有很大妨碍。对此，首先要排除药物的影响，选用镇静作用轻微的药物进行维持治疗。另外，要加以训练，来延长主动注意的时间。具体的方法是，先从简单的、病人感兴趣的事做起。如果病人喜欢听音乐，就安排一个安静的环境，让病人全神贯注地听音乐，并记录病人集中注意的时间。每天坚持训练，病人注意力集中的时间就会逐渐延长。然后再训练病人集中从事复杂事物（如读书、写字等）的时间。一般来说，如果病人能够集中从事一件事达 1 h 以上，就不会给他的人际交往和日常生活带来大的妨碍。重要的是，要持之以恒地锻炼。

4. 语言表达　很多精神病人都是性格内向、不善言谈。这些病人在病好之后，如果再不加以训练，就会继续影响病人的社交能力，最终成为病情复发的隐患。训练语言表达能力，首先是让病人敢说，其次才是学习怎么说。在家庭生活中，要建立一种宽松、平和的气氛，使病人有随意表达自己意愿的机会，而不至于因为病人的言谈不当，被中途打断，或被嘲笑、轻视。对于不善言谈的病人，家属要寻找机会，自然地诱导病人开口讲话。比如让他对某些家庭事务发表意见，同他一起讨论新闻逸事等。只要病人开口讲话，不论他讲的是否有道理，都要听他把话讲完，尽可能地尊重他的意见，不要轻易去反驳他。至于讲话的条理性，这主要反映了思维的条理性，与病人受教育的程度有密切关系，这方面的训练绝非一朝一夕之功，需要病人在日常生活中自己去摸索和总结。语言最主要的功能是交流，只要能够把自己的想法表达清楚，让别人听明白，就足以胜任人际交往。因此，不要对病人要求过高。

5. 待人接物　人际交往需要一些基本的礼仪，比如互相问候、表示关心、递烟倒茶、临别送行等。精神病人因病与外界隔离的时间较长，对这些礼仪难免有些生疏，因此需要为他提供机会重新训练。一方面，可以有意安排客人来家里做客，事先要征得病人的同意，询问病人对来访者的态度，安排好病人将要扮演的角色。对来访者，要说明病人的情况，特别要介绍，哪些话病人愿意听，哪些话病人不愿听，让客人有充分的思想准备，以免见面后因言语不当而发生不愉快的事情。在客人到来时，由家属引荐，然后让病人主要负责接待。在谈话的过程中，要引导和鼓励病人积极参与，发现病人有言语不当之处，要主动“圆场”，而不要当面说穿。客人临行时，家属和病人一同与客人道别。另一方面，家属应带领病人上街购物、郊游、串门等。在保证安全的情况下，也应允许病人独自交友、外出。在每一次社交过程结束后，家属应主动同病人交流感受、总结经验，要善于发现病人微小的进步，并加以鼓励，在此基础上，适时地指出不足。以上几点都是我们在日常生活中每天要做的事情，而对于恢复期的精神病人而言，做这些事就需要特别的关照。

因此，精神康复的理论是渗透到病人的一言一行当中的，家属要把同病人的每一次谈话、每一次办事都提高到治疗的高度来认识。很多精神病人在病好了之后，怕再受刺激，就尽量少跟别人来往，怕累着就不去工作，甚至不干家务活，不料理个人卫生。久而久之，病人不仅越待越懒，而且由于长期与外部世界脱离，就会出现人际交往的困难，学习工作能力的减弱。就好比一个患有严重躯体疾病的人，因病长期卧床就会出现肌肉的“失用性萎缩”一样，人的精神活动如果长期缺乏内容，也会出现“精神的萎缩”即精神残疾。俗话说“冰冻三尺，非一日之寒”，平时一点一滴地积累，尽管很操心、很累，但时间长了，必会有所回报。否则，一旦发现病人出现衰退症状什么也不想干、什么也不能干的时候，后悔就来不及了。建议家属为病人设立康复档案，定期记录病人的病情、服药情况以及家庭生活和社会生活的情况，在医生的指导下制定康复计划。如果有可能的话，也请病人记康复日记。这样，经过长期不懈的努力，当病人抛弃了精神病的包袱、自信地面对生活的时候，您会感到由衷的欣慰和自豪。

第三节　抑郁症的康复与护理

一、临床护理

（一）环境支持及护理

对入院治疗的抑郁症患者，在其入院后，护理人员应主动向患者介绍住院环境及同室病友，使其对环境更熟悉，减少恐惧感。应保持病室安静、光线明亮、空气流通、整洁舒适，避免一切激惹因素，以利于稳定情绪。屋内的设施应安全，墙壁以明快色彩为主，挂壁画并配以适量的鲜花，调动其积极良好的情绪，焕发对生活的热爱，巩固治疗效果。

（二）症状护理

1. 注意对患者安全的护理，预防患者采取伤害自己的行为。

自杀企图和行为是抑郁发作最严重及危险的症状。自杀企图与行为可出现在疾病的充分发展期，也可出现在疾病的早期与好转期。

抑郁症患者常感到极大的失落、内疚并认为是自己的责任，是罪有应得，并感觉生活充满痛苦，而且没有机会改善，自杀即是一个可能解决的途径，是其想要逃避现实的极端表现，患者认为自杀可以结束痛苦及家人的负担，而别人可能因为他的死亡而获得解脱。因此，抑郁症患者往往事先计划周密、行动隐蔽，甚至伪装病情好转以逃避医务人员与家属的注意，并不惜采取各种手段与途径，以达到自杀的目的。抑郁症患者存在睡眠障碍，大多数患者表现为较往常早醒 2 ~ 3 小时，不能再入睡，而在早醒之后，心情最为低落，一种悲哀、痛苦体验油然而生，想到即将开始的这一天不知将如何度过，感到无法、也不愿再忍受这种痛苦，因此，在这种心境之下，早晨 3 ~ 5 点钟时，患者的自杀率最高。针对这种情况，应尤其注意以下几点：

（1）对有自杀倾向的患者，护理人员首先应与患者建立良好的治疗性人际关系，高度同情和理解患者。

（2）应将其安置在护士易观察的大房间，加强巡视，同时密切观察自杀的先兆症状：如焦虑不安、失眠、沉默少语或心情豁然开朗、在出事地点徘徊、忧郁烦躁、拒餐、卧床不起等，对有消极意念的患者，要做到心中有数，重点巡视，防止其自杀，尤其在夜间、凌晨、午睡、饭前和交接班及节假日等病房人员少的情况下，护理人员特别要注意防范。

（3）严格执行整体护理管理制度，护理人员要有高度的责任感，要加强对病房设施的安全检查，严格做好药品及危险物品的保管工作，杜绝不安全因素，发药时，应仔细检查口腔，严防藏药或蓄积后一次性吞服，测体温时，对严重抑郁患者应做到手不离表，严防咬、吞体温表。

（4）不应让患者单独活动，可陪伴患者参加各种团体活动，患者会客时，护理人员应反复向家属交代病情，取得家属的帮助和配合，做好患者的疏导工作。

2. 鼓励患者抒发感觉　随着病情的加重，抑郁症患者变得呆滞、冷漠，缺少自发性，被动和退缩，严重抑郁患者常思维过程缓慢、思维量减少，甚至有虚无、罪恶妄想。

在与语言反应很少的患者接触时，应以耐心、缓慢、和蔼、热情的态度给以鼓励、劝告、指导，并用亲切、同情的目光鼓励患者说出最担心是什么，最需要什么，最关心什么，耐心倾听患者的各种心理问题，了解致病因素，同情其挫折，关心其病痛，使患者感到对他的尊重和理解。同时也可以用亲切的方式表达对患者的关心与支持。通过这些活动逐渐引导患者注意外界，同时利用治疗性的沟通技巧，协助患者去表述他的看法。

3. 阻断患者负向心理　抑郁患者常对自己或事情保持负向的看法，而这种情形常是不自觉的。当患者病情好转，认知能力恢复后，容易产生继发性抑郁，常表现情绪低落，感到自己得病给家人带来不幸，对生活丧失热情，担心出院后不能胜任原来的工作，怕患精神病受人歧视或讥笑嘲讽，产生悲观厌世的心理，对疾病的治疗与康复都是不利的。

护理人员应积极主动接触患者，除掌握患者的心理外，应该协助患者确认这些负向的想法并加以取代和减少；还应该帮助患者回顾他的优点、长处，肯定成绩并给予成就机会来增加正向的心理；协助患者检视他的认知、逻辑与结论的正确性，修正不合实际的目标，协助患者完成某些建设性的工作和参与社交活动，使患者唤起心理上的愉快和满足感，减少患者的负向评价，并提供正向加强自尊的机会，提高患者的自尊和价值感，起到稳定情绪的作用。

4. 维持适当的营养、排泄、睡眠、休息活动，加强对患者生活上的照顾　食欲不振、便秘是抑郁患者常出现的肠胃系统方面的问题。应选择患者平常较喜欢的且富含纤维的食物，陪伴患者用餐或少食多餐等都是一些可采取的护理措施；若患者因认为自己没有价值，不值得吃饭时，可让患者从事一些为别人做事的活动，协助患者接受食物；若患者坚持不吃，或体重持续减轻，则必须采取进一步的护理措施，如喂食、鼻饲、静脉输液等，以维持适当的水分及营养；若水分、活动仍无法解决便秘的问题，则需给予缓泄剂、肛注开塞露或灌肠，以解除患者排便的痛苦。

抑郁症患者大多存在睡眠障碍，主要表现为大部分时间卧床不动、不易入睡、睡眠浅、易醒或早醒。护理人员应主动陪伴和鼓励患者白天参加多次短暂的各种活动，如打球、下棋、唱歌、跳舞等；晚上入睡前喝热饮、热水泡脚或洗热水澡，避免看过于兴奋、激动的电视节目或会客、谈病情；为患者创造舒适安静的入睡环境，确保患者睡眠。

抑郁患者由于情绪低落、悲观厌世，毫无精力和情绪顾及自己的卫生及仪表，护理人员应给予协助和鼓励，使患者仍能维持一个正向的身心状态。

（三）心理护理

针对患者的性格特点，做好心理护理，创造良好的心理护理环境。心理护理由护士每周实施一次，以搞好护患关系为基础，增强自我意识，发挥主观能动性，提高患者的自信心为原则。

1. 理解患者的苦衷，对患者的合理要求尽量满足，使患者产生信任感。
2. 应加强健康教育，关心与同情患者，以温和适当的语调接触患者，避免过分喜悦。
3. 诱导、启发患者努力倾诉内心痛苦，鼓励患者以任何方式发泄自己的感觉，做好患者的心理疏导工作。
4. 消除其不必要的恐惧、紧张心理，树立战胜疾病的信心。
5. 为患者找一些心理咨询科普读物进行学习，为患者提供疾病知识，帮助患者认识自己患病的原因、性质和规律，同时可以增强患者战胜疾病的信心。

（四）加强社会支持系统

社会支持系统包括家庭、朋友、同事、单位等。为患者创造和利用各种个人或团体人际接触的机会，以协助患者改善处理问题、人际互动的方式，增强社交的技巧，还可以满足患者物质上的需要，更可以带来感情上的支持，精神上的安慰，以利病情康复；护理人员亦要提供适当的教育，协助周围的人加强对患者适应性的行为反应，忽视不适应行为，使患者的不适应行为常常为某些周围的人所支持，当患者抑郁时常能得到许多关心与协助，可以改变患者应对方式。

总之，要做好抑郁症患者的护理，护士对患者应始终富于同情、耐心和体贴，做到态度诚恳，言语和善，掌握患者病情，尊重患者人格，特别重视加强早期治疗，密切随访，最好争取家庭、社会支持，还必须加强护士自身修养，不断学习新知识，技艺娴熟，以取得患者高度信任，方可获得比较满意的效果。

二、家庭护理

随着社会压力、家庭压力的增大，人们的心理承受能力受到了巨大的考验，“郁闷”这个优雅而又时髦的词语常常回响在我们的耳边。事实上，严重的“郁闷”就是医学上所说的抑郁症。抑郁症症状多样、表现不一，病程趋向于“慢性化”，所以常不被家人引起重视，而酿成严重的后果。此病症除了进行相应的治疗外，家庭护理显得尤为重要。

（一）防范自杀行为

抑郁症是精神疾病中的第一杀手，其自杀率极高，低自尊、无用、无价值感是抑郁患者的主要特征，防范自杀行为的发生是家庭护理的重点。

1. 熟悉本病的临床特征　抑郁症状往往晨重夜轻，且患者往往早醒，故自杀行为多发生于清晨，家属应尤其注意。抑郁症患者的自杀手段多隐蔽，有预谋性，常给人某种假象，即“微笑型自杀”，故当发现抑郁症患者情绪突然好转时，千万别掉以轻心，可能是一种危险信号，应加强防范。抑郁症患者还会出现“扩大性自杀”或“曲线自杀”，应注意加强护理者的自我保护。

2. 了解哪些患者容易发生自杀　在疾病的发作期，由于情绪低落，患者易产生无能或无用感，以及生不如死的念头，悲观消极易发生；处于恢复期的患者，因患者自感得了精神病，由于害怕别人歧视，绝望也会出现自杀行为，对这两类患者均应严密观察，注意防范。

3. 建立一个良好的、安全的环境　家庭的色调宜以暖色为主，光线宜明亮、温和，室温适宜，勿太吵闹，家具应尽量简单，收好危险物品，如杀虫剂、清洁剂、水果刀、火柴、绳子等，以避免成为自杀工具。

（二）掌握病情好转指征

一般抑郁症好转时大致有三个过程，首先是睡眠、饮食好，思维改善；其次是动作逐渐增多；最后是情绪改善。家属要掌握病情好转的这些指征，做到心中有数。若饮食睡眠差，体重不增，说明病情尚未改善，应继续服药，不可掉以轻心，此时即使出现动作增多或情绪好，也可能是假象。

（三）监督继续药物治疗

家人必须监督患者服药，了解药物的作用和副作用，并加强观察。抑郁症患者常需长期维持用药，以巩固疗效，家属应督促患者维持用药，尤其是病情好转处于康复期的患者，千万不可病刚好就停药，这会增加复发机会，停药与否应在医生指导下进行，无特殊情况，决不可自行停药或随意删减。用药过程中，要注意观察药物副反应，当患者出现一些口干、便秘等副反应时，应做好解释工作，鼓励其多饮水，多吃富含纤维素的食物，多进行运动，便秘严重者可选用番泻叶、果导等药物，以缓解上述不良反应。不良反应严重或病情反复，应立即送医院就诊。

（四）加强心理护理

由于抑郁症患者自卑心理较强，常常有低自尊、悲哀、愤怒、否定、不合理的信念和认知障碍，对一切事物均悲观失望，缺乏信心，甚至绝望。一方面抑郁症患者表现为对家人的关心、爱护不理解，对照顾者充满敌意，常表现出厌烦、拒绝、不满等特征，另一方面他们也非常希望获得他人的心理支持。

家属应多与患者接触交谈，耐心地帮助患者，照顾患者时须充分理解和同情患者，使患者体会到自己是被接受的，不像自己所想象的那样没有用、没有希望，对患者的进步和取得的成绩要及时给予赞扬和肯定，使其获得自信和自尊，陪伴患者共同渡过难关。

随时掌握其思想动态，经常给予鼓励支持，帮助他们树立信心，积极疏导其消极情绪，对其某些想法要耐心解释说服，尽量满足其合理要求。

对患者要做到不厌其烦，对其病态言行和倾吐的内心不快，应耐心倾听，切忌催促患者回答问题，有时也可采取沉默的方式陪伴他，使其感到更有安全感。

（五）加强生活护理

1. 加强生活护理　抑郁症患者饮食、睡眠差，家属应注意调整饮食，多做一些患者平时喜欢吃的食物，在安排患者的日常生活时，尽量不让患者白天卧床休息，对入睡困难或早醒者，可按医嘱给予帮助睡眠的口服药物，还要给患者创造一个安静、良好、舒适的睡眠环境，以促进患者入眠，保证其具有充足的睡眠。对于一些病情轻的人，可提供简单、易完成、感兴趣的活动让患者参与，也可先安排患者参加团体活动，逐渐培养其兴趣和生活情趣，如看书报、看电视、听音乐、下棋、跳舞、散步、打球、绘画、种花养鸟等，通过分散其注意力以缓解病情，最终使患者能积极主动参与活动并从中获得成功体验和满足感。

2. 协助患者料理家务及个人卫生　由于抑郁症患者生活懒散、被动、缺乏兴趣和低自尊，常对自己的卫生及生活漠不关心。此时，家人应耐心地引导、督促、鼓励和协助患者饮食、洗澡、剪指（趾）甲、理发、刮胡须、更换衣物等，这些家务及个人卫生应尽可能鼓励患者自己完成，以免助长患者的依赖性和强化患者的无能感。

三、饮食调理

情绪和食物是相互联系的。当你在严格节食时，心情大多沮丧，而当你深嗅一下喜爱的食物并咬上一口时，感觉是多么美好。生活中，有人会觉得“在烦恼抑郁的时候，吃是唯一的安慰”。可见，人的喜怒哀乐、抑郁症的发生与饮食有着密切的关系。合理的饮食能够有效地保持身体和精神的健康状态，对抑郁症的防治也大有裨益。脑中的5－羟色胺、多巴胺、肾上腺素等会受我们所吃的食物的影响。当脑分泌5－羟色胺时，大脑呈休息、放松状态；当分泌多巴胺及肾上腺素时，我们倾向于思考、动作敏捷，也较具有警觉性。

5－HT在食物和情绪之间提供了一个桥梁。对下丘脑内5－HT水平的测定显示：5－HT在吸收后间期降低，在预期食物到达时升高，在进食期间达到高峰，它主要对碳水化合物的摄入发生反应。5－HT来源于饮食中的色氨酸，血中色氨酸水平随饮食中碳水化合物含量的变化而变化，血中色氨酸和脑5－HT水平的升高可能是美食导致情绪激动的原因。我们往往看到大学一年级学生因食量增加而体重增加，体现了在精神紧张时“碳”对情绪的影响尤为明显。提高脑内5－HT水平的药物是强力的食欲抑制剂，其代表物右旋氟苯丙胺曾被用来治疗肥胖，且疗效显著，但由于其毒副作用较大而被停用。

因此，饮食与情绪有关，对已有抑郁倾向或已患抑郁症的人，日常生活应遵循一定的饮食原则，以尽快摆脱抑郁困扰。

（一）抑郁症患者的饮食特点

1. 多吃含钙食物　一般认为，抑郁症患者往往缺乏食欲，消化吸收差。而多吃含钙食物，可增进食欲，促进消化吸收，易使人保持愉快的情绪。因此，抑郁症患者宜多吃含钙食物。含钙较丰富的食物有：黄豆及豆制品、牛奶、鱼、虾、红枣、柿子、韭菜、芹菜、蒜苗等。

2. 注意补充镁　镁有抑制神经应激性的作用，机体缺镁时，常常会使人郁郁寡欢，乏力倦怠，情绪消极，有人还会发生惊厥。虽然含镁的食物比较丰富（如肉类、鱼类、蛤类、绿色蔬菜、豌豆以及大部分水果中含有丰富的镁），但是，长期偏食，节食和消化功能紊乱的人，仍会出现镁的缺乏。现在粮食加工过于精细，使镁的损失很大，因此，心情抑郁者应多吃杂粮、粗粮，最好粗、细粮搭配食用。

3. 补充氨基酸　氨基酸对振奋人精神起着十分重要的作用。大脑必须利用氨基酸来制造某种神经递质。色氨酸是大脑制造神经递质重要物质，它可以增加5-羟色胺的合成，对缓解抑郁症状有很大帮助。在某些食品中含有较丰富的色氨酸，如牛奶、牛肉、火鸡肉、鸡肉、鱼肉、扁豆、豌豆、药用酵母、花生黄油、坚果和大豆，多食用上述食品及碳水化合物，有助于大脑摄取色氨酸。色氨酸太少就会造成脑子里神经传递素的下降，其后果是使人出现抑郁症。

酪氨酸也是脑部功能活动所需要的物质，可能对那些长期处于情绪紧张的人有好处。酪氨酸促进肾上腺素的制造及提高多巴胺的含量，提升正面的心情，并给予我们动力及驱策力。如果饮食含有此氨基酸，则一些无法控制的情绪状况可能得以避免。成熟香蕉、甜瓜、菠萝含有特殊的氨基酸，有助于刺激“快乐激素”——血清素即5-HT的合成，可以利用这些水果来克服精神抑郁。

4. 补充B族维生素　B族维生素对治疗抑郁症有较大的帮助。维生素B族能够帮助体内氨基酸代谢，对神经系统作用巨大。研究人员发现，如果抑郁症患者的血液中含有较多的维生素B_{12}，患者治疗后效果就比较显著。老年患者如果体内含有较多的维生素B_1、维生素B_2和维生素B_6，治疗效果明显好于其他抑郁症患者。

含有丰富维生素B族的食品有：小麦胚芽、猪腿肉、大豆、花生、里脊肉、火腿、黑米、鸡肝、胚芽米等是含有丰富维生素B_1的食品；七腮鳗、牛肝、鸡肝、香菇、小麦胚芽、鸡蛋、奶酪等是含有丰富维生素B_2的食品；肝、肉类、牛奶、酵母、鱼、豆类、坚果类、蛋黄、蔬菜、奶酪等是含有维生素B_6、维生素B_{12}、烟酸、泛酸和叶酸的食品。饮食中应注意多食用以上食物。对于严重抑郁症患者，也可在医生指导下使用维生素B族注射液。

5. 多吃糖类　糖类对脑部有安定的作用，多吃糖类能够提高脑部色氨酸的含量，色氨酸可参与合成血清素，有稳定情绪、解除焦虑安定的作用。如果你感到紧张而希望能够放松心情时，可以吃较多的糖类。糖类分单糖和复合糖。单糖有蔗糖、葡萄糖、麦芽糖；复合糖包括淀粉、糖原、糊精、膳食纤维。复合糖主要来源于谷类、薯类、豆类等食物中。

（二）缓解抑郁情绪的饮食

1. 饮茶　可用玫瑰花、佛手、夏枯草、菊花、龙眼肉任选2~3种泡茶，既方便又实惠有效。有疏肝解郁，理气宽中，清泻肝火，补心安神，养血益脾之功。

2. 煮汤

（1）甘麦大枣汤：甘草10克，浮小麦30克，大枣6枚，放入两碗清水中煎至一碗，去渣饮汤，连服5~7天，适用于幻觉、烦躁不安、失眠、潮热盗汗等患者。

（2）天麻炖猪脑：天麻10克，猪脑1付，清水适量，隔水蒸熟服用，每日或隔日一次，连用5~7次。适用于眩晕眼花、头昏痛、耳鸣及合并有高血压、动脉硬化的患者。

（3）百合鸡子汤：百合60克，加水3碗煎至2碗，取鸡蛋2个，去蛋白，将蛋黄搅烂，倒入百合汤内搅匀，煮沸，加冰糖适量调味，分2次一日服完。适用于心神不宁，心烦少寐，头晕目眩，手足心热，耳鸣、腰酸背痛等患者。

（4）虫草炖水鸭：水鸭1只，去内脏洗净，将冬虫夏草10克，放入水鸭腹内，缝好切口，加水适量炖熟，用盐、味精调味，佐餐食用。适用于久病体虚，食欲不振，失眠，阳痿，遗精等患者。

3. 多食富含维生素 B_6、铁和钙的食物　鱼肉、香蕉、葡萄柚、菠菜、樱桃、大蒜、南瓜、低脂牛奶等，这几种营养素能帮助身体所储存的血糖转变成葡萄糖，葡萄糖正是脑部唯一的燃料，能帮助人体维持旺盛精力和消除焦虑。

（1）深海鱼：全世界住在海边的人都比较快乐，这不只是因为大海让人神清气爽，还因为住在海边的人更常吃鱼。哈佛大学的研究指出，海鱼中的 Omega－3 脂肪酸与常用的抗忧郁药如碳酸锂有类似作用，能阻断神经传导路径，让我们的身体分泌出更多能够带来快乐情绪的血清素。

（2）香蕉：不要羡慕大猩猩为什么永远那么傻气而可爱，嫩黄色的香蕉不仅美味，而且含有一种称为生物碱的物质，生物碱可以振奋人的精神和提高信心；而且香蕉是色胺酸和维生素 B_6 的来源，这些都可帮助大脑制造血清素。

（3）葡萄柚：口感好、水分足的葡萄柚带有淡淡的苦味和独特的香味，无论是吃起来还是闻起来都非常新奇，可以振奋精神。而最重要的是葡萄柚里大量的维生素 C 不仅可以维持红细胞的浓度，增强身体的抵抗力，而且维生素 C 也可以抗压。最重要的是，在制造多巴胺、肾上腺素这些愉悦因子时，维生素 C 是重要成分之一。

（4）全麦面包：碳水化合物可以帮助血清素增加，有些人把面食、点心这类食物当做可以吃的抗忧郁剂是很科学的。但是吃点心轻易就会摄入过多热量，所以吃复合性的碳水化合物，如全麦面包等，效果慢一点，但更合乎健康原则。

（5）菠菜：卡通中大力水手吃了菠菜后会力大无穷，其实吃了菠菜还会心情大好。研究人员发现，缺乏叶酸会导致脑中的血清素减少，导致忧郁情绪，在 5 个月后都出现无法入睡、健忘、焦虑等症状。几乎所有的绿色蔬菜和水果都含有叶酸，而菠菜含叶酸最多，能提高人脑中的血清素含量，有助于入睡，缓解焦虑和抑郁症状。

（6）樱桃：樱桃被西方医生称为自然的阿司匹林。因为樱桃中有一种叫作花青素的物质，能够制造快乐，在心情不好的时候吃 20 颗樱桃也许比吃任何药物都有效。

（7）大蒜：大蒜虽然会带来不好的口气，却会带来好心情。德国科学家一项针对大蒜的研究发现，人食用大蒜后可以带来好心情，焦虑症患者吃了大蒜制剂后，感觉不那么疲倦和焦虑，也更不容易发怒。

（8）南瓜：南瓜之所以和好心情有关，是因为它们富含维生素 B_6 和铁，这两种营养素都能帮助身体所储存的血糖转变成葡萄糖，葡萄糖正是脑部唯一的燃料。

（9）低脂牛奶：纽约西奈山医药中心研究发现，让有经前综合征的妇女吃 1000 毫克的钙片三个月后，四分之三的人都感到更容易快乐，不容易紧张、暴躁或焦虑了。日常生活中，钙的最佳来源是牛奶、酸奶和奶酪，且低脂或脱脂牛奶含有最多的钙。

（10）鸡肉：英国心理学家给参与测试者吃了 100 微克的硒后，他们普遍反映觉得心情更好。而硒的丰富来源就包括鸡肉。

4. 多食红色、橙色、黄色食物　红色食物中含有丰富的 β－胡萝卜素、天然铁质和番茄红素，有助于减轻疲劳，并且有驱寒作用，可以令人精神抖擞，增强自信及意志力，使人充满力量。例如我们常吃的苹果、樱桃、大枣、西红柿、红辣椒、草莓、西瓜等都是抑郁症患者的天然良药。红色蔬果在视觉上也能给人刺激，让人胃口大开，精神振奋，所以，红色食物是改善抑郁、焦虑症情绪的天然药物，是抑郁症患者的首选，不妨多食用。

橙色食物含有许多的胡萝卜素，是强力的抗氧化物质，可以减少空气污染对人体造成的伤害，并有抗衰老功效。由于橙色接近光谱中红色的一端，因此同样让人心情愉快，精神旺盛。这类蔬果包括南瓜、橙子、橘子、胡萝卜等。

黄色的食物能帮助培养正面开朗的心情，增加幽默感，而且，黄色食物能让人精神集中，所以，在精神涣散的夜晚，喝一杯甘菊茶就能让思维重新进入状态。这类食物包括香蕉、玉米、柠檬、哈密瓜等等。

抑郁症患者除了上述饮食调理外，平时需注意平衡体内阴阳，调理气血，使阴平阳秘，气血冲和，使疾病失去发病基础；另一方面亦需注意培养个人应付突发事件的能力，调节情志，化解不良精神刺激。

（三）抑郁症患者的饮食禁忌

酪胺酸含量高的食物和饮料，如陈乳酪、罐头肉、酱油、酵母提取物、鲱鱼和鲑鱼等，容易让人产生抑郁情绪。人吃太多的熟食和高脂肪食物，也就是加工食品可能增加其“抑郁症”的发病率，这类食品包括汉堡包、薯条、炸鸡等。此外，抑郁症患者还应尽量减少辛辣腌熏食物的摄入。

无疑，食物是那么奇妙，它既可以给我们解忧，给我们带来感官的快乐和心理的慰藉，也可能给我们带来忧郁。了解抑郁症的患者该吃什么、不该吃什么，也是加强抑郁症护理的重要内容。

（王丽丽　张　芳）

第九章　内分泌代谢性疾病护理

第一节　单纯性甲状腺肿病人的护理

单纯性甲状腺肿是由于缺碘、某些物质阻碍甲状腺激素（TH）的合成、先天性甲状腺激素合成障碍等多种原因引起的甲状腺肿。其发病机制为一种因素或多种因素阻碍甲状腺激素合成，甲状腺激素减少导致促甲状腺素分泌增加，从而引起甲状腺代偿性增生肥大，使其分泌的甲状腺激素能满足机体的需要量。主要的病理改变为甲状腺上皮细胞增生肥大、血管丰富、甲状腺呈均匀、弥漫性增大。本病不伴有甲状腺功能亢进或减退的表现，不包括甲状腺炎或肿瘤。

一、评估要点

1. 病史　了解病人的饮食习惯，是否生活在碘缺乏地区，有无服用致甲状腺肿的物质以及长期服用含碘药物。

2. 主要临床表现　单纯性甲状腺肿除甲状腺肿大外无其他症状，随病情发展甲状腺逐渐增大，重度增大对邻近器官可引起压迫症状。

（1）压迫气管可引起咳嗽与呼吸困难。

（2）压迫喉返神经引起声音嘶哑。

（3）胸骨后甲状腺肿可使头部、颈部、上肢静脉回流受阻，表现为面部青紫、浮肿、颈部与胸部表浅静脉扩张。

3. 心理社会评估　病人可能将单纯性甲状腺肿及甲状腺弥漫性肿大误认为甲状腺功能亢进症而产生焦虑、甚至恐惧的心理反应。

4. 护理体检　除甲状腺肿大外无其他症状，甲状腺轻度或中度弥漫性肿大，质地较软，无压痛。后期可出现结节，表现为多结节性甲状腺肿。

5. 辅助检查　甲状腺功能正常，血清甲状腺素（T_4）正常或偏低，三碘甲状腺原氨酸（L）正常或偏高。甲状腺摄碘率大多增高。甲状腺扫描可见弥漫性甲状腺肿呈均匀分布，结节性甲状腺肿可呈现结节。

二、护理诊断

（1）知识缺乏：对疾病的预防和与甲亢的区别有关知识缺乏了解。

（2）自我形象紊乱：与弥漫性甲状腺肿有关。

（3）精神困扰：与甲状腺肿有关。

（4）医护合作性问题：潜在并发症——甲状腺肿大出现压迫症状。

三、护理目标

1. 病人运用所了解的知识能区分甲状腺功能亢进症。

2. 病人能正确对待体貌的改变。

3. 病人解除精神困扰，积极配合治疗。
4. 病人合理安排自己饮食，食用加碘食盐。

四、护理措施

1. 可以参加活动和轻微的劳动，同时注意生活规律化。
2. 进普通饮食，碘缺乏地区的病人，补充含碘食物，食用加碘食盐。
3. 观察生命体征，测定血 T_3、T_4，及时发现甲状腺功能亢进症。
4. 药物的应用与护理

（1）无明显原因的单纯性甲状腺肿可服用干甲状腺素片，每天60～180 mg，分3次口服，服用3～6个月，甲状腺肿可明显缩小。

（2）40岁以上的结节性甲状腺肿病人，应避免大剂量碘剂治疗，以免发生碘甲状腺功能亢进症。

（3）老年人应用甲状腺激素剂量应减小，逐渐加量，以免加重心脏负担。

5. 出现甲状腺压迫症状时通知医生，给予对症护理。

五、健康教育

1. 心理指导　向病人说明单纯性甲状腺肿的病情及预后，减轻恐惧心理，使病人保持良好的心态。

2. 饮食指导　可进一般膳食、含碘食盐及适当的含碘海产品，如海蜇、海带、紫菜等可适当服用，但应避免过量。

3. 活动、休息指导　可参加日常活动，从事一般工作。出现咳嗽、呼吸困难等甲状腺压迫症状时应卧床休息。

4. 用药指导　指导病人正确的用药方法，讲解药物的不良反应及停药的指征。

5. 出院指导

（1）出院带药时为病人介绍有关用药知识。
（2）合理化饮食，食用加碘食盐。
（3）鼓励病人表达自己的想法，参加社会活动，坚持必要的治疗。
（4）甲状腺肿大出现压迫症状时及时来院诊治。

六、护理评价

1. 病人了解单纯性甲状腺肿知识并能区别于甲亢，合理安排饮食。
2. 病人主动与他人交往，积极参加活动。
3. 病人心情愉快，配合治疗。
4. 病人出现声音嘶哑、吞咽困难症状能及时就诊。

第二节　甲状腺功能亢进症病人的护理

甲状腺功能亢进症简称甲亢，系指由多种原因导致甲状腺功能增强，分泌甲状腺激素（TH）过多所致的临床综合征。其病因与发病机制尚未完全阐明。近代研究证明本病在遗传基础上，因感染、精神创伤等应激因素而诱发，属于抑制性T淋巴细胞功能缺陷导致的一种器官特异性自身免疫性甲状腺疾病。表现为甲状腺有不同程度的弥漫性、对称性肿大，突眼、胫前黏液性水肿等病理改变。

一、评估要点

1. 病史 询问主要致病因素，家人有无甲亢、有无精神创伤、感染、畏食、体重减轻等症状，情绪是否稳定。

2. 主要临床表现

(1) 心血管系统：心悸、胸闷、气短，甚至可出现甲亢性心脏病、心动过速，休息、睡眠时心率仍快、心律失常。

(2) 消化系统：食欲亢进、多食消瘦、消化不良、排便次数增多。

(3) 精神神经系统：神经过敏、多言好动、紧张、多虑、焦躁易怒、失眠、精力不集中、记忆力减退，手、眼睑、舌震颤，腱反射亢进。

(4) 高代谢症群：疲乏无力、怕热、多汗、皮肤温暖潮湿、体重减轻、低热。

(5) 肌肉骨骼系统：肌无力、肌肉萎缩，周期性麻痹，骨质疏松。

(6) 甲状腺危象：高热（39 ℃以上），脉率快（140～240 次/分），有心房纤颤或扑动。神志焦虑、烦躁不安，大汗淋漓、畏食、恶心呕吐、大量失水以致虚脱、休克，继而嗜睡或谵妄终至昏迷，可伴心功能不全或肺水肿。白细胞总数及中性粒细胞升高，血 T_3、T_4升高，属甲状腺功能亢进恶化时的严重表现。

3. 心理社会评估 由于甲亢病人受 TH 影响神经过敏、易怒、多虑，加之伴有甲状腺肿大和突眼等症状导致病人焦虑和自我形象紊乱。

4. 护理体检 甲状腺呈弥漫性对称性肿大，随吞咽动作上下移动，质软，左右上下极可有震颤及血管杂音。疲乏无力、怕热、多汗、皮肤温暖潮湿、体重下降、低热，眼球突出、瞬目稀少、上眼睑退缩、眼裂增宽，双眼向下看时上睑不能随眼球下落，两眼看近物时，眼球辐辏不良。

5. 辅助检查 T_3、T_4增高；甲状腺摄^{131}I率升高：3 h＞25%，24 h＞45%，且高峰前移；基础代谢率（BMR）增高；血清总胆固醇偏低，尿肌酸排出量增多。

二、护理诊断

(1) 焦虑：与甲状腺素作用于神经系统有关。

(2) 自我形象紊乱：与甲状腺肿大、突眼有关。

(3) 营养失调：低于机体需要量，与高代谢征、消化吸收不良有关。

(4) 有角膜损伤的可能：与恶性突眼征、眼睑不能闭合有关。

(5) 知识缺乏：与信息来源受限有关。

(6) 医护合作性问题：潜在并发症——甲状腺危象。

三、护理目标

1. 病人情绪稳定，能够控制焦虑。
2. 病人能利用有效的应对功能正视身体形象。
3. 病人能识别营养状况下降的原因，合理调解饮食。
4. 病人能配合保护眼角膜与结膜，掌握一些常用保护性措施。

5. 病人了解疾病的过程及治疗方法。

四、护理措施

1. 促进身心休息，病室环境避免强光、减少噪音，病人不宜紧张疲劳。病情重者绝对卧床休息。

2. 调整膳食结构，给高热量、高蛋白、富含维生素及钾、钙的食品，限制纤维素和含碘的饮食。

3. 关心体贴病人，避免刺激性语言，安慰鼓励病人解除焦虑、烦躁情绪，增强信心，配合治疗。

4. 突眼征者保护眼睛，戴有色眼镜防止强光及灰尘刺激，睡眠时用抗生素眼膏，纱布眼罩，防止结膜炎、角膜炎的发生。

5. 病人代谢率增高，多汗、怕热。病室应通风，保持空气新鲜、温度适宜，满足个人卫生及舒适方面的要求，补充饮水量。

6. 药物的应用与护理

（1）抗甲状腺药物的应用：常应用甲硫氧嘧啶（MTU），丙硫氧嘧啶（PTU）和咪唑类：甲巯咪唑（MM）、卡比马唑（CMZ）。此药的长程疗法：①治疗量阶段：MTU 或 PTU300～450 mg/d，或 MM，或 CMZ30～40 mg/d，分 2～3 次口服，至症状缓解或 T_3、T_4 恢复正常即可减量。②减量阶段：约每 2～4 周减量一次。MTU 或 PTU 每次减 50～100 mg，MM 或 CMZ 每次减 5～10 mg，体征明显好转后减至最小维持量。③维持量阶段：MTU 或 PTU 为 50～100 mg/d，MM 或 CMZ 为 5～10 mg/d，维持 1.5～2 年。

（2）辅助药物的应用：①复方碘溶液：用于手术前准备和甲状腺危象。②放射性 ^{131}I 治疗：剂量根据甲状腺估计量，及最高摄碘率计算按每克甲状腺 1850～3700kBq。

在药物治疗中应密切观察病情，注意有无白细胞减少、药疹等，注意病人心率、体重、神志的变化并及时与医生联系。

7. 甲亢危象的护理

（1）将病人安排在重症监护病房，设专人护理，严密观察病情及生命体征，及早识别甲亢危象。

（2）病室安静、温度偏低（15 ℃～17 ℃），绝对卧床休息，避免不良刺激，躁动者按医嘱给适当的镇静剂。

（3）给予低流量吸氧 1～2 L/min。

（4）遵医嘱静脉补液，纠正脱水及水电解质紊乱，补充血容量。

（5）积极进行降温处理：给予物理降温或药物降温，必要时用人工冬眠疗法。

（6）昏迷病人做口腔、皮肤护理。

五、健康教育

1. 心理指导　有焦虑、易怒、神经过敏等表现要进行自我调节，说明不良情绪对疾病的影响。

2. 饮食指导　应食用高蛋白、高热量、低纤维素食物，勿食用含碘高的食物如海带、紫菜。

3. 活动、休息指导　轻者可以适当地活动，重者应绝对卧床休息，保证充足的睡眠。

4. 用药指导

(1) 服用抗甲状腺药物时，严格掌握剂量及疗程，讲解药物的作用、不良反应等。

(2) 按医嘱服用药物，坚持服用，完成疗程。

(3) 定期复查血 T_3、T_4 及相关的项目以决定治疗方案。

(4) 复查白细胞并注意感染征象及指导升白细胞药物的应用。

5. 出院指导

(1) 合理安排工作和休息，避免过劳、紧张，保持情绪稳定，勿使病人承受精神压力。

(2) 向家属介绍甲亢基本知识和防治办法以及突眼征者眼睛的保护措施。

(3) 教会家属测量血压、脉搏、体温的方法及基础代谢率的概测方法。

(4) 出院带药时为病人提供药物知识，指导正确用药。

(5) 指导病人门诊随访的知识。

六、护理评价

1. 病人合理安排生活，克服、控制不良情绪。
2. 病人参加社会活动并积极配合治疗。
3. 病人的膳食结构能达到足够的热量和营养。
4. 病人能够说出保护角膜和结膜的具体办法。
5. 病人了解预防甲亢的常识和药物治疗的知识等。

第三节　甲状腺功能减退症患者的护理

甲状腺功能减退症（hypothyroidism）简称甲减，是各种原因引起的甲状腺激素合成、分泌或生物效应不足所致的一组内分泌疾病。

一、病因和发病机制

1. 原发性甲减　甲状腺本身疾病所致，患者血清 TSH 均升高。主要见于：

(1) 先天性甲状腺缺陷。

(2) 甲状腺萎缩。

(3) 弥漫性淋巴细胞性甲状腺炎。

(4) 亚急性甲状腺炎。

(5) 甲状腺破坏性治疗（放射性碘手术）后如放射性 ^{131}I 核素治疗甲亢唯一的副作用就是甲低、甲减。

(6) 甲状腺激素合成障碍（先天性酶缺陷，缺碘或碘过量）。

(7) 药物、食物抑制：许多单价阴离子，如含 SCN^-、ClO_4^-、NO_3^- 的盐类、含硫氰基前提的食物均可抑制甲状腺摄碘，引起甲状腺肿和甲减。

(8) 浸润性损害（淋巴性癌，淀粉样变性等）。

2. 继发性甲减　患者血清 TSH 降低。主要见于垂体病、垂体瘤、孤立性 TSH 缺乏、下丘脑综合征、下丘脑肿瘤、孤立性 TRH 缺乏、炎症或产后垂体缺血性坏死等原因。

3. 周围性甲减　少见，为家庭遗传性疾病，外周靶组织摄取激素的功能良好，但细胞核内受体功能障碍或缺乏，故对甲状腺激素的生理效应减弱。

4. 促甲状腺激素或甲状腺激素不敏感综合征是由于甲状腺对 TSH 有抵抗而引起的一种甲状腺功能减退症。

二、病理

1. 甲状腺

（1）甲状腺萎缩。

（2）淋巴细胞和浆细胞浸润、纤维化。

2. 垂体

（1）TSH 细胞增生（原发性甲减）。

（2）垂体萎缩（垂体性甲减）。

3. 其他组织

（1）皮肤角化，真皮层有黏多糖沉积。

（2）黏液性水肿，浆膜腔积液。

（3）骨骼肌、平滑肌、心肌间质水肿，肌纤维肿胀断裂。

（4）肾小球和肾小管基膜增厚，系膜细胞增生。

（5）动脉粥样硬化。

三、评估要点

1. 临床表现　甲减按起病年龄分 3 型：呆小症或克汀病、幼年型甲减、成年型甲减。重者表现为黏液性水肿，昏迷者称为“黏液水肿性昏迷”。

（1）成人型甲减：功能减退始于成人期，主要表现为低代谢症候群和黏液性水肿，严重者发生黏液性昏迷。中年女性多见，男女之比均为 1:5。

（2）呆小症：又名“呆小病”或“克汀病”，功能减退始于胎儿期或出生后不久的新生儿，主要表现为大脑和体格发育迟缓和低代谢症候群。

（3）幼年型甲减：功能减退始于发育前儿童者称为幼年型甲减，临床可表现为呆小病或黏液性水肿。

2. 实验室检查

（1）甲状腺功能检查：基础代谢率常在 －30% ～ －45% 以下；甲状腺摄 ^{131}I 率低于正常；血清 T_3、T_4 降低。

（2）定位检查

1）原发性甲减患者 TSH > 20 mU/L；继发性甲减患者 TSH 显著降低，可 0.5 mU/L。

2）TSH 兴奋试验：甲状腺摄 ^{131}I 率明显升高提示为继发性甲减，如不升高，提示为原发性甲减。

3）TRH 兴奋试验：血清 TSH 呈延迟增高反应提示病变可能在下丘脑水平；如无增高反应病变可能在垂体；如 TSH 基础值较高，TRH 注射后更高，则提示病变在甲状腺。

4）其他：头颅平片、CT、磁共振或脑室造影检查。

四、治疗要点

1. 对症治疗　补充铁剂、维生素 B_{12}、叶酸等，食欲不振者适当补充稀盐酸。

2. TH 替代治疗。

3. 病因治疗及预防。

五、护理诊断

（1）便秘：与代谢率降低使胃肠蠕动减慢、活动量减少等因素有关。

（2）体温过低：与机体新陈代谢率降低有关。

（3）社交障碍：与精神情绪改变造成反应迟钝、冷漠有关。

（4）皮肤完整性受损：与皮肤组织粗糙脆弱及四肢水肿有关。

（5）营养失调：低于机体需要量与代谢率降低、厌食、贫血有关。

（6）活动无耐力：与疲倦、软弱无力、反应迟钝有关。

（7）潜在并发症：黏液性水肿昏迷。

六、护理目标

1. 患者便秘症状减轻或消除。

2. 恢复正常排便次数和形态。

3. 能够保持良好的人际关系和人际交往。

4. 生命体征保持平稳，重要器官尽最大可能免受损害。

七、护理措施

1. 病情观察和症状护理

（1）监测患者的生命体征变化：甲减患者由于甲状腺素分泌不足，往往存在低代谢症候群，患者表现为怕冷、低体温、行动迟缓、记忆力减退、注意力不集中、易疲乏等。护士要注意观察患者有无颤抖、发冷、皮肤苍白等低体温现象，以及心律不齐、心动过缓。同时要注意调节室温，适当保暖，以免患者受凉。若患者体温低于 35 ℃，应考虑黏液性水肿昏迷，及时报告医师。

（2）观察患者的神志和精神状态：甲减患者常常存在表情淡漠、反应迟钝、言语缓慢、音调嘻哑、面颊及眼睑水肿，皮肤萎黄、粗糙、少光泽，毛发干燥、稀疏、脆、易脱落等黏液性水肿症状，所以要注意监测患者身体与精神、智力的变化，及时发现精神异常如痴呆、幻想、木僵、昏睡等，及时报告医生，及时干预，确保患者安全。另外要注意皮肤护理，每日用温水擦洗皮肤并涂以润滑剂，防止皮肤干裂。观察患者皮肤有无发红、起水泡或破损等，避免造成压疮。给予皮肤护理，避免使用肥皂，洗完后用刺激性小的润肤油涂擦。

（3）观察患者的活动能力：甲减患者常常感到疲乏无力，体检时可见肌肉萎缩、反射弛缓期延长，有的甚至出现关节腔、胸腹膜腔和心包积液及心脏扩大、血压升高、动脉粥样硬化及冠心病等，影响患者的活动能力。护士要指导和鼓励患者适当活动，对于活动能力和反应能力低下者，应注意保护，保证其活动范围内无障碍物，地面清洁、干燥，以防发生意外。

（4）观察患者的进食和营养状况：甲减患者由于肠蠕动减慢，患者常常存在腹胀、便秘、厌食等，所以护士要注意指导患者进食高蛋白、高糖、高维生素、低脂饮食，食品烹饪时要注意清淡易消化，少食多餐以免加重肠道负担，准备饮食时还要考虑患者的喜好。多食蔬菜、水果以增加膳食纤维摄入，每日饮入 2000 ~ 3000 ml 水分，教会患者腹部按摩方法，必要时给予缓泻剂、清洁灌肠以保持其大便通畅。同时教育患者每日定时排便，养成规律排便的习惯。注意观察患者大便次数、性质、量的改变，观察有无腹胀、腹痛等麻痹性肠梗阻表现。

2. 药物护理

（1）用药前后分别测脉搏，观察有无心悸、腹痛、心律失常、出汗、烦躁不安等药物过量的症状。

（2）观察患者的体重和水肿情况。

（3）甲状腺制剂需长期或终身服用，不能随意间断。

3. 心理护理　护士多与患者交谈，让患者倾诉自己的思想，鼓励患者家属及亲友来探视患者，与患者多沟通，理解其行为，提供心理支持。鼓励患者多参与社交互动，结交朋友。

八、健康教育

1. 地方性甲减多与摄入碘不足有关，要指导患者食用碘化盐；药物引起者应注意及时调整剂量。

2. 适当体育锻炼，提高机体抵抗力。

3. 注意个人卫生，避免皮肤破损、感染和创伤。

4. 冬季注意保暖。

5. 解释终身服药的必要性，给患者说明按时服药，不可随意停药或变更剂量，解释其严重后果。指导患者定时到医院复查。

6. 指导及安排患者出院后的活动计划。鼓励家属多关心，给予支持。

九、黏液性水肿昏迷的处理和护理

1. 概述　黏液性水肿昏迷是甲状腺功能减退症未能及时得到诊治，病情发展的晚期阶段。其特点除有严重的甲状腺功能减退表现外，尚有低体温、昏迷，有时发生休克。老年女性多发，冬季多发。

2. 诱因　严重躯体疾病、TH 替代治疗中断、寒冷、感染、手术和使用麻醉镇静药物。

3. 临床表现　嗜睡、低体温、呼吸减慢、心动过缓、血压下降、四肢肌肉松弛、反射减弱或消失、昏迷、休克。

4. 治疗

（1）激素治疗：静脉注射 40 ~ 120 μgL – T_3，以后每 6 小时注射 5 ~ 15 μg，患者清醒后改为口服。无注射剂者给予 T_4片 25 ~ 50 μg/次或甲状腺片 30 ~ 60 mg/次，经胃管给药，每 4 ~ 6 小时 1 次，清醒后改为常规替代治疗。

（2）纠正水、电解质紊乱。

（3）病因治疗。

5. 护理

（1）备齐抢救用物，积极配合抢救。

（2）严密观察病情变化。

（3）注意保暖。

（4）病情缓解后做好健康教育：给患者解释黏液性水肿昏迷发生的原因，例如未经治疗的黏液性水肿，易发生在老年妇女和冬季等。讲解其表现，如低血压、心动过缓、体温降低等，使患者学会自我观察。指导患者慎用安眠、镇静、止痛、麻醉药等。避免情绪紧张，避免各种应激情况。

第四节 糖尿病病人的护理

糖尿病是一组由遗传和环境因素相互作用而引起的临床综合征。因胰岛素分泌绝对或相对不足以及靶组织细胞对胰岛素敏感性降低，引起糖、蛋白质、脂肪、水和电解质等一系列代谢紊乱。临床以高血糖为重要特征。久病可引起多个系统损害，病情严重或应激时可发生急性代谢紊乱，如酮症酸中毒等。其病因和发病机制较复杂，目前认为属多基因、多因素的异质性疾病。

一、评估要点

1. 病史 询问有无家族史、饮食习惯及饮食结构、每日液体摄入量、排泄形态、休息情况、婚姻史及生育史、有无特殊嗜好及血管、神经等慢性病变发生。

（1）1 型糖尿病：与某些组织相容性抗原有关，有家族遗传史。当病毒感染时可激活自身免疫反应，产生自身抗体和胰岛细胞抗体，大量破坏胰岛素 β 细胞而引起糖尿病。

（2）2 型糖尿病：有明显家族史、肥胖。机体对胰岛素敏感性降低、感染、应激、缺乏体力活动、多次妊娠与分娩等因素。

（3）其他类型糖尿病：主要与一些慢性病变、遗传、感染、化学药物有关。细胞功能的遗传缺陷、胰岛素作用的遗传缺陷、胰腺外分泌病变、内分泌腺病、药物或化学物诱导、感染等均可引起 B 细胞功能破坏引起糖尿病。

（4）妊娠糖尿病：即在妊娠中显现的其他类型糖尿病的病因，在产后 5～10 年有发生糖尿病的高度危险性。

2. 主要临床表现 本病是一种慢性进行性加重的疾病，早期可无症状，在某些应激情况下如感染、外伤等使糖耐量降低或空腹血糖升高，可出现“三多一少”，即多尿、多饮、多食，体重减轻等典型症状，常伴有软弱、乏力、皮肤瘙痒等现象。

（1）多尿：因血糖过高，形成渗透性利尿。排糖越多，尿量越多，每日尿量可达 5～10 L 以上，与尿糖、尿酮含量成正比。当酮症酸中毒时，多尿更严重。

（2）多饮：由于尿多，水分失去更多，发生细胞内脱水，刺激口渴中枢，口腔干燥，舌红而痛。排尿越多，饮水越多。

（3）多食：机体丢失大量葡萄糖，每日可达 500 g 以上，因此机体能量缺乏，处于半饥饿状态，引起食欲亢进。

（4）乏力：由于血糖不能完全氧化，不能有效利用葡萄糖和有效地释放出能量、组织缺水、电解质失衡，因而感到全身乏力、精神萎靡。

（5）消瘦：机体不能充分利用葡萄糖，使脂肪和蛋白分解加强，消耗过多，机体逐渐消瘦，体重减轻。

3. 并发症

（1）急性并发症：酮症酸中毒和高渗性非酮症糖尿病昏迷。

1）糖尿病酮症酸中毒：多数病人在发生意识障碍前数天有多尿、烦渴、多饮和乏力表现，随后出现食欲减退、恶心、呕吐，常伴头痛、嗜睡、烦躁、呼吸深快，呼气中有烂苹果味（丙酮）。随着病情进一步发展，出现严重失水、尿量减少、皮肤弹性差、眼球下陷、脉细速、血压下降。晚期时各种反射迟钝甚至消失，嗜睡以至昏迷。

2）高渗性非酮症糖尿病昏迷　起病时常有多尿、多饮，但多食不明显，或反而食欲减退，以致常被忽视。失水随病程进展逐渐加重，出现神经精神症状，表现为嗜睡、幻觉、定向障碍、偏盲、上肢拍击样粗震颤、癫痫样抽搐（多为局限性发作或单瘫、偏瘫）等。最后陷入昏迷，伴有显著失水甚至休克，无酸中毒样呼吸。

（2）慢性并发症：糖尿病的慢性并发症可遍及全身各重要器官，并与遗传易感性有关。

1）血管病变：糖尿病除有血糖增高外，往往还有脂代谢异常、多种激素水平异常、高凝状态等可引起微血管和大血管病变。①微血管病变：主要引起肾小球硬化和视网膜血管病变。前者表现为蛋白尿、水肿、高血压和肾功能不全；后者有视网膜出血、水肿，甚至视力模糊、失明。②动脉粥样硬化：主要累及大、中动脉，可引起高血压、冠心病、脑血栓形成、肾动脉硬化、肢端坏疽等。

2）神经病变：主要因微血管病变所致的周围神经病变为多见。特点为四肢疼痛、麻木和感觉异常。自主神经病变可引起尿潴留、胃肠功能失调和体位性低血压等。

3）眼部病变：除视网膜病变外，糖尿病还可引起白内障、青光眼、屈光改变、虹膜睫状体病变等。

4）皮肤肌肉关节病变：皮肤小血管扩张、面色红润、皮下出血、瘀斑、紫绀、缺血性溃疡、皮肤水泡病、糖尿病性肌萎缩、营养不良性关节炎等。

5）感染：常反复发生疖、痈等皮肤化脓性感染，有时可引起败血症或脓毒血症，皮肤真菌感染。糖尿病合并肺结核、肾盂肾炎、膀胱炎、胆囊炎、牙周炎等。

4. 心理社会评估　当病人知道糖尿病是一种慢性代谢性疾病需终身治疗并严格控制饮食的时候，便感到失去生活的乐趣而产生悲观情绪。也有的人认为无所谓而不认真治疗，随着并发症的出现，病人感到非常痛苦，才意识到糖尿病的威胁而产生沮丧、恐惧心理。

5. 护理体检　疾病的早期或无并发症者常无明显体征。1 型糖尿病年幼发病者，可有生长发育不良、消瘦。2 型糖尿病多数起病缓，无明显阳性体征，多为肥胖体型，尤以腹型肥胖居多。

6. 辅助检查

（1）尿糖测定：尿糖阳性是诊断糖尿病的重要依据，但尿糖阴性不能排除患糖尿病的可能。每日 4 次尿糖定性检查、24 小时尿糖定量检查作为应用降血糖药物剂量的参考和判断疗效的指标。

（2）血糖测定：血糖升高是诊断糖尿病的主要依据，空腹静脉血糖正常范围为 3.3 ~ 5.6 mmol/L 或 3.9 ~ 6.4 mmol/L。血糖测定也是判断糖尿病病情和疗效的主要指标。

（3）葡萄糖耐量试验：对可疑糖尿病但血糖未达到上述指标者需作口服葡萄糖耐量试验。如空腹血糖≥7.8 mmol/L、服糖后 2 小时血糖≥11.1 mmol/L 即可确定诊断。若空腹血糖 7.8 mmol/L，口服糖后 2 h 血糖在 7.8 ~ 11.1 mmol/L 之间为糖耐量异常。

（4）血浆胰岛素和 C－肽测定：血浆胰岛素和 C－肽水平测定有助于了解胰岛 B 细胞

功能和指导治疗，但不作为诊断糖尿病依据。

（5）糖化血红蛋白测定：可反映采血前8～12周的血糖情况，是糖尿病病人病情监测的指标，但不作为诊断糖尿病的依据。

二、护理诊断

（1）营养失调：低于机体需要量，与物质代谢紊乱有关。

（2）知识缺乏：缺乏对糖尿病基本知识及防治技能的了解。

（3）有感染的危险：与机体防御功能低下有关。

（4）皮肤完整性受损：与皮肤微循环障碍有关。

（5）活动无耐力：与葡萄糖不能被利用，不能有效释放能量有关。

（6）医护合作性问题：潜在并发症——糖尿病酮症酸中毒和高渗性非酮症糖尿病昏迷。

三、护理目标

1. 病人建立正确、有规律的饮食生活，在规定热量范围内做好营养平衡。
2. 增强对疾病的基本知识和自我保健意识。
3. 病人能采取适当办法预防和控制各种感染。
4. 皮肤黏膜无破溃及出血。
5. 病人在运动强度规定范围内，逐渐增加活动量。

四、护理措施

1. 心理护理　本病是一种慢性疾病，并发症多且出现脏器损害，长期的饮食控制、服药和胰岛素治疗，病人的心理压力大，经济负担重，以致失去生存、生活的信心。护士应理解并关心病人，同时将糖尿病的基本知识和预后告诉病人及家属，使他们了解糖尿病虽不能根治，但通过终身治疗、适当的体育锻炼，也能和正常人一样的生活和长寿。

2. 饮食护理　饮食护理是一项重要的基础护理措施，应严格和长期执行使血糖、尿糖恢复正常，并能供给足够的热量和必要的营养成分以保持身体正常代谢平衡，防止减少并发症的发生。

（1）糖尿病饮食的计算方法：每日所需的饮食量：按病人年龄、身高查得标准体重，再按工作性质计算。每日所需总热量：一般成人在休息状态下每千克体重给予105～126 kJ（25～30 kcal）；轻体力劳动者给126～146 kJ（30～35 kcal）；中度体力劳动者给146～167 kJ（35～40 kcal）；重体力劳动者给167 kJ（40 kcal）以上；孕妇、哺乳期、营养不良及患消耗性疾病者总热量应酌情增加10%～20%；肥胖者酌减。然后将计算出的总热量核算为三大营养物质：碳水化合物占总热量的50%～60%，每日约200～300 g；蛋白质占总热量的15%～20%，成人每日每公斤体重为0.8～1.2 g；脂肪占总热量25%～30%，每日每公斤体重为0.6～1.0 g。1型糖尿病病人需注射胰岛素，饮食量的分配与胰岛素的治疗相配合，这样能更好控制血糖，避免低血糖发生。

（2）膳食调配的注意事项

1）提倡食用纤维素膳食，食物中的粗杂食、豆类、蔬菜可以解决病人的饥饿感，亦能补充各种维生素及微量元素，延缓肠道葡萄糖的吸收，降低餐后血糖、血脂，有利于肥胖者减轻体重。

2）膳食中限制水果、糖及糖制品、酒类，少食动物内脏、牛奶等含胆固醇高的物质，限制动物脂肪的摄入。食盐每日6 g，高血压及肾病者应限制在每日3 g以内。在饮食护理中护士应细心观察了解病人饮食控制的效果。按血糖尿糖值作必要的调整。

3. 运动疗法的指导　运动疗法可促进新陈代谢、增强体质，降低血糖、血脂、体重，增强人体对胰岛素的敏感性，对糖尿病病人十分有益。运动疗法适用于2型糖尿病肥胖病人，可根据病情、体力情况、个人爱好，选择不同的运动方式，但要限制活动强度，每周3次以上，餐后1小时锻炼20～30分钟。如有急性感染、心脏病、肾脏病、视网膜病变、酮症酸中毒时不宜进行运动锻炼。用胰岛素治疗的病人，运动中应预防低血糖反应。

4. 药物的应用与护理　口服降糖药物常用的有磺脲类和双胍类。

（1）磺脲类：此类药物直接刺激胰岛素B细胞释放胰岛素，使胰岛素与其受体的结合率增加。适用于经饮食控制不能降低血糖的2型糖尿病病人，也可配合胰岛素用于1型糖尿病病人。磺脲类的主要制剂：甲苯磺丁脲（D_{860}）0.5 g、格列本脲（优降糖）2.5 mg、格列齐特（美达康）80 mg、格列吡嗪（美吡达）5 mg、格列喹酮（糖适平）30 mg等选用其中的一种，每日口服1～2次，均于餐前半小时服用。

（2）双胍类：此类药物可抑制肠道对葡萄糖的吸收，减少糖原异生，促进糖的无氧酵解，增加周围组织对葡萄糖的摄取利用，提高肌肉细胞胰岛素受体的敏感性。常用的有甲福明（二甲双胍）0.25～0.5 g，每日口服2～3次；苯乙福明（苯乙双胍）25 mg，每日2～3次。适用于2型糖尿病伴肥胖经饮食控制无效者，于进餐时或进餐后服用。

5. 胰岛素治疗与护理　胰岛素是一种补充糖尿病病人胰岛素不足的替代治疗。适用于1型糖尿病、糖尿病酮症酸中毒、高渗性昏迷、重症感染、消耗性疾病、大手术前、妊娠、分娩等。亦适用于2型糖尿病经饮食控制、口服降糖药疗效差及营养不良等相关糖尿病。

（1）胰岛素副作用的预防：①低血糖反应：多见于病情不稳定的1型糖尿病病人。可因胰岛素用量较大、胰岛素注射后未按时定量进餐或增加活动量所致。典型表现为强烈的饥饿感、心慌、手抖、乏力、出汗、头晕等，严重者不及时处理很快发生昏迷、甚至死亡。对应用胰岛素治疗的病人，要警惕低血糖发生，一旦出现低血糖反应立即服糖水或进含糖高的食物；神志不清者静脉注射50%葡萄糖40～60 ml；病人清醒后可再进些食物，防止再度昏迷。为预防低血糖反应，在使用胰岛素治疗中，告诉病人胰岛素可能引起的副作用和低血糖表现，减少活动量，随身携带饼干类食品，感到强烈饥饿时立即进食。治疗过程中严密观察血糖、尿糖变化，随时调整胰岛素用量。②胰岛素过敏反应：胰岛素是一种蛋白质制剂，个别人可引起过敏反应。在注射部位出现红、肿、热、痛等表现，甚至发痒、皮疹、形成结节。每次更换注射部位，将胰岛素注射于皮下组织的深层，注射后局部热敷以促进吸收，减少反应。出现严重的过敏反应需调换制剂，必要时采用脱敏疗法，同时应用抗组胺药物。③胰岛素水肿：当胰岛素控制高血糖后，病人多有钠潴留出现。钠潴留可引起急性心、肺并发症。在应用胰岛素治疗期间应注意病人的饮水量、尿量，进低盐饮食，并观察血压的变化及心、肺功能，遵医嘱给必要的处理。④胰岛素性脂肪营养不良：多次皮下注射，易在同一部分出现脂肪萎缩或肿块形成。儿童或成年妇女皮下注射引起无痛性皮下脂肪萎缩；成年男性出现注射部位肿胀，在注射中应检查皮肤情况，更换注射部位，注射时避免用酒精棉签消毒（因酒精可致皮肤硬化）。注射完毕做局部运动、按摩、热敷，改善局部的血供不良，防止局部纤维组织增生，消除肿块。

（2）应用胰岛素的注意事项：①混合胰岛素配制法：普通胰岛素和鱼精蛋白锌胰岛素按一定比例混合注射时，先抽取普通胰岛素，再抽取所需的长效胰岛素，轻轻摇动混匀后作皮下注射。②胰岛素的保存：胰岛素应置于冰箱内低温（约5 ℃）存放，避免受热、光照、冰冻，否则降低活性使其变性失效。③注射部位的选择：取皮肤柔软的注射部位，如上臂外侧，臀部，大腿前侧、外侧，腹部，每次注射应离开上次注射处3 cm以上，重复注射部位要间隔8周。④胰岛素泵持续皮下输注（CSH）：胰岛素泵是一种小型的糖尿病治疗仪器，由微型电机、微型泵、驱动电路、控制电路、电源和胰岛素容器组成。将胰岛素容器的导管分别与针头和泵连接，针头置于腹部皮下组织，用可调程序的微型电子计算机控制胰岛素输注，模拟胰岛素的持续基础分泌和进食时的脉冲释放。胰岛素剂量和脉冲式注射时间均可通过计算机程序调整，并加有葡萄糖及胰升血糖素注射器来防止低血糖的发生，使血糖、尿糖控制在正常或接近正常水平。严格的无菌技术操作，应隔日更换一次注射部位，避免感染和针头阻塞。严密监测血糖，应及早识别低血糖并做相应处理。儿童及老年病人、晚期严重并发症者不宜采用胰岛素泵治疗。

6. 药物疗效观察

（1）血糖、尿糖控制状况：在糖尿病治疗效果观察中，血糖值具有重要意义。空腹血糖值为7.8 mmol/L。此时如肾糖阈正常，空腹尿糖为阴性，餐后2 h为“+～++”。

（2）糖尿病症状改善情况：糖尿病经适当治疗，肥胖者体重可减轻，消瘦者体重可达标准水平。随着体重的纠正，“三多”症状及乏力应明显减轻，否则应考虑饮食控制不当或药物治疗失效。

7. 糖尿病酮症酸中毒的护理

（1）将病人安排在重症监护病房，绝对卧床休息。设专人护理，严密观察生命体征，记录24 h出入量，及时抽取血糖酮体和二氧化碳结合力标本送检。

（2）按医嘱执行治疗方案。给予低流量吸氧（1～2 L/min）；迅速建立静脉通路，心功能良好者，开始时补液速度应较快。

（3）纠正电解质紊乱，低血钾者根据尿量给予补钾。滴注碱性药物纠正酸中毒。

（4）昏迷病人，按昏迷护理常规进行护理。

8. 高渗性非酮症糖尿病昏迷的护理

（1）将病人安排在重症监护病房，设专人护理，严密观察生命体征，按昏迷护理常规进行护理。

（2）休克时输入生理盐水和胶体溶液，休克纠正后，输入0.45%氯化钠低渗溶液。在中心静脉压监测下调整输液速度。

（3）注意血糖变化，静脉注射胰岛素首次负荷量后继续以每小时0.1 U/kg静脉滴注。

（4）出现感染、心功能不全、心律失常、肾衰竭时应给予相应的护理。

五、健康教育

1. 心理指导　重视心理因素和社会因素对糖尿病的影响，避免精神紧张、焦急、忧虑、孤独、绝望或激动，保持精神乐观、情绪稳定。向病人说明积极的生活态度对疾病康复的重要性。

2. 饮食指导　遵循在规定的热量范围内达到营养平衡的饮食。学会主食粗细粮搭配、副食荤素搭配合理的饮食疗法。

3. 活动、休息指导 根据爱好、体力情况，坚持适合自己病情的运动疗法和体育锻炼。当出现严重的心、肾并发症和酮症酸中毒时，要卧床休息。应用胰岛素治疗的病人，饭前避免体育活动，防止低血糖发生。

4. 用药指导

（1）指导病人正确用药方法，口服降糖类药物应严格掌握服用剂量、时间、副作用等基本用药知识。

（2）应用胰岛素治疗者，教会自我护理的方法，如胰岛素注射法、尿糖定性法、低血糖的表现及防治方法等。

5. 出院指导

（1）根据病情，坚持饮食疗法、运动疗法和药物治疗。严格控制体重。

（2）保持环境清洁，养成良好卫生习惯，尽量少去公共场所，防止各种感染。有感染时应及时应用抗生素。

（3）为病人设计有姓名、年龄、住址、疾病名称的卡片，病人随身携带，病情危重时便于送往医院治疗。

（4）糖尿病病人应戒烟、戒酒及其他不良嗜好，注意生活的规律性。

（5）指导病人定期复查有关项目，有变化及不适时随时就诊。

六、护理评价

1. 病人能合理搭配饮食，达到规定热量范围，营养平衡。
2. 病人了解饮食疗法，运动疗法的意义，积极配合治疗。
3. 病人能够进行适当体育锻炼，注意个人卫生，减少了感染的机会。
4. 病人皮肤清洁干燥，无破溃。
5. 病人经过适当的运动后，肌肉和组织葡萄糖利用提高，活动程度提高。

第五节 原发性醛固酮增多症患者的护理

原发性醛固酮增多症（primary aldosteronism，简称原醛症），是由于肾上腺的皮质病变引起醛固酮分泌增多，导致水钠潴留、血容量增多、肾素－血管紧张素系统活性受抑制所致，属于不依赖肾素－血管紧张素的盐皮质激素过多症。患者的主要临床特征为高血压、低血钾、肌无力、多尿、血浆肾素活性受抑制及醛固酮水平升高。原醛症是一种继发性高血压症，以往对高血压伴低血钾者进行检查，此症患病率约占高血压患者的0.4%～2%。近年采用血浆醛固酮/血浆肾素活性比值对血钾正常的高血压病患者进行筛查，发现约10%为原发性醛固酮增多症。

一、病因与发病机制

1. 肾上腺醛固酮瘤（aldosterone-producing adenoma，APA） 占原醛症的70%～80%，以单侧肾上腺腺瘤最多见，双侧或多发性腺瘤较少，患者血浆醛固酮浓度与血浆ACTH昼夜节律呈平行，而对血浆肾素的变化无明显反应。少数腺瘤患者对站立位所致肾素升高呈醛固酮增多，称为肾素反应性腺瘤。

2. 特发性醛固酮增多症（idiopathic hyperal-dosteronism，IHA） 简称特醛症。约占成人原醛症的10%～20%，但在儿童原醛症中，以此型最常见。病因还不明确，有以下可能因素。

（1）血管紧张素Ⅱ的敏感性增强：血管紧张素转换酶抑制剂可使患者醛固酮分泌减少，高血压减轻，低血钾上升。

（2）少数患者双侧肾上腺结节样增生，对兴奋肾素－血管紧张素系统的试验（如直立体位，限钠摄入，注射利尿药等）及抑制性试验（如高钠负荷等）均无反应，称为原发性肾上腺增生所致原醛症。

3. 糖皮质激素可抑制性醛固酮增多症（glucocorticoid-remediable aldosteronism，GRA）多见于青少年，可为家族性，以常染色体显性方式遗传，也可为散发性，其血浆醛固酮浓度与ACTH的昼夜节律平行，用生理代替性的糖皮质激素数周后可使醛固酮分泌量、血压、血钾恢复正常。

4. 分泌醛固酮的肾上腺皮质癌（aldosterone-secreting adrenocortical carcinoma）此型少见，少于1%的原醛症由肾上腺癌引起。癌肿往往同时分泌糖皮质激素、类固醇性性激素，也有单纯分泌醛固酮的病例。

5. 原发性肾上腺皮质增生（primary adrenal hyperplasia，PAH）约占原醛症的1%，病理形态上与特醛症相似，可为双侧或单侧增生，但生化特征与醛固酮瘤更相似。

6. 异位醛固酮分泌腺瘤和癌（ectopic aldosterone-producing adenoma and carcinoma）少见，可发生于肾内的肾上腺残余组织或卵巢、睾丸肿瘤。

二、病理

过量醛固酮引起潴钠、排钾、细胞外液扩张，血容量增多，血管壁内及血循环钠离子浓度增加，血管对去甲肾上腺素的反应加强等原因引起高血压。细胞外液扩张，引起体内排钠系统的反应，肾近曲小管重吸收钠减少，心钠肽分泌增多，从而使钠代谢达到近于平衡的状态。这种情况称为对盐皮质激素的“脱逸”现象。大量失钾引起一系列神经、肌肉、心脏及肾的功能障碍。细胞内钾离子丢失后，钠、氢离子增加，细胞内pH下降，细胞外液氢离子减少，pH升高呈碱血症。碱中毒时细胞外液游离钙减少，加上醛固酮促进尿镁排出，故可出现肢端麻木和手足搐搦。醛固酮还可直接作用于心血管系统，对心脏结构和功能有不良影响。

三、诊断要点

1. 临床表现高血压及低血钾。

2. 实验室检查

（1）血浆及尿醛固酮高，而血浆肾素活性、血管紧张素Ⅱ降低。

（2）螺内酯能纠正电解质代谢紊乱并降低高血压。

3. 影像学检查肾上腺B超、CT、MRI。

四、治疗要点

1. 手术治疗 醛固酮瘤的根治方法。术前口服螺内酯纠正低血钾、减轻高血压。

2. 药物治疗 适用于不能手术的肿瘤以及特发性增生型患者，应定期随访检查。常用药物有螺内酯、钙通道阻滞剂、血管紧张素转换酶抑制剂、糖皮质激素等。

五、护理问题

（1）焦虑：与早期诊断不明确、不了解治疗计划以及预感对机体功能的影响和死亡威胁有关。

（2）头痛：与血压升高有关。

（3）活动无耐力：与血钾降低有关。

（4）知识缺乏：缺乏原发性醛固酮增多症治疗的相关知识。

六、护理目标

1. 患者能正确对待疾病，焦虑减轻和消失，情绪稳定，治疗疾病的信心增强。

2. 血压控制在合适的范围内，各种症状得到改善。

3. 对原发性醛固酮增多症有正确的认识，按医嘱正规用药。

七、护理措施

1. 饮食护理　过量醛固酮引起体内高钠低钾，血容量增多，血压增高，心脏负荷增加。

（1）减少钠盐摄入，对血压特别高、血钠高者宜用低盐饮食，每日钠摄入量限制在80 mmol左右。

（2）多吃新鲜蔬菜、多饮牛奶，补充钙和钾盐。

（3）减少脂肪摄入。

（4）限制饮酒。

2. 运动指导　由于血压升高，患者常诉头昏、头痛，病程长者可出现脑、心、肾并发症。肌无力及周期性瘫痪与血钾降低程度平行，血钾愈低肌肉受累愈重，尤其是在劳累，或服用氢氯噻嗪，呋塞米等促进排钾的利尿药后。麻痹以下肢多见，严重时累及四肢。低钾严重时，由于神经肌肉应激性降低，手足搐搦可较轻或不出现，而在补钾后，手足搐搦往往变得明显。护理上应注意：

（1）评估患者病情和活动能力，根据病情适当休息，保持病室安静。

（2）保证充足的睡眠。

（3）根据年龄和身体状况选择合适的运动，避免剧烈运动和情绪激动。

3. 病情观察　患者典型的临床表现为高血压和低血钾，护士要注意观察相关症状和体征。

（1）定期监测血压，观察血压是否存在昼夜节律。

（2）观察患者有无头昏、头痛，肌无力，呼吸、吞咽困难等。

（3）及时留取各种标本，做电解质及体位试验、赛庚啶试验、地塞米松抑制试验等检查。

4. 口服药物的护理

（1）正确服用螺内酯：螺内酯可以纠正患者的低血钾，减轻高血压，是治疗原醛症的一线药物。但长期应用可出现男子乳腺发育、阳痿，女性月经不调等副作用。在服药的过程中要注意监测患者的高血压和低血钾是否得到改善，及时留取患者的血、尿标本复查电解质。副作用明显者告知医生，必要时可改为氨苯蝶啶或阿米洛利，以助排钠潴钾。

（2）部分患者需同时使用钙通道阻滞剂、血管紧张素转换酶抑制剂或糖皮质激素治疗，要严格遵医嘱用药，监测血压和不良反应。

5. 手术患者的护理

（1）术前护理

1）低盐饮食。

2）遵医嘱螺内酯治疗，以纠正低血钾，减轻高血压，每日螺内酯 120～240 mg，分次服用，待血钾正常，血压下降后，减至维持量时，即进行手术。

（2）术中护理　静脉滴注氢化可的松 100～300 mg。

（3）术后护理

1）遵医嘱逐步递减氢化可的松用量，直至停药。

2）观察血压和电解质紊乱是否纠正。

6. 心理护理

（1）医护人员充分理解和尊重患者。

（2）引导患者面对现实，指导患者进行自我心理调节，使患者树立战胜疾病的信心，以最佳的心理状态接受治疗。

（3）告知家属和亲友，要关心爱护患者，给予患者精神和经济上的支持，减轻患者的心理压力。

八、健康指导

进行疾病相关知识教育。根据家属的意见和患者的心理承受能力，以适当的方式和语言与患者讨论病情，向患者介绍原发性醛固酮增多症的有关知识，使患者配合治疗。

第六节　皮质醇增多症患者的护理

皮质醇增多症（hypercortisolism）又称库欣综合征（Cushing syndrome，CS），是由多种病因引起的以高皮质醇血症为特征的临床综合征，患者主要表现为满月脸、多血质外貌、向心性肥胖、痤疮、紫纹、高血压、继发性糖尿病、骨质疏松症等。

库欣综合征可发生于任何年龄，成人多于儿童，女性多于男性，多发于 20～45 岁，男女比例 1:(3～8)。

一、病因与发病机制

库欣综合征根据病因不同可分为 ACTH 依赖性和非 ACTH 依赖性两类。

1. ACTH 依赖性库欣综合征　是指下丘脑－垂体病变（包括肿瘤）或垂体以外的某些肿瘤组织分泌过量的 ACTH 和（或）促肾上腺皮质激素释放激素（corticotropin-releasing hormone，CRH），导致双侧肾上腺皮质增生并分泌过量的皮质醇。常见原因如下。

（1）垂体性库欣综合征：又名库欣病，是由于垂体分泌过多的 ACTH 或下丘脑分泌过量的 CRH 所致。包括垂体 ACTH 腺瘤、垂体 ACTH 细胞癌、垂体 ACTH 细胞增生、鞍内神经节细胞瘤、异位垂体瘤等。

（2）异源性 ACTH 综合征：指垂体以外的组织分泌大量 ACTH 或 ACTH 类似物，刺激肾上腺皮质增生，使其分泌过量皮质激素。常见肺癌（尤其是小细胞未分化型肺癌）、胸腺瘤、胸腺类癌等。

（3）异位 CRH 综合征：肿瘤异源分泌 CRH 刺激垂体 ACTH 细胞增生，导致 ACTH 分泌增加。

2. 非 ACTH 依赖性库欣综合征　指肾上腺皮质肿瘤（或原发性增生）自主分泌过量皮质醇，血 ACTH 降低或检测不出。常见于肾上腺皮质的腺瘤、癌、原发性结节性增生等。

3. 其他特殊类型的库欣综合征　如非 ACTH 依赖的肾上腺性库欣综合征、医源性库欣综合征、周期性皮质醇增多症等。

二、病理

1. 机体对感染的抵抗力降低　库欣综合征时，由于长期血皮质醇浓度升高，引起蛋白质、脂肪、糖、电解质代谢严重紊乱，同时干扰了多种其他内分泌激素分泌，导致机体对感染的抵抗力降低。

2. 脂代谢方面　肥胖是因机体的热量摄入超过消耗所引起。目前，向心性肥胖的原因尚不清楚，机体的代谢率及消耗存在个体差异，主要与遗传有关。

3. 高胰岛素血症　皮质醇升高可以拮抗胰岛素作用，出现胰岛素抵抗，导致机体胰岛素分泌增加而出现高胰岛素血症。影响胰腺内分泌功能而加重糖代谢紊乱。

4. 蛋白质代谢方面　蛋白质分解加速，合成减少，因而机体长期处于负氮平衡状态，导致肌肉萎缩无力，并以近端肌肉受累明显。皮肤变薄，皮下毛细血管清晰可见，皮肤弹力纤维断裂，形成宽大的紫纹，皮肤毛细血管脆性增加，容易出现皮下青紫瘀斑。

三、诊断要点

1. 临床表现

（1）向心性肥胖：满月脸（moon fades）、水牛背（buffalo hump）、悬垂腹（overhanging abdomen）和锁骨上窝脂肪垫是库欣综合征的特征性临床表现。

（2）负氮平衡状态：患者肌肉萎缩无力，皮肤变薄，皮下毛细血管清晰可见，宽大的紫纹等。

（3）糖代谢异常：糖耐量减低，类固醇糖尿病。

（4）其他：高血压、低血钾、骨质疏松、痤疮、身体抵抗力下降等。

2. 实验室及其他检查

（1）尿 17 - 羟皮质醇（17 - OHCS）>55. 2 μmol/24 h（20 mg/24 h）。

（2）尿游离皮质醇（UFC）>304 mmol/24 h（110μg/24 h）。

（3）血 ACTH 测量。

3. 定位功能和检查　地塞米松抑制试验、CRH 兴奋试验、ACTH 兴奋试验、X 线、B 超、CT、MRI 及核素扫描检查。

四、治疗要点

CS 的治疗原则包括去除病因、降低机体皮质醇水平，纠正各种物质代谢紊乱，避免长期用药或激素替代治疗，改善患者生活质量，防止复发，提高治愈率。

1. 手术治疗　垂体瘤切除术、肾上腺切除手术。

2. 放射治疗

3. 药物治疗

（1）影响神经递质和神经调质作用的药物：包括利舍平、赛庚啶、甲麦角林、丙戊酸钠、溴隐亭和奥曲肽等。

（2）皮质醇合成抑制剂：包括米托坦、美替拉酮、酮康唑、氨鲁米特等。

五、护理问题

（1）身体意象紊乱：与库欣综合征引起身体外观改变有关。

（2）体液过多：与皮质醇增多引起的水钠潴留有关。

（3）有感染的危险：与皮质醇增多导致机体免疫力下降有关。

（4）有受伤的危险：与代谢异常引起的钙吸收障碍，导致骨质疏松有关。

（5）活动无耐力：与蛋白质代谢障碍引起的肌肉萎缩有关。

（6）无效性生活形态：与体内激素水平变化有关。

（7）潜在并发症：心力衰竭、脑卒中、类固醇性糖尿病。

（8）焦虑：与 ACTH 增加引起患者情绪不稳定、烦躁有关。

（9）有皮肤完整性受损的危险：与皮肤干燥、菲薄、水肿有关。

六、护理目标

1. 患者能维持正常的代谢和生活。
2. 身体外形逐渐改变恢复至正常。
3. 无感染及外伤发生。
4. 无潜在并发症出现。
5. 学会保护皮肤的技巧，皮肤完整。

七、护理措施

1. 饮食护理　由于高血浆皮质醇水平导致患者物质代谢紊乱，患者出现轻到中度甚至重度肥胖，机体长期处于负氮平衡状态，糖耐量减低甚至出现类固醇糖尿病、高血压、低血钾、骨质疏松、抵抗力下降等。所以饮食要注意：

（1）低盐、高钾、高蛋白、低碳水化合物、低热量的食物，预防和控制水肿。

（2）鼓励患者食用柑橘类、枇杷、香蕉、南瓜等含钾高的食物。

（3）鼓励患者进食富含钙及维生素 D 的食物。

2. 运动和休息　保证患者休息的基础上适当运动，不能过劳，注意安全。

3. 口服药物的护理　库欣综合征常用的药物包括降压药、阻断皮质醇生成药，肿瘤术后的激素替代治疗。

（1）应用利尿剂的护理：水肿严重时，根据医嘱给予利尿剂，观察疗效及不良反应。如出现心律失常、恶心、呕吐、腹胀等低钾症状和体征时，及时处理。

（2）糖皮质激素替代治疗的护理：在激素治疗过程中，应观察血压、电解质。永久性替代治疗的患者应坚持服药，不宜中断药物，防止肾上腺危象发生。

（3）服用阻断皮质醇生成药物时，应注意观察药物的副作用，如低血压、头昏、嗜睡、口干、恶心、呕吐、头痛、腹泻、皮疹等症状，定期复查肝功能等。

4. 病情观察

（1）评估患者水肿情况，每天测量体重变化，记录24小时液体出入量，监测电解质浓度和心电图变化。

（2）密切观察生命体征变化，定期监测血常规，注意有无感染征象。

（3）注意患者精神、情绪变化，观察睡眠情况。

5. 心理支持　由于疾病导致身体外形和活动能力改变，加之皮质醇水平增高，CS患者可出现不同程度的精神和情绪改变，表现为欣快感、失眠、注意力不集中、情绪不稳定，甚至焦虑、抑郁或躁狂。

（1）评估患者对身体保护的感觉及认知，多与患者接触和交流，鼓励患者表达其感受，语言温和，耐心倾听。

（2）讲解疾病有关知识。

（3）指导患者恰当修饰。

（4）建立良好的家庭互动关系。

（5）促进患者社会交往。

八、垂体瘤切除术患者的护理

见相关章节。

九、肾上腺切除术患者的护理

（一）术前护理

1 心理护理和指导

（1）由于患者对手术方式缺乏了解，术前常常不能对手术做出客观的分析。因此护士应向患者及家属介绍手术的目的、方式、过程、预期效果及成功的病例，消除患者的恐惧及焦虑情绪，使其以良好的心态接受手术，积极配合治疗。

（2）鼓励患者进食高蛋白及高维生素饮食等，注意个人卫生及保暖，减少剧烈运动，预防骨折发生。

2. 术前准备　术前必须做好充分准备，防止急性肾上腺皮质功能不全。

（1）纠正水、电解质、酸碱平衡失调、低钾碱中毒，将血糖控制在正常水平等。

（2）遵医嘱舒张血管，降低血压，恢复血容量，纠正心律失常，改善心功能等。

（3）术前6～12小时开始给氢化可的松静脉滴注。

（4）手术前夜常规灌肠，术晨放置尿管、胃管。

（二）术中治疗和护理

手术期间遵医嘱给予氢化可的松100～200 mg，加入5%葡萄糖盐水500～1000 mL中缓慢滴注；至肿瘤切除后加快滴注速度；如发生低血压、休克或皮质醇危象等情况，应及时给予对症及急救治疗，并立即加大皮质醇用量，直至病情好转。

（三）术后护理

1. 患者麻醉未清醒时应去枕平卧，头偏向一侧，以防呕吐物引起呼吸道阻塞。患者清醒后鼓励其进行有效呼吸，术后6小时血压平稳后，可取半坐卧位，协助其翻身，防止压疮发生及促进肠功能恢复。

2. 由于二氧化碳（CO_2）气腹后对循环、呼吸系统有一定的影响，可出现一过性高碳酸血症，严重时可发生肺栓塞或CO_2进入皮下出现皮下气肿，临床上表现为类似呼吸性酸中毒症状，皮肤捻发音。因此，术后常规给予患者持续低流量吸氧，以提高氧分压，促进CO_2排出。

3. 观察患者有无乏力、烦躁，注意呼吸频率和深度，监测血氧饱和度及生化各指标，必要时进行血气分析。

4. 积极配合治疗

术后第1天：氢化可的松静脉滴注量共200～300 mg，有休克者需加量至300～500 mg以上；同时肌内注射醋酸可的松50 mg，每6小时1次或地塞米松1.5 mg，每6小时1次。

术后第2天和第3天：氢化可的松100～200 mg/d静脉滴注或地塞米松1.5 mg肌内注射每8小时1次，或醋酸可的松50 mg肌内注射每8小时1次。

术后第4天和第5天：氢化可的松50～100 mg/d静脉滴注或地塞米松1.5 mg肌内注射每12小时1次，或醋酸可的松50 mg肌内注射每12小时1次。

术后第6天及以后：糖皮质激素改为维持量，泼尼松5 mg每天3次，以后逐渐减至维持量。

5. 引流管的护理及观察：肾上腺切除术患者术后均常规留置后腹腔引流管及尿管，及时观察记录引流液的色、性质，准确记录24小时尿量及后腹腔引流量，保持引流管及尿管的通畅，防止受压、扭曲、脱落，严格执行无菌操作每日更换引流袋1次。术后2～4天可拔除导尿管。

6. 疼痛与切口的观察及护理：术后患者对疼痛基本能忍受，可通过采取舒适体位与患者交谈，分散注意力或使用镇痛剂等缓解术后切口疼痛症状。术后第2天换药1次。

十、健康教育

1. 指导患者正确地摄取营养平衡的饮食，饮食注意低盐、含钾丰富、高蛋白、高维生素、低胆固醇、低碳水化合物。

2. 指导患者在日常生活中，要注意预防感染，皮肤保持清洁，防止外伤、骨折。

3. 遵医嘱服用药，不擅自减药或停药。

4. 定期门诊随访。

十一、前沿进展

1. 血和唾液皮质醇测定　确诊CS的较简便的方法。血皮质醇昼夜规律的消失的诊断价值比单次皮质醇测定价值大。唾液中皮质醇的浓度与血皮质醇浓度平行，故测定午夜0：00和早上8：00唾液中皮质醇浓度可以用于CS的诊断。唾液皮质醇午夜超过7.5 mmol/L（0.27 μg/dL），清晨睡醒时超过27.6 mmol/L（0.1 μg/dL）可诊断。

2. 亚临床CS（subclinical Cushing syndrome）。

3. CS的手术治疗方法　双侧带蒂肾上腺背部皮下移位术。

第七节 肾上腺皮质功能减退症患者的护理

肾上腺皮质功能减退症（adrenocortical insufficiency，ACI）是指由于多种病因导致肾上腺皮质激素分泌不足而出现的各种临床表现。可分原发性及继发性。

一、病因与发病机制

1. 原发性 ACI　又称 Addison 病，系由于多种病因导致双侧肾上腺绝大部分被破坏而引起肾上腺皮质分泌绝对不足。多见于自身免疫性肾上腺炎、肾上腺结核、深部真菌感染、获得性免疫缺陷综合征（AIDS）、肾上腺转移癌等。

2. 继发性 ACI　由于 CRF 或 ACTH 的分泌不足，以致肾上腺皮质萎缩，肾上腺激素分泌不足。常见于垂体和下丘脑肿瘤、结节病、颅咽鼓管瘤、感染性疾病（结核、胞质菌病）、头部放射性治疗、长期大量应用外源性糖皮质激素等。

3. 表现　可的松还原酶缺陷症。

二、病理

1. 自身免疫性肾上腺炎　患者肾上腺皮质萎缩，呈广泛透明样变性，常伴有大量淋巴细胞、浆细胞和单核细胞的浸润；约半数以上的患者血清中存在抗肾上腺皮质细胞抗体；常伴有其他脏器和其他内分泌腺体的自身免疫性疾病。

2. 肾上腺结核　患者常伴有胸腹腔、盆腔淋巴结和泌尿系统结核。双侧肾上腺破坏严重，常超过 90%，呈干酪样坏死、结核肉芽肿和结核结节，残留的肾上腺皮质细胞呈簇状分布。

三、诊断要点

1. 病史　自身免疫性疾病、结核病、垂体肿瘤、脑外伤、头部放射治疗史、长期大量应用糖皮质激素等。

2. 临床表现

（1）皮肤黏膜色素沉着或缺失：分布全身，以暴露部位和容易摩擦部位（如面部、手部、掌纹、乳晕、甲床、足背、瘢痕和束腰带部位）更明显。

（2）激素缺乏：食欲减退、嗜咸食、体重减轻、易疲劳、表情淡漠、血压降低、心脏缩小等。

3. 实验室及其他检查

（1）激素检查：血浆皮质醇、血浆 ACTH、血或尿 ALD。

（2）ACTH 兴奋试验。

（3）影像学检查：X 线、CT、MRI。

四、治疗要点

1. 激素替代治疗。

2. 病因治疗。

五、护理问题

(1) 体液不足：与醛固酮分泌不足引起的水钠排泄增加，胃肠功能紊乱引起恶心、呕吐、腹泻有关。

(2) 潜在并发症：肾上腺危象。

(3) 营养失调低于机体需要量：与糖皮质激素缺乏导致食欲下降、消化功能不良有关。

(4) 活动无耐力：与皮质醇激素缺乏导致的肌无力、疲乏有关。

(5) 知识缺乏：缺乏服药方法、预防肾上腺危象的知识。

(6) 潜在并发症：水、电解质紊乱。

六、护理目标

1. 患者能维持正常代谢和生活。

2. 患者不发生肾上腺危象。

七、护理措施

1. 饮食护理　ACI 患者由于肾上腺皮质激素分泌不足，患者常有食欲减退、嗜咸食、体重减轻、恶心、呕吐、胃酸过多、消化不良、腹泻、腹胀及腹痛等症状，影响患者进食，护理上应注意：

(1) 进食高碳水化合物、高蛋白、高钠饮食。在病情许可的情况下，鼓励患者多摄取水分，一般摄入 3000 mL/d 以上；注意避免进食含钾丰富的食物，防止高血钾的发生，以免诱发心律失常。

(2) 摄入足够的食盐（8～10 g/d）以补充失钠量。如出现大量出汗、呕吐、腹泻等应增加食盐的摄入量。

2. 活动指导

ACI 患者常感乏力，易疲劳、反应减弱，常因血压低而出现头晕、眼花或直立性低血压。活动指导时要注意如下情况：

(1) 给予安全的环境，保证患者充分休息。

(2) 病情许可的情况下选择适当的活动方式和量，注意安全，不感疲倦。

(3) 指导患者在起床、下床活动或改变体位时动作宜慢，防止发生直立性低血压。

3. 病情观察

(1) 记录每天出入量，观察患者皮肤颜色、湿度和弹性，注意有无脱水表现。

(2) 监测血糖、电解质及血钙；监测心脏变化，注意有无心律失常。

(3) 观察患者有无恶心、呕吐、腹泻情况并记录。

(4) 观察血压及肢体有无水肿。

八、健康教育

1. 预防发生

(1) 加强营养及体育锻炼，增强机体抵抗力，避免结核、感染等。

(2) 早期发现：若患者皮肤色素沉着、全身虚弱、乏力、消瘦、头晕眼花、直立性晕厥、应尽早检查。确诊本病后，立即给予高盐饮食及激素替代治疗。

(3) 去除病因。积极预防应激（如感染、外伤），避免危象发生。

2. 饮食指导

(1) 指导患者进食高碳水化合物、高蛋白、高钠饮食。

(2) 在病情许可的情况下，鼓励患者多摄取水分，一般每天摄入 3000 mL 以上。

(3) 注意避免进食含钾丰富的食物，防止高血钾的发生，以免诱发心律失常。

(4) 摄入足够的食盐（8 ~ 10 g/d）以补充失钠量。如出现大量出汗、呕吐、腹泻等应增加食盐的摄入量。

3. 用药指导

(1) 教会患者认识所服用药物的名称、剂量、用法及不良反应。

(2) 指导患者认识随意停药的危险性，必须严格按医嘱服用药物，不得随意减量或停药。

4. 观察与随访

(1) 指导患者定期随访。

(2) 如果出现肾上腺危象征象时立即就医。

(3) 外出时携带识别卡片，以防止发生意外时及时得到救助。

九、肾上腺危象的治疗和护理

机体在应激状态下，血皮质醇明显升高，以适应需要。肾上腺皮质功能减退时，该调节机制受损。在严重应激状态下，产生一系列肾上腺皮质激素缺乏的急性临床表现，如高热、循环虚脱、胃肠紊乱、神志淡漠、萎靡或躁动不安、谵妄甚至昏迷，称为肾上腺危象，必须立即处置，否则危及患者生命。

肾上腺危害常由严重感染、各种应激、创伤、中断治疗，严重基础病如心衰、低血糖等诱发。

肾上腺危象时患者糖皮质激素和盐皮质激素常同时缺乏，表现为如下症状：

1. 发热　多见，可达 40 ℃以上，但有时体温可低于正常。

2. 消化道症状　早期常表现为厌食、恶心、呕吐，如能及时识别和治疗，很快好转。也可表现为腹泻、腹痛等症状。

3. 神经系统症状　萎靡不振、软弱无力、神情淡漠、嗜睡、极度衰弱状，或烦躁不安、谵妄、神志模糊，甚至昏迷。

4. 循环系统症状　心率快速，可达 160 次/min；血压下降、四肢厥冷、循环衰竭、甚至休克。

5. 脱水。

（一）治疗要点

1. 糖皮质激素的治疗

(1) 当患者处于肾上腺危象和应激状况时，糖皮质激素的剂量要大，小剂量补充糖皮质激素无效。在采集标本送检皮质醇和 ACTH 后立即开始治疗。

(2) 先静脉注射磷酸氢化可的松或琥珀酸氢化可的松 100 ~ 200 mg，以后每 6 小时 50 ~ 100 mg，开始 24 小时总量 400 mg。第 2 ~ 3 天将氢化可的松减量至 300 mg，分次静滴。如病情好转，继续减量至 200 mg，继而 100 mg。呕吐停止，可以进食者，氢化可的松片口服 20 ~ 40 mg 或泼尼松 5 ~ 10 mg，3 ~ 4 次/d，注意病情反跳。

2. 纠正脱水和电解质紊乱　补液量应根据失水程度、患者的心功能、年龄而定。开始 24 小时内补充葡萄糖生理盐水 2000 ~ 3000 mL。

3. 病因及诱因的治疗　应积极控制感染，去除诱因。同时给予支持疗法。

（二）护理措施

1. 急救配合　迅速建立两条静脉通道并保持静脉通畅，按医嘱补充生理盐水、葡萄糖和糖皮质激素。注意观察药物疗效。

2. 病情监测　严密观察患者意识、体温、脉搏、呼吸、血压变化，定时监测血电解质及酸碱平衡情况。

3. 积极控制感染　避免创伤、过度劳累和突然中断治疗。应激情况如手术、分娩时应做好充分准备。当患者出现恶心、呕吐、腹泻、大量出汗等应立即进行处理。

（三）健康教育

1. 避免诱因，预防发生。
2. 尽早识别和处理。

（四）前沿进展

1. 胰岛素低血糖试验。
2. 美替拉酮（甲吡酮）试验（melopyrone test）。
3. 胰高血糖素试验（glucagon test）。

（王丽丽　张　芳）

第十章　风湿性疾病病人的护理

风湿性疾病是指一类病因不同，共同点为累及关节及周围软组织，包括肌腱、韧带、滑囊、筋膜等的一组疾病。关节病变除有疼痛外尚伴有肿胀和活动障碍，呈发作与缓解交替的慢性病程，部分患者且可出现关节致残和内脏功能衰竭。

风湿性疾病的诊断有赖于病史和体检，着重了解关节病变的特点，即关节病变的分布，疼痛的性质，有无晨僵、关节肿胀、压痛、畸形以及功能障碍。另外，关节外其他系统受损的表现可助诊断。实验室检查中自身抗体，如抗核抗体、类风湿因子、抗中性粒细胞尿浆抗体、抗磷脂抗体，对弥漫性结缔组织病的诊断有很大的作用。病理学检查对于鉴定不同病因所致的关节炎有着重要的意义。X 线检查有助于关节病变的诊断和鉴别诊断，是目前最常用的影像学诊断方法。

风湿性疾病常为慢性疾病，治疗的目的是改善疾病的预后，保持其关节、脏器的功能，解除症状。药物治疗的原则是早期诊断和尽早合理、联合用药。常用药物有非甾体类抗炎药，如布洛芬、萘普生、双氯酚酸、阿司匹林、吲哚美辛等；慢作用抗风湿药，如金合剂、青霉胺、柳氮磺胺吡啶、氯喹等；细胞毒药物，如环磷酰胺、甲氨蝶呤、雷公藤以及肾上腺皮质激素。外科疗法包括矫形手术、人工关节置换、滑膜切除等，手术不能治愈疾病，只能改善关节功能和生活能力。另外，物理、康复、职业训练、心理等治疗，是本类疾病综合治疗不可缺少的部分。

风湿性疾病病人的护理重点要注意病人的病情变化，做好病人的饮食、用药、心理护理，预防感染的发生，同时要对病人进行卫生宣教。

第一节　系统性红斑狼疮病人的护理

系统性红斑狼疮（SLE）是累及全身多个系统的自身免疫性疾病，血清出现多种自身抗体，并有明显的免疫紊乱。SLE 以年轻女性多见，育龄妇女占病人的 90% ~95%，临床表现多有典型面部蝶形红斑，多脏器受累，反复发作，常迁延不愈。

SLE 的受损组织一般表现为炎症及炎症后病变，以血管炎或血管病变尤为突出。本病的特征性组织病理学改变是：①苏木紫小体，系由苏木紫染成蓝色的均匀球状物质所构成。在形态学与组织化学上与狼疮细胞的包涵体相似，几乎见于所有受损的炎症区。②“洋葱皮样”病变，系指脾中央动脉及其他动脉周围有显著向心性纤维增生。

一、评估要点

1. 病史　评估病人的年龄、性别，大部分 SLE 是育龄妇女。在人类无论是男性或女性 SLE 患者，体内的雌酮羟基化产物皆增高，且妊娠可诱发本病。询问病人家族中有无遗传因素，SLE 患者的近亲发病率为 5% ~12%；据统计异卵孪生的发病率为 2% ~9%，同卵孪生则高达 23% ~69%。了解患者有无病毒感染、是否接受了日光照射、饮食有无改变、是否服用了某些药物，如普鲁卡因胺、肼苯达嗪、氯丙嗪、甲基多巴、异烟肼等。

2. 主要临床表现　起病可为暴发性、急性或隐匿性，开始或仅有单一器官受累，也可多个系统同时受累。病程迁延，反复发作，阳光照射、感染、妊娠、分娩以及药物常为诱发因素。多数患者有乏力、发热、体重下降等全身症状。现将受累器官、系统表现分述如下。

（1）皮肤与黏膜：80%患者有皮肤损害，常见于皮肤暴露部位，有对称性皮疹，典型者在双面颊和鼻梁部位呈蝶形红斑。皮损为不规则水肿性红斑，病情缓解时，红斑可消退，留有棕黑色素沉着。在SLE患者中也可见到盘状红斑的皮损，常呈不规则圆形。此外在手掌的大小鱼际、指端及指（趾）甲周也可出现红斑，这些都是血管炎的表现。活动期患者可有脱发、口腔溃疡。有部分患者有雷诺现象。

（2）关节与肌肉：80%患者有关节受累，大多数患者表现为关节痛，部分尚伴有关节炎。受累的关节常是近端指间关节、腕、足部、膝、踝等关节，呈对称性分布，而肘及髋关节较少受累。肌痛见于50%患者，有时出现肌炎。

（3）浆膜：1/3患者有单侧或双侧胸膜炎，30%患者有心包炎，可伴有少量或中等量渗出液，偶有血性渗出液。

（4）肾：约半数患者有狼疮性肾炎，表现为轻型肾炎、肾病综合征，急、慢性肾炎，远端肾小管中毒及尿毒症，患者表现为不同程度的水肿、蛋白尿等，病程进展不同，一旦发展为尿毒症常为狼疮性肾炎的结局，是患者死亡的最常见原因。

（5）心与肺：约10%患者累及心与肺。出现心肌炎和急性狼疮性肺炎。

（6）消化系统：少数可发生各种急腹症，如急性腹膜炎、胰腺炎、胃肠炎等有关表现，肝大多见。

（7）神经系统：约20%患者有神经系统损伤。大脑损伤以精神障碍、癫痫发作、偏瘫及蛛网膜下出血等多见。出现中枢神经损害常预示病变活动、病情危重，预后不良。但如及时治疗，症状可以缓解。

（8）血液系统：最常见的血液异常是正常色素细胞性贫血，约半数患者的白细胞数在$(2\sim4.5)\times10^9/L$。极少数患者出现自身免疫性溶血性贫血或严重血小板减少性紫癜。

3. 心理社会评估　评估疾病对患者生活的影响；患者对疾病以及治疗的知识是否了解；患者的应对能力，患者能否很好应对疾病及疾病给患者生活带来的影响。家属及单位对疾病的认识及患者生病后的态度，家庭经济情况如何，以及付费的方式。

4. 护理体检检查患者有无面部蝶形红斑，口、鼻黏膜的溃疡；触诊有无关节肿痛，皮肤水肿，淋巴结肿大及压痛，肝、脾大小。听诊心率、心律有无异常，两肺有无干性、湿性啰音。

5. 辅助检查

（1）抗核抗体谱：这是针对细胞核中不同成分的二组抗体，共有十余种，但临床上常用下列试验。

1）抗核抗体：是SLE的标准筛选试验，但其特异性小，因它也出现在其他结缔组织病。SLE患者约95%阳性，抗体效价与病情活动进展不一定平行。抗双链DNA抗体对SLE特异性高，阳性率约60%，抗体效价一般随病情缓解而下降。

2）抗Sm抗体：特异性高，SLE患者的阳性率是20%～30%。本抗体与SLE活动性无关。

（2）补体：血清补体C3含量降低可间接反映循环免疫复合物含量增加，与病情活动有关。

（3）免疫病理检验：肾穿刺活组织检查对治疗狼疮性肾炎和估计预后有价值。皮肤狼疮带试验是用免疫荧光方法观察患者皮肤的表皮与真皮连接处有无免疫球蛋白的沉着，如有则为阳性。SLE 阳性率为 50% ~70% 。

（4）病情活动时血沉常增快，常有贫血，白细胞计数减少，血小板减少。

二、护理诊断

1. 活动无耐力与贫血、营养不良、多器官功能受损有关。

2. 体液过多与心包、胸膜渗出、肾功能受损、蛋白丢失引起水肿及腹水有关。

3. 有感染的危险与使用免疫抑制剂和激素、自身免疫功能紊乱而致抗感染能力下降有关。

4. 个人应对无效与疾病的慢性过程，反复发作有关。

5. 自我形象紊乱与面部皮疹及皮损有关。

三、护理目标

1. 病人能够识别造成活动无耐力的因素，在病情允许的情况下适当地活动，活动后生命体征维持在正常范围内。

2. 病人表现为水、电解质平衡，无水肿或水肿减轻。

3. 病人无感染发生，体温正常，白细胞在正常范围内。

4. 病人能够较好地应用应对机制，面对疾病，积极配合治疗。

5. 病人自述能够接受形象的改变，在日常生活中采取措施注意皮肤的保护。

四、护理措施

1. 病情观察　护士应注意观察患者的生命体征、意识及瞳孔的变化，尤其是狼疮性脑病的患者，并随时做好抢救准备。

2. 活动与休息　急性期及疾病活动期患者应卧床休息，卧床期间应注意保持功能位，病情缓解后可适当运动。

3. 皮肤护理　护士应给患者讲解阳光对 SLE 患者皮肤的损害，指导患者避免将皮肤暴露于阳光的方法，如：避免在上午 10：00 至下午 3：00 阳光较强的时间外出，外出时应穿长衣裤，打伞或戴遮阳镜、遮阳帽。

4. 防止感染和出血　SLE 患者机体抵抗力差，易发生感染，护士在护理病人前应洗手，要严格无菌技术操作。注意观察患者有无感染迹象，如发热，监测生命体征和白细胞等。白细胞低的患者最好住单间，避免接触感染患者，并减少家属探视。做好患者的口腔护理，每日进行会阴冲洗，注意保持皮肤的清洁、干燥。血小板低的患者易发生出血，应避免外伤，刷牙时用软毛牙刷，勿用手挖鼻腔。

5. 用药护理　指导患者用药，勿随意减药、停药，尤其是激素类药物，有些患者对激素类药物存在错误认识，擅自停药或减量，而造成疾病治疗的延误，护士应给病人讲解治疗的常用药物及其作用和不良反应，督促检查患者服药，并注意观察药物的作用和不良反应。SLE 的常用药物治疗包括：

（1）非甾体抗炎药：包括阿司匹林、吲哚美辛、布洛芬等，主要用于发热，关节、肌肉酸痛，血液病变的轻症患者。伴肾炎者应慎用，因能使肾功能恶化。

（2）抗疟药：对于控制皮疹、光敏感及关节症状有一定效果，是治疗盘状狼疮的主药。可用磷酸氯喹每日 250～500 n 培，或羟基氯喹每日 200～400 n 培。氯喹衍生物排泄缓慢，长期应用可在体内蓄积，引起视网膜退行性病变，故需定期检查眼底。

（3）肾上腺糖皮质激素：是目前治疗 SLE 的主要药物，适用于急性暴发性狼疮、脏器受累（肾、中枢神经系统、心、肺等）、急性溶血性贫血、血小板减少性紫癜等。通常采用泼尼松，剂量为 1 mg/kg·d。根据病情药物剂量可加减。一般治疗 4～6 周，病情明显好转后开始减量。较多病人需要长期用小剂量泼尼松，如 10～15 mg/d，以维持病情稳定。对病情突然恶化的狼疮性肾炎和严重中枢神经系统病变者，可用甲泼尼龙，1 g/d 静脉滴注，共 3 天。由于用激素剂量很大，应特别注意引起感染、高血压、心律失常、高血糖及药物性肌炎等不良反应。

（4）免疫抑制剂：适用于重型及易复发而不能使用激素者。常用的免疫抑制剂有：环磷酰胺、硫唑嘌呤、长春新碱等。本类药物的毒性反应主要为胃肠道不适、头晕、头痛、脱发、口腔溃疡、肝病、骨髓抑制等，应用过程中应定期查血象及肝肾功能。

（5）其他：雷公藤对狼疮肾炎有一定效果。环孢 A 对上述免疫抑制剂无效的肾炎患者有效。主要的不良反应是肾功能减退、高血压、多毛症。

6. 饮食护理 饮食以高蛋白，富含维生素，营养丰富，易消化为原则，避免刺激性食物。肾功能损害者，宜给予低盐饮食，适当限水；尿毒症患者应限制蛋白质的摄入；心脏明显受累者，应给予低盐饮食；吞咽困难者给予鼻饲；消化功能障碍者应给予无渣饮食。

7. 心理护理 疾病的迁延、反复以及给身体带来的损害，给患者造成很大的心理压力，护士应评估疾病及其治疗导致的心理问题，如焦虑、悲哀、失望等，鼓励病人家属与病人共同讨论疾病及治疗对其生活的影响，并寻求解决问题的办法，如向专业人员进行心理咨询，寻求社区及社会机构的支持。

五、健康教育

1. 心理指导 病人应保持心情舒畅及乐观情绪，树立战胜疾病的信心，积极配合治疗，避免情绪波动。

2. 饮食指导 宜进高蛋白、高热量、富含维生素、易消化的饮食。有肾功能损害者，根据其程度限制蛋白质摄入，避免刺激性强的食物，如辛辣、油炸食物、咖啡等。

3. 活动、休息指导 急性活动期病人以卧床休息为主；在慢性期或病情稳定时，可适当参加体育锻炼，劳逸结合，特别注意关节的活动。

4. 用药指导遵医嘱服药，不可擅自减药，减量或加量。并注意观察药物不良反应，如血压升高、糖尿病、骨质疏松、骨坏死、血象下降、结核病复发、消化道出血、兴奋、失眠、库欣综合征等，发现问题，及时就诊。避免服用肼苯达嗪、异烟肼等可诱发本病的药物。

5. 出院指导

（1）避免阳光直射皮肤，禁止日光浴。避免上午 10 点至下午 3 点日光较强的时间外出。夏日外出穿长衣长裤。戴遮阳镜及遮阳帽等，以免引起皮疹加重。

（2）禁用碱性过强的肥皂清洁皮肤，宜用偏酸或中性肥皂。最好用温水洗脸，女患者勿用各类化妆品。

(3) 剪指甲勿过短，防止损伤指甲周围皮肤。

(4) 注意口腔及会阴部皮肤清洁。

(5) 女患者要注意避孕，希望生育者应在医生指导下妊娠。

(6) 尽量少去公共场所，以防止感染。

(7) 定期复查，随时了解疾病变化。

六、护理评价

1. 病人能够识别造成活动无耐力的因素，在病情允许的情况下适当地活动，活动后生命体征维持在正常范围内。

2. 病人水、电解质平衡，无水肿或水肿减轻。

3. 病人无感染发生，体温正常，白细胞在正常范围内。

4. 病人能够较好地应用应对机制，面对疾病，积极配合治疗。

5. 病人自述能够接受形象的改变，在日常生活中采取措施注意皮肤的保护。

第二节 类风湿关节炎病人的护理

类风湿关节炎（rheumatoid arthritis，RA）是主要表现为周围对称性的多关节慢性炎症性的疾病，可伴有关节外的系统性损害，如浆膜、心、肺及眼等脏器组织。类风湿关节炎的基本病理改变是滑膜炎。在急性期表现为渗出性和细胞浸润性，当病变进入慢性期，滑膜变的肥厚，形成许多绒毛样突起，突向关节腔内或侵入到软骨或软骨下的骨质。绒毛具有很大的破坏性，是造成关节破坏、关节畸形、功能障碍的病理基础。血管炎可发生在类风湿关节炎患者关节外的任何组织。它累及中、小动脉和（或）静脉，管壁有淋巴细胞浸润，纤维色素沉着，内膜有增生导致血管腔的狭窄或堵塞，类风湿结节是血管炎的一种表现。70%患者血清中出现类风湿因子，是一种自身免疫性疾病。

一、护理评估

1. 病史 询问病人有无家族遗传因素，有无细菌、病毒、支原体的感染，是否暴露于某些诱因之下，如潮湿、寒冷、创伤等。询问患者发病时间，在出现明显关节症状前，有无乏力、全身不适、发热、纳差等症状，曾接受了哪些治疗。

2. 主要临床表现 大部分患者起病缓，在出现明显关节症状前有一段乏力、全身不适、发热、纳差等症状。

(1) 关节表现

1) 晨僵：病变的关节在静止不动后出现较长时间（半小时至数小时）的晨僵，如胶粘着样的感觉，活动后方能缓解或消失，出现在95%以上的类风湿关节炎患者。晨僵持续时间和关节炎症的程度成正比，它常被作为观察本病活动性的指标之一。

2) 关节疼痛及肿胀：关节痛往往是最早的关节症状，常出现的部位为腕、掌指关节、近端指关节，其次是足趾、膝、踝、肘、髋等关节。多呈对称性、持续性，但时轻时重。疼痛的关节往往伴有压痛。关节肿多因关节腔内积液或关节周围软组织炎症引起。病程长者可因滑膜慢性炎症后的肥厚而引起肿胀，凡受累的关节均可肿胀。常见的部位为腕、掌指、近指、膝关节，亦多呈对称性。故本病是主要累及小关节，尤其是手关节的对称性多关节炎。病情多呈慢性且反复发作，如不给予恰当治疗则逐渐加重。

3）关节畸形及功能障碍：关节畸形多见于较晚期患者。因滑膜炎的绒毛破坏了软骨和软骨下的骨质造成关节纤维性或骨性强直的畸形，又因关节周围的肌腱、韧带受损使关节不能保持在正常位置，出现手指关节的半脱位如尺侧偏斜、天鹅颈样畸形等。关节周围肌肉的萎缩、痉挛则使畸形更为加重。关节肿痛和畸形造成了关节的活动障碍。

（2）关节外表现：类风湿结节是本病较特异的皮肤表现，出现在20% ~30%患者，多位于关节隆突部及受压部位的皮下，如前臂伸面、肘鹰嘴突附近，枕、跟腱等处。其大小不一，质硬、无压痛、对称性分布。它的存在表示本病的活动。少数患者在病情活动时可有脾、淋巴结肿大。眼部可有巩膜炎、结膜炎及脉络膜炎。肺部可有胸膜炎、胸腔积液、肺间质纤维化。心脏损害如心包炎、心肌炎等。神经系统损害可有周围神经病变。

3. 心理社会评估　询问病人疾病对其生活有哪些影响，对疾病和治疗方面的知识了解哪些，还希望知道哪些知识；评估患者的应对能力，能否正确处理疾病及治疗给其生活和家庭带来的影响；了解家属对疾病及治疗的态度，能否给患者以物质和精神上的支持；家庭经济状况及付费的方式。

4. 护理体检　检查患者受累的关节有无水肿、畸形及功能障碍；触诊有无关节压痛，有无皮下结节，结节的大小、质地，有无压痛，是否呈对称分布；检查视力有无下降，查双手感觉有无异常，肌力是否下降，有无腱反射亢进及病理反射。

5. 辅助检查

（1）血象：有轻至中度贫血。白细胞及分类多正常。

（2）血沉：血沉增快，是滑膜炎症的活动性指标。

（3）C反应蛋白：是炎症过程中出现的急性期蛋白。它的增高说明本病的活动性。

（4）类风湿因子：是一种自身抗体，在常规临床工作中所测为IgM型RF，其滴度与本病的活动性和严重性成正比。

（5）关节滑液：正常人的关节腔内的滑液不超过3.5 ml。在关节有炎症时滑液就增多，滑液中的白细胞也明显增多。

（6）关节X线检查：X线片中可以见到关节周围软组织的肿胀阴影，关节端的骨质疏松（Ⅰ期）；关节间隙因软骨的破坏而变得狭窄（Ⅱ期）；关节面出现凿样破坏性改变（Ⅲ期）；晚期则出现关节半脱位和关节破坏后的纤维性和骨性强直。以手指及腕关节的X线摄片最有价值。本项检查对本病的诊断、关节病变的分期、监察病情的变化均很重要。

（7）类风湿结节活检：具有典型的病理改变有助于本病的诊断。

二、护理诊断

（1）慢性疼痛：与长期关节炎症有关。

（2）躯体移动障碍：与疼痛、关节功能受损有关。

（3）活动无耐力：与多系统炎症、贫血有关。

（4）自理缺陷：与关节功能障碍、疼痛、疲乏有关。

（5）个人应对无效：与自理能力缺陷、慢性疾病过程、角色改变有关。

三、护理目标

1. 病人主诉慢性疼痛得到控制并能运用有效方法缓解疼痛。

2. 患者生活能自理，基本需要得到满足。

3. 病人能够较好地应用应对机制，面对疾病，适应角色变化，积极配合治疗。

四、护理措施

1. 休息 活动期患者应卧床休息，同时注意体位和姿势。也可采用短时间的制动法，使关节休息，减轻炎症。短时间制动过程，轻柔按摩肌肉，缓解肌肉紧张度，帮助关节活动。卧床患者每日进行1~2次主动或主动加被动的最大耐受范围内的四肢关节伸展运动。

2. 锻炼与理疗 急性期过后可进行锻炼，目的是保存关节的活动功能，加强肌肉的力量与耐力。患者应按动、静结合原则，加强治疗性锻炼。基本动作为伸展与屈曲。活动是依耐受程度决定。如患者活动后出现疼痛或不适应，应适当减少活动量。锻炼前可先行理疗，可增加局部血液循环，使肌肉松弛，并有轻度止痛效果，有利于锻炼，以保持和增进关节功能。理疗方法有热水袋、热浴、蜡浴、红外线、热敷、激光理疗及推拿与按摩等。对无力起床者，卧床时应保持功能位，以免长期卧床后形成畸形。应鼓励卧床患者在床上进行各种运动。如股四头肌舒缩锻炼、举腿活动，每日3次，每次由5~10次逐渐增至50次。

3. 饮食护理 饮食无特殊禁忌，宜供给富含维生素的食物。蛋白质、糖和盐量不要过多（过多可增加患者的敏感性而加重关节疼痛）。贫血患者应多食含铁丰富的食物。

4. 解除疼痛 遵医嘱给予止痛药和抗风湿药，注意保暖，防冻和防潮。

5. 心理护理 多鼓励、安慰病人。消除患者精神痛苦、悲观和失望。向患者介绍疾病的性质、病程和治疗方案。使病人了解与疾病相关的知识，使患者能正确对待疾病，解决焦虑情绪，同时积极主动配合治疗并进行自我护理。药物治疗在本病的治疗过程中最为重要。指导药物的服用方法及注意事项、不良反应，使患者能自觉坚持服药，不随便停药、换药、增减药量并监测药物不良反应。早期诊断和尽早地进行合理治疗是本病治疗的关键。治疗措施包括：一般性治疗、药物治疗、外科手术治疗。

（1）一般性治疗：急性期关节肿痛、发热、内脏受累病人，应卧床休息，给予充足蛋白质及高维生素饮食，有利于疾病的康复。恢复期进行适当的关节功能锻炼，或借助物理疗法，避免关节畸形。

（2）药物治疗：改善症状的抗风湿药物分为非甾体类抗炎药、慢作用抗风湿药、肾上腺皮质激素等。

1）非甾体抗炎药：通过减少前列腺素、前列环素、血栓素等的合成，从而达到消炎止痛的作用。此类药物在服用后易出现胃肠道不良反应如胃部不适、胃痛、恶心、反酸、甚至胃黏膜出血；久用这类药物后可出现肾间质性损害。目前常用的几种药物：阿司匹林、吲哚美辛、布洛芬、萘普生等。

2）慢作用抗风湿药：本类药物起效时间长于非甾体抗炎药，并有控制病情进展的作用，其中部分属免疫抑制剂。在临床治疗时，多采用本类药物与非甾体抗炎药联合应用的方案。本类常用的药有：甲氨蝶呤、雷公藤、青霉胺、硫唑嘌呤、环磷酰胺等。其主要不良反应为胃肠道不适、黑便、头痛、口腔溃疡、肝功能异常和骨髓抑制等。

3）肾上腺皮质激素：本药有较强的抗炎作用，可使关节炎症状得到迅速改善，但不能控制本病，本药适用于有关节外症状者，长期使用皮质激素可造成停药困难和许多不良反应的出现。常用药物有泼尼松，每日量为30~40 mg，症状控制后递减，以每日10 mg

维持。逐渐以非甾体药物代替。

（3）外科手术治疗：关节置换适用于较晚期有畸形并失去正常功能的关节，这种手术目前只适用于大的关节，术后可改善关节功能。滑膜切除术可以使病情得到一定程度的缓解。

6. 对于关节功能障碍、长期卧床或轮椅生活的患者，应加强日常基础护理，包括：口腔黏膜、皮肤护理，预防口腔黏膜感染、破溃及压疮，进行胸廓及肺部的被动活动，如翻身、拍背、深呼吸、咳嗽等，以预防上呼吸道及肺部感染。

五、健康教育

1. 心理指导　护士应多方面帮助和鼓励病人，使其保持良好心态，树立与疾病做斗争的信心，积极与医护人员配合，尽早得到充分合理的治疗，争取较长时间的临床缓解。

2. 饮食指导　给予正常人的普食，不必忌口，但因药物治疗常导致较重的胃肠反应，故饮食宜清淡，并鼓励进食。

3. 活动、休息指导　强调休息和治疗性锻炼两者兼顾的重要性。指导患者进行功能锻炼以保持和恢复关节功能。

4. 用药指导　指导患者遵医嘱服药，不要随意减量或停服，如出现胃肠道不适、黑便、肝肾功能损害时，及时就诊。

5. 出院指导

（1）嘱患者定期复查，监测血象、免疫指标以调整用药。每半年摄一次 X 光片，观察骨破坏的情况。

（2）日常生活中避免潮湿、寒冷。

六、护理评价

1. 病人主诉慢性疼痛得到控制并能运用有效方法缓解疼痛。

2. 病人能够识别影响活动的因素，根据病情有效控制活动量，活动后生命体征正常，无不适。

3. 患者生活能自理，基本需要得到满足。

4. 病人能够较好地应用应对机制，面对疾病，适应角色变化，积极配合治疗。

（王丽丽　张　芳）

第十一章　中医内科疾病护理

第一节　中医内科护理原则

一、中医护理的概念

中医护理是在中医基本理论指导下的护理工作。

（一）以中医整体观为护理工作的指导思想

1. 人体是以脏腑经络为核心的有机整体　中医认为人体是一个以脏腑经络为核心的有机整体，人和自然界一切事物都是对立统一的两个方面。疾病的发生、发展是阴阳失调、邪正斗争的过程，其中内因是起主要作用的。因此，在护理工作中不仅要注意局部病变，同时要注意相关脏腑的变化。体表的变化可影响有关脏腑的功能，而相关脏腑的疾病也可在体表反映出来。因此，可从机体局部的变化来推断整体的反应状态，测知内脏病变。根据疾病发生的原因、脏腑经络的病理变化、患者的体质情况及外界环境对患者的影响等，进行全面观察了解，正确认识疾病，施以妥善护理。在疾病的护理上，中医十分重视良好的生活环境、稳定而舒畅的情志、合理的饮食调养和必要的功能锻炼。关于这些方面的论述，历代医书均有记载。

2. 人和自然界也是相互制约、统一的整体　中医将自然界正常气候变化称为“六气”，当气候急剧变化或六气侵犯人体成为致病因素时称为“六淫”。六淫致病多与季节气候、居住环境有关，故要求护理上主动掌握气候变化规律，做好防范工作，并提倡“春夏养阳，秋冬养阴，动静结合”的养生方法。护理工作要求做到“因人、因时、因地”制宜，针对患者不同年龄、不同体质和发病的不同季节以及所处的不同环境，采取不同的护理措施。

因此，中医关于整体观护理论特点与现代护理所提倡的对患者作系统、整体、全身心的护理是完全一致的。

（二）“辨证”是护理的主要依据

中医辨证是用望、闻、问、切的方法，采集患者的自觉症状和临床表现来分析、辨别、认识疾病。中医护理的原则是以中医辨证法则指导护理工作的，针对不同病情，应用“扶正祛邪”、“标本缓急”、“同病异护”、“异病同护”、“正护反护”、“因人、因时、因地制宜”及“预防为主”等护理原则来制定相应的护理措施。

1. 扶正祛邪　是指通过各种护理手段达到扶助正气、祛除病邪的目的，根据不同病情采用扶正为主或祛邪为主的护理措施。

2. 标本缓急　“标”与“本”是相对而言，根据病情的主次轻重，护理上遵循“急则护其标，缓则护其本”的原则，在标本并重的情况下，可采用“标本同护”的方法。

3. 同病异护、异病同护　同一种病，在病程发展的不同阶段，出现不同症候时所采取不同的护理措施为同病异护；而不同疾病在病程某一阶段出现相同症候时，采取相同的护理措施为异病同护。

4. 正护与反护　正护与反护是根据临床治则（正治与反治）为依据所采取的护理措施。

5. 因人、因时、因地制宜　根据不同时令、气候、地理环境及患者年龄、性别、体质的不同，采取不同的护理措施。

6. 预防为主　护理中以“未病先防”和“既病防变”为原则，掌握疾病转变途径，防止并发症，在疾病康复期防止病情反复。突出了中医在病因、观察病情、诊断、治疗、护理、预防中的整体观和现代、社会、生物、心理的医学模式特点。

二、中医护理的基本特点

在中医药学这一宝库中不但有精湛的医术，而且还有丰富的护理精华，作为中医学重要组成部分的中医护理同样具有中医学的两个基本特点。

（一）整体观念

整体就是统一性、完整性。中医学十分重视人体自身的统一性、完整性及其与自然界的相互关系，它认为人体是一个有机的整体，构成人体的各个组成部分之间，在结构上是不可分割的，在功能上是互相协调、互相为用的，在病理上是相互影响的。同时也认识到人体与自然环境有密切关系，人体在生理和病理上是变化的，不断受到自然界的影响，人类在能动地改造自然的斗争中，维持机体正常的生命活动。这种内外环境的统一性，机体自身整体性的思想，称为整体观念。这一思想贯穿到生理、病理、辨证和护理等各个方面。

1. 人体是有机的整体　人体是由若干脏器、器官和组织所组成、各脏器、器官和组织都有着不同的功能。如心主血脉、主神志，肺主气、司呼吸，主宣发和肃降，又有通调水道和朝百脉之功能等。但五脏各自的功能又都是整体活动的一个组成部分，从而决定了人体各脏器、器官和组织在生理上是互相影响，以维持其生理活动的协调平衡，在病理上是相互影响的。如心与肾，心在五行属火，位居于上属阳，肾在五行属水，位居于下属阴。根据阴阳、水火升降理论，位于下者以上升为顺，位于上者以下降为和，所以心火必须下降于肾，而肾水必须上济于心，这样心肾之间的生理功能才能协调，称为“心肾相交”或“水火相济”。反之，若心火不能下降于肾，而心火独亢，肾水不能上济于心，而肾水凝聚，这样就会出现以失眠为主症的心悸、怔忡、心烦、腰膝酸软等“心肾不交”或“水火失济”的病理表现。又如心与肝也有同样的关系，只有心主血脉功能正常，血运正常，肝才有藏。若肝不藏血，血运也必然失常。说明五脏一体观反映人体内部器管相互关联而不是孤立的。

另一方面人体局部和整体也是辨证的统一，人体某一局部的病理变化，往往反映全身脏腑气血、阴阳的盛衰。因此，我们在护理病员过程中，必须从整体出发，通过观察患者的外在变化，了解机体内脏病变，从而提出护理问题和采用护理措施，使疾病早愈。如临床上见到口舌糜烂的局部病变，实质是心火亢盛的表现。因心开窍于舌，心又与小肠相表里，患者除口舌糜烂外，还可有心胸烦热、小便短赤等症候表现。在护理上除局部给药外，还须嘱患者保持情志舒畅，不食油腻煎炸辛辣等助热生湿之品，宜食清淡泻火之物，如绿豆汤、苦瓜等。以通过泻小肠之火而清心火，使口舌糜烂痊愈。

2. 人与自然界的统一性　人类生活在自然界中，自然界存在着人类赖以生存的必要条件。同时，自然界的变化又可直接或间接地影响人体，而机体相应地产生生理性反应，若超越生理范围，则产生病理变化。

（1）季节气候对人体的影响：在一年四季气候变化中，有春温、夏热、秋凉和冬寒的气候变化规律。万物在这种气候变化的影响下就会有春生、夏长、秋收和冬藏等相应的变化。

（2）昼夜黄昏对人体的影响：在昼夜黄昏的阴阳变化过程中，虽在幅度上不像四季气候变化那样明显，但人体也必须与之相适应。如《素问·生气通天论》中说："故阳气者，一日而主外，平旦人气生，日中而阳气隆，日西而阳气已虚，气门乃闭"。《灵枢·顺气一日分四时》记载："以一日分为四时，朝则为春，日中为夏，日入为秋，夜半为冬。"人体的阳气这种昼夜的变化，反映了人体生理活动能动地适应自然变化。

昼夜晨昏的变化，同时也影响着疾病。如《灵枢·顺气一日分四时第四十四》中记载："夫百病者，多以旦慧昼安，夕加夜甚……朝则人气始生，病气衰，故旦慧；日中人气长，长则胜邪，故安；夕则人气始衰，邪气始生，故加；夜半人气入脏，邪气独居于身，故甚也。"说明一般疾病，大多白天病情较轻，夜半加重，是因为早晨、中午、黄昏、夜半人体的阳气存在生、长、收、藏的变化规律，因而疾病也随之出现慧、安、加、甚的变化。

综上所述，人体的生理和病理变化是随四时气候的变化而相应的改变。了解人与自然统一性后，在护理上应做好气象护理，加强夜间的病情观察及行为情志护理。根据春生、夏长、秋收、冬藏的自然规则，做好四时的生活起居护理。如春三月，应夜卧早起，广步于庭，披发缓行，以使志生。夏三月，应夜卧早起，使志无怒，使气得泄，以夏气之应养长；秋三月，早卧早起，与鸡俱兴，使志安宁，使肺气清，以秋气之应养收；冬三月，早卧晚起，必待日光，无泄皮肤，以冬气之应养藏。只有按照自然变化的特点，做好"春夏养阳，秋冬养阴"的护理，才能防止六淫之邪的侵袭，确保疾病早日康复和预防病症的发生。同时，根据昼夜变化对疾病的影响，夜间应加强病情观察，以防邪气独居于身，导致病情的突变。

（二）辨证施护

辨证施护是中医护理的又一基本特点，是中医学对疾病的一种特殊的研究和护理方法。

所谓辨证，就是将四诊（望、闻、问、切）所收集的资料、症状和体征，通过分析、综合，辨清疾病的原因、性质、部位及邪正关系，概括、判断为某种性质的证。施护，则是根据辨证的结果，确定相应的护理方法。辨证是决定护理的前提和依据，施护理疾病的手段和方法。通过施护的效果可以检验辨证的正确与否。

辨证和施护，在护理过程中是相互联系不可分割的两个方面，又是理论联系实践的具体体现。

中医学认为，证和症有不同的概念。"症"，即症状，如咳嗽、头痛、失眠等。"证"则是机体在疾病发展过程中的某一阶段的病理概括。如感冒所表现的风寒证、风热证等。由于它包括了病变的部位、原因、性质及邪正关系，因而比症状更全面、更深刻，从而也更正确地揭示了疾病的本质。

但“证”与“病”的概念也不同，如清代医家徐灵胎说：“病之总者为之病，而一病总有数证。”这就是说病可概括证。如《伤寒论》对伤寒病以六经分证，可分太阳病证、阳明病证、少阳病证、太阴病证、少阴病证和厥阴病证。《温热论》对温热病以卫分证、气分证、营分证和血分证。但中医认识和护理患者、是既辨病又辨证的。辨证着眼于证的分辨，如见一初起发热、恶寒、头身痛、脉浮的患者，初步印象为感冒病。但由于致病因素和机体反应性不同，又常表现有风寒感冒和风热感冒不同的证，只有把感冒病所表现的“证”是风寒证还是风热证辨别清楚，才能确定施护的方法。如属风寒感冒，根据“寒者热之”的护理原则，应采用避风寒保暖，室温宜偏高。饮食上可给豆豉汤、生姜红糖水等辛温解表之护法；苦属风热感冒，根据“热者寒之”的护则，应采用室温宜低而温度偏高，使患者感到凉爽舒适，减轻心烦、口干之不适感。饮食宜给绿豆汤、西瓜、藕汁、苦瓜等清热生津辛凉之品。

但在临床上有时可见到一种病包括几种不同的证，又看到不同的病在其发展过程中可以出现同一种证，在护理时可以在辨证施护原则的指导下，采用“同病异护”和“异病同护”的方法处理之。

所谓“同病异护”是指同一种病，由于发病的时间、地区以及病员机体反应性不同，或处在不同的发展阶段，所表现的证不同，施护的方法亦各异。以感冒为例，由于发病季节不同，施护方法也不同，暑季感冒，由于感受暑湿之邪（暑多挟湿），护理应采用一些祛暑化湿的方法。如室内注意通风凉爽，饮食可给清热利湿之品，如西瓜、绿豆汤、番茄、苦瓜等，忌生冷、油腻和辛辣等助湿化热之物。如果是冬令时节感冒，宜采用中药温热服，给生姜红糖葱白汤等热饮料以助药力，服药后覆盖衣被，使其周身微微汗出，而达汗出表解之功效。可见，同属感冒病，由于其发病季节不同，而施护的方法也不一样。

所谓“异病同护”，就是指不同的病，在其发展过程中，由于出现了相同的病机，因而也可采用同一方法护理。比如，久痢脱肛、子宫下垂等，是不同的病，但如果均表现为中气下陷证，都可采升提中气的护理方法。如用黄芪、党参炖母鸡，苡仁粥、茯苓粥等益气健脾之品；注意休息，避免疲劳，以培育中气；采用针刺百会、关元、长强穴，以补中益气；保持会阴部清洁，用五倍子、白矾煎水熏洗以促使回纳等。由此可见，中医护理主要的不是着眼于“病”的异同，而是着眼于病机的区别和“证”的不同。相同的病机和证，可采用基本相同的护理方法，不同的病机和证要采用不同的施护措施。所谓“证同护亦同，证异护亦异”实质是由于“证”的概念中包含着病机在内的缘故。这种针对疾病发展过程中不同质的矛盾用不同的方法解决护法，就是辨证施护的精神实质。

三、中医护理的基本原则

（一）预防为主

预防，是指采取一定的措施，防止疾病的发生与发展。

中医学历来十分重视预防，早在《内经》中就提出了“治未病”的预防思想，强调“防患于未然”。《素问·四气调神大论》中记载：“圣人不治已病治未病，不治已乱治未乱。……夫病已成而后药之，乱已成而后治之，譬犹渴而穿井，斗而铸锥，不亦晚乎”。治未病包括未病先防和既病防变两方面内容。

1. 未病先防　就是在疾病未发生之前，做好各种预防工作，防止疾病的发生。

（1）汉代医家华佗根据“流水不腐，户枢不蠹”的道理，创造了“五禽戏”。说明经常进行身体锻炼，能增强体质，减少疾病的发生。对慢性疾病，通过太极拳、八段锦等健身锻炼，也有助于关节流利、气机通畅，达到早日康复。生活起居护理，要保持身体健康，益寿延年，就应懂得自然变化规律，适应自然的变化，对饮食起居、劳逸等有适当的节制和安排。如《素问·上古天真论》说的：“其知道者，法于阴阳，和于术数，饮食有节，起居有常，故能形与神俱，而尽终其天年，度百岁乃去。”药物预防：《素问·遗篇·刺法论》中有“小金丹……服十粒，无疫干也”预防疾病的记载。早在明清时代，人痘接种法已得到推广。还有用苍术、雄黄等烟熏以消毒防病等。近年来中草药预防疾病有了很大发展，取得很好效果。如用贯众、板蓝根预防流感，用茵陈、栀子等预防肝炎，马齿苋预防痢疾等。

（2）防止病邪的侵害：讲究卫生，防止水源、食物和环境的污染；对“虚邪贼风，避之有时”，对“五疫之至，皆相染易”应“避其毒气”；对生活起居方面，应起居有常、饮食有节、不妄作劳等，都是防止病邪侵害的有效方法。

2. 既病防变　做好未病先防是预防疾病积极而理想的措施。但如果疾病已经发生，则应密切观察病情变化，及时发现、处理各种并发症的发生，及时、果断采取一切护理措施，防止疾病的发展和转变。

（1）在疾病尚未明确诊断时，护理人员要加强观察，通过病员出现的症状、体征及有关情况的综合分析，为医生早期诊断、及时治疗提供可靠的依据，防止疾病的发展。

（2）捕捉并发症的先兆，防止疾病转变。在疾病发展过程中，常可出现病情突变或并发症发生。如高热患者出现热极动风或邪热内陷心包的抽风或昏迷等。若护理人员能及早发现，并采取适当措施，可挽回逆势，使病员转危为安。

（3）掌握疾病的规则和途径，及早采取有效的治疗和护理。《金匮要略》中首先提出：“夫治未病者，见肝之病，知肝传脾，当先实脾。”说明对传经的病变，要掌握其规律和途径，在治疗和护理上采取适当措施，防止未受邪之地被病邪侵害。如肝病未及脾时，护理上要注意调理脾胃，给以一些健脾之品，这样，不但可防患于未然，而且可通过实脾以制肝木之横逆。

（二）扶正祛邪

疾病的过程，在某种意义上说，是正气与邪气相争的过程。因此，为促进疾病向好的方向转化，护理的重点应放在邪正双方力量的对比上，通过扶正祛邪，使疾病向痊愈转化。

所谓扶正，即是扶助正气，增强体质，提高机体抗病能力。扶正多用补虚的方法。

1. 食补与药补　根据气虚、阳虚、阴虚、血虚的患者，分别采用补气、补阳、滋阴、补血的护理方法。如气虚可给人参、黄芪、山药、大枣等补气之品；血虚可给阿胶、猪肝、桂圆、大枣等补血之品；阴虚可给枸杞子、甲鱼、银耳等滋阴清补之物；阳虚可给牛肉、羊肉、狗肉、鸡等温补之品。

2. 调摄精神情志　精神情志的波动，常可使病情加重或恶化，护理上应加强精神护理，做好开导劝慰和鼓励工作，使病员情志舒畅愉快、气机调畅、气血和平，有利扶植正气、促进疾病早日康复。

3. 动静相宜　动和静应视病情轻重而定。如急性病期，应静卧休息，以培育正气和减少气血的耗损。随着病情的好转或慢性病期，可根据体力逐渐增加活动量，以调节气机、通利关节，增强体质和抗病的能力。

所谓祛邪，即是祛除病邪，使邪去正安。如外感表证者，宜用发汗解表；宿食停滞或食物中毒等，宜用消食导滞或吐法等。

总之，在临床运用扶正祛邪的护理原则时，应根据疾病的实际情况，灵活掌握运用。通过扶正使正气加强，通过祛邪能排除病邪的侵害和干扰，达到邪去正安之目的。

（三）正护与反护

1. 正护　是逆其症候性质而护的一种常用护理原则，又称逆护法。如寒者热之，热者寒之，虚则补之，实则泻之，均为正护法。如寒证患者在护理上应采用保暖，室温宜高，最好住向阳病室，使患者感到温暖舒适有生机。中药应温热服。饮食可给性温的牛、羊之品，切忌生冷性凉食品等寒者热之的护法。而热证患者，则应采取与上述护法相反的原则。

2. 反护　是顺从疾病假象而护的一种护理方法，大多在特殊情况下使用。如“阴盛格阳”的真寒假热证、“阳盛格阴”的真热假寒证、脾虚不运所致的脘腹胀满或食积所致的腹泻等，分别采用“热因热用”、“寒因寒用”、“塞因塞用”和“通因通用”的护理方法。例如里热盛极，阳盛格阴的热厥证，出现四肢厥冷、脉沉的假寒证时，除做好四肢保暖外，护理时应以清热降温为主。

3. 标本缓急　本和标是一个相对概念，主要说明病证各种矛盾的主次关系。从正邪关系来说，正气是本，邪气是标；从病因与症状说，病因是本，症状是标；从疾病先后来说，旧病、原发病是本，新病、继发病为标。在复杂多变的病证中，常有标本主次的不同。护理上应了解疾病的全过程，综合进行分析，才能透过现象看到本质，然后配合治疗，采取急则护其标，缓则护其本的护理原则。

4. 急则护其标　当标病甚急，可危及患者生命或影响本病治疗时，护理上应采取应急措施，解决其标的问题。如高血压患者，当出现胃火上炎的牙痛，患者表现坐卧不安、失眠、烦躁时，护理上应采取针刺合谷穴，以降火止痛的措施。若不解决标的问题，不但患者疼痛难受，而且影响本的治疗，造成血压更高。又如溃疡病患者，当出现呕血、便血时，护理上应积极配合治疗，做好止血或血脱的抢救准备。

5. 缓则护基本　对慢性病或恢复期患者，护理工作重点应护基本。如做好精神情志的调摄、加强锻炼以增强体质、适当的食补等。

总之，标本缓急的护则，既有原则性，又有灵活性。临床应用时应视病情变化适当掌握。

（四）三因制宜

三因制宜是指因时、因地、因人制宜。要求护理疾病时要根据季节、地区及人的体质、性别、年龄等不同，而制定相宜的护理原则和措施。

1. 因时制宜　根据四时气候变化特点，制定护理原则。如同属外感风寒证，在春夏和秋冬季节发病，其护理原则不尽相同。春夏季节，阳气升发，人体腠理开泄，服解表药后不宜覆盖衣服或啜热饮料，以免开泄太过，耗伤津液。且夏天暑多挟湿，应考虑给些解暑化湿之品。秋冬季节，人体腠理致密，阳气内敛，感受风寒证时，解表药应温热服。可见，不同季节情况下应采用相宜之护理。

2. 因地制宜 根据不同地区的环境特点，制定其护理原则。由于地区不同，气候和生活习惯各异，在护理上也有所别。如西北高原地区，气候寒冷，干燥少雨应多食肉食、酥油茶及牛、羊乳品，并注意保暖，防止冻伤，东南地区，温热潮湿多雨，病多痈疡疖肿，护理上做好防暑降温和祛湿等工作，并讲究个人卫生，多食扁豆、绿豆、苦瓜、冬瓜、西瓜等祛暑利湿之品。

3. 因人制宜 是指根据患者年龄、性别、体质和生活习惯等不同特点，考虑其护理原则。如性别，由于有男女之别，妇女又有经、带、胎、产等情况，护理上应有所异。在年龄方面，老人生机减退、气血亏虚、行动不便和咀嚼不利、病多虚证等特点，护理上重在补虚扶正、搞好生活护理为原则。小儿脏腑娇嫩，形气未充，稚阴稚阳，机体功能均较脆弱，且易饥易饱、易虚易实、易寒易热，对疾病抵抗能力较差，加上寒暖不能自调，故护理上重在调护其饮食起居，并加强病情观察。体质方面，有强弱和寒热之偏，阳虚、阴虚之体。要求护理上在安排病室，调节温、湿度，饮食、起居等方面均应有别。

总之，三因制宜充分体现了中医护理的整体观念和辨证施护在实践应用中的原则性、灵活性。只有从整体观念出发，对具体情况进行具体分析，运用因时、因地、因人制宜的原则，才能取得满意的效果。

第二节 咳嗽的护理

咳嗽是指由于六淫外邪侵袭，或其他脏腑功能失调影响于肺，导致肺失宣降，肺气上逆，发出咳声，或咳吐痰液的一种病证。咳嗽是肺系疾病的一个主要症状，又是具有独立性的一种疾患。历代将有声无痰称为咳，有痰无声称为嗽，有痰有声称为咳嗽，临床上多声痰并见，很难截然分开，故以咳嗽并称。

西医学中的上呼吸道感染、急慢性支气管炎、支气管扩张、肺炎等疾病所见的咳嗽，均可参考本病辨证施护。

一、病因病机

咳嗽分外感咳嗽和内伤咳嗽两大类。外感咳嗽为六淫外邪犯肺；内伤咳嗽为脏腑功能失调，内邪干扰肺。不论邪从外入，或邪自内生，均影响及肺，致使肺失宣肃，肺气上逆发为咳嗽。

（一）外邪侵袭

外感六淫之邪侵袭肺系，使肺系被束，肺失宣降，肺气上逆，冲出喉间作声，发为咳嗽。外感咳嗽以风为先导，其他外邪多随风邪侵袭人体，常挟寒、热、燥，尤以风邪挟寒者居多。

（二）内邪犯肺

脏腑功能失于调节，影响及肺。可分为肺脏自病和他脏病变涉及于肺。

1. 肺脏虚弱 常由肺系疾病迁延不愈，肺脏虚弱，或其他脏腑有病，累及肺脏，阴伤气耗，肺主气功能失常，肃降无权而致咳嗽。肺阴不足易致阴虚火炎，灼津为痰，肺失濡润，气逆作咳；或肺气亏虚，肃降无权，气不化津，津聚成痰，气逆于上，引起咳嗽。

2. 痰湿蕴肺　由饮食生冷，嗜酒过度，损伤脾胃，或过食肥厚辛辣，伤及脾胃，脾失健运，不能输布水谷精微，酿湿生痰，壅遏肺气，肺气不利而发为本病。此即“脾为生痰之源，肺为贮痰之器”的道理。如痰湿蕴肺，久蕴化热，痰热郁肺，则可表现为痰热咳嗽。

3. 肝火犯肺　情志抑郁，肝失条达，肝气郁滞，气郁化火，火气循经上逆犯肺，肺失肃降，则致咳嗽，称为“木火刑金”。

4. 肾脏亏虚　肾主纳气，为气化之源。若肾气衰弱，气失摄纳而上逆，或肾阳不振，气化不利，水饮内停，上逆犯肺而咳。肾阴亏虚，虚火上炎，损伤肺阴，灼津成痰，肺失滋润，肃降无权，而发咳嗽。

总之，咳嗽的主要病位在肺，与肝、脾、肾关系最为密切。外感咳嗽为外邪窒壅肺气，以邪实为主；内伤咳嗽多属邪实与正虚并见，其病理因素主要为“痰”与“火”。

二、辨证施护

（一）外感咳嗽

1. 风寒袭肺

（1）证候表现：咳嗽声重，痰白稀薄，伴有头痛，鼻塞流清涕，恶寒发热，无汗，肢体酸痛，喉痒或咳时胸痛。舌苔薄白，脉浮紧。

（2）护治法则：疏风散寒，宣肺止咳（代表方：三拗汤合止嗽散）。

（3）施护要点

①生活护理：保持室内空气清新，保持合适的温、湿度（室温 18 ℃ ~20 ℃，湿度 50% ~60%）。此证型室温宜偏暖，注意防寒保暖，避免直接吹风，以免受凉。指导患者慎起居，适寒暖，防外感，尤其是对易咳嗽、咳痰的患者，寒冷季节或气候骤变外出时，应注意保暖，可使用口罩及防寒用具。吸烟者应劝其戒烟，并告知吸烟可引起支气管上皮纤毛功能减退、分泌物增加、支气管痉挛、增加通气阻力、痰不易排出等知识。改善环境卫生，消除烟尘及有害气体的污染。

②饮食调护：对于慢性咳嗽者，应给予高蛋白、高维生素、足够热量的饮食。保持口腔清洁，忌食生冷瓜果、辛辣、腌菜及肥甘厚腻之品。鼓励患者多饮水，一般每天在 1500 ml以上，以利于痰液的稀释和排出。

③情志护理：久咳反复不愈患者，易产生苦闷、忧虑情绪，应做好开导劝解工作，解除患者的思想顾虑，认真倾听患者的述说，提供心身两方面的护理。指导患者家属理解和满足患者的需求，给予患者最大的精神、心理支持。指导患者认识焦虑的危害性，掌握有效的应对技巧，如参加一定的娱乐活动，分散注意力。

④药物方法：中药汤剂不宜久煎，宜热服，药后略加衣被或同时进热饮料，以助药力，注意观察汗出的情况。咳嗽较重时，可遵医嘱使用抗生素、咳嗽合剂，或复方甘草合剂，或通宣理肺丸，观察药物的疗效和副作用。有排痰困难者，为促进有效排痰，可教会患者深呼吸和有效咳嗽的方法；勿擅自服用强镇咳药。若无力咳出黏稠痰，或意识不清排痰困难者，可经患者的口、鼻腔、气管插管或气管切开等进行负压吸痰。

⑤其他：观察患者神志、表情、生命体征及咳嗽、咳痰情况，详细记录患者痰液的色、量、质。为防止病菌传播，应提倡咳嗽时轻捂嘴，将痰吐在痰杯或纸上。要送检时，

应教会患者正确留取痰标本并及时送检。年老患者若突然出现烦躁不安、神志不清、面色苍白或发烧、出冷汗、呼吸急促、咽喉部明显的痰鸣音，应考虑发生窒息的可能，及时采用机械吸痰，做好抢救准备，积极配合抢救工作。

2. 风热犯肺

（1）证候表现：咳嗽气粗，痰稠而黄，咳痰不爽，口渴咽痛，伴发热恶风，头痛，鼻流黄涕，汗出。舌苔薄黄，脉浮数。

（2）护治法则：疏风清热，宣肺化痰（代表方：桑菊饮）。

（3）施护要点

①生活护理：室温不宜过高，室内空气清新流通，避免直接吹风。

②饮食调护：饮食宜清淡，忌辛辣、烟、酒等刺激之品，鼓励多饮水，并注意保持大便通畅。

③药物方法：痰黏难出，可采用翻身拍背排痰或雾化等，以稀释痰液，便于排出。中药汤剂宜凉服。

3. 燥热伤肺

（1）证候表现：咳嗽痰少或干咳无痰，痰黏难咯，咳甚则胸痛，鼻燥咽干或痰中带血丝。初期可伴微寒身热、鼻塞头痛等表证。舌红少津，苔薄黄，脉浮数。

（2）护治法则：疏散外邪，润肺止咳（代表方：桑杏汤）。

（3）施护要点

①生活护理：室内空气宜清新、潮润。

②饮食调护：饮食宜多用清凉润肺之品，如梨、荸荠等。忌辛辣温燥之品，平时可食用川贝炖梨、百合银耳羹。

③药物方法：中药汤剂宜文火轻煎，少量多次服用。鼻干咽痒干咳，可服用止咳枇杷露、养阴清肺膏，亦可用梨膏糖加川贝粉调服。干咳痰中带血时，注意观察出血量，出血多时报告医生。

（二）内伤咳嗽

1. 痰湿蕴肺

（1）证候表现：咳嗽反复发作，咳声重浊，痰多色白，痰黏腻或稠厚成块，晨起为甚，进甘甜油腻食物加重。胸闷脘痞，呕恶，食少体倦，便溏。舌苔白腻，脉濡滑。

（2）护治法则：健脾燥湿，化痰止咳（代表方：二陈汤合三子养亲汤）。

（3）施护要点

①生活护理：痰多不易咯出者，要及时帮助排痰。病室温度不宜太高，保持室内空气清新，干燥通风。注意保暖，防止受凉。

②饮食调护：饮食宜清淡、易消化，多用健脾利湿化痰之品，如苡仁粥、山药粥、白扁豆等。忌生冷、油腻及甜食、糯米等滞脾碍胃之品。

③药物方法：中药汤剂宜温服。

2. 痰热塞肺

（1）证候表现：咳嗽气粗，痰多，质黏厚或稠黄，咯吐不爽；或咯吐血痰，或有热腥味；胸胁胀满，烦渴欲饮；或有身热。舌红，苔黄腻，脉滑数。

（2）护治法则：清热肃肺，化痰止咳（代表方：清金化痰汤）。

（3）施护要点

①生活护理：室温宜略低，空气清新通风，衣服不宜过暖，汗多者应及时更换衣物。

②饮食调护：饮食宜清淡，忌辛辣香燥助热动火之品。可配食枇杷叶粥、鲜芦根粥等，以助清热化痰。

③药物方法：痰多者应注意及时排痰，可采用有效咳嗽、湿化、雾化等帮助排痰。中药汤剂宜凉服。

3. 肝火犯肺

（1）证候表现：咳逆阵作，咳时面赤，胸胁引痛，口苦咽干，常感痰滞咽喉，咯之难出，量少质黏，症状随情绪波动增减，咽干。舌红，苔薄黄少津，脉弦数。

（2）护治法则：清肺平肝，顺气降火（代表方：加减泻白散合黛蛤散）。

（3）施护要点

①生活护理：室温宜略低，湿度相对偏高些。

②饮食调护：饮食宜清淡，可服天冬炖梨汁以泻肝火滋肺阴，减轻咳嗽。

③情志护理：加强精神护理，避免不良刺激，多安慰患者，使患者保持良好的精神状态，防止忧郁伤肺。

④药物方法：中药汤剂宜凉服。

4. 肺阴亏耗

（1）证候表现：干咳无痰，或痰少而黏，或痰中带血丝，咽痒声哑，手足心热；或午后潮热，口干颧红。舌红少津，脉细数。

（2）护治法则：滋阴清热，润肺止咳（代表方：百合固金汤）。

（3）施护要点

①生活护理：室温略低，空气清新。

②饮食调护：饮食宜清淡，有营养，如黑芝麻、桑葚、银耳等，可配食补养肺阴之食品，如玉竹粥、沙参粥、糯米阿胶粥等。忌辛辣、酒醇之类。

③药物方法：干咳痰难咯出时，可予雾化吸入稀释痰液，湿润咽喉。中药汤剂宜温服。

第三节　肺胀的护理

肺胀是各种肺系疾病反复发作迁延不愈，肺、脾、肾三脏虚损，导致肺管不利，气道不畅，胸膺胀满不能敛降的一种病证。临床表现为胸部膨满，胀闷如塞，喘息气促，咳嗽咯痰，或伴心慌、烦躁，甚则颜面四肢浮肿，唇舌青紫，面色晦暗，或发生喘脱、昏迷的危候。

其病程缠绵，时轻时重。西医学中的慢性阻塞性肺部疾病，多见于慢性支气管炎、支气管扩张、支气管哮喘、矽肺、重度陈旧性肺结核合并肺气肿、肺心病等，当这些疾病主要表现为肺胀的临床表现时，可参考本病辨证施护。

一、病因病机

（一）久病肺虚

因慢性肺系疾患如久咳、久哮、久喘等迁延失治，导致痰浊潴留，伏着于肺，肺气壅滞不畅，久则肺气胀满不能敛降，而成肺胀。

（二）感受外邪

素体肺虚导致卫外不固，外感六淫之邪反复乘袭，诱导本病发作，致使病情日益加重。

（三）痰挟血瘀

病久肺脏受损，内有郁结之痰，加之外邪的侵袭，导致肺气郁闭，血行无力，积而成瘀，致使痰瘀相结于肺，滞留于心，而成肺胀。

二、辨证施护

（一）痰浊壅肺

1. 证候表现　咳喘痰多，痰色白黏或呈泡沫状，兼短气喘息，稍劳即重，时易汗出，形寒怕风，脘痞纳少，倦怠乏力。舌质淡，苔薄腻，脉滑。

2. 护治法则　化痰降气，健脾益肺（代表方：苏子降气汤合三子养亲汤合六君子汤）。

3. 施护要点

（1）生活护理：病室内温、湿度适宜，空气流通，避免患者直接吹风，复受外邪。患者取舒适体位，鼓励患者进行呼吸运动锻炼，教会患者进行有效咳嗽、咳嗽技术，如缩唇呼吸、腹式呼吸、体位引流、拍背等方法，提高患者的自我护理能力，加速康复，延缓肺功能恶化。一般咳喘者可适当下床活动，如户外散步、做呼吸操，晚期患者常采取身体前倾位，使辅助呼吸肌共同参与呼吸。

（2）饮食调护：向患者说明饮食治疗的重要性，饮食宜清淡，忌肥甘辛辣及烟酒，可常服用梨、橘、蜂蜜等清润化痰降气之品。

（3）情志护理：肺胀患者常对病情和预后有顾虑，表现为心情忧郁、对治疗丧失信心，此时应多了解和关心患者的心理状况，特别是对建立人工气道和使用机械通气的患者，应加强巡视，让患者说出或写出引起或加剧焦虑的因素，教会患者自我放松等各种减轻焦虑的办法，以缓解呼吸困难，改善通气。

（4）药物方法：中药汤剂宜温服，遵医嘱应用抗炎、止咳、祛痰和平喘等药物，观察疗效和副作用。

（5）其他方法：观察患者咳嗽、咳痰、呼吸困难进行性加重的程度；生命体征、全身症状和并发症的情况；注意观察痰的色、质、量、味及痰液的实验室检查结果，并及时做好记录；按医嘱及实验室检查要求正确留取痰液检查标本；发现痰液出现特殊气味或痰液量、色及黏稠度等发生变化，应及时与医生联系，以便调整治疗方案。

（二）痰热郁肺

1. 证候表现　咳逆喘促气粗，痰黄或白，黏稠难咳，胸满烦躁，或身热微恶寒，有汗或无汗，尿黄便干，口渴。舌红，苔黄或黄腻，脉滑数。

2. 护治法则　清肺化痰，降气平喘（代表方：越婢加半夏汤合桑白皮汤）。

3. 施护要点

（1）生活护理：保持病室清洁，空气流通，避免患者直接吹风，要求患者尽量卧床休息，出汗后及时擦汗，注意保暖。

（2）饮食调护：饮食宜给予清淡、易消化的流质或半流质饮食，如米粥、豆浆、藕粉等。

（3）其他方法：注意观察体温、脉搏、呼吸，及时记录，并注意热型和热势。体温高者（如超过 39 ℃），可给予物理降温或遵医嘱给予针刺降温，取大椎、曲池、风池等穴，降温后及时测量体温，做好记录。保持口腔清洁，保护口腔黏膜，防止发生炎症、溃疡、破损等。

（三）痰蒙神窍

1. 证候表现　咳逆喘促，神志恍惚，谵语，烦躁不安，撮空理线，表情淡漠，嗜睡，昏迷，抽搐，咳痰不爽。舌质暗红或淡紫，苔白腻或淡黄腻，脉细滑数。

2. 护治法则　涤痰，开窍，熄风（代表方：涤痰汤，另服安宫牛黄丸或至宝丸）。

3. 施护要点

（1）生活护理：卧床休息，协助患者取舒适体位，并给予持续低流量吸氧，定期检查鼻导管及鼻腔是否通畅，以保证有效的供氧。严密观察病情，保持呼吸道通畅。病重、年老者要防止痰阻窒息，一旦发生，应立即用吸痰器清除气道内痰液，必要时行气管切开。

（2）药物方法：在保证呼吸道通畅的同时，可服用至宝丸或安宫牛黄丸，以豁痰开窍醒神。对于此证患者应慎用镇静剂，如安定、巴比妥等；禁用吗啡等呼吸抑制剂。

（四）肺肾气虚

1. 证候表现　呼吸短浅难续，动则喘促更甚，张口抬肩，倚息不得平卧，声低气怯，咳嗽，痰白如沫，胸闷，心慌，形寒汗出。舌淡或紫暗，脉沉细数无力，或有结代。

2. 护治法则　补肺纳肾，降气平喘（代表方：平喘固本汤合补肺汤）。

3. 施护要点

（1）生活护理：协助患者取舒适的体位卧床休息，病室温、湿度适宜，避免直接吹风。给予持续低流量吸氧，定期检查鼻导管及鼻腔是否通畅，以保证有效的吸氧。观察给氧后患者缺氧症状改善情况，如口唇、指（趾）甲的颜色。

（2）饮食调护：多食用补肾益肺的食品，如沙参百合粥、黄芪党参粥。

（3）药物方法：中药汤剂宜温热服用。

（五）阳虚水泛

1. 证候表现　喘咳上气，面目、下肢肿，甚则一身悉肿，咳痰清稀，脘痞纳少，尿少，怕冷，心悸，腹部胀满或有水，面唇青紫。舌胖质暗，苔白滑，脉沉细。

2. 护治法则　温肾健脾，化饮利水（代表方：真武汤合五苓散）。

3. 施护要点

（1）生活护理：病室温度适宜，患者应避免过度活动，尽量卧床休息。加强生活护理和病情观察，防止压疮、喘脱的发生。

（2）饮食调护：饮食宜忌盐，忌虾蟹等发物。

（3）药物方法：中药汤剂宜温服。多食补肾纳气药物，如人参、蛤蚧、紫河车粉等。

第四节 心悸的护理

心悸多由禀赋不足，久病体虚，失血过多，情志刺激而使心失所养或邪扰心神所致，是以自觉心跳异常，惊慌不安，甚至不能自主为主要表现的一种病证。心悸包括惊悸和怔忡。因惊而悸者谓之惊悸，时作时止，病情较轻；无所触动而悸者谓之怔忡，病情较重，全身情况差。

西医学中的风湿性心脏病、肺源性心脏病、贫血、甲状腺功能亢进、神经官能症等各种原因引起的心律失常，以心悸为主要症状时，可参考本病辨证施护。

一、病因病机

心悸多由体质虚弱、饮食劳倦、情志失调、感受外邪或药物中毒等引起。

（一）体质虚弱

先天禀赋不足，素体虚弱；或脾胃虚弱，气血化源不足；或久病失养，房劳过度，致气血阴阳亏虚，心失所养，而发心悸。

（二）饮食劳倦

嗜食肥甘厚腻，煎炸炙煿，蕴热化火生痰，或损伤脾胃，运化失职，水液输布失常，痰浊内生，痰火扰心而发心悸。

（三）情志失调

平素心虚胆怯，如突遇惊恐，或悲伤过极，触犯心神，心神动摇，不能自主而心悸。思虑太过，劳伤心脾，影响脾胃功能，导致化源不足，气血两虚，心失所养，而生心悸。

（四）感受外邪或药物中毒

心气素虚，风寒湿杂至，合而为痹，痹证日久，内舍于心，闭阻血脉，心血运行不畅，而发心悸。用药过量或毒性较大，损及于心，引起心悸，如乌头、附子，或西药洋地黄、阿托品、奎尼丁等。

二、辨证施护

（一）心虚胆怯

1. 证候表现　心悸每因惊恐而发，坐卧不安，少寐多梦易醒。苔薄白，脉虚弦。
2. 护治法则　镇惊定志，养心安神（代表方：安神定志丸）。
3. 施护要点

（1）生活护理：保持病室安静，避免噪音，避免接触恐怖、危险的情景。做好患者亲属的工作，避免负面信息的刺激。心悸发作时应卧床休息，当有胸闷、心悸、头晕等不适时应采取高枕卧位、半卧位或其他体位，尽量避免左侧卧位。保证患者充分的休息和睡眠。伴有呼吸困难、发绀等缺氧表现时，给予氧气吸入。

（2）饮食调护：饮食宜选用含伺高的食物，如苦瓜、油菜、蘑菇、香蕉等。并摄入纤维素丰富的食物，避免饱餐，保持大便通畅。入寐困难者，入睡前给予安神定志的药物，忌咖啡、浓茶等饮料。

（3）情志护理：指导患者避免心情郁闷，消除各种思想、顾虑，调畅情志，配合治疗。

（4）药物方法：中药汤剂宜久煎温服或热服，也可遵医嘱使用各种抗心律失常药，口服药要按时按量服用，静脉注射药物时速度应缓慢，静滴速度严格按医嘱执行。注意用药过程中及用药后的心率、心律、血压、脉搏、意识、呼吸等，判断疗效及有无不良反应。

（5）其他方法：根据患者活动受限的原因、活动方式与活动量，与患者和家属共同制订活动计划，严密监测活动时心率、心律、血压等变化，若活动后出现胸闷、心悸、呼吸困难、心律失常等症状时，应停止活动，并以此作为限制最大活动量的指征。对无器质性心脏病患者，鼓励其正常地生活和工作，建立健康的生活方式，避免过度劳累。

（二）心血不足

1. 证候表现　心悸，头晕乏力，面色白。舌质淡，脉细弱。

2. 护治法则　补血养心，益气安神（代表方：归脾汤）。

3. 施护要点

（1）生活护理：注意卧床休息，病情严重者（严重贫血）不宜沐浴，可行床上擦浴。

（2）饮食调护：宜进补益气血之品，如红枣、蛋类、鱼类、奶类等，或是含铁丰富的食物，如动物肝脏、猪血及绿色蔬菜等。亦可配合药膳如桂圆红枣粥、红枣黑木耳汤等，忌生冷。

（3）药物方法：中药汤剂饭后温服。

（三）心阳不振

1. 证候表现　心悸不安，动则更甚，头晕，面色苍白，胸闷气短，形寒肢冷。舌淡苔白，脉虚弱或结代。

2. 护治法则　温补心阳，安神定悸（代表方：桂枝甘草龙骨牡蛎汤）。

3. 施护要点

（1）生活护理：绝对卧床休息，畏寒肢冷患者应注意防寒保暖。若发现喘促、口唇青紫、汗出肢冷、脉微欲绝等症状，应立即报告医生，并给予吸氧，建立静脉通路，做好抢救配合工作。

（2）饮食调护：饮食宜温热，宜选用补心气、温心阳之品，如羊肉、鸡肉等，有水肿患者应限制饮水量及钠盐摄入量。

（3）药物方法：中药汤剂宜温热服。

（4）其他方法：可遵医嘱针刺神门、内关、足三里、三阴交等穴，以安神定志，温通心阳。

（四）阴虚火旺

1. 证候表现 心悸不宁，头晕目眩，少寐多梦，心烦，耳鸣，腰膝酸软，手足心热。舌少苔或无苔，脉细数。

2. 护治法则 养心安神，滋阴清火（代表方：天王补心丹或朱砂安神丸）。

3. 施护要点

（1）生活护理：劳逸结合，慎房事。

（2）饮食调护：饮食宜莲子、银耳等清补之品，忌辛辣、刺激性食物及烟、酒等。

（3）情志护理：避免情志刺激，及时宽慰、开导患者。

（五）水饮凌心

1. 证候表现 心悸怔忡不已，脘腹痞满，形寒肢冷，咳吐痰涎，眩晕伴面浮肢肿，渴不欲饮，小便短少。舌苔白腻或白滑，脉弦滑。

2. 护治法则 振奋心阳，化气利水（代表方：苓桂术甘汤）。

3. 施护要点

（1）生活护理：呼吸困难喘促时给予吸氧，并教会患者采取合适体位，有效减轻或缓解心悸喘促。

（2）饮食调护：宜低盐或无盐饮食，酌情控制饮水量，必要时记录24小时出入量、测体重等。

（3）药物方法：中药汤剂宜少量多次温服。

（六）瘀血阻络

1. 证候表现 心悸不安，胸闷或胸痛时作，或唇甲紫暗。舌紫暗或有瘀斑，脉细涩或结代。

2. 护治法则 活血化瘀，理气通络（代表方：桃仁红花煎）。

3. 施护要点

（1）生活护理：心悸怔忡胸痛者，应绝对卧床休息。保持环境安静，谢绝探视。避免情绪激动，保持心情愉快，以畅血行。

（2）饮食调护：饮食宜清淡，勿过饱，忌辛辣、肥甘厚腻食物。

（3）药物方法：中药汤剂宜温服，出现胸闷心痛者，给予速效救心丸或复方丹参滴丸。

第五节 胸痹的护理

胸痹是由于正气亏虚、痰浊、瘀血、气滞、寒凝而引起心脉闭阻不畅，以胸中或左胸部发作性憋闷、疼痛为主要临床表现的一种病证。轻者仅感胸闷如窒，呼吸欠畅，重者则有胸痛，严重者胸痛彻背，背痛彻心，手足青冷。

西医学中的冠心病心绞痛，其他疾病表现为左胸部及胸中发作性憋闷疼痛时，可参考本病辨证施护。

一、病因病机

本病的发生与心、肝、脾、肾诸脏的盛衰有关。在心的气、血、阴、阳不足或肝、脾、肾失调的基础上，兼有痰浊、血瘀、气滞、寒凝等病理产物阻于心脉，在寒冷刺激、饱餐之后、情绪激动、劳累过度等诱因的作用下，使胸阳闭阻，气机不畅，心脉挛急或闭塞而发。

（一）年迈体虚

年老、体弱、久病而致脾肾阳气亏虚，不能振奋心阳，心阳衰微，无力鼓动血脉，脉弱则血不行，血不行则脉不通，不通而痛。

（二）饮食失常

恣食肥甘酒酶，饮食无度损伤脾胃，以致精微不运，水湿不化，痰浊内生，闭阻脉络而发生胸痹。饮食劳倦伤脾，脾阳不振，气血生化乏源，以致心血亏虚，血不足，脉不运而发胸痹。

（三）情志所伤

情志所伤，肝失条达，气滞血瘀，脉络瘀阻不通，则发为胸痹心痛。

（四）寒邪内侵

素体心肺气弱，胸阳不振，寒邪乘虚而入，寒凝血涩，闭阻脉络发为胸痹。综上所述，胸痹心痛的主要病机为心脉闭阻，病位以心为主，其发病与肝、脾、肾三脏功能失调有关。

二、辨证施护

（一）心血瘀阻

1. 证候表现　胸部刺痛，痛有定处，入夜加重，甚则心痛彻背，背痛彻心，或痛引肩背，伴有胸闷心悸，时作时止，日久不愈。舌质紫暗，或有瘀斑，苔薄白，脉弦涩或结代。

2. 护治法则　活血化瘀，通脉止痛（代表方：血府逐瘀汤）。

3. 施护要点

（1）生活护理：嘱患者保持大便通畅，勿太过憋气用力，以免诱发心痛。病人便秘时应及时给予通便治疗和护理。如外用甘油栓、开塞露；或口服麻仁润肠丸；或每日饮蜂蜜水；或用肥皂水灌肠等方法协助排便。调整日常生活与工作量，适当参加体力劳动和身体锻炼。

（2）饮食调护：饮食宜少食多餐，不应过饱以免增加心脏负担。宜多食用低热量、低脂肪、低胆固醇、低盐、高纤维素饮食，如禽类、鱼类、核桃、花生、葵花子、水果、蔬菜等食品。忌食肥甘厚味与辛辣之品；戒烟酒，肥胖者控制体重。

（3）情志护理：安慰患者，解除其紧张不安情绪，当患者胸痛剧烈时应尽量安排护士陪伴患者，以免忽略患者的感受，允许患者表达内心的感觉，接受患者的行为反应如呻吟、易激怒等。并解释不良情绪会增加心脏负荷和心肌耗氧量，不利于病情的控制。医护人员应以一种紧张而有条不紊的方式进行工作，不要表现出慌张和忙乱，以免患者产生不信任感和不安全感，更不要在患者面前讨论其病情。

（4）药物方法：心痛发作时可遵医嘱服用活血化瘀药，如心痛丸、三七粉等，也可舌下含服硝酸甘油片。对于心痛发作频繁或含服硝酸甘油效果差的病人，可遵医嘱静滴硝酸甘油，注意滴速的调节，监测血压及心率的变化，并嘱患者及家属切不可擅自调节滴速，以免造成低血压。有些患者用药后可出现面部潮红、头部胀痛、头昏、心动过速、心悸等不适，应告知患者是由于药物造成的，以解除其顾虑。第一次用药时，病人宜平卧片刻。青光眼、低血压忌用。

（5）其他方法：严密观察患者胸闷心痛发作的时间、性质、程度、部位，注意监测心率、心律，发现异常及时报告医生。若痛剧、心慌、气短、唇紫、手足冷，可能为真心痛之征，要立即给予氧气吸入（较高流量2～3 L/min）并及时报告医生，做好抢救准备。密切观察血压、脉象、面色、肢温变化，配合抢救，做好记录。本病常于夜间发作，要加强病房巡视，以及时发现病情变化。患者心痛发作时立即停止活动，卧床休息，协助病人采取舒适的体位，解开衣领。对严重心痛患者，需绝对卧床休息；一般患者要注意休息，适度活动。心痛发作不重者，则应鼓励其适当活动，以行气活血而化瘀。

（二）痰浊闭阻

1. 证候表现　胸闷痛如窒，痛引肩背，痰多气短，遇阴雨天易发作或加重，肢倦体乏沉重，纳呆便溏，恶心，口黏。舌质淡，苔厚腻，脉滑。

2. 护治法则　通阳泄浊，豁痰开结（代表方：瓜蒌薤白半夏汤）。

3. 施护要点

（1）生活护理：咳嗽痰多者，应定时翻身拍背，有利于排痰。

（2）饮食调护：饮食宜清淡、低盐、易消化、富于营养，以素食为主，如各种水果蔬菜，富含纤维素食物。忌肥甘厚味之品。戒烟酒，以免助湿生痰。

（3）药物方法：胸痛发作时可用宽胸气雾剂，或速效救心丹。中药汤剂宜饭后温服。

（三）寒凝心脉

1. 证候表现　卒然心痛如绞，遇寒而作，形寒肢冷，甚则手足不温，胸闷心悸，多因气候骤冷遇风寒而发病或加重病情。舌质淡，苔白滑，脉沉紧或促。

2. 护治法则　辛温通阳，开痹散寒（代表方：当归四逆汤）。

3. 施护要点

（1）生活护理：注意保暖，防止受凉，居室应朝阳，有取暖设备，随气候变化调整衣被厚薄。

（2）饮食调护：饮食宜温热，忌生冷和寒凉食物。可饮少量糯米甜酒，或低度葡萄酒，以通阳散寒活络。

（3）药物方法：中药汤剂宜温热服；胸痛时可喷吸宽胸气雾剂；或口服冠心苏合丸；或予沉香，肉桂粉调服。

（4）针灸方法：针刺止痛时要用温针法或灸法。

（四）气阴两虚

1. 证候表现　心胸隐痛，反复发作，胸闷气短，动则喘息，心悸易汗，倦怠懒言，面色晄白。舌淡暗或有齿痕，苔薄白，脉弱或结代。

2. 护治法则　益气养阴，活血通络（代表方：生脉散合人参养荣汤）。

3. 施护要点

（1）生活护理：嘱患者保持大便通畅，排便时忌憋气用力，以免诱发心痛。病人便秘时应及时给予通便治疗和护理。如外用甘油栓、开塞露，或口服麻仁润肠丸，或每日饮蜂蜜水 1 杯，或用肥皂水灌肠等方法协助排便。以休息为主，体力允许适当活动，活动量以不引起心痛发作为度。

（2）饮食调护：饮食宜进补阴益气之品，如红枣、桂圆、赤豆、牛奶、蛋类、鱼类、动物血等。

（3）药物方法：心痛发作时可喷吸宽胸气雾剂或口含速效救心丹。

（五）心肾阴虚

1. 证候表现　心胸隐痛，久发不愈，心悸盗汗，心烦少寐，腰膝酸软，耳鸣头晕，气短乏力。舌红，苔少，脉细数。

2. 护治法则　滋阴益肾，养心安神（代表方：左归饮）。

3. 施护要点

（1）饮食调护：饮食宜清淡、滋润之品。如木耳、香菇、芹菜等。

（2）情志护理：本病病程较长，又易反复发作，应保持心情愉快，使气机条达。不可抑郁忧伤，或情绪波动太大，也应避免过于劳累紧张。

（3）药物方法：中药汤剂宜饭后稍凉服用。

（六）心肾阳虚

1. 证候表现　胸闷气短，遇寒则痛，心痛彻背，形寒肢冷，动则气喘，心悸汗出，不能平卧，腰酸乏力，面浮足肿。舌淡胖，苔白，脉沉细或脉微欲绝。

2. 护治法则　益气壮阳，温络止痛（代表方：参附汤合右归饮）。

3. 施护要点

（1）生活护理：阳气虚衰，病情较重，应注意休息，防寒保暖。

（2）药物方法：汤剂宜浓煎温服，若用人参应另煎兑服。

（3）其他方法：本型病情严重，应严密观察胸痛时的血压、脉搏、呼吸、体温的变化。

第六节　中风的护理

中风是由于气血逆乱，导致脑脉闭阻或血溢于脑的病证。临床以猝然昏倒、半身不遂、肢体麻木、舌强语謇或不经昏仆而仅以歪僻不遂等为主要临床表现。其起病急骤，见证多端，变化迅疾，与自然界风性善行数变的特征相似，故名中风，亦称“卒中”。根据脑髓神经受损程度的不同，有中经络和中脏腑之分，临床上表现为不同的证候。本病以中老年人多见，一年四季均可发病，尤以冬春两季最为多见。

西医学中的急性脑血管病如脑出血、脑血栓形成、脑栓塞、蛛网膜下腔出血、脑血管痉挛等，可参考本病辨证施护。

一、病因病机

中风起病虽突然，但其病理是积渐而成的，主要是患者素体气血亏虚，心、脑、肝、肾等阴阳失调，加之七情、饮食、劳倦不调等诱因所致。

（一）积损正衰

年老体弱，肝肾阴虚，肝阳偏胜，或思虑劳心太过，气血亏虚，精气耗散，致使肾阴亏于下，肝阳亢于上，阳化风动，气血并逆，上蒙元神，突发本病。

（二）饮食不节

嗜酒肥甘，或劳倦伤脾，或形盛气弱，中气不足，脾失健运，聚湿生痰，痰郁化火，阻滞经络，蒙蔽清窍；或肝阳素旺，横逆犯脾，痰湿内生；或肝火内炽，炼液成痰，以致肝风挟痰火，横窜经络，蒙蔽清宫，突然昏仆，半身不遂。

（三）情志失调

五志过极，心火暴亢；或素体阴虚，水不涵木，复因忧思恼怒所伤，肝阳暴亢，引动心火、风火相煽，气血逆乱，心神昏冒，猝倒无知。

（四）气虚邪中

年老体衰，或饮食不节，或劳役过度，或禀赋不足，或久病体虚，皆可致正气衰弱，气血不足，营卫失调，腠理空疏，风邪乘虚而入，使气血闭阻，肌肤筋脉失濡，而见偏枯不用。亦有形盛气衰，痰湿内盛，外风引动痰湿流窜经络，以致出现口眼歪斜，半身不遂。

二、辨证施护

中风有中经络、中脏腑之分，而神志障碍的有无是其划分的标准，无昏仆而仅见半身不遂、口舌歪斜、言语不利者为中经络；突然昏仆，不省人事，或神志恍惚、迷蒙而伴半身不遂、口舌歪斜者为中脏腑。中经络者病位浅，病情相对较轻；中脏腑者病位深，病情较重。

（一）中经络

1. 肝阳暴亢

（1）证候表现：半身不遂，口眼歪斜，舌强语謇，眩晕头痛，面红目赤，心烦易怒，口苦耐干，便秘尿黄。舌红或绛，苔黄或燥，脉弦有力。

（2）护治法则：平肝熄、风潜阳（代表方：天麻钩藤饮）。

（3）施护要点

①生活护理：病室宜安静、整洁，空气清新凉爽。严格限制探视，避免噪音、强光等

一切不良刺激。缓解患者因突然发病而产生的恐惧、急躁、忧虑等情绪，使患者情绪稳定，尤其不要让患者生气愤怒。

②饮食调护：如患者口角流涎不严重，可给予一般饮食，饮食宜清淡甘寒，以米、面、玉米为主，可选食荷叶汤、绿豆汤、莲子汤等。少食或禁食助火之品，如煎炸类、烧烤类食物。鼓励多食新鲜的瓜果蔬菜，多饮水。

③情志护理：中经络者，神志尚清醒，或仅发生短时间轻度昏迷，但患者仍有紧张、恐惧心理，担心病情进一步发展，故应劝慰患者安心治疗，并且避免一切精神因素的刺激。眩晕症状严重者，应令患者闭眼静卧，减少下床及活动次数，以免摔倒而使病情向中脏腑发展。

④药物方法：中药汤剂宜偏凉服用。便秘、便干者，可用大黄粉通腑泄热。烦躁不安、入睡困难者，遵医嘱服用镇静安眠药。

⑤针灸方法：口眼歪斜时，可遵医嘱针刺风池、太阳、下关、颊车、地仓、阳白、鱼腰等穴位。

⑥其他方法：严密观察病情变化，定时测量体温、脉搏、呼吸、血压，观察神志、瞳孔并做好详细记录；使用脱水降颅内压药物时注意监测尿量与水、电解质的变化。若发现患者头痛剧烈、躁动不安、喷射性呕吐、血压升高、呼吸不规则、脉搏减慢、一侧瞳孔散大等，应立即报告医生，做好抢救准备，并积极配合抢救。

2. 风痰阻络

（1）证候表现：半身不遂，肢体拘急，口舌歪斜，言语不利，肢体麻木，头晕目眩。舌质暗红，苔白腻，脉弦滑。

（2）护治法则：化痰息风通络（代表方：化痰通络汤）。

（3）施护要点

①生活护理：眩晕重者，要减少下床活动次数，嘱患者安静卧床休息，防止摔倒。保证充足的休息和睡眠，注意保暖，尤其是偏瘫侧的肢体，以防风邪侵袭。若患者病情稳定，应按时给予患侧肢体按摩和早期被动运动，如手足屈伸、关节屈伸及旋转、外展、内收等，以促进患肢的血液循环，降低其肌张力而利于肢体功能的恢复。

②饮食调护：饮食应温热，少食多餐，忌食海虾、海蟹及糯米甜食、过咸等生湿酿痰之品，少食生冷瓜果。

3. 痰热腑实

（1）证候表现：半身不遂，肢体强痉，言语不利，口舌歪斜，头晕目眩，口黏痰多，午后面红烦热，腹胀便秘。舌质红，苔黄腻或黄燥，脉弦滑大。

（2）护治法则：通腑泄热化痰（代表方：星蒌承气汤）。

（3）施护要点

①生活护理：室温不宜过高，衣被不可太厚，但要避免冷风直吹。

②饮食调护：饮食宜多食用萝卜、冬瓜、丝瓜、赤豆等化痰利水之品，忌食油腻肥甘、辛辣等食品，以免助热生痰。痰多者，可多饮温开水及果汁等，并定时翻身拍背，以促进痰液的排出。

③药物方法：本证护治以通腑化痰为先，常用星蒌承气汤煎服，服药后3～5小时泻下2～3次稀便即可，说明腑气已通，不需再服，若服完上药后，未见大便，可报告医生，继续服药，以泻为度。

④其他方法：如果出现嗜睡、朦胧，说明病情加重，向中脏腑转化，即汇报医生。

4. 气虚血瘀

（1）证候表现：半身不遂，肢体瘫软，言语不利，口舌歪斜，面色晄白，气短乏力，偏身麻木，心悸自汗。舌质暗淡，或有瘀斑，苔薄白或白腻，脉细缓或细涩。

（2）护治法则：益气活血通络（代表方：补阳还五汤）。

（3）施护要点

①生活护理：病室宜温暖避风，汗多者随时协助擦汗，更换衣被。

②饮食调护：饮食宜益气、健脾通络之品，如山药苡仁粥、莲子粥、黄芪粥、白菜、冬瓜、丝瓜、木耳、赤小豆等。

③药物方法：气虚血瘀，手足肿胀或肤色紫暗，可用复元通络液（红花、川乌、当归、川芎、桑枝）或温水浸泡以消肿化瘀。然后自动或被动地做屈伸运动，以疏通经络，消除肿胀。

5. 阴虚风动

（1）证候表现：半身不遂，口眼歪斜，言语不利，手足心热，肢体麻木，五心烦热，失眠，眩晕耳鸣。舌质红或暗红，苔少或光剥无苔，脉弦细或弦细数。

（2）护治法则：滋阴潜阳，镇肝熄风（代表方：镇肝熄风汤）。

（3）施护要点

①饮食调护：饮食以养阴清热为主，如百合莲子苡仁粥、甲鱼汤、淡菜汤、面汤、银耳汤、黄瓜、芹菜、鹿角菜等。

②情志护理：应避免情志刺激，勿惊恐郁怒，防止复中。

③药物方法：患者阴虚火旺，五心烦热，甚则潮热盗汗，用五倍子粉水调外敷神阙穴，或郁金粉外敷乳头。病室宜通风凉爽，但避免冷风直吹。

（二）中脏腑

1. 热邪闭窍

（1）证候表现：突然昏仆，不省人事，半身不遂，肢体强直痉挛，口眼歪斜，两目斜视或直视，面红目赤，口噪，项强，两手握固拘急，甚则抽搐。舌质红或络，苔黄燥或焦黑，脉弦数。

（2）护治法则：清热熄风，醒神开窍（代表方：天麻钩藤饮合紫雪丹或安宫牛黄丸鼻饲）。

（3）施护要点

①生活护理：应保持病室安静，空气流通，温、湿度适宜，避免噪音、强光等不良刺激，做好病室的消毒工作。

②饮食调护：饮食宜予白菜汤、绿豆汤、萝卜汤、芹菜汤、小米粥、面汤、西瓜汁、油菜汤、鲜木瓜汤鼻饲。忌食油腻、肥甘厚味等生湿助火之品。

③情志护理：患者中风后神志尚清或昏迷初醒时，常有急躁、焦虑情绪，要注意做好本人与家属的思想工作，使他们了解大怒、大喜、大悲、大恐都有引起再中风的可能。劝慰患者应注意克制情绪激动，尤其要特别强调“制怒”，从而使气血通畅，减少复发因素。

④药物方法：清醒患者可用吸管进药，中药宜少量多次频服，或浓煎后吸入，防止呛咳，必要时用鼻饲法给药，服药后尽量少搬动患者，并密切注意有无异常反应。

⑤其他：因病情变化迅速，且多种因素均可引起发病，临床表现比较复杂。需密切观察病情，注意其变化趋势，掌握病情变化的关键，为医疗提供可靠的依据，不失时机地进行抢救和治疗。其他中脏腑者，多有不同程度的昏迷，昏迷的深度及持续时间与病情轻重密切相关，一般持续昏迷者，多预后不良。注意患者瞳孔的改变和其他精神症状，如果患侧瞳孔由大变小，或两侧瞳孔不等大，或患者出现项背强直、抽搐、面赤、鼻鼾、烦躁不安等症状，说明病情加重；如果患者表现为静卧不语、昏迷加深、手足逆冷，应警惕由闭证转为脱证。观察呼吸情况，患者常因痰涎壅盛而引起呼吸道阻塞，或出现呼吸不畅，呼吸时有间歇、喉中痰鸣漉漉等症状，应及时清除呼吸道异物，防止发生意外，出现呼吸衰竭，危及生命。若患者肢体强痉拘挛，躁动不安，应将指甲剪短，双手握固软物，并加床栏，以免自伤或跌伤。强痉的肢体可轻轻按摩，或用加味止痉散以止痉通络，疏松缓解肌肉筋脉的拘急。保持功能位置，切忌强劲拉伸，以防损伤肌肉或骨折。

2. 痰火闭窍

（1）证候表现：突然昏仆，不省人事，半身不遂，肢体强痉拘急，口眼歪斜，鼻鼾痰鸣，面红目赤，或见抽搐，两目直视，项背身热，躁扰不宁，大便秘结。舌质红或红绛，苔黄腻或黄厚干，脉滑数有力。

（2）护治法则：清热涤痰，醒神开窍（代表方：羚羊角汤合至宝丹或安宫牛黄丸鼻饲）。

（3）施护要点

①药物方法：神昏高热时除用宣通擦剂（由麻黄、细辛、苏叶、川丨乌制成）擦浴外，还可用物理降温，如头部冷敷。口噤不开者，可加牙垫，以免咬伤舌头，同时做好口腔护理。喉间痰鸣漉漉者，可尽早吸痰，或鼻饲竹沥水、猴枣散以豁痰镇惊开窍。呼吸困难者给予辑气。

②其他方法：病情凶险，应密切观察面红、身热、躁热不宁、肢冷舌绛、苔黄褐等症状的变化。若出现频繁呃逆、抽搐、呕血等，应及时报告，积极抢救。

③针灸方法：可针刺人中、百会，以泄热开窍。

3. 痰湿蒙窍

（1）证候表现：突然昏仆，不省人事，半身不遂，肢体松懈，口舌歪斜，痰涎涌盛，面白唇暗，四肢不温，甚则逆冷。舌质暗淡，苔白腻，脉沉滑或缓。

（2）护治法则：燥湿化痰，醒神开窍（代表方：涤痰汤合苏合香丸鼻饲）。

（3）施护要点

①生活护理：因肢体瘫痪，故要保持功能位置，防止足下垂和肩关节脱臼；四肢不温应注意保暖；定时清洁口腔；并随时进行皮肤护理，防止压疮的发生。

②饮食调护：饮食宜偏温性，如萝卜、小油菜、菠菜、南瓜、糯米粥等，忌食生冷以防助湿生痰。

4. 元气衰败

（1）证候表现：突然昏仆，不省人事，汗出如珠，目合口张，肢体瘫软，手撒肢厥，气息微弱，面色苍白，瞳孔散大，二便失禁。舌质淡紫，或舌体蜷缩，苔白腻，脉微欲绝。

（2）护治法则：益气回阳，扶正固脱（代表方：参附汤）。

（3）施护要点

①生活护理：四肢厥冷，应保暖，提高室温，或增加衣被。有二便失禁者，应勤换衣被，注意皮肤护理，防止压疮的发生。

②药物方法：元阳败脱，危重阶段，应积极进行中西医综合措施抢救，中药人参、附子煎汤鼻饲或参附注射液、生脉注射液静脉滴注，以回阳固脱。以石菖蒲浸湿纱布覆盖口部，既有开窍宁心安神之功，又能湿润空气和清洁口腔。

③针灸方法：可遵医嘱使用艾灸神阙、气海、关元等穴，每次 20 分钟，有助于回阳固脱。

（三）后遗症

1. 半身不遂

（1）证候表现：偏身瘫软不用，伴肢体麻木，甚则感觉完全丧失，口眼歪斜，少气懒言，纳差，自汗，面色萎黄；或患侧肢体强痉而屈伸不利；或见患侧肢体瘫软无力。舌质淡紫或有紫斑，苔薄白，脉细涩或细弱。

（2）护治法则：益气活血，化瘀通络（代表方：补阳还五汤）。

（3）施护要点

①生活护理：长期卧床生活不能自理的患者，应按时进行口腔护理及皮肤护理，保持病床单位的整洁，定时为患者翻身拍背、擦浴更衣、清理粪便、整理床铺等，预防发生压疮。注意保持患侧的功能位置，防止患侧肢体受压、畸形、垂足等情况发生。对已偏废的上肢应用三角巾吊起，防止脱臼。

休息与锻炼时间要有规律，不宜过于劳倦，应保持精神愉快，起居要慎风寒，以防加重病情。患者病后多虚，极易复罹外感，对风邪尤为敏感，所以在生活中要特别注意保暖，在护理操作中尽量减少掀开衣被和裸露肢体的时间，并随天气变化为患者增减衣被和调节室内温度。

②饮食调护：饮食宜清淡、营养丰富、容易消化的食物，忌肥甘厚味。

③其他方法：中风急性期过后，常有偏瘫、偏盲、语言謇涩、二便失禁等后遗症状，经适当治疗，可以有一定程度的恢复。一般病后 3 个月内恢复较快，如超过 6 个月则较难恢复。此时应根据肢体功能损伤的程度采取不同的方法来加强肢体功能锻炼，总的原则是循序渐进，逐渐增加活动量。无自主活动能力的卧床患者，应由陪护人员帮助患者做肢体被动活动或循经按摩，推拿肩、肘、膝、手、足等部位，从远端到近端，幅度由小到大，每日 2～3 次，每次 20～30 分钟。活动前可先用温热水擦洗肢体，既能放松紧张的肌肉和僵直的关节，又有利于肢体气血的流通，达到增加疗效的目的。功能锻炼时，上肢应多做前臂、腕、指的伸屈动作；下肢应多做伸屈外展动作。出现自主运动后，以自主运动为主、被动运动为辅，由健肢带动患肢，可根据自身情况选做脚踩木棍、手指爬杆、手搓核桃等活动。

2. 言语不利

（1）证候表现：言语謇涩或失语，舌强，口眼歪斜，口角流涎，偏身麻木，半身不遂。音质暗，苔腻，脉滑。

（2）护治法则：祛风化痰，宣窍通络（代表方：解语丹）。

（3）施护要点

①情志护理：稳定患者情绪，避免七情刺激。

②针灸方法：可遵医嘱采取针刺治疗，常取内关、通里、廉泉、三阴交、哑门、风府、金津、玉液等穴位，以祛风豁痰，通窍活络。

③其他方法：语言功能锻炼，语言训练越早越好，应经常与患者讲话，并鼓励患者讲话，语速宜缓慢，语句宜简短，逐渐过渡到复杂语句。还可以给患者示以实物或图画，鼓励他说出或指出所要的东西名称。在此过程中，尽量减少纠正，更不应责难，以增强患者的信心。对遗忘性患者应有意识地反复进行，以强化记忆。

第七节 胃痛的护理

胃痛，又称胃脘痛。是由外邪、饮食、情志、脏腑功能失调等导致气机郁滞、胃失所养，以上腹胃脘部近心窝处疼痛为主要表现的病证。

该病在脾胃肠病证中最为常见，人群中发病率较高，古代文献中常称本病为“心痛”、“心下痞痛”，如《伤寒论》：“心下痞，按之濡，或心下痞，按之痛”，实指胃痛而言。后世医家根据各自的实践经验，指出了胃痛与心痛的不同。本病证以胃脘部疼痛为主证，兼见胃脘部痞满、嗳气、吐酸、纳呆、大便不调等症，并易反复发作。

西医学中的急、慢性胃炎、消化性溃疡病，胃痉挛，胃癌，胃下垂，胃神经官能症等疾病，当以上腹部疼痛为主要表现时，可参考本病辨证施护。

一、病因病机

（一）寒邪客胃

外感寒邪，脘腹受凉，或嗜食生冷，寒邪内客于胃，致使寒凝气滞，胃失通降而痛。

（二）饮食不节

饮食不节，暴饮暴食，伐伤胃气，致使气机升降失调而作胃痛。或恣食辛辣肥甘，致中焦湿热蕴生，耗损胃阴，胃失濡养而疼痛。

（三）情志失调

忧思恼怒，肝郁气滞，肝失疏泄，横犯脾胃，致肝胃不和或肝脾不和，胃失和降而成胃痛。若肝气久郁，血行瘀滞，或久病入络，胃络受阻，均可导致瘀血内结，使胃痛加重，缠绵难愈。

（四）脾胃虚弱

素体脾胃虚弱，或劳倦太过，或久病损伤脾胃，均可致脾阳不足，中焦虚寒，使胃失濡养而疼痛；或久病伤阴，致胃失濡养，胃气不和而引发疼痛。

二、辨证施护

（一）寒邪客胃

1. 证候表现　胃痛暴作，恶寒喜暖，脘腹得温则痛减，遇寒则痛增，口不渴，或渴喜热饮。苔薄白，脉弦紧。

2. 护治法则　温胃散寒，理气止痛（代表方：良附丸）。

3. 施护要点

（1）生活护理：此型多属邪实，因患者发热恶寒，为寒邪偏重。病室宜温暖向阳，安静舒适，空气清新。避风寒，多加衣被，防止外感，注意休息，不妄过劳。

（2）饮食调护：注意饮食规律，以清淡、温热、易消化为原则，宜用姜、葱、芥末、胡椒、大蒜等温热的食物作调料。忌食生冷和油腻之品。

（3）情志护理：消除患者紧张情绪，鼓励患者改变生活方式，减轻身体或精神压力，教会患者使用放松技巧、锻炼方法等。

（4）药物方法：疼痛发作时，在局部用热水袋温熨，以散寒通脉，或饮生姜红糖汤，散寒止痛。中药汤剂宜热服，以驱寒止痛。

（5）其他方法：密切注意观察患者胃痛的部位、性质、开始时间、程度、伴随症状、规律性诱发因素（如寒冷、饮食、劳累等）以及疼痛的发展过程，并观察患者对疼痛的反应。另外也可辅助温热疗法，如拔火罐、药熨、熏蒸、灸疗等。

（二）食滞肠胃

1. 证候表现　胃痛，脘腹胀满，嗳腐吞酸，或吐不消化食物，吐食或矢气后痛减，或大便不爽。苔厚腻，脉滑或实。

2. 护治法则　消食导滞，和胃止痛（代表方：保和丸）。

3. 施护要点

（1）饮食调护：控制饮食，剧痛时暂予禁食，待病情缓解后，再进素流质或半流质饮食。食物以宽中和胃消食之品为宜，如萝卜、山楂、柑橘等。忌肥甘厚味及辛辣食物，忌酒。病愈后要做到饮食节制，不暴饮暴食。

（2）药物方法：胃脘胀满疼痛欲吐者，可用盐汤探吐以涌吐宿食，缓解胃痛。保持大便通畅，给宿食以出路，有利于胃痛的缓解。便秘者用番泻叶泡水代茶饮，或大黄粉 3 ~ 5 g冲服。

（3）针灸方法：针刺止痛，取中脘、内关、足三里、公孙、梁门等穴，强刺激不留针，1 日 1 次，以疏调胃气，导滞止痛。

（三）肝胃气滞

1. 证候表现　胃脘胀闷，攻撑作痛，脘痛连胁，嗳气频繁，大便不畅，每因情志因素而痛作。苔多薄白，脉沉弦。

2. 护治法则　疏肝理气，和胃止痛（代表方：柴胡疏肝散）。

3. 施护要点

（1）生活护理：抑郁恼怒是导致肝胃气滞疼痛发作的重要原因，应调摄精神，疏导情绪，保持心情舒畅，胸怀宽广。主动参加社会及文娱活动，如读报、散步、登山、听音乐等，怡情放怀，以使气机通畅。

（2）饮食调护：饮食宜清淡、易消化，多食理气和胃解郁之品，如萝卜、柑橘等。悲伤郁怒时暂时不进食。忌食南瓜、山芋、土豆等壅阻气机的食物，以免加重病情。

（3）药物方法：汤药宜温服，疼痛持续不解，可服沉香粉，延胡粉，以理气止痛。

（4）针灸方法：可辅助针刺治疗，取内关、合谷、中脘、足三里、太冲等穴，以达理气止痛之效。

（四）胃热炽盛

1. 证候表现　胃痛，痛势急迫或痞满胀痛，泛酸嘈杂，心烦，口苦或黏。舌红，苔黄或腻，脉数。

2. 护治法则　疏肝理气，泄热和胃（代表方：丹栀逍遥丸）。

3. 施护要点

（1）生活护理：病室通风，舒适凉爽。适当参加活动，如做内养功、放松功等。

（2）饮食调护：饮食上应多予泄热之品，如菊花粥、绿豆汤、荷叶粥。建议多食蔬菜和水果，如冬瓜、苦瓜、西瓜等以达到清胃降火的目的。疼痛发作时，宜少食多餐。忌辛辣烟酒、烤熏甜腻之品，以免滋生胃热而引发胃痛。

（3）情志护理：各种情志刺激能够郁而化火，故应使患者心胸开阔，心情舒畅，避免五志化火造成胃热炽盛，而引起胃痛。

（4）药物方法：或用延胡粉，黄连粉温水送服，以达清热止痛目的。禁用温热疗法止痛，以免加重病情。注意口腔卫生，有口舌生疮者，用淡盐水漱口。

（5）针灸方法：痛甚可针刺中脘、合谷、内关穴止痛。

（五）瘀阻胃络

1. 证候表现　胃脘疼痛较剧，痛有定处而拒按，或痛有针刺感，食后痛甚，或见吐血黑便。舌质紫暗，脉涩。

2. 护治法则　活血化瘀，和胃止痛（代表方：失笑散合丹参饮）。

3. 施护要点

（1）生活护理：病室安静舒适，避免噪音。卧床休养，勿令过劳。

（2）饮食调护：饮食予行气活血之品，如山楂、果茶等。忌食煎炸、粗糙、硬固之品，戒烟酒以免损伤胃络。

（3）情志护理：患者常因疼痛或出血，造成精神紧张恐惧或悲观，故应做好情志护理，安慰患者，疏导情志，使其树立信心，安心养病。

（4）药物方法：痛如针刺者，临时服三七粉或延胡粉，有出血者加服白及粉，温开水或藕汁调服，以达到止血的目的。

（5）针灸方法：针刺中脘、内关、合谷、足三里等穴，以理气和胃止痛。

（6）其他方法：严密观察出血征兆。出血时，应观察出血量、血色及胃痛的性质，如面色苍白，血压下降，脉细弱等，应及时通知医生抢救治疗。同时急用独参汤或参附汤频服，益气敛阴，回阳固脱。

（六）胃阴亏虚

1. 证候表现　胃痛隐隐，灼热不适，口燥咽干，食少，大便干结。舌红少津，脉细数。

2. 护治法则　滋阴益胃，和中止痛（代表方：一贯煎合芍药甘草汤）。

3. 施护要点

（1）生活护理：病室宜湿润凉爽，空气清新，适当休息，尽量减少活动。

（2）饮食调护：饮食宜清淡，可多食益胃生津之品，如西瓜、梨、甘蔗、莲藕等，以及时补充津液。忌辛香温燥及浓茶、咖啡等食品，以免过多耗伤津液。胃酸缺乏者，可饭后吃山楂、话梅、乌梅等。

（七）脾胃虚寒

1. 证候表现　胃脘隐隐作痛，空腹痛甚，得食痛减，喜温喜按，泛吐清水，纳差，神疲乏力，甚则手足不温，大便溏薄。舌淡苔白，脉虚弱或迟缓。

2. 护治法则　温中健脾，和胃止痛（代表方：黄芪建中汤）。

3. 施护要点

（1）生活护理：脾胃虚寒者属于中焦阳气不足之虚证，故室温宜略高，嘱患者慎避风寒，及时添加衣被，以防止感受风寒邪气。多休息，少劳累，劳逸适度，以免过度劳倦而就伤人体正气。

（2）饮食调护：饭前胃痛，可在饥饿时稍进糕点、饼干，以缓中止痛。形体消瘦者，餐后应卧床休息片刻，不宜疲劳和活动过多。饮食宜温热、易消化、营养丰富，少量多餐。可多食温中健脾之品，如山药、茯苓、薏苡仁等。忌生冷、寒凉及肥甘厚腻、煎炸之品。汤药宜热服，服药后宜进热粥、热饮，以助药力。疼痛时饮生姜红糖汤，以温胃止痛。

（3）药物方法：疼痛发作时可在胃脘部热敷、药熨。或服肉桂粉、延胡粉，以温中止痛。

（4）针灸方法：艾灸中脘、足三里、神阙等穴。

（王　露　肖　丽）

第十二章　急诊内科护理

第一节　糖尿病昏迷的护理

糖尿病是一种由于体内胰岛素的绝对或相对分泌不足而引起以糖代谢紊乱为主的全身性疾病。主要临床表现有多饮、多食、多尿和消瘦。检查有尿糖，且血糖增加。病人严重时，常并发酮症酸中毒、高渗昏迷等。糖尿病患者出现昏迷症状时，可有两种情况：一是由于治疗用药不够，或病人还患有其他疾病，使血糖急剧增高而引起的昏迷，此种称高血糖昏迷，如糖尿病酮症酸中毒时所致的高渗昏迷等，二是由于治疗糖尿病过程中使用降血糖药过量，如使用胰岛素过量而出现昏迷者，又称低血糖性昏迷。两种昏迷的鉴别，简单而言就是低血糖性昏迷常见肌力弛缓，体温下降而呼吸平顺，皮肤潮湿，呼吸无特殊气味；而高血糖性昏迷的病人，则见呼吸深而快，口渴、皮肤及口唇干燥，呼出气体有甜的类似“苹果”气味。总之，两者的最后确诊，应依靠实验室检查。

一、急救措施

1. 最好分辨别昏迷的性质，区别出高血糖性昏迷还是低血糖性昏迷。

2. 如果患者意识清醒，并能吞咽的话，那么对于低血糖性昏迷最有效的办法是让患者喝甜水或吃糖快、甜糕点之类；而对高血糖性昏迷患者的有效方法是喝加碘食盐的茶或低盐番茄汁等。

3. 若患者意识已经丧失，应将病人放平，解开衣领，保证呼吸道通畅。

4. 当一时很难判断出糖尿病患者昏迷的原因时，且不要轻易采用任何措施，因为高血糖与低血糖两种原因引起昏迷的治法是完全相反的。

5. 患者如果不能迅速恢复知觉或仍不省人事，则必须立即将病人送至医院抢救。

二、护理方法

1. 糖尿病患者发生昏迷时，若不及时抢救，很可能有生命危险，护理人员必须随时观察病人的病情变化。

2. 记住患者的液体出入量，如饮水量或输液量、尿量等。

3. 当病人脱离危险，恢复神志后，应积极治疗糖尿病，调节饮食，合理使用胰岛素，使体内代谢正常，避免糖尿病性昏迷的再度发生。

4. 糖尿病是一种慢性而需要长期坚持治疗的疾病，患者及家属必须消除顾虑，树立信心，学习有关糖尿病的知识，对患者大有益处。

5. 为预防万一，糖尿病患者应经常随身携带标有“患有糖尿病”等字样的卡片，且卡片上还可记录一些治疗的情况，以便突然意识丧失时供医生参考。

第二节　甲状腺危象的护理

甲状腺功能亢进症是一种甲状腺分泌甲状腺激素过多所致的内分泌疾病。而甲状腺危象则是该病的严重并发症。患者可表现高热、心动过速、呕吐、腹泻、大量出汗以至引起脱水、循环衰竭、烦躁不安、震颤，有时很快进入昏迷，甚至全身衰竭而死亡。甲状腺危象起病急，发展快，最常见的诱因有感染、创伤、手术或强烈的精神刺激。患者发生危象前，常有发热、烦躁、恶心、不爱吃饭等前期症状，应引起注意。

一、急救措施

1. 尽快联系将病人送至医院抢救。
2. 使用物理降温法或服用药物退热。如用酒精或温水擦浴、敷冰袋于头部等方法。
3. 一般来说，平日患有甲状腺功能亢进的病人，大多自备有抗甲状腺药物。
4. 对于昏迷的患者，注意保持病人呼吸道通畅。有条件者，应吸氧。
5. 经抢救脱离了危险期的患者，仍需继续治疗甲状腺功能亢进，切不可中断治疗。

二、护理方法

1. 如抢救及时，患甲状腺危象的病人可于 36 ~ 72 h 内开始好转，一周左右可恢复。在这段时间内应密切观察患者的病情，尤其是患病后 72 h 内。

2. 在病人的饮食上，应注意给患者补充营养，服用高热量并含有足量蛋白质、维生素 B 和维生素 C 的食物，以补充身体的过多消耗。

3. 尽量安慰病人，解除紧张心理，避免情绪波动，保证患者的精神和体力都得到良好的休息。

第三节 癫痫病发作的护理

癫痫病俗称“羊角风”。其基本病理是阵发性、短暂性的大脑功能失调，局部脑电压紊乱。大发作时，病人非常痛苦，往往尖叫一声，随后倒地不省人事，四肢直挺，阵阵抽动，口吐白沫，两眼上翻，瞳孔散大，大小便失禁等。

强烈的精神刺激、过劳、暴饮暴食及喝酒等可诱发癫痫的发作。其发作具有突发性、短暂性和反复性。发作前可无任何先兆，突如其来，发作仅为数秒或几分钟，一天多次发作，也有的患者发作几分钟后，长叹一声，抽搐停止，转入昏睡，几小时才逐渐醒来，醒后感觉头痛，全身酸痛、无力，而病人对整个发作全不知道。引起癫痫的常见疾病有：脑膜炎、大脑炎、脑外伤、脑血管变性、脑瘤、脑寄生虫病、中毒等。

一、急救措施

1. 如果可能，可将发病者翻转侧身而卧，松解衣领，头部稍垫高，以防唾液吸入气管阻塞呼吸道。

2. 用毛巾、手帕或裹以纱布的压舌板垫在上下牙之间，以保护牙齿、舌、颊不受损伤。病人若牙关紧闭，不可强将牙齿撬开。

3. 患者不自觉乱动时，要把靠近的家具或其他物体移开，以免碰伤患者。

4. 救护人员千万不要紧张，不要摇晃或按压患者抽搐的四肢，更不要给患者喂药，尽量减少对患者不必要的刺激。

5. 病人发作如呈持续状态，在发作间歇期意识也不清醒，则很危险，应尽快将病人送到医院肌肉注射苯巴比妥或静点安定等。

二、护理方法

1. 若病人昏迷不醒，应密切观察病人的呼吸、血压、脉搏。
2. 待病人痉挛停止，神志恢复后，也不要与病人多说话。
3. 病人完全清醒后，也可能出现一些精神上的慌乱，这时要安慰病人，尽量使其安静下来。
4. 一般来说，从小就有习惯性癫痫的患儿，不必过于担心，而对于中年以后突然发病，并且痉挛持续时间较长，发作后有时出现偏瘫、失语等症状的患者，一定要到医院做详细检查，以排除脑肿瘤等严重病变。

第四节　癔症发作的护理

癔症又称歇斯底里，是一种心因性疾病，常因精神因素或不良的暗示引起。起病急，多见于女性。病人的性格多属情感脆弱，情绪不稳，好胜或好表现自己，稍有不顺心就好生气激动。发作时症状多种多样，包括精神障碍和躯体障碍。如大哭大笑、大喊大叫、装模作样、手舞足蹈、突然倒地、屏气或过度喘气、双目紧闭、全身僵直等。有时还可能自诉突然出现失明、耳聋、抽搐或腿不能走路。病人发作时间常为数分钟至数小时不等，易被误诊癫痫，应认真鉴别。

一、急救措施

1. 当确诊患者属癔症发作时，在场的人都不应过于紧张，不可乱说乱讲。因为病人容易接受暗示影响，在其面前惊慌失措、大惊小怪，会使病人症状加重。
2. 将病人劝至安静的房间内，使之与喧嚷声隔绝。
3. 暗示疗法是消除患者症状的主要手段。

第五节　高热的护理

发热时，腋温达 39 ℃以上时，称为高热。高热是内科急诊中常见的一种症状，很多疾病均可引起，但主要分感染性发热和非感染性发热两大类。引起高热最常见的疾病有：败血症、感冒、扁桃体炎、结核病、疟疾、伤寒、肝炎、感染性心内膜炎、胆道感染、尿路感染、风湿热、系统性红斑狼疮、恶性肿瘤、药物热等。引起高热的原因较复杂，有时会造成诊断上的困难。因此，对于高热患者，必须从病史、体格检查、实验室检查三方面调查研究，综合分析，才能做出准确的诊断。

一、急救措施

1. 对高热原因不明的患者，不要随便给服退热药，以防掩盖疾病的真相。
2. 采用物理降温法，用接近体温的温水给病人擦浴。
3. 体温较高的患者，可用冰袋、冷水袋或冷水毛巾置于头部，可减轻头痛。
4. 如果确诊患者发热是由感冒所引起，可服用抗感冒药以及适量的解热镇痛药。

二、护理方法

1. 病人卧床休息，保持安静，以减少体力消耗。
2. 多吃水果，多饮水。饮食宜清淡易消化。
3. 随时测量病人的体温、脉搏和呼吸，并观察患者是否有抽风、昏迷、呕吐、腹泻、咳嗽等症状。

第六节　咳血的护理

咳血是呼吸道出血，是指喉头、气管、支气管或肺实质出血，随咳嗽咳出。咳血又称咳血。咳血通常先有喉部发痒或刺激感，然后咳出鲜红色血液。咳血量多少与病因和病变性质有关，少则痰中带血，多则大口涌出，一次可达数百升。一般来说，一天咳血量小于100 ml，称为小量咳血；100～150 ml，为中等量咳血；500 ml以上，为大量咳血。咳血是一种症状，很多疾病都可以引起，常见的有慢性支气管炎、肺炎、支气管扩张、支气管肺癌、冠心病合并左心衰竭、肺水肿、肺结核、肺部寄生虫、血液病、风心病二尖瓣狭窄引起的肺淤血等。

一、急救措施

1. 当病人出现中等量或大量咳血时，立即令病人卧床休息，或采取半卧位以及病人认为较舒适的位置。
2. 将病人头偏向一侧，保持呼吸道通畅，避免较大的血凝块堵住气管，引起窒息死亡。
3. 用冰袋冷敷胸部。
4. 咳血时不可强硬屏气忍住咳嗽，可轻轻咳嗽，将肺内的血液咳出来。
5. 咳血病人出现窒息时，立即改换体位，取头低臀高位。拉出病人舌头，迅速掏尽口内和喉部血块，并拍击病人背部，以利血块排出。

二、护理方法

1. 安慰病人，消除其紧张心理。令其安静休息，减少会客。
2. 妥善保存好咳出的血液，以便留待医生鉴别诊断时参考。
3. 病人可服用流质饮食，但出现大咳血时，应暂时停止进食。
4. 待病人病情稳定后，应到医院详细检查一下，查明咳血的原因，以便对症治疗。

第七节　肝性昏迷的护理

肝性昏迷，也称肝昏迷。引起肝昏迷的原因是由于肝功能衰竭，不能把从肠道来的一些有毒物质解毒，这些毒性物质就进入血液循环到脑，导致中枢神经系统功能紊乱，使病人出现精神神经症状，以至昏迷。常引起肝昏迷的疾病有：肝硬化、重症病毒性肝炎、肝癌等。肝昏迷在肝功能衰竭的基础上同时还有一些诱发因素，如发生上消化道大出血、放腹水、食用过多蛋白质、大量利尿引起低血钾、服用镇静药以及感染、手术和麻醉等，均可加重肝脏损害，促进发生昏迷。

肝昏迷出现前常有一些先兆症状。如精神行为异常、情绪可变得欣快、言语增多、举止失常、定向障碍；也可出现表情淡漠、言语不清、嗜睡，最后逐渐进入昏迷。除以上症状外，病人出现特征性的扑翼性震颤，让病人两手平伸出现震颤。

一、急救措施

1. 对严重肝病病人，要注意观察昏迷前的先兆症状，一旦发现有先兆症状就应立即送医院救治。

2. 迅速去除诱因，停用利尿剂、镇静剂、含氨药物和一切对肝脏有害的药物，并设法制止上消化道出血等。

3. 清洁灌肠或口服导泻药，使大便通畅，以清除肠内血液和其他含氮物质。灌肠可用生理盐水，尤其对于已有上消化道出血者；导泻药可口服番泻叶或硫酸镁等。

二、护理方法

1. 专人护理，密切观察病情。

2. 一经诊断为肝昏迷，即应禁食蛋白质，只给碳水化合物（即糖类）及高热量、高维生素为主的食物，如水果、果汁、面条、稀饭、饼干等。

3. 肝昏迷患者进餐，宜采用少量多餐的方式。当病情逐渐好转后，逐渐减少就餐次数，并恢复少量蛋白质食物的供应，如蛋类、牛奶、豆浆等，但每日蛋白质以不超过 20 g 为宜。当病情进一步改善，蛋白质食物的供应可逐步增加品种，并加大用量至每日 50 g 左右。

第八节　心绞痛的护理

心绞痛是由冠状动脉供血不足、心肌暂时性缺血缺氧而发生的一组临床综合征。病人以发作性胸痛和胸部不适为主要临床表现。胸痛常因劳动、情绪激动或饱餐等因素而诱发，疼痛持续约数分钟，很少超过 15 min。疼痛还可放射至左肩和左上臂，休息或口服硝酸甘油可使疼痛迅速缓解。引起心绞痛最常见的病因是冠状动脉粥样硬化，少数如主动脉瓣狭窄或关闭不全、冠状动脉炎、梅毒性主动脉炎、严重贫血、高血压等疾病也可导致心绞痛的发生。

一、急救措施

1. 心绞痛发作时，应立即停止活动，安静休息并消除紧张心理。

2. 舌下含服硝酸甘油片 0.3～0.6 mg，1～3 min 内即可使疼痛缓解，作用持续约 30 min。

3. 也可用二硝酸异山梨醇 10 mg，舌下含化，3～5 min 内见效，作用持续约 2 h。

4. 心绞痛缓解后，应到医院详细检查，除各种诱发或可能加重心绞痛的疾病或因素。

二、护理方法

1. 调整饮食。饮食宜清淡，总热量不宜过高，多食蔬菜、水果、豆制品和瘦肉等，不可过饱，每日应少量多餐。

2. 吸烟也是诱发心绞痛的因素之一，应予戒除。

3. 病人应保持心情平静、舒畅，避免精神紧张或过于激动，以免再次诱发心绞痛。

4. 合理安排工作和生活，除严重者外，一般可以从事日常工作，但必须注意劳逸结合，保证充分的休息和睡眠。

5. 定时做有规律的体力活动和体育锻炼，如散步、打太极拳、做体操等，不可做剧烈的体育运动。

第九节 脑中风的护理

脑中风又称急性脑血管疾病，是指提供脑部血液的动脉或静脉受到损害，导致脑局部血液循环障碍而表现的一种急性病变。脑中风分缺血性中风和出血性中风。缺血性中风的主要发病机理是脑血管阻塞而引起血流障碍，出血性中风主要是由脑内血管破裂出血所致。虽然临床又将缺血性中风分为短暂性脑缺血发作、脑血栓形成和脑栓塞，但表现大致相似，可出现偏瘫、失语、半身感觉消失、口眼歪斜，甚至可出现抽搐或昏迷等症状。出血性中风在老年人以脑出血为多见，其次为蛛网膜下腔出血。脑出血起病急骤，病情危重，病人多呈神志不清，伴有头痛、呕吐、一侧肢体瘫痪等。蛛网膜下腔出血可表现有头痛、恶心、呕吐、颈项强直或抽搐、昏迷等症状。

脑中风的治疗，根据临床不同的类型，采用不同的药物。如缺血性中风用脑血管扩张剂，以改善脑部血液循环，出血性中风则采用减轻脑水肿的药物。

一、急救措施

1. 当根据病人意识丧失、嘴流口水等症状而初步确诊患者为脑中风重症时，最重要的是保证病人呼吸道通畅，而不必急于先分清是缺血性的还是出血性，以免耽误了最宝贵的抢救时间。

2. 让患者侧身俯卧，下颌略向前突，这样可以避免舌根阻塞呼吸道。采用这种体位，即使患者呕吐，也不会引起窒息。

3. 若病人出现呼吸困难，立即令病人取仰卧位，使头向后仰并进行口对口人工呼吸。

4. 病人如果发生肢体瘫痪，应将其肢体放于正确的体位，防止产主挛缩。床上可垫枕头或沙袋，防止肢体发生扭转。

5. 减少对病人的搬动，运送病人到医院时，要尽量避免震动患者，临时找不到担架的话，可用毛毯之类当做担架抬运。并以最快的速度送到条件较好的医院抢救。

二、护理方法

1. 如医生最后确诊属出血性脑中风，应让病人绝对卧床休息数周。避免强力咳嗽、喷嚏等，以免再次引起出血。

2. 帮助患者恢复瘫痪肢体的功能，对肢体进行被动活动、按摩推拿、针灸等治疗。

3. 防止瘫痪病人发生褥疮，护理人员应每隔 2 ~ 4 h 给长期卧床的病人翻身一次，变换一下体位，并保持皮肤干燥清洁。

4. 给病人服用高蛋白、高维生素、低胆固醇的清淡饮食。

5. 积极防治高血压和动脉硬化，同时控制与脑中风发病有关的任何危险因素，如吸烟、饮酒、精神紧张等。

（王 露 肖 丽）

第三篇　内科康复护理

第一章　康复健康教育

健康教育是通过健康信息传播和健康相关行为干预，帮助个人和群体掌握卫生保健知识，树立健康观念，自愿采取有利于健康的行为和生活方式的教育活动与过程。康复健康教育是健康教育的一个方面，是全面康复的组成部分，是以康复对象为中心所实施的教育活动与过程。

第一节　概述

一、康复健康教育的意义

1. 提高康复对象对康复人员的信任感和依从性。
2. 提高康复对象自我保健意识和生活质量。
3. 指导康复对象学习和掌握有关康复保健知识和技能。
4. 实现康复对象的心理保健。通过康复健康教育可满足康复对象的心理需求，消除患者及其家属的不良心理反应，帮助他们学会自我保健的方法，树立战胜疾病的信心。
5. 密切医患关系和减少医疗纠纷。
6. 降低医疗费用和提高医疗设施利用率。

二、康复健康教育的基本内容

康复健康教育以康复对象为中心，围绕知、信、行三个中心环节，其内容包括以下方面。

（一）卫生保健知识教育

传播卫生保健知识是康复健康教育者的一项主要任务，其内容主要有就诊知识，各种常见病、流行病的防治知识，各种检查、治疗知识，合理用药知识，合理营养、计划生育及优生优育知识、个人及家庭卫生常识等。

（二）残障者的心理健康教育

美国著名康复医学教授腊斯克认为心理因素能决定着约 50% 的残疾成人和约 75% 的残疾儿童康复的成败。良好的心理状态有利于调动患者的主观能动性，有助于稳定病情，延缓恶化，促进身心康复，提高患者的生存质量。

（三）健康相关行为干预

有计划、有目的、有针对性地协助康复对象学习和掌握有关康复的必要技能，改变不良卫生行为习惯，采纳健康行为。

（四）关于残疾问题的社会健康教育

残疾问题的社会健康教育宗旨是动员全社会尽可能地创造条件，提供机会和可能，使残障者顺利地进入社会、参与社会，使他们和健全人一样享有成长、学习、劳动、就业、创造、爱和被爱的权力。

三、康复健康教育的形式和方法

（一）康复健康教育的形式

1. 门诊康复健康教育　是指对门诊康复对象进行的教育。门诊患者有停留时间短、变动大、针对性差，难以进行系统教育等特点，因此，教育的内容必须力求精练、新颖、实用，以增进教育的吸引力。

2. 住院康复健康教育　是指对住院康复对象或家属进行的教育。由于康复对象住院时间相对较长，与医护人员接触的机会多，因此，应根据患者不同时期的住院特点开展全程和分期健康教育。住院教育应由浅入深、循序渐进、环环相扣。

3. 出院后康复健康教育　是指对已出院康复对象进行的教育。教育的对象主要是出院后需要由医院做出特殊安排的患者，如瘫痪、残障、慢性病等。教育目的是使康复对象在出院后能继续接受与个体疾患康复有关的健康教育。

4. 社区康复健康教育　是指以社区为单位，以促进该社区居民健康和康复为目的的健康教育。

（二）康复健康教育的方法

1. 个别教育　是指运用个别谈话、问答或指导的形式给予个别教导的方式。

2. 团体教育　是指运用报告会、专题讲座、小组讨论会等教育形式对群体进行教育的方式。

3. 文字教育　是指以语言文字为工具，将人们所需要的健康知识编写成通俗易懂、生动简明的文字材料，以报刊、书籍、卫生黑板报、传单等形式为载体，使人们获得卫生知识，树立健康信念，养成健康行为的方法。

4. 形象化教学　是指采用实物、模型、标本、示范表演、照片等方式进行教学的方法。

5. 角色扮演　是指通过让学习者扮演生活中各种不同的角色，从而学习新的行为或解决问题的教学方法。

6. 参观　是指为学习者提供实际的设施与环境，让学习者能够在真正面对可能出现的事情或事件之前身临其境，从而使学习者减轻焦虑的一种方法。

7. 电化教学　是指利用现代化的声、光、电设备进行教学的方法。包括应用幻灯、录像、录音、广播、收音、电影、电视、语音实验室、电脑等教具进行教学。

8. 计算机编序教学　是电化教学方法中的一种，将教育内容输入计算机后，学习者不仅可以在计算机工作室学习，而且还可以通过联网坐在家中学习。

第二节 康复健康教育程序

康复健康教育是个有目的、有系统的诱导学习的过程。在教学过程中，康复人员与康复对象之间存在着动态的互动关系，彼此交流信息和情感。整个教学过程分为以下五个阶段。

一、评估康复对象的学习需求

评估康复对象的学习需求评估是指在收集康复对象主、客观资料的基础上，对康复对象做出初步估计的过程。

（一）康复人员应具备的评估能力

康复人员应具备的评估能力包括正确运用评估知识的能力、良好的沟通能力、发现问题和解决问题的能力。

（二）学习需求评估

在评估阶段，要准确地收集康复对象和家属对学习与健康有关知识需求的资料，并对收集的资料进行综合、分析、思考等。

1. 收集资料的方法　评估康复对象学习需求的方法有与患者或家属交谈、与患者有关的医务人员交谈，观察、查阅已有的记录等。

2. 收集的内容　应重点收集目前的疾患情况如病因、症状、躯体功能状况、可否造成继发性损害或并发症等；患者对健康的理解、是否准确知道自己的病情、是否考虑该疾患会影响今后的生活和工作；患者有无患病的经历、愿意接受谁的照顾、已具备哪些健康知识、对康复人员有何要求；家属对患者疾患的反应，是否理解疾患的程度、治疗、康复及预后；患者与家属的情绪状态、是否有成熟的心理防御机制、是否需要心理上的支持等。

3. 学习能力评估　通过评估患者与家属的学习能力，可指导康复人员确定康复对象是否能够学习和制定学习计划。学习能力评估包括患者的年龄、视力、听力、记忆力、模仿力、疾患状态、文化程度、经济状况、有无家庭及社会支持、有无学习动机等。

4. 评估的注意事项　康复人员在进行评估时，应注意评估是一个持续的过程、评估的方法应科学而可靠、评估的内容应全面而系统等问题。

二、确定教学目标

教学目标既是对康复对象实施康复健康教育预期达到的结果，又是实施教育计划的行为导向。确定教学目标的目的是为教育计划的实施提出标准和要求，教学目标分为教育目标和学习目标两类。

（一）教育目标

教育目标是制定康复对象教育计划的依据，它主要说明在教育活动中，康复人员给康复对象教什么和将产生什么结果。

（二）学习目标

学习目标是根据教育目标的要求和康复对象的学习需要，与康复对象共同制定并通过康复对象学习能够实现的目标。学习目标说明的是康复对象需要学什么和将产生的行为结果是什么。根据患者的学习类型，可将学习目标分为以下三种：

1. 认知目标　指通过对知识的学习、理解等所达到的目标。其目标陈述为：患者能说出/区别……。

2. 情感目标　指通过对自我价值的认识，所产生态度改变的目标。其目标陈述为：患者能接受/表达……。

3. 技能目标　指通过康复人员的指导和示范等，所达到掌握某种技能的目标。其目标陈述为：患者能模仿/操作……。

三、制定健康教育计划

教育计划既是组织学习的依据，又是实现教育目标的保证。制定教育计划的目的是对教学工作的方向、教学内容、教学结构和教学方法作出规定，以便康复人员按教学计划要求，有效地组织实施教学工作。

（一）康复健康教育计划的结构

由教学目标（包括教育目标、学习目标）、教育内容、教育方法、教育效果评价四个部分组成。

（二）康复健康教育计划分类

1. 标准教育计划　是进行系统教育的模板和依据。通常是以康复对象教育的共性问题为主，根据其住院不同阶段、家庭及社区的治疗、护理特点，列出应教育的内容和施教方法，便于康复人员在制定个体教育计划时选择和参考。

（1）教育目标：提高患者的自我护理能力，促进功能康复。

（2）学习目标：明确用药、营养、休息、康复相关知识及意义，会自我护理，能进行功能锻炼。

（3）教育内容：恰当的活动、休息与睡眠；正确用药；合理的饮食营养；自我护理知识；康复知识；功能锻炼方法；随诊与复查。

（4）教育方法：讲解有关知识；演示自我护理、功能训练技巧；建立出院后的咨询联系。

（5）效果评价：患者能说出提高生活质量的意义与方法；能运用自我护理和功能锻炼的方法。

2. 个体教育计划　是进行有针对性的个案教学的依据。通常是在标准教育计划的基础上，通过评估康复对象的教育需求而制定的具体施教计划。它的特点是针对性强、教学目标明确、教学内容具体等。

例：张某，女，62 岁，工人，初中文化。左上、下肢不能活动、说话吐词不清 2 天，发热、咳痰 1 天入院。诊断为多发性脑梗死合并高血压、肺炎。

（1）教育需求评估：患者缺乏学习能力，家属愿意接受住院教育，希望了解脑卒中的有关知识及掌握配合要点。

(2) 教育目标：使患者及家属尽快消除突发疾患所致的心理不适，急性期能主动配合各项检查、治疗，稳定期能学会康复训练方法。

(3) 学习目标：患者及家属能说出脑梗死再发的危险因素与避免诱发的常识，列出脑卒中常见的临床表现、并发症及其防治知识，描述脑梗死急性期抢救治疗常识，演示脑梗死康复训练方法。

(4) 教育内容：脑梗死的病因、危险因素、诱发因素及再发脑梗死的前驱症状，脑梗死并发肺炎的病因、临床表现及翻身、拍背、排痰的意义，恢复生活自理能力的意义和协助生活护理的项目及方法，与患者进行非语言沟通的技巧和控制患者情绪的方法，瘫痪肢体功能康复训练方法及注意事项，言语障碍的康复训练方法等。

(5) 教育方法：讲解脑梗死的临床表现、防治方法，指导阅读教育手册的相关部分，演示瘫痪肢体主动、被动运动方法，讲解、示范言语功能训练方法。

(6) 效果评价：家属能回答脑梗死再发的危险因素与避免诱发的常识，脑卒中常见的临床表现、并发症及其防治，急性期抢救治疗常识；能正确演示瘫痪肢体主动、被动运动与言语功能训练方法；患者情绪稳定，能主动配合治疗。

四、实施健康教育措施

实施健康教育措施是康复健康教育程序的关键步骤，它是康复健康教育实践的主体，健康教育计划能否实施和实施效果的好坏对康复对象教育质量有直接影响。因此，康复人员应注意：

1. 在实施健康教育计划时，重点要解决康复人员怎么教和康复对象怎么学的问题。

2. 在教与学的互动过程中，许多因素可影响康复对象的学习效果，康复人员应尽量排除这些影响，应用娴熟的教学技巧提高康复对象的学习效率。

五、评价健康教育的效果

健康教育效果评价是康复健康教育程序的最后阶段。它是将康复健康教育结果与预期目标进行比较的过程。健康教育效果评价的目的是测定康复对象达到学习目标的程度，以便修订原有计划，改进教学方法，提高教学效率。

（一）评价内容

评价内容包括学习需求评价、教学目标评价、教学计划评价、教学方法评价、教育效果评价。

（二）评价方法

评价方法有观察法、提问法、评分法等。

（三）评价的注意事项

1. 在对康复健康教育效果进行评价时，应与康复对象的学习目标进行比较，以找出行为结果与目标的差异，便于总结经验，分析原因，提高健康教育质量。

2. 应用观察法对康复对象进行评价时，应注意将直接观察法与间接观察法联合应用。

3. 个别教学法的效果评价应多采用口头提问。
4. 团体教学法可采取书面评分法进行评价。
5. 健康教育评价不是一次性的，它贯穿于教育的全过程。

（王 露 肖 丽）

第二章 精神疾病康复的护理

第一节 概述

一、精神疾病康复的概念

世界卫生组织（WHO）在1969年提出康复的定义：“康复是指综合地和协调地应用医学的、社会的、教育的、职业的和其他措施，对残疾者进行反复训练，减轻致残因素造成的后果，以尽量提高其活动功能，改善生活自理能力，重新参加社会活动”。

所以，康复医学是一门对残疾和残损病人提供全面的多学科性处理的医学。康复的领域应包括医疗康复、教育康复、职业康复和社会康复。最终目标是尽可能恢复各种功能而回归社会，并在心理上、社会上、躯体上和经济上恢复病人独立性的最高水平。

精神障碍康复的基本要求与躯体疾病康复相同。即运用可能采取的手段，尽量纠正病态精神障碍，最大限度地恢复适应社会生活的精神功能，也就是说，对精神障碍病人要进行积极的、针对性的康复训练，使其能够独立做一些工作，操持一部分家务劳动，并能享受空闲时间。

康复工作不能孤立地进行，病人的家庭成员、朋友和社会人士及医务人员的密切配合是康复工作顺利进行的关键。康复措施应该贯彻在院内、外的全部医疗过程中，不能局限在医院环境内进行，必须考虑到外界现实，并在重新安置工作之前，把治疗延伸到社会中去。根据当前的趋势，在精神疾病方面既要改善加强以医院为基础的康复（IBR），又要进一步发展以社会为基地的康复（CBR）。

二、精神康复的任务

精神障碍康复三项基本原则是：功能训练、全面康复、重返社会。功能训练系康复的方法和手段，全面康复是康复的准则和方针，重返社会则为康复的目标和方向。精神康复的任务有以下方面。

1. 训练心理社会功能　认真训练生活、学习、工作等方面的行为技能，辅以适当的维持药物，使残疾者尽可能恢复参与社会生活的功能，最大限度地重建独立生活能力。

2. 改善生活环境的条件　大力调整残疾者的周围环境和社会条件。所调整的环境包括医院、社区及家庭环境和人际关系，并在服务设施和生活条件上尽可能照顾到心理社会功能障碍康复的需求。

3. 贯彻支持性心理治疗　在实施各项康复措施时，始终结合有效的心理治疗，进行必要的心理教育和干预，避免过高或过低的环境刺激，努力促进心理康复。

4. 实行家庭及社会干预　动员家庭成员参与社区家庭教育和干预的措施，谋求社会各阶层的同情和支持，进一步发挥社会康复网络、基层康复队伍的作用。

5. 促使逐步回归社会　尽可能设置各种社会过渡性康复设施，按不同对象采取适当的回归方式，尽最大努力促使逐步重返社会。并尽量争取社会支持以解决就业问题。

三、残疾模式

精神康复残疾模式是帮助患者不断适应其残疾和障碍的过程。如果某一残疾是永久性的，要通过改变或调整环境来代偿其残疾。病人的精神残疾来源于以下三个层次。

1. 原发性或内在性损害　这是疾病的直接后果，如精神分裂症的阳性和阴性症状等。

2. 继发性损害　这并不是疾病的固有特征，而是患者周围人如医生、家庭成员和单位同事等对其疾病的反应结果。主要表现在患者对自己的态度方面，如缺乏自信、应对技巧低下、拒绝疾病的存在或被动地接受疾病角色等。

3. 社会性损害　由于疾病的持续存在，往往会导致患者的某些独立生活能力处于劣势，并无疑将会影响其角色功能的发展。此外，上述原发性和继发性损害均可导致这一结局。例如贫穷、失业、人际交往能力差、家庭关系紧张等。

我们在注重患者疾病症状的同时，还要注意患者周围人乃至社会上对其症状的反映。因为上述所有内容都能够影响患者的功能状况。

四、技能模式

改善患者丧失了的或学习从未学习过的社区生存、学习和工作所必需的躯体、智能和情感技能，以使其能够在最少量的专业干预下“正常”生活。这里强调的是患者的技能发展和社区行为的改变，而并不是指症状缓解和自知力恢复。

1. 找出能够影响患者有效实施社会功能的技能缺陷。

2. 对于每一种技能缺陷都要评估患者目前的状况及其所需要达到的水平。

3. 将所要学习的技能分解为多个循序渐进的具体步骤进行实施。此外，还要为患者提供适宜的环境以使其有机会演练所学技能，同时对他们的表现给予积极反馈。

五、需求模式

以强调满足患者的需求为重点的模式。首先要了解患者各个生活侧面的相关资料，然后工作人员根据上述信息判断出患者的需求，并指导制定个体化的适宜治疗方案。但这一过程并不像我们想象的那么顺利。因为工作人员和患者往往会在如何对待现实需求这一问题上发生意见分歧，就需求的不同层面的重要性而言，工作人员与患者也很难达成共识。此外，治疗者的态度和具体工作方法的不同，也会对所收集信息、判定需求和选择干预措施产生影响。

尽管目前还很难确切地定义“需求”的概念，但这一理论模式仍然十分惹人注目。因为它要求把患者的生活状况作为一个整体来考虑，并迫使我们不断拓宽思路，目光不能只局限于那些常规的特异性干预措施上，而是要创造出更多的方法来满足患者的需求，以使其生活质量真正得到提高。

六、角色模式

每个人在社会中都具有多种不同的角色，如职业角色、家庭角色、社会角色等等。如果我们的行为表现不能达到某种社会规范的要求，就必然会被视为失败者。在康复中，尤其是对那些慢性精神残疾的患者来说，保持和发展社会角色是减轻精神疾病所致社会残疾的一种方式。因为这样既有利于保持他们的自信心，又可以使他们有更多的机会与外界接触。

因为慢性精神残疾患者的功能状态是呈波动性的，我们要经常对患者的角色功能予以评估，适度地增加或降低干预的程度。另外，在精神科领域我们还常常要面临一个“疾病”角色的问题。许多专业工作者认为这一角色的持续存在会影响康复中的患者取得进步，但在患者病情复发的时候，我们又希望他们能够接受“疾病”角色，配合医生，坚持服药，必要时住院治疗。那么如何解决这一矛盾呢？目前尚无统一答案，但专业工作者经常不断地评估患者的病情，并准确地判断出他们在某一时点状况下是否需要这一角色，在临床中还是很有用的。

第二节　精神病患者的生活行为康复训练措施

生活行为的康复训练是训练精神病患者逐步掌握生活技能。生活技能的水平方面，较低的是基本维持日常生活活动的能力，较高的是“文体娱乐活动”的能力，以至进行“社会交往”的能力。生活行为的康复训练可分为以下三方面进行训练。

1. 日常生活活动训练　主要是针对病期较长的慢性衰退患者。这些患者往往行为退缩、情感淡漠、活动减少、生活懒散、仪表不整，甚至完全不能自理日常生活。具体措施可着重培训个人卫生、盥洗、饮食、衣着、排便等活动，坚持每日数次手把手地督促教导和训练，并可结合奖励刺激。除了严重衰退者缺乏效果外，大多在2～3周明显改善。但这种训练必须持之以恒，一旦放松，即可恢复原状。至于其他未出现衰退的患者，由于急性发病期过后尚残留某些精神障碍，也可影响日常生活活动。通常表现较为被动、懒散以及对事物缺乏情感关注等，则需进行督促和引导。

2. 文娱体育活动训练　着重于培养社会活动能力，加强社会适应力，提高情趣和促进身心健康。文娱体育活动的内容应按患者的具体情况加以选择。除一般的游乐和观赏活动外，可逐渐增加带有提高学习和竞技性质的参与性内容。如歌咏、舞蹈、书画、乐器演奏、体操、球类比赛等。又如举行智力竞赛、音乐欣赏等。

3. 社会交往技能训练　精神病患者的社会交往能力往往因脱离社会生活而削弱，在慢性患者甚至严重削弱以至丧失。而这项技能对参与社会生活起重要作用，应尽可能促进其恢复。目前对慢性精神病患者已逐渐采取社会交往技能训练，以改善患者对付应激情况能力，提高社会适应能力，以及适当参与社会生活。

第三节　精神障碍患者的住院康复

精神障碍患者的康复可在各种场合中进行，如病房、日间医院、家庭和工作单位等。按目前我国的现状，急性发病、病情严重者及大部分慢性精神病患者居住于各种精神病医院、精神病疗养院内，由于患者的病程多半迁延和往往不能痊愈，除了精神病症状外，在行为能力上都存在不同程度的心理与社会功能障碍或缺陷，加上社会上还遗留对精神病的偏见和歧视，因而出院回归社会比较困难，以致通常住院时间较长。同时，医院采用的管理方法大多属于看管式照护，患者的活动范围往往局限于病房，脱离家庭和社会生活，在这种封闭式监管下会形成社会剥夺，久而久之使长期住院者的人格衰退并易发生继发性残疾。

因此，精神病院除了进行常规的诊治工作外，需要在医院内开展康复工作以尽可能促进患者康复，防止精神衰退。从现代精神病学和康复医学的发展来看，精神病院开展“医院康复”是一项必不可少的重要工作。当前，不少医院建立了康复管理机构，如设立专门性的精神康复中心、康复科、康复病房及有关的研究部门。在管理先进的医院中还有由精神病学家、精神科医生、精神科护士、心理学家、社会学家及作业疗法专业人员等组成的管理小组、因人而异地进行分类管理，由浅入深地开展康复工作。

一、住院期间的社会生活

目前，国内外都有不少精神病院实施了开放管理，逐渐扩大病人的自由度，以使其人身权利得到最大限度的恢复。创造开放性的生活环境、为住院患者提供较宽容的活动空间，接近现实生活的设施以及有利于促进社会生活能力的条件。允许病人穿着自己的服装，让病人自己管理个人的日常物品，帮助他们重建自顾能力。根据病情不同阶段，实施不同的开放度，可在医院内开放性环境中或公共场所自由活动，可去医院小卖部购物，甚至可在规定时间内单独或集体到院外活动，周末可回家等。在住院生活中，为病人制定有规律的作息时间与活动内容，每天为病人安排合理的人工娱疗，如开展丰富多彩的文体娱乐活动、音乐治疗、绘画、书法、手工劳作等技能训练，使患者置身于健康的活动之中，以转移患者的注意力，减轻病态体验，改善患者与周围环境的接触。提高病人的交往能力。

精神障碍病人住院期间，应加强病人与家庭成员及社会的交往，通过较多的探望，增进家属与病人间的联系和情感交流，其本身就是心理治疗的内容之一。病人出院前可回家短期住一段时间，给病人和亲属提供相互了解和相互适应的机会。这种与亲属和社会生活保持密切联系并参加社会劳动，对慢性精神病人的社会康复十分重要。

二、恢复期病人的康复措施

恢复期病人的康复训练是为重返社会作准备，因此，所有精神病患者从医院内到医院外，均需按不同要求接受各种康复训练。当前我国常用的院内康复训练措施有：生活行为的技能训练、学习行为的技能训练及就业行为的技能训练等。

（一）生活行为的技能训练

生活行为的各种技能训练就是训练患者逐步掌握其生活技能。就生活技能的水平而言，则有高低之分，较低者为基本维持“日常生活活动”的能力，而较高者乃是“文体娱乐活动”的能力以及“社会交往”的能力。对于精神障碍者日常生活技能训练，应根据不同病情采取不同方法。对部分病期较长的慢性衰退患者，由于他们行为退缩、情感淡漠、活动减少、生活懒散、仪表不整、有的完全不能自理生活。则着重训练个人卫生、饮食、衣着等活动，甚至坚持每日数次手把手督促教育。据实践经验，除少数已达到严重衰退缺损者外，大多有效，但必须持之以恒，如一旦放松即可恢复原状。对于其他未达到衰退程度的患者，由于急性期过后尚残留某些精神障碍。表现为被动、对事物不关注等。就应在各方面多加督促与引导。

为了能有效地矫正缺陷和传授新的技能，近年来也做了不少探索。如用代币制管理病房，当病人的行为符合要求时发给筹码，病人就可用他所得到的筹码，换取物品或做一些想做的事情，如定期到病房外面走走、打电话、周日回家或使用厨房等。不符合要求时则收回筹码，这样病人就可通过这种方式学习到适当的行为，对改善病人继发性精神残疾起一些促进作用。病人一旦建立了合适的行为，筹码就应逐渐收回，使行为成为对环境的一种自然反应。

对各类精神障碍者，均需实行社交娱乐方面的技能训练，即“娱乐疗法”。其目的在于培养社会活动能力、提高情绪和兴趣、促进身心健康。因此，这是贯彻“康复”原则的一项重要措施和手段，也是综合性行为康复训练的组成部分。一般在开展过程中，应由专业人员担任组织和训练工作，娱乐活动应按患者的具体情况选择适当的内容。除游乐与观赏活动外，可逐渐增加带有学习提高和竞技性质的娱乐内容，如唱歌、跳舞、绘画、书法、乐器演奏及各种体育竞赛等等，均可循序渐进地进行技能训练。

精神障碍病人的社会交往能力往往因脱离社会生活而削弱，尤其慢性患者可严重削弱以至丧失。目前对慢性精神病患者已重视社会交往技能的训练，从如何正确地表达自己的感受开始，直至如何正确地做出积极寻求帮助和社交礼节等技能，以期改善患者对付应激情况的能力及提高社会适应能力。

（二）学习行为的技能训练

这项训练目的是为训练精神障碍者处理和应付各种实际问题的行为技能，这对于长期不能回归社会者尤为重要。训练的主要内容包括文化知识教育和一般技能学习等，故又称为“教育疗法”。

在住院期间普遍地进行各种类型的教育活动，如时事形势教育、卫生常识教育和科技知识教育等，以提高其常识水平及培养学习新知识和新事物的能力。学习内容可选用趣味性强、易于接受的题材，可采取上课或讨论等集体形式进行。还可设置各种培训课程，每日安排 1 ~2h 进行类似课堂教学的活动，授以简单的文化知识、绘画及劳作等。

经过医院康复阶段，大多数患者将回归社会。这些患者在回归前学习有关的技能，如清洗衣物、家庭布置、物品采购、烹饪技术、园艺操作等等．对改善其家庭职能、家庭关系和提高社会适应能力可起重要作用。

在以上技能训练中，应循循善诱、耐心教育、不厌其烦地示范，且应反复缓慢地进行，不宜操之过急以增加患者的应激。

（三）就业行为的技能训练

各种功能障碍的康复都必须开展作业疗法，即实行劳动作业方面的技能训练，在精神医学的领域内，又简称为“作业疗法”、“工疗”等，是住院期间一种重要的康复手段，这种训练是为了使精神障碍者也具有一定的工作就业的行为技能，为重新回归社区做好准备，尽可能为社会发展和经济建设做出应有的贡献。从生活、学习和工作就业三方面来看，就业行为训练更具有实际意义。现行的训练内容，大致可分为三种：简单作业训练、工艺制作训练及职业性劳动训练。

1. 简单作业训练　是目前医院内普遍进行的较简单的劳动作业训练，如粘贴信封、折叠纸盒等，形式比较单一，适合于大多数患者集体活动。尽管如此，具体安排时仍应根据病情特点，不同职业和文化水平特点，尽可能个体化地对各类患者进行粗略的分组训练。比如对文化水平高一些的人，可安排抄写或整理文件之类的工作。对于职业妇女和家庭主妇在工疗安排上就应有差别，因为后者的康复目标大多是管理家务，而那些抑郁症患者，由于他们存在自责自罪及情绪低落等精神症状，宜安排鼓励其信心的工疗品种，也可指派某些适当的劳动任务，以满足其要求补偿“罪孽”的欲望。至于精神分裂症患者，因主要存在孤独、淡漠和脱离现实的倾向，可安排他们从事能提高兴趣的活动和工作。使之集中注意，以减少各种精神症状的干扰；并尽可能促使其增加与周围环境的接触，如逐步参加需要集体配合的操作工序等。

2. 工艺制作活动　又称“工艺疗法”，系训练患者进行手工艺术性操作，如各种编织、工艺美术品制作、玩具和装饰品制造等。通常是较多艺术性及技能性的活动。参加对象则以病残程度较轻及有志于学习技艺者为主。由于工艺制作活动可激发创造力、增强才能。提高兴趣及稳定情绪等，往往具有较大的吸引力而使精神残疾者较主动地投入，对心理社会功能的康复起着颇为有利的影响。在训练中应配备有相当工艺水平的专业人员进行耐心细致的带教。

3. 职业性劳动训练　是为回归社区工作就业做好准备。这种劳动训练内容尽可能安排与回归后从事的职业相类同，但实际上往往不能达到，而只能按具体条件选择相近似的工种或所谓的“替代性活动”。与此同时，还应重视培训患者胜任工作的其他行为技能，如调整与领导、同事间的人际关系及与就业有关的各种应付技能等。

第四节　精神分裂症患者的康复

精神分裂症患者在恢复期需要进行精神上的调理。很多在一般人看来不值一提的生活能力、交往能力，对于精神病人而言，都需要重新学习和掌握。这种康复过程是渗透到病人的一言一行当中的。病人需要像小孩学走路一样，重新学习和锻炼。

一、生活自理

有些病人在病好之后就变懒了，不注意个人卫生、不打扫房间、也不洗衣做饭。这有可能是病情本身的残留症状，也可能是药物反应，还有可能是家属对病人过分照顾，不让他做家务。不论是哪一种原因，病人的生活过于懒散，或者过于依赖他人的照顾，对他的康复都是很不利的。精神病不同于躯体疾病，在恢复期不需要充分的体力休养，适当的活动可以增加病人身体的灵活性和协调性，提高他的生活独立性，为他进一步参加社会生活打下基础。对病人来讲，要提高认识，主动做家务，自己来安排自己的生活；对家属来讲，要多加督促和鼓励。

二、情感交流

人的情感活动包括内心体验和面部表情两方面。正常人对外部事物都会有喜、怒、哀、乐等情感反应，然后再通过表情表达出来。恢复期病人常常给人一种表情呆板、反应迟钝的印象，因此就需要训练。首先，要提高兴趣，兴趣越大，情感的投入越多，愉快感也就越强；其次，要设身处地地体谅和关心他人，理解了别人的情感，才能唤起自己的情感；再次，要充实生活内容，聊天、看电视、听广播、读报纸等等日常生活中非常简单的小事，都可以充实病人的信息来源，整日呆坐少语、无所事事，自然难以产生丰富的情感；最后，要善于适时、适度地表达情感，情感的交流在人际交往中至关重要，这种交流往往并不需要过多的语言，有时一个眼神、一次点头、一次微笑，就足以让对方感受到你的存在。这种表达需要一定的技巧，病人要有意识地在实践中学习和摸索，也需要家属耐心的帮助。

三、注意力

恢复期病人的注意力往往难以集中或不能持久，这对病人的生活、工作会有很大妨碍。对此，首先要排除药物的影响，选用镇静作用轻微的药物进行维持治疗。另外，要加以训练，来延长主动注意的时间。具体的方法是，先从简单的、病人感兴趣的事做起。如果病人喜欢听音乐，就安排一个安静的环境，让病人全神贯注地听音乐，并记录病人集中注意的时间。每天坚持训练，病人注意力集中的时间就会逐渐延长。然后再训练病人集中从事复杂事物（如读书、写字等）的时间。一般来说，如果病人能够集中从事一件事达1 h以上，就不会给他的人际交往和日常生活带来大的妨碍。重要的是，要持之以恒地锻炼。

四、语言表达

很多精神病人都是性格内向、不善言谈。这些病人在病好之后，如果再不加以训练，就会继续影响病人的社交能力，最终成为病情复发的隐患。训练语言表达能力，首先是让病人敢说，其次才是学习怎么说。在家庭生活中，要建立一种宽松、平和的气氛，使病人有随意表达自己意愿的机会，而不至于因为病人的言谈不当，被中途打断，或被嘲笑、轻视。对于不善言谈的病人，家属要寻找机会，自然地诱导病人开口讲话。比如让他对某些家庭事务发表意见，同他一起讨论新闻逸事等。只要病人开口讲话，不论他讲的是否有道理，都要听他把话讲完，尽可能地尊重他的意见，不要轻易去反驳他。至于讲话的条理性，这主要反映了思维的条理性，与病人受教育的程度有密切关系，这方面的训练绝非一朝一夕之功，需要病人在日常生活中自己去摸索和总结。语言最主要的功能是交流，只要能够把自己的想法表达清楚，让别人听明白，就足以胜任人际交往。因此，不要对病人要求过高。

五、待人接物

人际交往需要一些基本的礼仪，比如互相问候、表示关心、递烟倒茶、临别送行等。精神病人因病与外界隔离的时间较长，对这些礼仪难免有些生疏，因此需要为他提供机会重新训练。一方面，可以有意安排客人来家里做客，事先要征得病人的同意，询问病人对来访者的态度，安排好病人将要扮演的角色。对来访者，要说明病人的情况，特别要介绍，哪些话病人愿意听，哪些话病人不愿听，让客人有充分的思想准备，以免见面后因言语不当而发生不愉快的事情。在客人到来时，由家属引荐，然后让病人主要负责接待。在谈话的过程中，要引导和鼓励病人积极参与，发现病人有言语不当之处，要主动“圆场”，而不要当面说穿。客人临行时，家属和病人一同与客人道别。另一方面，家属应带领病人上街购物、郊游、串门等。在保证安全的情况下，也应允许病人独自交友、外出。在每一次社交过程结束后，家属应主动同病人交流感受、总结经验，要善于发现病人微小的进步，并加以鼓励，在此基础上，适时地指出不足。以上几点都是我们在日常生活中每天要做的事情，而对于恢复期的精神病人而言，做这些事就需要特别的关照。

因此，精神康复的理论是渗透到病人的一言一行当中的，家属要把同病人的每一次谈话、每一次办事都提高到治疗的高度来认识。很多精神病人在病好了之后，怕再受刺激，就尽量少跟别人来往；怕累着就不去工作，甚至不干家务活，不料理个人卫生。久而久之，病人不仅越呆越懒，而且由于长期与外部世界脱离，就会出现人际交往的困难，学习工作能力的减弱。就好比一个患有严重躯体疾病的人，因病长期卧床就会出现肌肉的“失用性萎缩”一样，人的精神活动如果长期缺乏内容，也会出现“精神的萎缩”即精神残疾。俗话说“冰冻三尺，非一日之寒”，平时一点一滴地积累，尽管很操心、很累，但时间长了，必会有所回报。否则，一旦发现病人出现衰退症状什么也不想干、什么也不能干的时候，后悔就来不及了。建议家属为病人设立康复档案，定期记录病人的病情、服药情况以及家庭生活和社会生活的情况，在医生的指导下制定康复计划。如果有可能的话，也请病人记康复日记。这样，经过长期不懈的努力，当病人抛弃了精神病的包袱、自信地面对生活的时候，自己会感到由衷的欣慰和自豪。

（王　露　肖　丽）

第三章 心血管疾病的康复护理

第一节 心脏康复技术

目前，心脏康复已经成为世界卫生组织为控制心血管疾病而制定策略的重要组成部分。心脏康复的目的不仅是训练因为心血管疾病而致残的患者改善其心脏功能和使其适应环境，而且帮助患者主动改变自己的生活方式并介入到患者所处的环境和社会中去，最终提高心血管患者的生活质量。为了使护理同行进一步了解并开展心脏康复，笔者查阅国内外文献，就心脏康复的最新进展综述如下。

一、心脏康复的含义及目的

1. 心脏康复的含义　国外有学者提出，心脏康复的定义是指“通过综合的长期计划，包括医疗评价、运动处方、减少心脏危险因素、教育和咨询等，限制心血管疾病对生理和心理的影响，减少猝死或再梗死的危险，控制心脏病症状，稳定或逆转动脉粥样硬化的进程，提高病人的心理、社会和职业的状况。”在某种意义上，心脏康复是一个多学科、多门类、多形式的综合性医学保健模式，涉及多个医疗科室的综合治疗，包括心血管内科、外科、康复科、心理治疗中心等；同时对患者实施多方位的干预措施，诸如由医生、护士、物理治疗师、作业治疗师、营养师、心理学家和社会工作者组成的医疗小组，为心脏病患者提供综合医疗服务；并且形式多样化，可以是正规的医疗组织，也可以是社区或是家庭形式的康复程序，最终使患者恢复正常或接近正常的生活状态。

2. 心脏康复的目的　心脏康复的目的是减轻症状，改善心血管系统的功能，改变疾病的自然进程，减少发病率和病死率，提高生活质量。通过心脏康复，制定合理的运动处方和安全的日常生活活动能力范围，评价康复运动效果，用以指导患者的临床治疗处理。此外，还可结合运动超声心动图和气体代谢等指标，评估有氧能力和左心室收缩和舒张功能，以指导心脏康复的临床实践。诸多研究证实，心脏康复通过运动训练、改善生活方式和降低危险因素等途径可以达到心脏康复的目的。

二、心脏康复的对象

一般而言，参加心脏康复的对象为心脏疾病诊断已明确的患者。目前，心脏康复的对象已扩大到所有心血管疾病的患者。在冠心病方面，不仅涉及了没有并发症的急性心肌梗死患者，而且还囊括了各种并发症的心肌梗死患者、心绞痛患者、心脏搭桥手术后和冠状动脉扩张成形术后的患者，此外，还包括风湿性心脏病、心力衰竭、安置起搏器、严重心律失常和安装植入性装置、心脏移植和心肺移植者。也就是说，只要患者没有严重的禁忌证，心脏康复几乎适用于所有心血管疾病患者。

三、心脏康复的主要机制

心脏康复的机制证实了运动对心脏功能的益处，证明了心理、社会状况在改善心脏功能和身体工作能力方面的显著效果，这使得心脏康复更容易被接受和坚持，也使大多数患者从中受益，并在基层得以开展心脏康复工作。其主要机制包括：

1．心脏正性血流动力学和心脏功能适应性改变　心脏康复通过增加冠状侧支血管氧供，减轻动脉硬化程度，延缓冠状动脉病变的进程，减少冠状动脉血栓形成的危险性，从而缓解心肌缺血缺氧的症状，提高心血管的工作效率和冠状血流的储备能力，降低心血管事件发生率和病死率；同时由于肾上腺素的释放，降低收缩压，改善心肌血管侧支循环，延长冠状动脉灌注时间。

2．外周适应作用　血管内皮功能障碍已经公认是心肌缺血的触发因素之一。内皮介导的一氧化氮（NO）生成障碍可导致血管收缩和运动诱发的缺血。最近在人体试验中，已经确认运动训练可减弱冠状动脉缩塔，增加冠状动脉血流，与 L－arginine（NO 的标记分子）和 NO 合成酶活性和表达增加有关，也与细胞外超氧化物歧化酶增加有关，以减少 NO 过早分解。

3．心理健康状况的改善　对心血管疾病患者进行心脏康复，可减少其对疾病的忧虑和担心，缓解精神压力，增强恢复的自信心。而及早地回归社会和恢复工作，则会大大改善患者的心理状态，从而形成良性循环，增强心脏康复的效应。

四、心脏康复程序

目前，通常使用危险性分层的概念，设计出一些客观的标准来区分低危层、中危层和高危层的患者。并按照患者病情的严重程度和康复时间的长短，从入院开始直至恢复健康共分为三个阶段。

1．第Ⅰ阶段（住院期）　一般为 1 周左右，此阶段强调的问题是自我护理。重点在于具有预兆体征及症状的医疗和告知控制危险因素的一般知识，比如心脏疾病发作和痊愈过程的特点，相应的治疗，康复过程中的活动进展，安全性考虑等。通过代谢当量（MET，即单位时间内单位体重的耗氧量）的测定，对于心脏监护病房（CCU）中活动能力在 1～2 MET 和普通病房中活动能力在 2～3 MET 的患者，均可以开始康复运动。从床上四肢的被动和主动活动逐渐过渡到步行，具体的运动处方应根据患者的具体情况来制定并随时予以调整。在此过程中，医务人员要严格掌握适应证和禁忌证，在患者进行康复运动时应备好急救药物及急救设备，特别是急救车和除颤器，同时医务人员应监护整个康复运动过程，以免发生意外。康复运动应遵循由低强度到高强度、由短时间到长时间的训练原则。

2．第Ⅱ阶段（出院早期）　一般为 2～8 周，此阶段的主要目的是强化住院期的观念，并使之应用于日常生活中。进一步控制生活方式转变中的危险因素（如吸烟、饮食），消除紧张情绪，开展运动试验和康复运动，进行职业考虑和重新工作，及时处理恢复中的心理、社会问题，提高患者的生活质量。通常由康复运动和健康咨询组成。康复运动一般是在理疗师的监护下进行运动锻炼，运动训练为每天 2 次骑车运动，每次 30～40 min，包括热身运动及恢复的时间，整个运动期间理疗师要在旁监护，以防意外的发生。另外患者可在自我监控下步行，每天 2 次，每次 20～30 min。健康咨询形式可多样化，应根据患者的个体情况进行一对一教育，或是讲演以及多媒体演示。健康咨询内容主要包括运动训练、饮食管理、危险因素的控制、日常生活的安全活动量、压力管理、职业恢复等六部分。医生、护士、营养师、理疗师等专业人员都参与整个阶段，并为患者及家属提供专业咨询。

3. 第Ⅲ阶段（恢复期） 一般为8～10周或者更长，此阶段为Ⅱ期的延续，继续强化患者的康复意识，坚持康复运动，建立健康的生活习惯，减轻压力、缓解焦虑、抑郁、维持良好的心态，并对恢复职业的患者进行具体的职业指导。本期持续时间越长越能有效巩固前期效果，对患者也越有利。

五、心脏康复的意义

1. 医学意义 心脏康复通过适当的运动及体力允许下的加负荷运动，可以显著降低心血管疾病的发病率，降低血管的再狭窄、再梗死率及病死率，防止身体长期不活动引起的失调现象；通过健康教育，增强患者对威胁人类健康的心血管疾病危险因素的认识；通过改变患者对健康有害的生活方式，促进其健康生活方式的建立，提高其生活质量。

2. 经济学意义 心脏康复通过患者的自我干预及家庭、社会的支持，使患者建立良好的生活方式，提高其生活质量，从而大大减少被动治疗所需花费的巨额开支，提高花费－效益比，不但节省个人、单位的经费开销，也是对社会的重大贡献。

3. 社会意义 心脏康复提高了患者的生活质量，对生存的诠释不再是单纯的生命时间延长或苟延残喘地活着，而是通过减少残障率，使其获得继续工作，创造价值，体现自我的心理满足，精神世界得到豁然解放；同时它符合世界卫生组织（WHO）的“2000年人人享有初级健康权利”的宗旨；此外，心脏康复还是一个“温暖工程”，是重塑人类伦理、道德的“精神工程”。因为健康不仅是躯体的，也是心理的、精神的，而这些又依赖于人们之间相互融洽、和谐、温存。实际上，在实施心脏康复的过程中，人们不仅通过各种医疗行为转化为可见的疗效，也通过语言、心灵的相互交融，传达了仁爱、怜悯的情感。国外近30多年来，以早期活动、健康教育和心理治疗为中心的心脏康复已积累了不少经验，在缩短住院天数、减少住院费用、降低死亡率和致残率等方面已取得重大进展，并逐渐形成了综合性的心脏康复程序，成为心血管疾病医疗的重要组成部分。

第二节 冠心病的康复护理

冠状动脉粥样硬化性心脏病（coronary atherosclerotic heart disease），指冠状动脉粥样硬化使血管狭窄或阻塞和（或）因冠状动脉功能性改变（痉挛）导致心肌缺血缺氧或坏死而引起的心脏病，统称冠状动脉性心脏病（coronary heart disease），简称冠心病，也称缺血性心脏病（ischemic heart disease）。

一、主要功能障碍及评估

（一）主要功能障碍

冠心病患者的主要功能障碍是心脏功能障碍，直接原因为冠状动脉狭窄或阻塞导致心肌缺血缺氧。此外，还有一系列继发性躯体和心理障碍，包括：

1. 心血管功能障碍 冠心病患者因长期体力活动的减少，使心血管系统的适应性降低，通过适当的运动训练，能改善患者的心血管功能。

2. 呼吸功能障碍 冠心病直接的全身表现是缺氧的症状，即胸闷、气短，与循环功能不良有关。而长期心血管功能障碍可导致肺循环功能障碍，使肺血管和肺泡气体交换的效率降低，吸氧能力下降诱发或加重缺氧症状。

3. 全身运动耐力减退　冠心病和缺乏运动均导致机体吸氧能力减退、肌肉萎缩和氧化代谢能力降低，从而限制了全身运动耐力。

4. 代谢功能障碍　缺乏运动可导致胰岛素抵抗、高胰岛素血症、血脂及糖代谢的障碍。表现为血胆固醇和三酰甘油增高，高密度脂蛋白胆固醇降低。

5. 行为障碍　冠心病患者往往伴有不良生活习惯、心理障碍等；也是影响患者日常生活和治疗的重要因素。

（二）评估

1. 健康状态评估

（1）评估患者的一般情况：包括姓名、性别、年龄、体重、职业、工作环境、家庭情况等。

（2）是否有冠心病、心血管疾病及糖尿病家族史；是否有高血压、高血脂病史。

（3）是否吸烟，包括吸烟的量及持续的时间。

（4）评估心绞痛、心肌梗死的情况：如心绞痛的诱因、部位、性质、强度、持续时间、缓解方式、近期服用的药物等。

（5）评估以前治疗心绞痛的药物的疗效和副作用。

（6）运动状况。

2. 心电运动试验　心电运动试验（exercise testing，ECG）是指通过逐步增加运动负荷，以心电图为主要检测手段，并通过试验前、中、后心电和症状以及体征的反应来判断心肺功能的试验方式。制订运动处方一般采用分级症状限制型心电运动试验。出院前评估则采用 6 min 步行，或低水平运动试验。

3. 超声心动图运动试验　超声心动图可以直接反映心肌活动的情况，从而揭示心肌收缩和舒张功能，还可以反映心脏内血流变化情况，所以有利于提供运动心电图所不能显示的重要信息。

4. 行为类型评估　Friedman 和 Rosenman（1974）提出行为类型，其特征如下。

（1）A 类型：工作主动、有进取心和雄心、有强烈的时间紧迫感（同一时间总是想做两件以上的事），但是往往缺乏耐心、易激惹、情绪易波动。此行为类型的应激反应较强烈，因此需要将应激处理作为康复的基本内容。

（2）B 类型：平易近人、耐心、充分利用业余时间放松自己、不受时间驱使、无过强的竞争性。

二、临床分期

根据冠心病康复治疗的特征，国际上将康复治疗分为三期。

1. Ⅰ期　指急性心肌梗死或急性冠脉综合征住院期康复，冠状动脉分流术（CABG）或经皮穿刺冠状动脉内成形术（PTCA）术后早期康复也属于此列。发达国家此期已经缩短到 3 ~ 7 d。

2. Ⅱ期　指患者出院开始，至病情稳定性完全建立为止。时间 5 ~ 6 周。由于急性阶段缩短，Ⅱ期的时间也趋向于逐渐缩短。

3. Ⅲ期　指病情处于较长期稳定状态，或Ⅱ期过程结束的冠心病患者，包括陈旧性心肌梗死、稳定性心绞痛及隐性冠心病。PTCA 或 CABG 后的康复也属于此期。康复程序一般为 2 ~ 3 个月，自我锻炼应该持续终生。有人将终生维持的锻炼列为第Ⅳ期。

三、适应证与禁忌证

（一）适应证

1. Ⅰ期　患者生命体征稳定，无明显心绞痛，安静心率 110 次/min，无心力衰竭、严重心律失常和心源性休克，血压基本正常，体温正常。

2. Ⅱ期　与Ⅰ期相似，患者病情稳定，运动能力达到 3 METs 以上，家庭活动时无显著症状和体征。

3. Ⅲ期　临床病情稳定者，包括陈旧性心肌梗死、稳定型劳力性心绞痛、隐性冠心病、冠状动脉分流术和腔内成形术后、心脏移植术后、安装起搏器后。过去被列为禁忌证的一些情况如病情稳定的心功能减退、室壁瘤等现正在被逐步列入适应证的范畴。

（二）禁忌证

凡是康复训练过程中可诱发临床病情恶化的情况都列为禁忌证，包括原发病临床病情不稳定或合并新的临床病症。

四、康复护理措施

（一）Ⅰ、Ⅱ期康复

Ⅰ、Ⅱ期主要是通过适当活动，减少或消除绝对卧床休息所带来的不利影响。逐步恢复一般日常生活活动能力。运动能力达到Ⅰ期康复为 2 ~ 3 METs、Ⅱ期康复为4 ~ 6 METs。

1. 活动　大约 200 年前，Heberden 报告，冠心病患者做锯木劳动，每天 1.5 h，6 个月后冠心病痊愈。此后，有更多的有关运动能减轻和治愈冠心病的报道。

一般从床上的肢体活动开始，先活动远端肢体的小关节；做抗阻活动可以采用捏气球、皮球，或拉皮筋等，一般不需要专用器械；吃饭、穿衣等日常生活活动也可以早期进行。训练时要注意保持一定的活动量，但日常生活和工作时应采用能量节约策略，比如制定合理的工作或日常活动程序，减少不必要的运动和体力消耗等，以尽可能提高工作和体能效率。避免剧烈活动及各种比赛以及竞技性活动；避免长时间活动。

2. 呼吸训练　呼吸训练主要指腹式呼吸。腹式呼吸的要点是在吸气时腹部隆起，让膈肌尽量下降；呼气时腹部收缩，把肺的气体尽量排出。呼气与吸气之间要均匀连贯，可以比较缓慢，但不可憋气。

3. 坐位训练　坐位是重要的康复起始点，应该从第 1 天就开始。开始时可将床头抬高，把枕头或被子放在背后，这样有依托坐的能量消耗与卧位相同，但心脏负荷实际上低于卧位，因上身直立体位使回心血量减少，同时射血阻力降低。应让患者逐步过渡到无依托独立坐。

4. 步行训练　步行训练从床边站立开始，先克服直立性低血压。在站立无问题之后，开始床边步行（1.5 ~ 2.0METs），以便在疲劳或不适时能够及时上床休息。此阶段患者的活动范围明显增大，因此监护需要加强。避免高强度运动，有上肢超过心脏平面的活动均为高强度运动，应该避免或减少。例如患者自己手举盐水瓶上厕所。此类活动的心脏负荷增加很大，常是诱发意外的原因。

5. 大便　患者务必保持大便通畅，如果出现便秘，应该使用通便剂；患者有腹泻时也需要注意严密观察，因为过分的肠道活动可以诱发迷走神经反射，导致心律失常或心电不稳。提倡坐位大便，禁忌蹲位大便或在大便时过分用力。因为卧位大便时由于臀部位置提高，回心血量增加，使心脏负荷增加，同时由于排便时必须克服体位所造成的重力，所以需要额外用力（4 METs）。

6. 上下楼　可以缓慢上下楼，下楼的运动负荷不大，而上楼的运动负荷主要取决于上楼的速度；必须保持非常缓慢的上楼速度，一般每上一级台阶可以稍事休息，以保证没有任何症状。可以自己洗澡，但要避免过热、过冷的环境和洗澡水；可以做一些家务劳动及外出购物，但要循序渐进。活动强度为 40%~50% HRmax；为确保安全性，应在进行较大强度活动时采用远程心电图监护系统监测，或在有经验的康复治疗人员的指导下进行。

7. 娱乐　可以进行有轻微体力活动的娱乐，但要避免气喘和疲劳。如室内外散步、医疗体操、气功、园艺活动。

8. 康复方案调整与监护　如果患者在训练过程中没有不良反应，运动或活动时心率增加 <10 次/min，次日训练可以进入下一阶段。运动中心率增加在 20 次/min 左右，则需要继续同一级别的运动。心率增加超过 20 次/min，或出现任何不良反应，则应该退回到前一阶段运动，甚至暂时停止运动训练。为了保证活动的安全性，可以在医学或心电监护下开始所有的新活动。在无任何异常的情况下，重复性的活动不一定要连续监护。

9. 一般患者主张 3~5 d 天出院，但要确保患者可连续步行 200 m 无症状和无心电图异常。出院后每周需要门诊随访一次。任何不适均应暂停运动，及时就诊。

（二）Ⅲ期康复

巩固Ⅰ、Ⅱ期康复成果，控制危险因素，改善或提高体力活动能力和心血管功能，恢复发病前的生活和工作。

1. 基本原则

（1）个体化：因人而异的制定康复方案。

（2）循序渐进：遵循学习适应和训练适应机制。学习适应指掌握某一运动技能时由熟悉至熟练的过程，是一个由兴奋、扩散、泛化，至抑制、集中、分化的过程，是任何技能的学习和掌握都必须经历的规律。训练适应是指人体运动效应提高由小到大，由不明显到明显，由低级到高级的积累发展过程。

（3）持之以恒：训练效应是量变到质变的过程，训练效果的维持同样需要长期锻炼。一般认为额定训练时间产生的训练效应将在停止训练类似的时间后消失。运动训练没有一劳永逸的效果。

（4）兴趣性：兴趣可以提高患者参与并坚持康复治疗的主动性和顺应性。如果康复运动治疗方法单一，又不注意定时定期改变方法，或采取群体竞赛的形式，穿插一些活动性游戏，则患者常感到参加运动治疗枯燥无味成为负担导致不少患者中途退出的现象。

（5）全面性：冠心病患者往往合并有其他脏器疾病和功能障碍，同时患者也常有心理障碍和工作（娱乐）、家庭（社会）等诸方面的问题，因此，冠心病的康复绝不仅仅是心血管系统问题。对患者要从整体看待，进行全面康复。

2. 康复

（1）有氧运动：机体通过有氧代谢途径提供能量的运动称为有氧运动，这种运动通常为低、中等强度且持续较长的耐力运动，运动形式常为肢体大肌群参与且具有节律性、反复重复性质的运动，如步行、登山、游泳、骑车、中国传统形式的拳操等。慢跑曾经是推荐的运动，但是其运动强度较大，下肢关节承受的冲击力较显著，运动损伤较常见，因此近年来已经不主张使用。

（2）运动方式：分为间断性和连续性运动。间断性运动指基本训练期有若干次高峰靶强度，高峰强度之间强度降低。其优点是可以获得较强的运动刺激，同时时间较短，不至于引起不可逆的病理性改变。主要缺点是需要不断调节运动强度，操作比较麻烦。连续性运动指训练的靶强度持续不变，这是传统的操作方式，主要优点是简便，患者相对比较容易适应。

（3）运动量：运动量是康复治疗的核心，要达到一定阈值才能产生训练效应。合理的每周总运动量为700～2000 cal（相当于步行10～32 km）。运动量<700 cal/周只能维持身体活动水平，而不能提高运动能力。运动量>2000 cal/周则不增加训练效应。运动总量无明显性别差异。运动量的基本要素为：

①运动强度：运动训练所必须达到的基本训练强度称之为靶强度，可用最大心率（HRmax）、心率储备、最大吸氧量（VO2max）、METs等方式表达。靶强度与最大强度的差值是训练的安全系数。靶强度一般为40%～85% VO2max或METs，或60%～80% HR储备，或70%～85% HRmax。

②运动时间：指每次运动锻炼的时间。靶强度运动一般持续10～60 min。在额定运动总量的前提下，训练时间与强度成反比。准备活动和结束活动的时间另外计算。

③训练频率：训练频率指每周训练的次数。国际上多数采用每周3～5 d的频率。合适运动量的主要标志：运动时稍出汗，轻度呼吸加快但不影响对话，早晨起床时感觉舒适，无持续的疲劳感和其他不适感。

（4）训练实施：每次训练都必须包括：

①准备活动。主要目的是预热（warm－up），即让肌肉、关节、韧带和心血管系统逐步适应训练期的运动应激。运动强度较小，运动方式包括牵伸运动及大肌群活动，要确保全身主要关节和肌肉都有所活动，一般采用医疗体操、太极拳等，也可附加小强度步行。

②训练活动。指达到靶训练强度的活动，中、低强度训练的主要机制是外周适应作用，高强度训练的机制是中心训练效应。

③结束活动。主要目的是冷却（cold－down），即让高度兴奋的心血管应激逐步降低，适应运动停止后血流动力学改变。运动方式可以与训练方式相同，但强度逐步减小。

充分的准备与结束活动是防止训练意外的重要环节（训练中心血管意外75%均发生在这两个时期），对预防运动损伤也有积极的作用。

（5）性功能障碍及康复：Ⅲ期康复应该将恢复性生活作为目标（除非患者没有需求）。判断患者是否可以进行性生活的简易试验有：

①上二层楼试验（同时做心电监测）。通常性生活心脏射血量约比安静时高50%，这和快速上二层楼的心血管反应相似。

②观察患者能否完成5～6 METs的活动。因为采用放松体位的性生活最高能耗4～5

METs。日常生活中看精彩球赛时的心率可能会超过性生活。在恢复性生活前应该经过充分的康复训练，并得到经治医师的认可。应该教育患者采用放松姿势和方式，避免大量进食后进行。必要时在开始恢复性生活时采用心电监测。

五、康复教育

康复教育的内容包括：

1. 向患者及家属介绍心脏结构、功能、冠状动脉病变，药物治疗的作用及运动的重要性，避免竞技性运动。

2. 向患者及家属介绍冠心病的危险因素，生活行为与冠心病的影响关系。需要理解个人能力的限制，应定期检查和修正运动处方，避免过度训练。

3. 估测每天热量摄入，给予低脂、易消化饮食，避免摄入酸、辣、刺激性食物；勿食或少食脂肪、胆固醇含量高的食物；戒烟酒，多吃水果、蔬菜，避免饱餐，防止短时间心脏负荷过重。定时监测空腹血脂水平如胆固醇、三酰甘油、低密度和高密度脂蛋白，以及近期降脂药物治疗情况。测定体重指数，防治高血压、糖尿病、高脂血症和肥胖。

4. 了解心理障碍程度，如压抑、焦虑、孤独、生气、情绪易激动等。通过个人或小组形式进行咨询和教育，使患者改变不正确的生活方式和树立健康行为的自信心，教会患者处理应激的技巧和放松方法等。

5. 注意周围环境因素对运动反应的影响，包括：寒冷和炎热气候要相对降低运动量和运动强度，避免在阳光下和炎热气温时剧烈运动；穿戴宽松、舒适、透气的衣服和鞋；上坡时要减慢速度；饭后不做剧烈运动；感冒或发热症状和体征消失 2 d 以上再恢复运动。训练必须持之以恒，如间隔 4 ~7 d 以上，再开始运动时宜稍减低强度。

6. 识别心绞痛、心肌梗死临床表现，知道硝酸甘油的使用注意事项：应随身携带，保证药物有效，避光保存；如发生心绞痛立即舌下含服，如无效可连服 3 次；服用后应取坐位或卧位；若服用 3 次仍无效则高度怀疑心肌梗死，应立即送医院诊治；硝酸甘油不要与酒精、咖啡、浓茶同时服用。

7. 提供给冠心病患者有关性生活方面的指导。

（王　露　肖　丽）

第四章　糖尿病的康复护理

糖尿病（diabetes mellitus）是由多种病因引起的以慢性高血糖为特征的代谢紊乱。按1997年WHO对糖尿病分型和诊断的新建议，按病因把糖尿病分为4种类型，即1型糖尿病（有两个亚型）、2型糖尿病、其他特殊类型糖尿病（有8个亚型）和妊娠期糖尿病。

糖尿病的慢性并发症是造成患者致死、致残的重要原因。所有失明患者中，9%与糖尿病有关；约35%新发生的终末期肾病是由糖尿病引起；约有50%的糖尿病患者死于冠心病；糖尿病患者脑卒中的危险率比非糖尿病高2.5倍；2型糖尿病中神经病变患病率比非糖尿病高5倍；在非创伤性截肢中，糖尿病患者占50%以上。

一、主要功能障碍及评估

（一）诊断标准

1980年以来，国际上通用WHO的诊断标准，1997年美国糖尿病协会（ADA）提出修改糖尿病诊断标准为：症状（多尿、多饮、多食和体重减轻）+随机血糖≥11.1mmol/L（200 mg/dl），或FPG（空腹血糖）≥7.0mmol / L（126 mg/dl），或OGTT（口服葡萄糖耐量试验）中2HPG（2h血糖）≥11.1mmol / L（200 mg/dl）。症状不典型者，需另一天再次证实。

（二）糖化血红蛋白Alc（HbAlc）

由于红细胞在血循环中的寿命约为120 d，因此HbAlc测定可反映取血前4~12周血糖的总水平，它弥补了空腹血糖只反映瞬时血糖值之不足，而成为糖尿病控制的重要监测指标之一，也是评价血糖控制方案的金标准。血糖控制未达到目标或治疗方案调整后，糖尿病患者应每3个月检查一次HbAlc；血糖控制达到目标的糖尿病患者应每年至少检查2次HbAlc。

（三）糖尿病慢性并发症的评估

1. 糖尿病的眼部并发症　糖尿病患者的致盲率为普通人群的25倍，足以说明糖尿病视网膜病变的严重性与危害性。患糖尿病后要定期检查眼底，非增殖期病变出现临床有意义黄斑水肿，或病变已进入增殖期时应及时采取激光治疗能使绝大多数糖尿病患者免于失明。

2. 糖尿病肾病　糖尿病肾病（diabetic nephropathy，DN）是糖尿病主要的慢性并发症，也是I型糖尿病患者的主要死亡原因。

尿微量白蛋白排泄率（UAER）是诊断早期糖尿病肾病的重要指标，也是判断DN预后的重要指标。UAER <20 ug/min为正常白蛋白尿期；UAER20~200 ug/min，即微量白蛋白尿期，临床诊断为早期糖尿病肾病；当UAER持续>200 μg/min或常规尿蛋白定量>0.59/24 h，即诊断为临床糖尿病肾病。

3. 糖尿病多发性神经病变糖尿病对周围和中枢神经均可造成损害，最常见的是糖尿病多发性神经病变，其诊断标准必须符合下列条件：

（1）糖尿病诊断明确。

（2）四肢（至少在双下肢）有持续性疼痛和感觉障碍。

（3）双拇趾或至少有一拇趾的振动觉异常：用分度音叉在拇趾末关节处测3次振动觉的均值小于正常同年龄组。

（4）双踝反射消失。

（5）主侧（按利于测算）腓总神经感觉传导速度低于同年龄组的正常值的1个标准差。

二、康复护理措施

（一）饮食疗法

饮食治疗是所有糖尿病治疗的基础，是糖尿病自然病程中任何阶段预防和控制糖尿病手段中不可缺少的组成部分。控制体重在正常范围内，保证青少年的生长发育；单独或配合药物治疗来获得理想的代谢控制（血糖、血脂、血压）；饮食治疗应尽可能做到个体化；限制饮酒，特别是肥胖、高血压和（或）高三酰甘油血症的病人。

1. 控制总热量　糖尿病饮食治疗的首要措施是控制每日总热量，成年人休息状态下每日每公斤理想体重给予热量25～30 kcal，轻体力劳动者30～35 kcal，中度体力劳动者35～40 kcal，

重体力劳动者40 kcal以上。

2. 三大营养的适当比例和摄入量

（1）碳水化合物：糖尿病患者膳食的总热量中碳水化合物应占55%～65%。应严格限制单糖及双糖的摄入，因吸收迅速，很容易升高血糖。目前认为，适当提高碳水化合物的摄入量不仅可改善糖耐量，降低血脂，还可提高周围组织对胰岛素的敏感性。

（2）蛋白质：成人糖尿病患者蛋白质的需要量为每日每千克体重1.0 g左右，占总热量的10%～20%，对于生长发育阶段的儿童、妊娠、哺乳、营养不良及消耗性疾病者应放宽对蛋白质限制，可按每日每千克体重1.2～1.59计算，有肝肾功能衰竭者必须减少蛋白质的摄入量，按每日每千克体重0.6～0.79 g计算。

（3）脂肪：糖尿病患者脂肪的需要量为每日每千克体重0.6～1.0 g，占总热量的20%～25%，其中饱和脂肪酸（动物性脂肪）不宜超过1/3，以不饱和脂肪酸（植物性脂肪）为主。

3. 维生素与微量元素的适当补给　维生素是人体代谢中必不可少的营养物质，它们广泛存在于动植物食品、新鲜蔬菜和水果中。糖尿病患者只要注意经常变换食物，就可避免维生素和微量元素的缺乏。近年来发现，糖尿病与微量元素关系密切，钒酸盐有模拟胰岛素的作用，增加脂肪和肌肉组织中葡萄糖的转运；有机铬可增强组织对胰岛素的敏感性；镁可改善2型糖尿病患者对胰岛素的反应；高纤维素饮食可通过延缓和减少葡萄糖在肠道的吸收，有助于降低餐后血糖，缓解或减轻胰岛素抵抗，增加胰岛素敏感性，并具有降脂减肥作用。因此，提倡糖尿病患者食用荞麦、燕麦、玉米、豆类、海藻类、绿色蔬菜等高纤维素食物。

（二）运动疗法

1. 作用机制

（1）运动对胰岛素抵抗的作用：肥胖、高血压、高脂血症、冠心病和糖尿病常合并存在，成为胰岛素抵抗综合征。运动能减轻体重；预防动脉粥样硬化，改善心血管的功能。

（2）运动对胰岛素受体和受体后水平的作用：研究显示，运动对糖尿病胰岛素的改善并不作用于受体水平，而可能是作用于受体后水平。运动使骨骼肌细胞内葡萄糖转运蛋白（GLUT）基因转录增加，使 GLUT4 的 mRNA 含量增加，促进 GLUT4 从细胞内易位至细胞膜，加强葡萄糖的转运和利用，从而降低血糖。这是目前比较公认的运动疗法对胰岛素受体后影响的作用机制。此外有研究发现，规律的耐力训练可导致更多胰岛素刺激和与胰岛素信号系统的介质（IRS－1）相关的 PI－3 激酶的活化，促进胰岛素介导的葡萄糖摄取的提高，从而降低血糖。

（3）其他作用：运动能促进机体的新陈代谢，减轻精神紧张及焦虑情绪，改善中枢神经系统的调节机制，增加机体的抵抗力，对预防糖尿病的慢性并发症有一定的作用。

2. 运动处方

（1）运动方式：适用于糖尿病患者的训练是低至中等强度的有氧运动，通常采用有较多肌群参加的持续性的周期性运动。如步行、游泳、有氧体操、球类等活动，活动平板、功率自行车等运动方式因人而异。Ⅰ型糖尿病患者多为儿童和青少年，可根据他们的兴趣爱好及运动能力选择，如游泳、舞蹈等娱乐性运动训练，以提高他们对运动的积极性；合并周围神经病变的糖尿病患者可进行游泳、上肢运动、低阻力功率车等训练；下肢及足部溃疡者不宜慢走、跑步，可采用上肢运动和腹肌训练；视网膜病变者选择步行或低阻力功率车；老年糖尿病病人适合平道快走或步行，太极拳、体操、自行车及轻度家务劳动等低强度的运动。

（2）运动强度：运动量是运动方案的核心，运动量的大小取决于运动强度和时间，在制定和实施运动计划的过程中，必须遵循个体化的差异、由轻到重的原则进行。高强度的运动可在运动中和运动后的一段时间内增高血糖的水平并有可能造成持续性的高血糖，因此，糖尿病患者应采取低、中强度的有氧训练；Ⅰ型糖尿病或运动前血糖已明显增高的患者，高强度的运动还可诱发酮症或自酮症酸中毒。

常采用运动中的心率作为评定运动强度大小的指标，靶心率的确定可以通过运动试验或公式计算，也可考虑使用 METs 和 RPE 来计算运动强度，一般先从低强度运动，最大耗氧量（VO2max）的 40% 左右开始；运动时间为 5～10 min，当病人感觉良好并能继续适应运动的情况下，可逐渐进入中等强度运动（VO2max 的 50%～60%）20～30 min。中、重度肥胖者可进行中等甚至更强（VO2max 60%～80%）的运动。

（3）运动的频率：运动持续的时间可以根据个体的耐受能力，一般以每次 20～30 min 为佳，每天 1 次或每周运动 3～4 次。次数过少，运动间歇超过 3～4 d，则运动训练的效果及运动蓄积效应将减少，已获得改善的胰岛素敏感性将会消失，这样就难以达到运动的效果，故运动疗法实施必须每周 3 次以上。

3. 适应证

（1）轻度和中度的 2 型糖尿病患者。

（2）肥胖的 2 型糖尿病病人为最佳适应证。

（3）I 型糖尿病患者只有在病情稳定，血糖控制良好时，方能进行适当的运动。

4. 禁忌证　糖尿病患者发生以下情况时禁忌运动：

（1）急性并发症如酮症、酮症酸中毒及高渗状态。

（2）空腹血糖 >15.0 mmol / L 或有严重的低血糖倾向。

（3）感染。

（4）心力衰竭或心律失常。

（5）严重糖尿病肾病。

（6）严重糖尿病视网膜病变。

（7）严重糖尿病足。

（8）新近发生的血栓。

5. 运动注意事项

（1）制定运动方案前：应对患者进行全面的检查，详细询问病史及体格检查，并进行血糖、血脂、血酮、肝肾功能、血压、心电图、运动负荷试验、胸片、关节和足的检查。当存在糖尿病的并发症时，尤其要重视运动可能带来的危险。

（2）运动实施前后应注意：①必须要有热身活动和放松运动，以避免心脑血管事件发生或肌肉关节的损伤。②适当减少口服降糖药或胰岛素的剂量，以防发生低血糖。③胰岛素的注射部位应避开运动肌群，以免加快该部位的胰岛素吸收，诱发低血糖，注射部位一般选择腹部为好。④运动训练的时间应选择在餐后约 1 h。⑤运动中适当补充糖水或甜饮料，预防低血糖的发生。

（三）血糖监测

血糖监测是糖尿病管理中的重要组成部分。可被用来反映饮食控制、运动治疗和药物治疗的效果并指导对治疗方案的调整。血糖水平的监测可通过检查血和尿来进行，但血糖的检查是最理想的。监测频率取决于治疗方法、治疗的目标、病情和个人的经济条件，监测的基本形式是患者自我血糖监测。

（四）糖尿病足的康复护理

糖尿病足的定义是：与下肢远端神经异常和不同程度的周围血管病变相关的足部感染，溃疡和（或）深层组织破坏。

1. 糖尿病足的高危因素　溃疡或截肢史；伴保护性感觉受损的周围神经病变；非神经病变的足部生物力学的改变，足部压力增加的证据（如皮肤红斑，胼胝下的出血）和骨骼变形；周围血管病变（足背动脉搏动减弱或消失）；严重的趾甲病变和足畸形；振动感觉受损；跟腱反射缺如；不适当的鞋袜和缺乏教育。

2. 糖尿病足的康复护理　对糖尿病足要采取积极控制血糖、改善下肢循环、防治糖尿病的慢性并发症等综合治疗。康复护理的措施包括：

（1）减轻足部的压力

①使用治疗性鞋袜：患者穿的鞋应柔软舒适，鞋内避免有粗糙的接线和缝口，鞋尖有足够的空间让足趾活动，根据足畸形和患者活动水平设计成开放型运动鞋或特制的矫正鞋，足前部损伤时可以采用只允许足后部步行的装置来减轻负荷，即“半鞋”和“足跟开放鞋”。

②全接触式支具或特殊的支具靴：把足装入固定型全接触模型，该模型不能移动，可以减轻溃疡部分压力。

③拐杖和轮椅的应用。

（2）运动治疗：对足部保护性感觉丧失的患者推荐的运动是游泳、骑自行车、划船、坐式运动及手臂的锻炼。禁忌长时间行走、跑步和爬楼梯。患者可做患肢伸直抬高踝关节的伸屈活动、足趾的背伸和跖屈活动等，根据病情，每天 1～2 次，持之以恒，对改善下肢循环有益。

（3）局部治疗：用锐器清创和用酶或化学清创，前者是有感染时常规的治疗方法，局部治疗还有敷料包扎、局部用药和皮肤移植等。足深部感染时，患者需住院治疗，包括应用广谱抗生素、切开排脓，甚至施行截肢术。

三、康复教育

糖尿病是一种累及全身及需要终身治疗的疾病，糖尿病患者及其家属必须接受康复教育，进行自我管理，配合医护人员，才能得到良好的治疗效果。

1. 康复教育目的　患者需了解糖尿病基本知识，认清慢性并发症的危害，积极应用基本的饮食控制和运动治疗的康复措施，使糖尿病患者达到理想体重，血糖控制良好，延缓和减轻糖尿病慢性并发症的发生和发展。

2. 重视糖尿病三级预防的教育　以自身保健和社区的支持，积极实施三级预防措施：一级预防是避免糖尿病的发病；二级预防是及早检出并有效治疗糖尿病；三级预防是延缓和（或）防治糖尿病并发症。

3. 对糖尿病足高危患者的教育　内容包括：

（1）患者应每天检查和清洗足，洗后要擦干，特别是脚趾间，如果本人不能，应请别人帮助，洗足水温应 $<37°C$。

（2）避免赤足行走或赤足穿鞋。

（3）不应该用化学物质或膏药来除去角化组织或脚痛医胼胝。

（4）每天检查鞋的里面并要换袜子。

（5）如果视力不佳，不要自己修剪趾甲，要平直地修指甲。

（6）对干燥的皮肤，应用护肤软膏，但避免涂在脚趾之间。

（7）定期让医务人员检查足。

（8）一旦出现水痛、割破或疼痛，应立即求治。

（王　露　肖　丽）

第五章　肿瘤内科疾病的康复护理

第一节　肺癌的康复护理

肺癌（lung cancer），又称支气管肺癌。在男性患者中，肺癌名列前茅，男女发病之比约为（4～8）:1。多在40岁以上发病。按其发生部位分周围型和中央型肺癌；按组织学又分鳞癌、小细胞癌、腺癌和大细胞癌。以鳞癌最为常见，约占50%，生长快，转移晚。小细胞癌，生长快，转移早，预后最差。腺癌以女性为多，生长慢，亦有早期发生血行扩散。大细胞癌少见，分化低，预后不好。

一、评估要点

1. 发病因素　肺癌的发病因素至今尚未明了，可能与吸烟、职业性致癌物质的长期接触、长期接受放射性元素，以及大气污染等有关。

2. 临床表现　主要有咳嗽、咳血、反复发作性肺炎及发热等。

（1）周围型早期肺癌：因癌位于肺组织内，远离大支气管，绝大多数无症状。仅少部分患者有咳嗽、咳血或发热。亦有少部分患者出现某一部位或无固定部位的胸痛、肩、背部疼痛。

（2）中央型早期肺癌：90%以上有咳嗽，多为刺激性呛咳，有少量白色泡沫痰或无痰。咳血可反复出现，其特征是血鲜红色或痰中带血。少部分人表现为咯血。

（3）晚期肺癌：因癌肿的压迫或扩散，可出现相应的压迫症状，如呼吸困难，吞咽困难等，以及消瘦及其他重要器官功能衰竭表现。

3. 诊断检查

（1）X线检查：是诊断肺癌最基本的方法，对定位有重要价值。

（2）CT和MRI检查：既能定位而且分辨率高，对早期肺癌有重要价值，同时可了解纵隔有无淋巴转移。

（3）纤维支气管镜检查：对中央型肺癌，能直视癌发生的部位、形态、大小，又能便于取材作组织学检查定性。

（4）痰细胞学检查：对可疑患者连续送痰作检查找癌细胞，伴有血痰患者检出率更高。

二、护理诊断

（1）焦虑、恐惧：与患肺癌难以治疗有关。

（2）低效型呼吸：与癌灶压迫气道或肺不张、肺部感染有关。

（3）营养障碍，低于机体需要量：与食欲下降和慢性消耗有关。

（4）知识缺乏：与对肺癌知识不了解有关。

三、护理目标

1. 患者焦虑、恐惧的状况减轻或消失。

2. 患者肺通气和肺换气功能有所改善。
3. 患者营养状况有所改善。
4. 患者对肺癌的防治和术后功能康复知识有所了解。

四、治疗护理措施

肺癌的治疗原则是以早期手术切除为主，配合化疗、放疗、中草药等综合疗法，康复护理有同样的重要作用。

（一）心理护理

肺癌患者的心理活动相当复杂，多为焦虑不安、紧张恐惧、甚至失望。因此吃不好、睡不安，而加速病情的发展。医护人员应充分了解患者的心理状况，细心地观察、耐心地指导，用高度的责任心感化患者，并与其建立良好的关系，尽快沟通。鼓励患者与癌魔做斗争，建立起坚强的信心，使之从困苦中解脱出来。

（二）改善肺通气和肺换气功能的护理

1. 呼吸训练

（1）深呼吸训练：麻醉清醒后患者每隔 2 h 深呼吸 15 次，具体方法护理人员示范或利用吹气球的方法指导。

（2）腹式呼吸训练：是肺癌手术后患者的首要任务。指导患者建立生理性腹式呼吸，方法是：①患者平卧。②双手并拢放在上腹部压住最好用力，便于咳嗽排痰，同时双膝屈曲。③用鼻孔缓慢地吸入空气。④口唇缩小的同时缓慢吐出空气。

（3）呼吸器训练：有条件的可使用呼吸器训练。

2. 咳嗽技巧训练　目的是有效排出呼吸道分泌物，从而保持呼吸道的通畅。而无效咳嗽只能增加患者的痛苦和消耗体力。首先指导患者深吸气达到必要的吸气量，短暂屏气使气体在肺内得到最大分布（这是有效的关键点）。随之关闭声门、同时增加胸内压力，最后开放声门，这样高速的气流可使分泌物移动，痰液随咳嗽而排出体外。

（三）改善患者营养状况

1. 肺癌患者术前、术后都伴有不同程度营养不良、鼓励患者吃高碳水化合物、高蛋白、低脂肪、高维生素饮食，给予半流或全流便于消化道的吸收。

2. 对严重营养不良或不能进食患者，辅以全胃肠外营养给予改善。

五、护理评价

1. 肺癌患者的焦虑、恐惧是否减轻或消失。
2. 肺功能是否得到改善。
3. 营养状况是否改善。
4. 患者对肺癌的有关知识是否有所了解。

六、健康教育

1. 警告患者绝对禁烟。

2. 保持乐观情绪，参加社交有益的娱乐活动，经常去树林、公园散步，呼吸新鲜空气。
3. 肺切除患者加强必要的可耐性锻炼，注意口腔、皮肤卫生，预防感冒等。

第二节 喉癌的康复护理

喉癌（throat cancer）是头颈部较为常见的恶性肿瘤，发病多在 50 ~ 70 岁之间，男性多于女性，我国东北地区发病率较高。组织学分型为鳞状细胞癌、腺癌和原位癌，其中前者占 95%。喉癌导致患者语言功能障碍，造成巨大的精神压力。

一、评估要点

1. 发病因素　喉癌病因目前尚未完全明了。认为主要与吸烟、长期饮酒、职业等有关，其次大气污染、病毒感染、癌基因、性激素等亦有关联。

2. 临床表现

（1）声音嘶哑：是声门癌的首发症状，且进行性加重。

（2）咽喉部不适或异物感：是声门上癌的早期表现。

（3）喉部疼痛：主要是形成癌性溃疡或浸润到一定程度，而引起迷走神经反射性疼痛，且向同侧面部或耳部放射。亦是声门下癌的常见表现，也是声门下癌预后差的原因。

（4）呼吸困难：是晚期喉癌的表现，严重者可出现“三凹征”，主要是癌灶压迫或阻塞气道所致。

（5）其他：晚期喉癌可有咳嗽、咳血、吞咽困难和颈部转移肿块等。

3. 诊断检查　首先为间接喉镜或纤维喉镜检查，既能定位，也有利于定性。

二、护理诊断

（1）焦虑、绝望：与患喉癌有关。

（2）呼吸困难：与喉癌阻塞气道有关。

（3）自我形象紊乱：与声音嘶哑、失音有关。

（4）疼痛：与晚期喉癌有关。

三、护理目标

1. 患者精神压力减轻，绝望心理消失。
2. 患者呼吸困难改善。
3. 患者语言功能改善，学会食管语言和使用语言器。
4. 患者疼痛减轻。

四、护理措施

喉癌的治疗原则以手术将喉部分切除或全喉切除，放射治疗或两者综合治疗。喉癌患者术后康复护理重要的是帮助患者语言功能的康复，特别是全喉切除术患者。

（一）心理护理

喉部重要功能是语言，而语言是人们社会活动和日常生活中不可缺少的组成部分，喉癌患者一旦失去语言功能，往往会焦虑不安，精神压力巨大，甚至产生绝望想法。术前要耐心解释手术的必要性，术后怎样恢复语言或利用器械语言器等要使患者理解，亦可预制发言卡片、录像、录音带或各种手势、面部表情等进行交流，稳定情绪，减轻心理压力，使患者主动配合各种治疗。

（二）语言训练

喉全切术的发音有食管语言、T-E 分流术（气管—食管穿刺）、电子喉等。

1. 食管语言　最为常用，训练方法为：首先用鼻子吸入空气，以吞咽吐沫的要领将空气吞入食管并留存于食管上段储存腔。再在腹部用力，使空气由紧闭的贲门喷出，振动食管入口的黏膜（所谓新声门）进行发音。经过共鸣腔构成器官的协调加工，而形成食管语言。

2. T-E 分流术　是在气管和食管之间的气管造口水平，造一个小通道（又称管子发音法），用手指堵住气管造口，使肺呼出的气流通过管子进行发音，声音亦是通过食管壁的振动产生的。

3. 电子喉发音器　是通过器械内部件振动产生机械音，声音可通过在颈部放置器件，或通过一个口腔管道传送到口腔，并依靠口唇和舌的运动而形成语言。

4. 交流指导　术前经过利用写字方法、各种手势和面部表情表达用意的训练，达成共识。术后重复练习，以便参加社会活动和日常生活的需要。

五、护理评价

1. 患者焦虑情绪减轻，绝望想法消失。
2. 患者语言康复的方法掌握情况及发音情况。

六、健康教育

1. 嘱患者避免过多讲话，防止疲劳。
2. 嘱患者禁烟、禁酒。
3. 注意口腔卫生，预防感冒，防止呼吸系统感染。
4. 加强营养，合理饮食，最好为稠糊状饮食，防止误咽。
5. 禁止游泳以防窒息。

第三节　乳腺癌的康复护理

乳腺癌（breast cancer）是危害女性健康最常见的恶性肿瘤。近几年资料表明，我国的发病率明显增多，几乎占女性恶性肿瘤的首位。好发年龄为 40～60 岁之间，近年来，还发现年龄明显前移。组织学分腺癌、导管内癌、硬癌、髓样癌、湿疹癌等。转移越早，其愈后越差。

一、护理评估

1. 发病因素　乳腺癌发生的原因目前公认为与雌性激素过多有关，初潮年龄小，绝经期晚，30 岁以后生育及不育症均增加患乳癌的危险性；还有与遗传，长期接受放射线及电离辐射，高脂肪饮食等有关系。

2. 临床表现

（1）乳房内肿块：为首发表现，多为单发，形态不规则、质地硬，早期无痛，可移动，晚期肿瘤固定，可出现疼痛，甚至形成癌性溃疡，经久不愈，可有出血，分泌物恶臭。

（2）乳房皮肤改变，当癌灶累及库伯氏韧带，可出现“酒窝征”、“橘皮样”外观，皮温略高，少数患者可出现乳房形态轮廓改变。

（3）乳头改变：患侧乳抬高；乳头内陷；乳头溢出咖啡色、血色、浆液性液体。

（4）淋巴转移：乳癌好发于外上象限，淋巴转移至同侧腋窝，锁骨下及锁骨上窝。

3. 诊断检查　可选用B型超声，乳房钼靶摄片检查有利于定位，组织学检查有利于定性，而且可靠。

二、护理诊断

（1）焦虑：与患乳癌有关。

（2）疼痛：与乳癌浸润有关。

（3）自我形象紊乱：与手术切除乳房有关。

（4）知识缺乏：与对乳癌有关知识缺乏有关。

三、护理目标

1. 患者焦虑减轻。

2. 患者疼痛减轻。

3. 患者对乳癌有关知识大体了解，对术后康复训练明确。

四、护理措施

（一）治疗原则

以早期根治手术为主，结合放疗、化疗和中草药等综合疗法。

（二）护理措施

1. 心理护理　患者已知患上乳癌后，思想负担重，精神压力大，情绪低落，甚至有消极态度。医护人员应耐心给患者讲解乳癌的治疗新进展、手术的必要性、术后整形等有关知识，还可让治愈的患者现身说法，增强患者的信心并保持乐观态度，积极主动配合治疗和锻炼。

2. 良肢位　乳癌根治术切除了与肩关节活动有关的胸肌、筋膜与皮肤，致患侧肩关节活动受限。指导患侧肩下垫一薄棉垫，使患侧上肢外展在30°~50°，前屈10°~30°，防止上臂内收。因长时间内收会导致内收挛缩，使上臂外展困难。

3. 防止患侧上肢水肿与上肢功能训练　是乳癌根治术后最重要康复护理措施。手术清除腋下淋巴而结扎了淋巴管，术后包扎过紧，长时间上肢下垂，过紧的衣服以及静脉抽血、穿刺输液、测血压等都是引起水肿的原因。主要的护理措施有：

（1）不在患侧上肢测血压、静脉穿刺抽血、输液。

（2）鼓励指导患者抬高患侧上肢，做手臂上举运动，防止因疼痛而拒动。

（3）指导患者做患侧上肢康复操。

1）住院期的指导：①术后 1 ~3 天练习患侧手的功能。如伸指、握拳、腕关节的活动。②术后 3 ~5 天坐位练习肘的屈伸活动。③术后 5 ~8 天指导用患侧上肢的手摸同侧耳及对侧肩。④术后 9 ~13 天护士协助患者练习患侧上肢的屈伸、抬高、内收、肩关节抬至 90°。⑤术后 2 周开始练习肩关节各项活动。

2）出院后指导练习爬墙、举杠、拉绳等运动。

五、护理评价

1. 患者焦虑是否减轻。
2. 患者疼痛是否缓解或消失。
3. 患者患肢上肢功能恢复程度。
4. 患者对乳癌有关知识是否有所了解。

六、健康教育

1. 继续坚持患侧上肢功能锻炼。
2. 定期自我乳房检查，发现乳房内有肿块及时就诊或定期到医院检查。
3. 有生育功能的女性，嘱术后 2 ~5 年内坚持避孕。
4. 指导服用高维生素、高纤维素和低脂饮食。

第四节　直肠癌的康复护理

直肠癌（rectum cancer）是消化道常见的恶性肿瘤，在我国居恶性肿瘤的第六位，以长江下游、东南沿海地区发病率较高，男性略高于女性，好发年龄多在 40 ~60 岁之间。在病理形态分肿块型、溃疡型和浸润型，组织学多为腺癌、腺鳞癌、小细胞未分化癌、类癌等少见。

一、护理评估

1. 发病因素　直肠癌的发病原因也未完全明了。目前认为外在因素与饮食环境有关，内在因素与遗传和某些非癌症疾病有关，如多发性直肠息肉、腺瘤、溃疡性直肠炎等。

2. 临床表现

（1）排便习惯改变是最早的表现。

（2）大便变细、变形。

（3）黏液血便：亦称脓血便，多为癌灶坏死、出血混合而形成。

（4）里急后重和梗阻：多为晚期癌灶的刺激或堵塞而引起。因里急后重和脓血便常误诊为慢性菌病。

（5）贫血、消瘦：主要因出血、失血和慢性消耗所致。

3. 诊断检查

1. 直肠指检：为首选方法，简单易行，确切可靠。既有利于定位指套血便抹片找癌细胞，又有利于确诊。

2. 肠镜检或纤维肠镜检查：用于指诊不能触及的直肠上段癌灶的检查。

二、护理诊断

(1) 焦虑：与患上直肠癌有关。
(2) 自我形象紊乱：与大便改道永久性人工肛门有关。
(3) 知识缺乏：与对直肠癌的知识不足有关。

三、护理目标

1. 患者焦虑减轻或消失。
2. 患者能面对现实，乐意接受手术。
3. 患者对直肠癌有关知识有所认识。

四、护理措施

直肠癌的治疗原则是以根治性手术为主，联合化疗、放疗进行综合治疗。本节重点介绍经腹会阴直肠癌根治术和永久性人工肛门，主要护理措施有以下方面。

(一) 心理护理

排便是人们日常生活中的正常行为，患上直肠癌的患者知道自己术后排便行为发生改变，无疑给患者带来精神上的压力和严重的思想负担，有些亲属也不理解。术前要以高度的责任感，耐心给予讲解直肠癌的有关知识，手术的目的，永久性人工肛门的护理。使患者和亲属真正理解，排除不应有的思想压力影响身体的康复。

(二) 永久性人工肛门的护理

1. 会阴部切口的护理　①保持切口干燥清洁，防止感染；②保持引流通畅，防止术后积液增加感染的机会；③鼓励咳嗽排痰，深呼吸和抬臀等活动。

2. 开放人工肛门　一般术后 3 天后开放（没有明显梗阻表现可适当延长时间，以利于伤口愈合）。

3. 人工肛门周围皮肤保护　人工肛门一开放，肠内容物排出，刺激皮肤可致湿疹糜烂，必须保持人工肛门周边皮肤干燥清洁。可用油纱布敷在人工肛周，或用猪油膏、护肤胶、油质软膏等保护皮肤。

4. 指导使用肛袋　根据具体情况选用合适的肛袋，有开放式和密闭式。现以开放乳胶肛袋为例，可备用 2 个，交替更换，袋口大小适宜，口太小压迫造口影响血供致坏死，口太大易滑脱和污染肛周皮肤。换下的肛袋每次清洗后晾干，抹上滑石粉后以备用。一般使用 3 ~6 个月，使大脑与造口排便之间建立条件反射，患者适应自主肛门形成，可不再使用肛袋。

5. 人工肛门狭窄的护理　人工肛口在术后 1 ~2 月内可有收缩现象，在此期间嘱患者观察有无排便不畅，指导患者用玻璃棒或带指套定期扩张肛口。

(三) 饮食护理

指导患者饮食要多样化，如高维生素、适量蛋白质、低脂饮食，定时定量，尽量避免对胃肠道有刺激性的饮食，如辣椒、酒、生冷食物，亦应避免吃易产生气体和引起恶臭味的食物。结合排便情况具体指导，如排便干硬时，嘱患者多饮水、多吃高纤维素饮食；排稀便时，嘱患者少饮水、少吃高纤维素饮食。

五、护理评价

1. 患者焦虑心理是否减轻或消失。
2. 患者对永久性人工肛门是否理解和接受。
3. 患者对永久性人工肛门的护理知识是否掌握。

六、健康教育

1. 定期复诊体检或化疗。
2. 注意饮食的调理。
3. 正确使用肛袋，一旦有异常情况及时复诊。

（王　露　肖　丽）

第六章 中医康复护理

中医康复护理是运用中医整体观念和辨证施护理论，利用传统康复护理的方法，配合康复医疗手段、传统康复训练和养生方法，对残疾者、慢性病者、老年病者以及急性病恢复期，通过积极的康复护理措施，使形体和精神能尽量地恢复到原来的健康状态。中医康复护理不同于中医临床护理，临床护理多需要依靠药物和常用护理技术，而康复护理运用独特的康复护理方法，配合自我康复训练使患者达到康复的目的。因此，中医康复护理是中医护理学的重要组成部分。

第一节 概述

"康复"一词，即恢复、整复或复健之意，是指综合地应用医学、社会学、心理学、教育学和职业等措施，对残疾和慢性病患者进行治疗、护理、指导和训练，改善或恢复他们的生理和心理功能，使他们重新参加工作、学习和社会活动。中医的康复，是指病后身心的恢复。如在形体功能的康复上，主要是针对慢性病或残疾者，特别是老年病残，已成痼疾，运用康复医疗及护理措施，尽量恢复其功能，消除或减轻功能障碍，以利提高生活质量，重新恢复参加社会生活的能力。因此，前人把涉及社会工作能力的康复或职业康复，通常又称为"康福"。在精神情志的康复上，主要是针对神明错乱或情志异常的患者，采用传统的情志康复治疗与护理，以使精神上得以康复。由于中医高度重视正气复原在康复中的重要性，认为正气是人体防御邪气，调畅情志，修复形体，适应环境的关键，因此，把正气的复原作为康复的核心。

一、康复的含义

据《尔雅·释诂》中载："康，安也。"另据《尔雅·释言》中载："复，返也。"其含义为恢复健康或平安，在历代中医古籍中，康复一词多用平复、复旧、康健、康宁、再造等词汇加以表述。

二、中医康复护理的概念

中医康复护理是运用中医整体观念和辨证施护理论，利用传统康复护理的方法，配合康复医疗手段、传统康复训练和养生方法，对残疾者、慢性病者、老年病者以及急性病恢复期的患者，通过积极的康复护理措施，使身体功能和精神情志能尽量地恢复到原来的健康状态。故古人云："善调则生，失调则死。"

三、康复护理与临床护理不同点

临床护理多依靠药物治疗和常用护理技术，而康复护理是运用独特的康复护理方法，配合自我康复训练，使病人达到康复的目的。

四、康复目标

1969 年我国的康复目标是使残疾者尽可能地在体力、智力、社会、职业和经济方面成为有用的人；1981 年将上述目标修改为：采取一切措施减轻残疾和残疾带来的后果，以使残疾人重新回到社会中去。中医康复护理的目标是尽可能取得全面康复而努力。但在康复护理中，要将局部康复与整体康复相结合，为使之尽量能恢复到最理想的状态，以重返生活，重返社会。由于中医康复目标还包括养生长寿，安家乐业，得享康福，因此有“民乃康平”的要求。

五、中医康复护理的对象

康复护理的对象主要是残疾人，由于造成残疾的因素的多样化和中医康复的特点，目前，把一些可能导致残疾的老年病、慢性病和手术后以及某些急性病恢复期的患者，也作为中医康复护理的对象。

（一）老年病证

因老年人元气衰退，形神皆虚，气血不足，五脏亏损，抗病能力、自我调节能力以及适应外界环境的能力下降，容易染病，古代称为“养老疾”，这类疾病多在慢性衰老的基础上发生，因此，老年病证应以预防为主，康复护理时，应先指导其养生、调摄，以预防生病，一旦生病，病后则以调养身心为主，使脏腑功能尽快恢复。

（二）伤残病证和精神病证

伤残病证是指残疾者，多因先天或后天因素所致的形残，主要有五官残疾和肢体残疾。精神病证又称为“神残”，分为精神残疾和智能缺陷所致的精神病证和痴呆等。这两种残疾者需要通过康复护理尽量帮助病人恢复身心功能或发挥残存功能的作用。已经造成不可逆转的残缺，如截肢，除了采用现代人工器具补偿部分功能外，还可通过中医康复护理方法恢复良好的情志和部分生活与工作能力。

（三）慢性疑难病证

慢性疑难病证包括临床各科中的慢性疑难痼疾，如恶性肿瘤造成脏腑功能障碍或肢体功能障碍。这类病证的特点是病机复杂，身心受损，正气难复，多年迁延不愈，若局限于临床常规单一的药物治疗，收效甚微。通过康复护理调动人体正气，去抵御和修复病理性损伤，达到康复的目的。

（四）急性病瘥后诸证

“瘥”是指病愈，“瘥后”主要是指急症和急性热病临床治愈后。急性瘥后调摄不当，最容易复发，如温病中的“食复”和“劳复”，因此，要求护理人员对急性病痊愈后的病人注意防止其复发，重视脏腑功能的恢复和精神情志的调护，如指导病人如何注意生活起居和正确调理饮食，使疾病不再复发。

六、中医康复护理原则

（一）养生护理原则

养生护理要遵循“神形兼养”的原则，在实施中，把调摄精神与因人、因地、因时制宜的护理原则相结合，制定出康复护理计划。

“形神兼养”是以养神为主，特别是对于精神残疾的患者实用意义更大，中医养神采用养形调神，以动静结合，动中求静为原则，其实质是取动静结合来调和人体阴阳气血的运行，促进机体康复。

（二）综合护理原则

综合护理原则主要是针对不同病证进行综合施护，适用于病情复杂、老弱痼疾者，用单一康复方法不易奏效，遵循标本缓急的护理原则，根据病情的轻重、缓急、新病旧病等不同情况，制定出急则护标，缓则护本的康复护理计划。

（三）整体护理原则

整体康复护理原则是以中医基础理论中的整体观念为基础，对康复对象进行身心全面的护理。包括以下三方面：

1. 顺应四时气候变化护理　遵照人与自然界是统一的整体的观点，康复护理必须顺应四时气候变化的自然规律，给予病人适当的护理。

2. 适应社会环境护理　对康复对象的社会环境各方面因素应该有所了解，以便进行有的放矢的情志护理。使病人能够正确对待病情，克服内心的困扰，树立信心，适应社会。

3. 注重身、心全面护理人体是一个有机的整体，在护理康复对象时不仅要细心观察病人的五官、形体、色脉等外在变化，以了解和判断内脏病变，而且要注意观察病人的情志变化，从而拟定出相应的康复护理措施。

（四）因人、因证、因病程护理的原则

1. 因人施护护理时要根据每个人的身体素质、行为习惯、病情轻重、残疾程度、文化水平、经济条件的不同，采取不同的康复护理措施。

2. 因证施护根据康复对象所患病证的不同，采取相应的护理措施。

3. 因病程护理主要是指康复对象在同一疾患的不同康复期，应采取不同的护理措施，以适应病程中不同阶段的护理要求。

七、康复评定

中医康复评定包括功能评定和疗效评定两方面。

（一）功能评定

功能评定主要是通过对康复疾病的评定，了解患者的形神功能损伤的性质和程度以及对各种能力的影响，从而为制定康复计划、确定康复目标、拟定康复措施、选择最佳康复

方法提供依据。功能评定包括运动、感觉、认知、心理、社会适应性，日常生活功能（ADL）等。

（二）疗效评定

主要是评定已执行康复计划的正确性，从而决定是否继续采用原订康复计划或改变计划，采取新的康复方案和措施。

第二节　中医康复护理的辨证施护

辨证施护是中医护理学的特点之一，中医康复学常用的辨证方法是在八纲辨证的基础上，采用气血津液辨证和脏腑辨证的方法，以确定证候，采取恰当的方法施护。

1. 护理对象　康复目的，康复措施，施护内容。
2. 老年病证　恢复老年人脑力功能。
3. 饮食疗法、心理疗法、作业疗法　指导作业疗法、饮食护理、情志护理。

第三节　传统康复护理方法

传统康复护理的方法，除遵循一般住院病人的一般护理方法以外，还应在起居护理、饮食护理、心理护理以及运动护理方面突出康复期护理特点。

一、起居护理

起居护理主要是指病人在恢复期的生活环境和日常生活，必须保持安静整洁，养成良好的有规律的生活习惯，使病人心情舒畅，安心养病。

二、饮食康复护理

中医饮食康复护理的原则是以食代药，食药并重，强调以合理的饮食调养配合疾病的治疗，促进病人早日康复。

康复食谱具有形神并重，养生保健等特点，可分为康复食疗和康复药膳食疗两大类。

食谱是根据辨证，因人、因时、因地选择粥谱、饮谱、食谱、菜谱。

（一）粥谱

1. 特点　易消化吸收，为种类繁多的半流食。
2. 适用证　适用于老年人、体虚者、残疾者等瘥后诸证以及慢性虚损痼疾。
3. 眩晕、心痛患者可食用玉米粥。
4. 头晕、脏躁者可食用葛粉羹粥。

（二）饮谱

1. 特点　易消化吸收，为全流食。
2. 适用证　适用于老年、儿科诸证及残疾诸证。
3. 牛奶、羊乳适宜于消渴、虚劳、咳喘、儿科诸证。

（三）食谱

1. 适用证　适用于慢性虚弱性病证及残疾病证。
2. 糯米可调养脾胃虚弱者、消渴、慢性伤残病证等。
3. 牛肉专补脾胃，益气血，可调养病后虚劳羸瘦、食少气怯及消渴、水肿等证。

（四）菜谱

1. 适用证　适用于肥胖、虚损、消瘦、便秘、头痛、消渴等证。
2. 白萝卜可用于食积胀满、咳嗽、头痛、消渴等证的辅助治疗。
3. 银耳适用于久病及热病后期、老年性喘息、肺结核等证，老年人常食有健身长寿之功。

三、心理康复护理法

心理康复护理是通过治神、调神、护神、医心等治疗与护理手段，针对不同病人的心理状态进行的心理教育以及心理训练的一种方法。

四、运动康复护理法

（一）运动康复护理法

运动康复护理法是对康复病人的行走、活动的护理，应按照康复治疗的规程进行。要合理安排休息与运动，掌握动静结合的原则，做适当的运动健身，对康复功能训练进行指导与护理。

（二）康复功能训练护理

1. 根据病证训练护理对康复病人的功能训练，要根据病证和伤残情况选择不同的训练方法，护理人员要指导和配合功能训练，使病人能够尽快生活自理，获得劳动的能力，走向社会，走向生活。
2. 生活能力训练护理　为了使伤残人员尽快独立生活和工作，在康复期就应进行生活能力的训练，如起床、穿衣、洗脸、漱口、吃饭、解大小便等。
3. 创造性技能训练如编织、刺绣、泥塑、制作工艺品等。可以锻炼肌肉、关节功能和手的灵活性，还能训练思维能力，唤起伤残病人对生活的热爱，增强对康复的信心。
4. 智力教育性训练如阅读、绘画、书法、打字等。可使伤残病人提高思维能力，增强记忆力。
5. 娱乐性职业训练如弹奏乐器、下棋、打桥牌等，不仅可以陶冶病人的情操，而且可以训练其思维能力，有利于身心康复。

（王　露　肖　丽）

参考文献

[1] 蒋红，高秋韵. 临床护理常规 [M]. 上海：复旦大学出版社，2010.
[2] 王渝云. 护理学基础 [M]. 北京：中医古籍出版社，2009.
[3] 蔡柏蔷. 呼吸内科学 [M]. 北京：中国协和医科大学出版社，2000.
[4] 陈灏珠. 实用内科学 [M]. 12 版. 北京：人民卫生出版社，2005.
[5] 何国平. 实用护理学 [M]. 北京：人民卫生出版社，2002.
[6] 陈晓艳. 心内科护理投诉原因分析 [J]. 解放军护理杂志，2006，23 (1)：32 -33.
[7] 沈春瑾，石哲群. 2 型糖尿病伴发抑郁症患者相关因素调查与护理对策 [J]. 齐鲁护理杂志，2008，14 (11)：86 -87.
[8] 张静平. 现代护理学 [M]. 长沙：中南大学出版社，2007.
[9] 宋继兰，王艳，高裕慧，等. 实用康复护理 [M]. 北京：军事医学科学出版社，2010.
[10] 倪朝民. 神经康复学 [M]. 北京：人民卫生出版社，2008.
[11] 冯卫华，杨文琪. 临床常见病诊断与治疗 [M]. 北京：中医古籍出版社，2003.
[12] 南登. 康复医学 [M]. 3 版. 北京：人民卫生出版社，2004：177 -179.
[13] 刘玉芹，等. 中医护理学 [M]. 北京：中医古籍出版社，2009：327 -328.